TRAITÉ

DE

L'AUSCULTATION

MÉDIATE.

A **MONTPELLIER**, chez SÉVALLE et CASTEL,

A **STRASBOURG**, chez DERIVAUX.

A Besançon, chez. . . . . . Bintot.

A Bordeaux.. . . . . { Ve Bergeret.
{ Ch. Lawalle.

A Brest. . . . . Le Pontois.

A Caen. . . . . Manoury.

A Dijon.. . . . . Lagier.

Au Mans. . . . . { Belon.
{ Pesche.

A Lyon. . . . . { Maire.
{ Ayné fils.

A Marseille. . . . . { Camoin.
{ Chaix.

A Rennes. . . . . Duchesne.

A Toulon. . . . . Bellue.

A Toulouse.. . . . . { Senac.
{ Gimet.

IMPRIMERIE D'HIPPOLYTE TILLIARD
RUE SAINT-HYACINTHE-SAINT-MICHEL. 30.

TRAITÉ

DE

L'AUSCULTATION

MÉDIATE,

ET DES MALADIES

DES POUMONS ET DU CŒUR,

Par R.-T.-H. LAENNEC,

Médecin de S. A. R. Madame la duchesse de Berry, Professeur au Collége de France et à la Faculté de Médecine de Paris, Membre de l'Académie royale de Médecine, Chevalier de la Légion-d'Honneur, etc.

Avec les Notes et Additions de M. M. LAENNEC, D. M. P, Ancien chef de Clinique à l'hôpital de la Charité, Associé correspondant de la Société académique de Nantes, etc.

QUATRIÈME ÉDITION, CONSIDÉRABLEMENT AUGMENTÉE

Par M. ANDRAL,

PROFESSEUR A LA FACULTÉ DE MÉDECINE DE PARIS, MEMBRE DE L'ACADÉMIE ROYALE DE MÉDECINE, MÉDECIN DE L'HOPITAL DE LA CHARITÉ, MÉDECIN CONSULTANT DU ROI, CHEVALIER DE L'ORDRE ROYAL DE LA LÉGION-D'HONNEUR, MEMBRE DE PLUSIEURS SOCIÉTÉS ET ACADÉMIES NATIONALES ET ÉTRANGÈRES.

Μέγα δὲ μέρος τῆς τέχνης τὸ δύνασθαι σκοπεῖν.

Pouvoir explorer est une grande partie de l'art.
HIPP., *Epid.* III.

TOME DEUXIÈME.

———

PARIS,

J. S. CHAUDÉ, LIBRAIRE-ÉDITEUR,

RUE DU FOIN SAINT-JACQUES, Nº 8.

———

1837.

DE L'AUSCULTATION

MÉDIATE.

SUITE DE LA DEUXIÈME PARTIE.

SECTION TROISIÈME.

PRODUCTIONS ACCIDENTELLES DÉVELOPPÉES DANS LE POUMON.

J'appelle *productions accidentelles* (1) toutes les substances étrangères à l'état normal que diverses aberrations de la nutrition peuvent développer dans nos or

---

(1) Cette expression me paraît être la plus convenable qu'il soit possible d'employer, dans l'état actuel de la science, pour désigner l'altération que vient à subir le mouvement nutritif dans les tissus où se développent des produits accidentels. Aucun d'eux ne saurait être attribué seulement soit à une simple suractivité de la nutrition, soit à une diminution d'activité de cette fonction; et c'est bien vainement que, dans certaines classifications nosologiques, on a voulu les ranger dans une grande classe de maladies, qu'on a appelées les *irritations sécrétoires*. J'ai cherché depuis longtemps à démontrer, surtout dans mon ouvrage d'*Anatomie pathologique*, qu'en rapportant à une irritation la formation des produits accidentels, on n'explique en rien leur développement : à plus forte raison ne peut-on pas ainsi se rendre compte de la spécialité de chacun d'eux. Dans le plus grand nombre des cas, on n'admet d'ailleurs cette

ganes. Ces substances peuvent être divisées en deux classes, selon qu'elles ont ou qu'elles n'ont pas d'analogues dans l'économie animale saine. Dans la première

---

irritation que par pure induction ; et celle-ci peut conduire à de graves erreurs. Rien ne prouve, en effet, dans une foule de circonstances, que, dans la partie où un produit accidentel s'est développé, il y ait eu d'abord augmentation des propriétés vitales, activité plus grande imprimée au mouvement nutritif, afflux plus considérable du sang, etc. Cela n'empêche pas que, dans d'autres cas, les phénomènes divers qui constituent l'inflammation, et au nombre desquels il faut placer l'irritation, ne se montrent d'une manière évidente là où va se former un produit accidentel. Alors l'inflammation peut être à juste titre regardée comme l'agent sous l'influence duquel ce produit a pris naissance : mais dans ce cas même elle ne saurait seule expliquer son développement ; son rôle s'est borné, en quelque sorte, à celui d'un agent d'impulsion. Elle a amené un dérangement dans le mouvement nutritif : la prédisposition a fait le reste ; et sans phlogose antécédente, sans congestion active, sans travail quelconque d'irritation, la nutrition eut pu également se déranger, se pervertir, et un produit accidentel eut ainsi pris naissance. Si l'on croit en avoir fini avec sa cause, en l'attribuant au phénomène appelé *irritation*, il n'y a plus de recherches à faire, et la science est achevée. Que si, au contraire, tout en admettant que l'irritation peut parfois intervenir comme un des agens du développement des produits accidentels, on ne la regarde comme une cause ni nécessaire ni constante ; si l'on est bien convaincu que, dans les cas même ou elle intervient, elle n'a qu'une influence toute secondaire, et que jamais enfin elle ne joue d'autre rôle que celui de cause occasionelle, alors le champ des recherches s'ouvre de nouveau, et il y a à s'occuper des circonstances, soit physiques, soit chimi-

classe se rangent les tissus cellulaire, séreux, muqueux,
fibreux, osseux, etc., accidentels; dans la seconde,
toutes les espèces de cancers (1).

---

ques, qui, en dérangeant le mode suivant lequel se séparent du
sang les matériaux des différens tissus, remplacent du tissu fibreux par du cartilage ou du tissu cellulaire par du tubercule. La
thérapeutique a alors toute autre chose à faire, pour prévenir
les produits accidentels, ou pour les arrêter dans leur développement, que d'employer une méthode débilitante, qui ne s'a-
dresse qu'à la phlogose, et qui n'atteint pas leurs véritables
causes. Il ne faut pas d'ailleurs oublier qu'une fois le produit
accidentel développé, il est très rare qu'à une époque plus ou
moins avancée de son existence, il n'appelle autour de lui un
travail inflammatoire, qui devra être pris en grande considération, soit dans l'interprétation des symptômes, soit dans l'emploi des moyens thérapeutiques ; et encore, dans ce cas même,
pour combattre ce travail, semblable à celui qui prend naissance
autour d'un corps étranger introduit dans une partie vivante,
ce n'est qu'avec une assez grande réserve que les méthodes
antiphlogistiques devront être mises en usage.   ANDRAL.

(1) Les productions accidentelles qui se développent au
sein du corps vivant peuvent être de simples transformations
des tissus normaux les uns dans les autres, transformations
assujéties à certaines lois, qui peuvent se formuler ainsi qu'il suit:

1° Tous les tissus de l'état normal peuvent accidentellement
et par des influences morbides se produire aux dépends du
tissu cellulaire. Celui-ci s'imprègne en quelque sorte des matériaux qui les constituent, et est ainsi remplacé par eux. Il y a
toutefois deux tissus, le nerveux et le musculaire, que l'on ne
voit pas ainsi se produire comme les autres, par suite d'une
transformation du tissu cellulaire ; mais seulement ils peuvent
se réparer là où il ont été détruits.

Je ne parlerai ici que de celles de ces productions que j'ai eu occasion de rencontrer dans le poumon. Ces productions sont : 1° les kystes proprement dits ; 2° les

---

2° La nature des tranformations du tissu cellulaire est rigoureusement déterminée, dans certains cas , par la nature même des fonctions qu'il peut être accidentellement appelé à remplir : ainsi, là où vient à s'exercer un frottement insolite, il devient tissu séreux ; là où il y a nécessité accidentelle d'une action d'élasticité , il devient tissu cartilagineux ; là où il y a nécessité de protection des parties vivantes contre un corps étranger, il devient un tissu tégumentaire plus ou moins parfait, ainsi qu'on peut s'en assurer sur les parois de beaucoup de trajets fistuleux, etc.

3° Les tissus , autres que le tissu cellulaire, susceptibles de se transformer, sont seulement ceux qui , dans le cours de la vie embryonaire , ou dans la série animale , présentent aussi une aptitude à se transformer en d'autres tissus.

4° Les transformations accidentelles que ces tissus peuvent subir sont de la même nature que les transformations normales qu'ils éprouvent, soit chez l'embryon humain , soit chez d'autres animaux adultes. Ainsi , le cartilage peut se transformer en os, mais il ne devient jamais du tissu muqueux ; le tissu muqueux peut devenir du tissu cutané, et *vice versá;* le tissu musculaire peut se transformer en tissu fibreux ; mais là se bornent ces transformations, beaucoup moins étendues que celles dont est susceptible le tissu cellulaire.

5° Tout tissu qui s'atrophie tend à subir une transformation commune : il revient à l'état de tissu cellulaire. Ainsi, chez l'adulte, on ne trouve que ce tissu à la place du thymus, qui chez le fœtus occupait le médiastin antérieur. Ainsi, dans quelques cas d'atrophie accidentelle de la vésicule du fiel, on n'a trouvé à la place occupée ordinairement par ce réservoir, que

kystes contenant des vers vésiculaires; 3° les masses fibreuses, cartilagineuses, osseuses, ostéopétrées ou crétacées; 4° les tubercules; 5° l'espèce de cancer que

des masses de tissu cellulaire, etc., (V. notre *Précis d'Anatomie pathologique*).

D'autres productions accidentelles, bien différentes des précédentes, se forment de toutes pièces au sein des tissus qui conservent leur organisation normale, et qui, dans les premiers temps du moins de leur existence, ne sont que simplement refoulés par elles. Plus tard toutefois, influencés par la présence de ces productions, comme ils le seraient par celle d'un corps étranger, on les voit peu à peu se détruire et disparaître, soit par suite d'une simple atrophie, soit parce qu'ils se sont enflammés: c'est là un exemple de ces inflammations secondaires dont nous avons parlé dans la note précédente.

Parmi ces produits accidentels, les uns, simples résultats d'une sécrétion viciée, n'offrent aucun caractère d'organisation : tels sont ces dépôts de matières salines, grasses, colorantes, etc., dont tous les organes peuvent devenir le siége. Un autre produit accidentel, le tubercule, ne présente pas plus que les précédens des traces apparentes d'organisation : toutefois, il doit en être distingué par la constance de sa forme, par la régularité de son développement, par l'uniformité des changemens qui s'opèrent en lui, changemens singuliers qui marquent dans son existence un certain nombre de phases déterminées qu'il lui est imposé de traverser, pour arriver à sa période de destruction.

L'organisation devient beaucoup plus évidente dans d'autres produits accidentels, où elle se manifeste soit par l'existence d'une texture, comme dans le squirrhe, soit par la présence d'une circulation, comme dans l'encéphaloïde.

D'autres produits enfin présentent non seulement des indi•

j'ai désignée sous le nom d'*encéphaloïde* ou de *matière cérébriforme* (1) ; 6° celui auquel j'ai donné le nom de *mélanose* (2). Je parlerai séparément de chacune de ces espèces de productions, après que j'aurai exposé ce qu'elles offrent de commun sous le rapport de leurs signes, et particulièrement de ceux que peut donner l'auscultation médiate.

Quelle que soit la nature des tumeurs développées dans le poumon, les symptômes qu'elles produisent

---

ces d'une organisation plus ou moins avancée ; mais ils constituent de véritables êtres, qui, au milieu des parties où ils se sont développés, jouissent d'une vie propre et indépendante : ce sont les entozoaires.

Il faut prendre garde de rapporter aux produits accidentels certains états pathologiques qu'un examen superficiel peut seul permettre de confondre avec eux. C'est ainsi que la cirrhose du foie a été regardée à tort, à mon avis, par Laënnec lui-même, comme le résultat de la formation de toutes pièces, au milieu de cet organe, d'un produit accidentel tout particulier. C'est encore ainsi qu'on a souvent appelé du nom de *tubercules* des follicules hypertrophiés et devenus plus apparens que de coutume. Je crois également avoir démontré que, dans bien des cas de gastrite chronique, les différens tissus qui entrent dans la composition des parois de l'estomac peuvent, soit en s'hypertrophiant, soit même en s'atrophiant, se modifier de telle façon dans leur aspect que les altérations qui en résultaient ont été décrites comme des affections cancéreuses de l'estomac.

ANDRAL.

(1) *Dictionnaire des Sciences médicales*, au mot *Encéphaloïdes*.

(2) *Journal de Médec.*, par MM. Corvisart, etc., pluviose. an XIII.

sont presque toujours les mêmes dans le principe, et se réduisent pendant longtemps à une dyspnée, dont l'intensité est proportionnée au volume des tumeurs, et à une toux plus ou moins forte, tantôt sèche, tantôt accompagnée d'une expectoration de nature variable. Les cancers, même les plus délétères de leur nature, l'encéphaloïde ou cérébriforme, par exemple, arrivent souvent à un volume considérable, et déterminent la mort par suffocation avant d'avoir produit une altération notable dans la nutrition et les autres fonctions de l'économie (1). Mais ces derniers effets accompagnent toujours leur ramollissement.

Les tubercules ont beaucoup plus communément qu'aucune autre production accidentelle une influence générale sur l'économie, et produisent plus constamment l'amaigrissement et la fièvre hectique. Quoique ces symptômes ne surviennent ordinairement aussi qu'à l'époque de leur ramollissement, et que, dans la plupart des cas, les tubercules, non plus qu'aucune autre production accidentelle, ne donnent des signes généraux de leur présence que longtemps après l'époque de leur formation, ainsi que l'a démontré Bayle, cependant on voit dans quelques cas, rares à la vérité, tous les signes de la phthisie se développer, et la mort survenir, chez des sujets à l'ouverture desquels on ne trouve encore que des tubercules crus.

Lorsqu'une tumeur quelconque a un volume un peu considérable, celui d'un œuf, par exemple, le stéthoscope indique sa présence par l'absence de la respiration

---

(1) Voy. *Dict. des Sc. méd.*, au mot *Encéphaloïdes.*

dans le lieu où elle existe. Mais quand les tumeurs sont petites, si le tissu pulmonaire est d'ailleurs sain dans leurs intervalles, en quelque nombre que soient ces tumeurs, l'auscultation n'indique plus rien (1). J'ai souvent entendu la respiration se faire avec une force et une netteté égales dans les deux côtés, chez des sujets qui, à l'ouverture, présentaient un poumon sain, ou contenant seulement quelques tubercules d'un très petit volume, et l'autre rempli de tumeurs de même genre, dont la grosseur variait depuis celle d'un grain de millet jusqu'à celle d'une aveline, et dont le nombre

---

(1) Il est très vrai que, dans un assez grand nombre de cas semblables à ceux dont parle ici Laënnec, l'auscultation n'apprend rien sur l'existence des tubercules pulmonaires : toutefois, bien que le poumon ne contienne encore que des tubercules crus peu nombreux, et d'un volume assez petit pour ne pas modifier d'une manière sensible le son rendu par les parois thoraciques percutées, il peut se présenter aussi des cas dans lesquels, même à ce premier degré de la phthisie, l'auscultation fournisse des signes, qui, sans être pathognomoniques, ne sont cependant pas à négliger. Ainsi il peut arriver d'abord, comme il est dit dans la note suivante, qu'autour des tubercules le bruit respiratoire acquièrt une intensité singulière : souvent alors il perd de ce son moëlleux qui caractérise l'entrée libre, facile et complète, de l'air dans les vésicules pulmonaires, et il se rapproche un peu de la respiration bronchique. D'autres fois, ce bruit respiratoire se montre au contraire plus faible là où existent des tubercules que partout ailleurs. Dans l'inspiration ordinaire, on ne saisit autre chose que cette diminution dans la force du bruit qui coïncide avec l'expansion pulmonaire ; mais si les malades viennent à inspirer plus profondément, un nouveau phénomène apparaît : le bruit inspiratoire

était tel que le poids de ce poumon avait augmenté au moins du double (1).

Il est à remarquer que dans ce cas, c'est-à-dire dans celui où le poumon rempli de tubercules a cependant fait entendre la respiration d'une manière presque parfaite jusqu'au dernier moment de la vie, le tissu pulmonaire, dans les intervalles des tubercules, est tout aussi crépitant que celui du poumon le plus sain, et ne présente aucune trace de la compression que ces tumeurs sembleraient avoir dû exercer sur lui; et cependant, dans beaucoup de ces cas, le volume réuni des tubercules peut être estimé à plus du tiers de celui du poumon, et leur poids à une ou deux livres; tandis que quelque onces de sérosité produisent toujours sur une

---

ne devient pas plus intense, mais, au moment où l'expiration commence, on entend un autre bruit qui persiste pendant tout le temps que l'air est chassé des bronches. Ce bruit d'expiration me paraît de la plus haute importance à étudier et à bien connaître : seul il m'a souvent suffi pour annoncer que des tubercules étaient agglomérés en un point du poumon; et là où je l'avais entendu je reconnaissais plus tard, à l'aide des signes ordinaires, l'existence de tubercules ramollis, et enfin d'une caverne. Dans plus d'un cas, il n'est même pas nécessaire que les malades cherchent à faire pénétrer plus fortement que de coutume l'air dans les bronches, pour que le bruit d'expiration se fasse entendre.　　　　　　　　　　ANDRAL.

(1) La respiration devient ordinairement *puérile* en pareil cas, ainsi qu'il a été dit précédemment (t. 1, p. 67); et cette exagération du bruit respiratoire chez des sujets qui présentent l'*habitus* phthisique est un signe à peu près certain de l'existence actuelle des tubercules chez eux.　　　　　M. L.

partie du poumon une compression suffisante pour empêche l'air d'y pénétrer, rendre la respiration moins bruyante, et donner au tissu pulmonaire une flaccidité particulière qui sera décrite plus bas en parlant des suites de la pleurésie. On peut même poser en principe que, dans aucun cas, les tubercules ne compriment le tissu pulmonaire, ainsi que le font les épanchemens dans la plèvre, au point d'en exprimer l'air, et de le rendre non crépitant ; car, lors même que les intervalles des tubercules sont imperméables à l'air, en examinant attentivement, on voit que cette imperméabilité dépend ou de l'engorgement gris qui constitue le premier degré de l'infiltration de la matière tuberculeuse, ou de l'engorgement séreux qui remplace quelquefois ce tissu gris, ou plus rarement d'une véritable inflammation ; mais jamais on n'y remarque rien qui ressemble à la flaccidité résultant de la compression. On observe, au contraire, assez souvent cette flaccidité autour des cicatrices pulnaires, et particulièrement de celles qui sont cartilagineuses, dures, informes, composées de lames irrégulièrement entre-croisées, et environnées de beaucoup de matière noire pulmonaire.

Ce que je viens de dire des tubercules s'applique également aux autres espèces de tumeurs qui se développent dans le poumon. J'ai trouvé dans cet organe des encéphaloïdes du volume du poing, autour desquels le tissu pulmonaire était tout-à-fait crépitant, et ne présentait aucune trace de compression (1).

---

(1) Ce fait très vrai entraine la conséquence que, là où le poumon contient un produit accidentel, matière encéphaloïde,

La percussion ne peut, non plus que l'auscultation par le stéthoscope, faire connaître l'existence des tumeurs peu volumineuses et isolées du poumon, en quelque nombre qu'elles soient ; mais quand le tissu pulmonaire qui sépare ces tumeurs est engorgé d'une manière quelconque, la percussion donne un son mat, et la respiration cesse de se faire entendre dans le point affecté.

Il semblerait naturel de décrire d'abord les productions accidentelles qui ont des analogues dans l'économie animale ; mais je préfère commencer cette section par la description des tubercules, vu que ce que nous aurons à dire de plusieurs autres espèces de productions en deviendra beaucoup plus clair.

CHAPITRE PREMIER.

DES TUBERCULES DU POUMON, OU DE LA PHTHISIE PULMONAIRE.

Les progrès de l'anatomie pathologique ont démontré jusqu'à l'évidence que la phthisie pulmonaire est due au développement, dans le poumon, d'une espèce par-

tuberculeuse ou autre, le tissu de cet organe n'est pas simplement refoulé, comme l'admettent plusieurs personnes, mais qu'il est ou atrophié ou transformé. Or, s'il en est ainsi, la résorption de la matière accidentelle, et de la tuberculeuse en particulier, regardée comme très probable par quelques-uns, comme certaine par d'autres, doit être beaucoup plus difficile que si le tissu pulmonaire n'avait subi d'autre altération qu'un simple refoulement. ANDRAL.

ticulière de production accidentelle à laquelle les anatomistes modernes ont appliqué spécialement le nom de
tubercule, donné autrefois en général à toute espèce de
tumeur ou de protubérance contre nature.

Je pense que l'on ne doit admettre aucune autre espèce de phthisie pulmonaire, si ce n'est la phthisie nerveuse (1), ou le catarrhe simulant la phthisie tuberculeuse. Les espèces établies par divers nosologistes ou
praticiens, sous les noms de *phthisie scorbutique*, *vé-*
nérienne, etc., sont toutes, au fond, des phthisies tuberculeuses, et ne diffèrent que par la cause à laquelle on

---

(1) En supposant qu'il existe une maladie dans laquelle ,
sans aucune lésion organique appréciable, les individus, par
suite d'une forte perturbation nerveuse, arrivent à ce degré
d'épuisement et d'émaciation que détermine l'affection tuberculeuse des poumons, une telle maladie ne doit ressembler à la phthisie pulmonaire que par la faiblesse et l'amaigrissement qu'elle produit. Si on veut l'appeler *phthisie*
nerveuse, il faudra aussi donner ce nom à tous les états morbides dans lesquels, sous l'influence de causes très diverses, une
consomption peut survenir. Alors on en viendrait à appliquer
le nom de *phthisie* à toutes les maladies chroniques, quels que
soient leur siège et leur nature : car toutes ont pour effet
commun d'amener à leur suite la débilitation et la maigreur.
Dans combien encore de ces maladies ne voit-on pas ces symptômes se montrer comme leur prélude en quelque sorte, et
bien avant qu'on puisse arriver par les signes locaux, encore
obscurs et mal dessinés, à la détermination précise de leur
siège ! Les anciens admettaient ainsi des phthisies hépatiques,
spléniques, intestinales, etc., et c'est encore dans ce sens que
l'expression de *phthisie laryngée* est restée dans notre langage
médical.   ANDRAL.

attribue, gratuitement peut-être, le développement des tubercules (1). Quant aux espèces décrites par Bayle sous les noms de *phthisie granuleuse*, *phthisie avec mélanose*, *phthisie ulcéreuse*, *phthisie calculeuse* et

---

(1) Beaucoup d'auteurs ont entendu toute autre chose qu'une phthisie pulmonaire par l'expression, souvent répétée dans leurs ouvrages, de *phthisie vénérienne :* ils ont appelé ainsi l'état cachectique tout particulier dans lequel le vice syphilitique, ou invétéré, ou mal soigné, peut jeter l'économie. C'est là une sorte de consomption dont l'existence ne saurait être niée, et qui a pour cause non plus la souffrance d'un organe en particulier, mais l'infection lente du sang par une substance étrangère qui y a été introduite, et qui a agi sur lui, et par suite sur tout l'organisme, à la manière d'un poison. Sans doute, pendant la durée de cette cachexie, des tubercules pulmonaires peuvent prendre naissance, et cela d'autant plus facilement que toute influence débilitante est au moins une cause prédisposante de la formation de la matière tuberculeuse. Ainsi donc, la consomption syphilitique doit favoriser le développement de la phthisie pulmonaire. Ce sont des cas de cette dernière affection, survenue ainsi chez des individus entachés du vice vénérien, auxquels quelques auteurs, et Portal en particulier, ont imposé le nom de *phthisie vénérienne*. Ils ont pensé qu'en cas pareils le virus syphilitique était la cause du développement de l'affection pulmonaire. A mon avis, ils se sont trompés : ce n'est pas ce virus qui produit directement les tubercules du poumon, mais c'est bien la débilitation dans laquelle les lésions spéciales déterminées par sa présence jetent tout l'organisme. Il ne faut pas oublier non plus que, chez beaucoup de malades, les premiers indices d'une phthisie pulmonaire sont survenus après qu'on leur avait administré sans la mesure convenable des préparations mercurielles.   ANDRAL.

phthisie cancéreuse, la première n'est, comme nous le verrons tout-à-l'heure, qu'une variété de la phthisie tuberculeuse, la troisième n'est autre chose que la gangrène partielle du poumon, que nous avons déjà décrite. Les trois autres espèces sont également des affections qui n'ont de commun avec la phthisie tuberculeuse que d'exister dans le même organe, et qui rarement produisent l'effet dont cette maladie tire son nom, c'est-à-dire la consomption : il me semble, par conséquent, qu'il y a plus d'inconvéniens que d'avantages à réunir ces diverses affections sous un nom commun. Nous parlerons d'ailleurs de chacune d'elles en son lieu.

La marche du développement des tubercules a été décrite par Bayle (1) d'une manière beaucoup plus exacte et plus complète qu'on ne l'avait fait jusqu'à lui. Cependant des observations faites depuis la publication de ses recherches m'ayant mis à portée de rectifier ou d'étendre quelques unes des siennes, je crois nécessaire à l'intelligence de plusieurs des choses que j'aurai à dire, d'exposer d'une manière abrégée les caractères et le mode de développement des tubercules, points sur lesquels j'aurais pu sans cela renvoyer à l'excellent ouvrage que je viens de citer.

ARTICLE PREMIER.

Histoire anatomique des Tubercules.

La matière tuberculeuse peut se développer dans le

---

(1) *Recherches sur la Phthisie pulmonaire*, par G.-L. Bayle, *Paris*, 1810.

poumon et dans les autres organes sous deux formes principales, celles de *corps isolés*, et d'*infiltrations*: chacune de ces formes ou sortes présente plusieurs variétés, qui tiennent principalement à leurs divers degrés de développement.

Les tubercules isolés présentent quatre variétés principales, que nous désignerons sous les noms de *tubercules miliaires*, *tubercules crus*, *granulations tuberculeuses*, et *tubercules enkystés*. L'infiltration tuberculeuse présente également trois variétés, que nous désignerons sous les noms d'*infiltration tuberculeuse informe*, d'*infiltration tuberculeuse grise*, et d'*infiltration tuberculeuse jaune*.

Quelle que soit la forme sous laquelle se développe la matière tuberculeuse, elle présente dans l'origine l'aspect d'une matière grise et demi-transparente qui peu à peu devient jaune, opaque et très dense. Elle se ramollit ensuite, acquiert peu à peu une liquidité presque égale à celle du pus ; et, expulsée par les bronches, laisse à sa place des cavités connues vulgairement sous le nom d'*ulcères du poumon*, et que nous désignerons sous le nom d'*excavations tuberculeuses* (1).

---

(1) Dans les considérations auxquelles Laënnec s'est livré, dans ce chapitre, sur le tubercule, il n'a point abordé la question grave et délicate de la texture de ce produit. Le tubercule est-il simplement une matière inorganique déposée au sein de nos tissus comme le serait du pus ou une concrétion calcaire ? est-il au contraire une substance douée d'organisation et de vie, qui, assujétie à parcourir certaines phases de développement, arrive enfin à une période de destruction et

Nous allons décrire successivement ces diverses variétés.

Tubercules miliaires. Les tubercules dits miliaires

---

de mort ? Les pathologistes ont été longtemps et sont encore partagés sur la solution de ces questions.

L'opinion d'après laquelle le tubercule est regardé comme un produit inorganique, qui se sépare du sang à l'instar d'une matière sécrétée, remonte à une époque déjà fort éloignée de la nôtre, puisqu'on la trouve exprimée en termes formels dans la *Phthisiologie* de Morton. Voici en effet ce qu'on lit dans cet ouvrage :

La cause première de la phthisie pulmonaire doit être cherchée dans une dépravation du sang, contractée sous l'influence de causes diverses, que Morton examine avec soin. « Par suite de cette dépravation, dit-il, il se sépare de la masse du sang une matière de mauvais caractère, qui, sécrétée particulièrement dans le tissu des poumons, remplit (*infarcit*) ces organes de toutes parts, les irrite et finit par en amener l'ulcération. Avant que celle-ci ne se soit formée, on trouve dans les poumons de petits corps durs, qui ressemblent à la tumeur appelée par Galien *tubercule cru* : c'est effectivement ainsi, qu'il convient de les appeler. » Après s'être exprimé ainsi Morton ajoute : *quæ tubercula, sive crudos et glandulosos tumores, sæpe in phthisicorum cadaveribus deprehendi, cum cæteræ pulmonum partes apostematibus et exulcerationibus essent obsitæ.* Cette phrase ne reproduit-elle pas aussi fidèlement qu'on a pu le faire depuis l'état dans lequel on rencontre les poumons des phthisiques morts à une période avancée de leur maladie. Ailleurs Morton distingue la phthisie en chronique et en aigue, suivant que les tubercules, semblables en cela, dit-il, aux tumeurs scrophuleuses des autres parties du corps, restent longtemps à l'état de crudité, ou arrivent prompte-

sont la forme la plus commune qu'affecte la matière tuberculeuse dans le poumon. Leur aspect est celui de petits grains gris et demi-transparens, quelquefois même

---

ment à la suppuration. Ce n'est donc pas seulement dans nos livres modernes qu'il faut chercher des idées vraies et justes sur l'anatomie pathologique de la phthisie pulmonaire. Il y a de plus, dans l'ancien passage qui vient d'être cité, une idée capitale et que plusieurs auteurs contemporains ont avec raison reproduite, c'est celle de rattacher la production de la matière tuberculeuse à l'état du sang, de la faire dériver de cet état, et par conséquent de la rapporter à une affection générale de l'économie, dont la lésion pulmonaire n'est qu'une fraction, ou, si l'on veut, qu'un effet. J'aurai occasion de revenir, dans une des notes suivantes, sur ce point de doctrine, qui touche d'une manière si immédiate à la thérapeutique de la phthisie.

Quoi qu'il en soit, en se rangeant à l'idée que le tubercule est un produit sans organisation et sans vie, on est forcé de chercher ailleurs qu'en lui même la cause des différens changemens qu'il subit, d'abord de son accroissement, qui ne peut plus se faire que par juxta-position de molécules nouvelles, et non par intus-susception ; puis de son ramollissement, et enfin de sa destruction. J'ai exposé dans mes ouvrages de *Clinique* et d'*Anatomie pathologique* les motifs sur lesquels on peut se fonder, et que j'ai adoptés, pour considérer le tubercule comme un produit d'une sécrétion morbide, dans lequel aucune organisation et par conséquent aucun acte de vie ne sauraient être cherchés. Aussi ai-je expliqué le ramollissement du tubercule par une inflammation du tissu au sein duquel il s'est déposé, inflammation qui en amène la suppuration, et qui a pour effet définitif l'élimination de la matière tuberculeuse. Laënnec avait au contraire établi que le tubercule, véritable tissu vivant, possède en lui même les causes des changemens qu'il éprouve, et qu'en se ramollissant

presque diaphanes et incolores, d'une consistance un peu moindre que celle des cartilages ; leur grosseur varie depuis celle d'un grain de millet jusqu'à celle d'un

---

après avoir été dur, il ne fait qu'arriver à la mort, suivant en cela la loi de tout être doué de vie. Mais Laënnec, en admettant la vitalité du tubercule, ne s'est pas occupé de la question de savoir jusqu'à quel point il serait possible d'y démontrer une organisation; et il y a longtemps, pour ma part, qu'en examinant avec soin des tubercules j'étais arrivé à cet égard à un résultat tout négatif : on n'y découvre en effet, ni canaux, ni aréoles, ni fibres, ni lames ; il semble que ce ne soit qu'un tout homogène, semblable à ces concrétions amorphes, de nature diverse, qui résultent d'une sorte de précipitation des élémens solidifiables de nos liquides. Cependant dans ces derniers temps, le docteur Kuhn, ayant soumis à l'inspection microscopique des tubercules encore à leur première période, a annoncé qu'il y avait constaté une texture toute particulière : les tubercules, d'après cet auteur, vus au microscope, ont un aspect mamelonné et paraissent constitués par une agglomération de corpuscules irréguliers, jaunâtres, qui sont unis entre eux par des filamens d'une extrême ténuité. Ce serait là un tissu véritable, que M. Kuhn propose de désigner sous le nom de *tissu tubéreux*. Il a pour base, dit-il, des fils hyalins très déliés, d'apparence gélatineuse, ramifiés ou anastomosés entre eux, et contenus dans une sorte d'enveloppe mucoso-membraneuse. Autour des fils hyalins, et dans l'enveloppe muqueuse, sont répandus une très grande quantité de globules albumineux, qui paraissent se détacher ou bien être le produit des fils en question. Les fils hyalins, pourvus de leur enveloppe, établissent une communication entre les différens corpuscules qui constituent le *tissu tubéreux*. Parvenus dans ces corpuscules, ils y produisent de nombreuses ramifications, autour desquelles

grain de chenevis; leur forme, obronde au premier
coup d'œil, est moins régulière quand on les examine
de près et à la loupe; quelquefois même ils paraissent

---

se trouve également une grande quantité de globules. Pour
apercevoir toute cette disposition, qui rappelle celle de certaines moisissures en forme de grappe ou de chapelet, M. Kuhn
établit qu'il ne faut qu'un grossissement de dix à quinze fois
le diamètre du tubercule. Lorsqu'on l'examine à l'époque la
plus rapprochée possible du moment de sa première formation, on trouve, continue toujours M. Kuhn, que ces globules
nagent dans un mucus clair, plus ou moins abondant; plus
tard, le mucus se résorbe, les globules se rapprochent, et il en
résulte une masse tuberculeuse à l'état de crudité. Est-ce, plus
tard, l'exhalation d'un nouveau liquide qui sépare les globules,
et qui produit ainsi la fonte et le ramollissement des tubercules?

A l'époque où les crachats des phthisiques ne sont point encore purulens, et où, par la simple inspection à l'œil nu, on ne
saurait les distinguer des crachats de la bronchite, M. Kuhn affirme y avoir, avec le microscope, reconnu ce même tissu tubéreux qui vient d'être décrit. Ce serait là sans doute une découverte bien précieuse pour le diagnostic, et qui, dès le début
toujours obscur de la phthisie pulmonaire, leverait bien des
incertitudes.

Personne, que je sache, ne s'est encore occupé de vérifier par de nouvelles recherches, l'exactitude du travail de
M. Kuhn : j'ai dû le faire connaître, sans prétendre en aucune
façon en juger la valeur. Les inductions théoriques et pratiques
auxquelles il peut conduire valent bien la peine qu'on cherche
à s'assurer par l'observation à quel point il est la représenta-
tion fidèle de ce qui est.

Le siége des tubercules dans le poumon n'a pas fait naître
moins d'opinions diverses que leur texture intime. On a dit

un peu anguleux : ils sont intimement adhérens au tissu pulmonaire, et on ne peut les en détacher sans en arracher des lambeaux. Ces grains grossissent par intus-sus-

que ces corps se développaient dans les faisceaux de vaisseaux blancs que contient le poumon; on a encore établi qu'ils avaient pour siége les glandes lymphatiques du poumon, qu'ils étaient ces glandes lymphatiques elles-mêmes dégénérées : ce sont là actuellement autant d'idées surannées, que ce n'est plus guère la peine de réfuter sérieusement. Toutefois je ferai remarquer, d'une part, que l'anatomie la plus fine ne démontre pas, dans l'état normal, de ganglions lymphatiques à l'intérieur du poumon : je rappellerai, d'autre part, qu'il m'est arrivé de trouver les vaisseaux lymphatiques qui rampent à la périphérie du poumon ou qui plongent dans son intérieur, soit remplis de pus, soit distendus par un matière concrète qui ressemblait à la matière cancéreuse ou tuberculeuse, et cependant, en pareil cas, il n'y avait rien dans les poumons qui ressemblât à des tubercules proprement dits. (*Voy.*, pour plus de détails sur ces cas, ma *Clinique médicale* et mon *Anatomie pathologique.*)

D'autres auteurs ont placé le siége du tubercule pulmonaire dans les vésicules aériennes elles-mêmes : ils ont pensé que ce produit n'était autre chose qu'une matière morbide, une sorte de pus, concret qui se sécrétait à l'intérieur de ces vésicules. Tout récemment le docteur Carswell, de Londres, a adopté cette manière de voir dans son ouvrage d'Anatomie pathologique : pour lui aussi la granulation grise qui précède si souvent le tubercule n'est autre chose qu'une matière qui se sécrète à l'intérieur des vésicules; et si plus tard le tubercule se ramollit, c'est parce qu'autour de la matière concrète d'abord sécrétée, il se dépose une matière plus liquide qui sépare et dissout les molécules de la première. Une pareille opinion ne me paraît pas soute-

ception, et se réunissent ainsi par groupes. Avant que cette réunion arrive, un petit point d'un blanc jaunâtre et opaque se développe au centre de chaque tubercule, et, gagnant du centre à la circonférence, envahit la totalité du tubercule à mesure qu'il grossit. Fort souvent cet envahissement total n'a lieu qu'assez longtemps après l'époque à laquelle les tubercules les plus voisins se sont réunis en groupes, et par continuité de substance : en incisant alors un de ces goupes, on distingue très bien les petits points jaunes indicateurs des centres de chaque tubercule isolé, et la zone de matière grise non encore envahie qui les entoure. J'ai essayé de donner une image de ce développement des tubercules dans la figure 3, planche 1re. Au bout d'un certain temps, l'envahisse-

---

nable : puisqu'en effet les tubercules peuvent indifféremment se développer dans tous les organes, et que partout c'est dans l'intimité de leur trame qu'ils prennent naissance, on ne voit pas pourquoi l'on admettrait que, dans le poumon, ce sont les vésicules aériennes qui leur servent de matrice. Il semble beaucoup plus conforme à la vérité, d'établir que, partout où se produit du tubercule, il se développe dans la trame même des différens organes, et spécialement dans ce tissu cellulo-vasculaire qui, pour me servir d'une expression de Bichat, est le canevas commun où doivent venir également se déposer et les matériaux ordinaires des nutritions et des sécrétions normales, et les élémens morbides des nutritions et des sécrétions anormales. Il serait fort singulier que, tandis que partout ailleurs la matière tuberculeuse prend naissance dans la profondeur même des différentes trames organiques, il n'en fût plus de même dans le poumon ; et que là seulement, contrairement à tout ce qu'on sait d'ailleurs, elle ne fût autre chose

ment de la matière jaune devient complet, et le groupe tout entier ne forme plus qu'une masse homogène d'un jaune blanchâtre, d'une texture un peu moins ferme et plus humide que celle des cartilages : on le nomme alors *tubercule jaune cru*, ou simplement *tubercule cru*. Lorsque les tubercules miliaires sont un peu éloignés les uns des autres, chacun d'eux arrive souvent à l'état de *tubercule jaune cru* sans se réunir aux autres, et avant qu'il ait acquis plus de volume qu'un grain de millet. Lorsqu'il y a très peu de tubercules, une centaine seulement, par exemple, ou moins, dans chaque poumon, ces tubercules isolés acquièrent quelquefois la grosseur d'un noyau de cerise, d'une aveline et même d'une amande. Il est très rare qu'ils passent ce dernier volume; et les masses tuberculeuses crues plus volumineuses que

---

que le résultat d'une sécrétion viciée de la membrane qui tapisse les dernières extrémités des bronches. On a bien cité, à la vérité, quelques exemples de matière tuberculeuse rencontrée dans certaines cavités tapissées par des membranes muqueuses; on dit en avoir constaté l'existence dans les uretères, dans les trompes de Fallope; j'ai cité moi-même un cas dans lequel j'ai trouvé chez un cheval une grosse bronche remplie d'une matière caséeuse semblable à du tubercule. Mais de tels cas sont bien rares, et ils ont peut-être besoin d'êtres revus, pour être définitivement admis. Qui peut en effet affirmer qu'il ne s'est pas trompé, lorsque, pour combattre une opinion qui repose sur des faits sans cesse observés, il ne peut en citer qu'un nombre beaucoup plus petit; lorsque surtout il cherche de nouveau ceux-ci, sans pouvoir les retrouver. Je sais bien qu'il y a souvent un grand compte à tenir des faits exceptionnels, mais encore faut-il qu'ils ayent été constatés.   ANDRAL.

l'on rencontre dans les poumons sont ordinairement le produit de l'agrégation de plusieurs tubercules ou de l'infiltration tuberculeuse. On reconnaît, en général, que les tubercules crus isolés n'ont eu qu'un seul noyau, en ce qu'ils conservent leur forme obronde ou ovoïde primitive.

Le tissu pulmonaire est ordinairement parfaitement sain et crépitant autour des tubercules, et il l'est d'autant plus qu'ils sont plus petits, et qu'on les examine à une époque plus rapprochée de celle de leur développement.

Granulations miliaires tuberculeuses. Cette variété **rare** des tubercules a été décrite pour la première fois par Bayle, qui a été trop frappé peut-être par les caractères très saillans, il est vrai, qu'elle présente, et qui lui ont fait croire qu'elle constituait une production accidentelle étrangère aux tubercules. Les granulations miliaires ont à peu près la grosseur d'un grain de millet; leur forme est exactement arrondie ou ovoïde; elles diffèrent en outre des tubercules ordinaires par l'uniformité de leur volume et leur transparence incolore. Elles sont ordinairement disséminées en quantité innombrable dans l'étendue d'un poumon souvent tout-à-fait sain d'ailleurs, ou d'une grande partie de cet organe, sans qu'on en trouve pourtant plusieurs réunies en un groupe. Quelquefois cependant elles forment, par leur multitude dans certains points et leur rapprochement, des masses ou noyaux fermes. Lorsqu'on incise ces masses, on distingue chacune de ces granulations isolées, et séparées des autres par un tissu cellulaire tout-à-fait sain ou légèrement infiltré de sérosité.

Bayle s'est évidemment trompé en regardant ces granulations comme une espèce de production accidentelle différente des tubercules, et surtout en les considérant comme des cartilages accidentels (1); car, si son opinion était fondée, on les verrait quelquefois passer à l'état osseux, ce qui ne s'est jamais vu. En les examinant, au contraire, avec attention, on peut se convaincre que ces granulations se transforment en tubercules jaunes et opaques. Lors même qu'elles sont le plus diaphanes et tout-à-fait incolores, quelques unes présentent une légère teinte grisâtre qui ne permet plus de les distinguer des tubercules miliaires ordinaires, ou un reflet opalin. En incisant ces dernières, on trouve au centre un point jaune et opaque, indice non équivoque du commencement de leur transformation en tubercules jaunes crus. Bayle lui-même cite un exemple remarquable de ce genre (2).

On trouve aussi, dans d'autres cas, des poumons remplis de tubercules, tous très petits et de grosseur à peu près égale, mais d'ailleurs jaunes, opaques, et quelquefois même dans un état de ramollissement déjà

---

(1) *Ouv. cité*, p. 48.

(2) *Ouv. cité*, p. 138, obs. 4ᵉ. — Chez un sujet qui toussait depuis trois ans, sans altération notable de la santé, et qui mourut d'une hémoptysie foudroyante, on trouva les poumons « pleins de granulations miliaires ou lenticulaires, dures et « résistantes......, demi-transparentes et d'un blanc luisant, « qui ressemblaient à de petits grains de grêle ; il y avait à « leur centre un petit point opaque, noir ou blanc, renfermé « dans une enveloppe transparente et ferme.-»

Ce point noir était dû à la matière noire pulmonaire dont

bien prononcé. Bayle donne encore un exemple bien caractérisé de ce genre (1); et quoiqu'il avertisse de ne pas confondre ces tubercules miliaires avec les granulations, il me paraît indubitable qu'il n'y a d'autre différence entre les uns et les autres que celle qui existe entre un fruit mûr et un fruit vert. Les granulations miliaires ne se rencontrent guère d'ailleurs que dans les poumons où il existe en même temps d'autres tubercules plus volumineux et assez avancés pour que leur caractère soit incontestable.

Le développement des tubercules dans les divers systèmes d'organes présente encore une série de faits propres à prouver que, dans leur premier état, et à une époque voisine de celle de leur formation, ces productions accidentelles sont toujours diaphanes ou demi-transparentes, incolores ou légèrement grises. Les granulations tuberculeuses que l'on observe à la surface de la plèvre et du péritoine sont quelquefois incolores et tout-à-fait diaphanes, d'autres fois grises et seulement demi-transparentes. Dans l'un et l'autre état, elles présentent souvent un point jaune et opaque au centre; et quelquefois enfin on les trouve converties en matière tuberculeuse plus ou moins ramollie. Il n'est pas rare de voir tous ces divers degrés de développement sur la

---

nous aurons occasion de parler ailleurs. Quant au point blanc, il était évidemment, ainsi que le commencement d'opacité des granulations, l'indice de leur passage à l'état de tubercules jaunes et opaques.　　　　　　　　　*Note de l'auteur.*

(1) *Ouvrag. cité*, p. 196, obs. 16ᵉ.

même membrane. Les ulcères que l'on rencontre si souvent dans les intestins des phthisiques présentent ordinairement dans leur fond des tubercules miliaires qui offrent les mêmes variétés de couleur et de transparence. Le tissu des glandes lymphatiques qui contiennent des tubercules offre, autour de ces productions, une légère demi-transparence et une teinte d'un gris de perle, indice non équivoque de la tranformation prochaine et complète de la glande en matière tuberculeuse. Enfin Bayle a trouvé la rate remplie de petits corps grisâtres qu'il regarde lui-même comme des tubercules (*Ouv. cité*, p. 184, obs. 12.) (1).

----

(1) MM. Andral et Chomel ont nié les premiers cette identité des granulations des autres organes avec celles du poumon. M. Chomel ne dit pas pourquoi, et se contente d'affirmer qu'elles n'*ont rien de commun que le nom* (*Dict. de méd.*, t. x, art. *Granulation*). M. Andral ayant essayé de prouver que les granulations pulmonaires n'étaient que des vésicules aériennes indurées, *hypertrophiées* (*Cliniq. médic.*, t. III,) a été amené à demander sérieusement si l'on a vu des granulations semblables dans les autres organes, et en particulier dans le tissu cellulaire sous muqueux et sous séreux. Suivant lui, on ne trouve d'apparences de granulations qu'à la surface libre des séreuses et des muqueuses, et ce sont, dans le premier cas, des rudimens de fausses-membranes, dans le second, des follicules hypertrophiés (*Précis d'Anat. pathol.*, t. I, p. 411). Il est, je crois, inutile de discuter sur des faits que chacun peut si facilement vérifier. Il suffit de remarquer qu'on trouve des granulations dans des ulcérations intestinales avec destruction complète de la muqueuse, et que celles qu'on observe à la surface libre des séreuses sont toujours logées dans

L'erreur de Bayle à cet égard vient surtout de ce qu'il n'avait pas assez distingué le tissu gris et demi-transparent qui constitue les tubercules à leur état de crudité. Plusieurs de ses observations, et entre autres les 6ᵉ, 12ᵉ, 13ᵉ et 24ᵉ *bis*, montrent cependant qu'il l'avait entrevue, mais sans se rendre un compte bien exact des rapports et des différences qui pouvaient exister entre cette matière grise demi-transparente et

---

l'épaisseur d'une fausse membrane, ce qui, dans l'hypothèse de M. Andral, forcerait d'admettre que des follicules muqueux peuvent exister sans membrane muqueuse, et que des rudimens de fausses membranes peuvent être renfermés dans d'autres membranes.   **M. L.**

Tout ce que j'ai établi, et tout ce que je soutiens encore, c'est qu'on a trop légèrement assimilé aux granulations pulmo-naires d'autres lésions qui ne pouvaient et ne devaient en être rapprochées que sous le rapport de la forme. Je reste con-vaincu qu'on a souvent décrit sous ce nom, dans les intestins, de simples follicules devenus plus apparens que de coutume, et faisant une saillie plus ou moins considérable à la surface libre de la membrane muqueuse. Je crois encore que, sur les mem-branes séreuses enflammées d'une manière chronique, et spé-cialement sur le péritoine, les fausses membranes commencent souvent à apparaître sous forme de petits grains, isolés les uns des autres, et que ces grains ont été à tort regardés comme de même nature que les granulations du poumon. Il n'est pas rare de trouver de semblables grains sur les parois des ventri-cules cérébraux, dans les cas de méningite chronique; et cette circonstance pathologique, pour le dire en passant, me parait établir au moins une analogie entre la membrane qui tapisse l'intérieur des ventricules cérébaux, et les membranes séreuses. Tout cela posé et bien établi, je ne prétends pas nier que, dans

les tubercules jaunes et opaques. Il est d'ailleurs à remarquer que toutes les productions accidentelles qui
n'ont point d'analogues dans les tissus naturels de l'é-
conomie animale, présentent dans leur premier état la
même demi-transparence, plus ou moins incolore, et
une égale dureté : les mélanoses sont les seules que je
n'aie pas trouvées dans cet état. Cette matière *lardacée*
des anciens, qui ne présente que de légères différences

---

plusieurs organes, on n'ait observé un produit morbide particulier semblable à celui que Bayle a décrit, dans le poumon,
sous le nom de *granulation* ; et j'établis volontiers que cette
granulation précède souvent, sinon constamment, le développement de la matière tuberculeuse. Mais ce qui me semble
vrai aujourd'hui, comme à l'époque où pour la première fois
j'ai publié le résultat de mes recherches sur ce sujet, c'est que
la lésion que Bayle a décrite sous le nom de *granulation*, n'est
souvent autre chose qu'une fraction de lobule pulmonaire frap-
pée d'induration grise par suite d'un travail d'inflammation dont
elle a été le siége. Il est très facile de suivre, dans bien des cas, les
différentes phases par laquelle passe le tissu du poumon pour
arriver à cet aspect qui a fait croire à l'existence d'un produit
accidentel tout spécial. On voit d'abord, disséminés au sein
d'un certain nombre de lobules, des points rouges, simplement
hypérémiés ; d'autres points sont rouges aussi, et de plus ils
sont devenus friables et imperméables à l'air ; d'autres enfin offrant la couleur grise et l'état d'induration qui appartiennent
à la phlegmasie chronique. Qui ne voit que ces altérations diverses ne sont que des degrés différens d'un état morbide de même
nature, et que, si la fraction de lobule hépatisée en rouge ne
peut pas être appelée *un produit accidentel*, il n'y a non plus
aucune raison pour accorder ce nom à cette même fraction de
lobule devenue grise et dure?   ANDRAL.

pour chaque espèce de productions accidentelles, serait-elle pour elles ce que le jaune de l'œuf est au
poulet, ce que la gelée animale primitive est aux organes qui s'y développent, c'est-à-dire une sorte de
matrice destinée à recevoir des matériaux étrangers à
l'organisation normale, et produits par une altération
de la nutrition ?

Outre les degrés de développement que nous venons
de décrire, quelques causes accidentelles peuvent faire
varier la couleur des tubercules : l'ictère les jaunit,
surtout à leur surface : cela se remarque particulièrement dans les tubercules du foie. Lorsque la gangrène
se développe dans leur voisinage, elle leur donne une
teinte brunâtre ou d'un brun sale. La matière noire
pulmonaire les souille quelquefois par endroits, et
mêle quelques points noirs ou gris à leur blancheur
jaunâtre.

Il est même probable que la couleur grise de la matière tuberculeuse dans son premier état de crudité
transparente est également due en partie au mélange
d'une petite quantité de la même matière noire pulmonaire. J'ai cru remarquer que les sujets chez lesquels
on trouve les granulations miliaires les plus transparentes sont ceux dont les poumons contiennent le moins
de matière noire. Les tubercules miliaires, soit demi-
transparens, soit déjà jaunes et opaques, présentent en
outre vers leur centre un petit point noir formé par la
même matière, et qui disparaît ordinairement à mesure
que le tubercule grossit. Cet accident ne doit pas être
confondu avec les mélanoses du poumon, comme nous
le montrerons en parlant de cette affection. Nous avons

déjà dit, en parlant des affections des glandes bronchiques, que les tubercules qui s'y développent présentent souvent, lorsqu'on les incise, une trainée de
noir qui, semblable à l'ombre figurée par le crayon
d'un dessinateur, est très foncée par endroits, s'étend
en disséminant les points qui la composent, et finit en
mourant.

Lorsqu'il y a un grand nombre de tubercules, même
très petits, dans un poumon, la mort survient quelquefois avant qu'aucun d'eux soit arrivé à un degré de
ramollissement tel que la matière tuberculeuse ait pu
s'ouvrir un passage dans les bronches, et donner lieu
à une excavation ulcéreuse ; mais ce cas est fort rare,
et ne se voit guère sans qu'il existe, outre la phthisie,
quelque autre affection également grave, ou capable au
moins de hâter la mort.

Infiltration tuberculeuse grise. Cette infiltration se
forme fréquemment autour des excavations tuberculeuses. On la voit aussi se développer primitivement
dans des poumons qui ne contiennent pas encore de
tubercules ; mais ce cas est extrêmement rare. Quelquefois cependant des masses tuberculeuses d'un grand
volume se forment par suite d'une semblable imprégnation ou infiltration de matière tuberculeuse au premier
degré ou demi-transparente, et sans développement
préalable de tubercules miliaires. Le tissu pulmonaire
ainsi engorgé est dense, humide, tout-à-fait imperméable à l'air, d'une couleur grise plus ou moins foncée ; et lorsqu'on le coupe en tranches minces, les
lames enlevées, presque aussi fermes qu'un cartilage,
présentent une surface lisse et polie, et une texture

homogène dans laquelle on ne distingue plus rien des
aréoles pulmonaires. A mesure que ces indurations
passent à l'état de tubercules crus, on y voit se développer une quantité de petits points jaunes et opaques
qui, en se multipliant et en grossissant, finissent par
envahir la totalité de la portion endurcie, et la transformer en infiltration tuberculeuse jaune crue. Cette
infiltration tuberculeuse grise a été prise, dans ces derniers temps, par des observateurs trop peu exercés,
pour la péripneumonie chronique. Nous exposerons
tout-à-l'heure les caractères anatomiques par lesquels
elle diffère de l'inflammation.

Infiltration tuberculeuse gélatiniforme. On rencontre
très souvent entre les tubercules miliaires une infiltration
ordinairement peu étendue, formée par une matière
très humide plutôt que liquide, incolore ou légèrement
sanguinolente, et qui a l'aspect d'une belle gelée plutôt
que celui de la sérosité. On serait tenté quelquefois de
croire que ce n'est qu'un œdème formé par une lymphe
très visqueuse ; mais cette infiltration diffère de l'œdème
du poumon, en ce qu'on n'y distingue presque plus ou
plus du tout les cellules aériennes, qui paraissent fon-
dues en gelée. Peu à peu cette matière acquiert plus de
consistance, et se transforme par des degrés insensibles
en celle que nous venons de décrire ci-dessus. Dans les
endroits mêmes où elle a le plus de transparence et de
liquidité, on remarque souvent de petits points jaunes
évidemment tuberculeux, et enfin, comme pour l'infiltration grise, tous les degrés de la conversion en matière
tuberculeuse jaune crue. Je pense donc que cette matière

gélatiniforme n'est autre chose qu'une variété de la matière tuberculeuse demi-transparente et grise. Cette matière a été encore prise récemment pour un produit d'inflammation chronique.

La transformation de l'infiltration tuberculeuse grise et gélatiniforme en matière jaune crue est quelquefois tellement rapide qu'on ne trouve plus aucune trace de ces deux matières primitives dans des poumons qui présentent des masses tuberculeuses jaunes crues très volumineuses, et évidemment produites par l'infiltration, et non pas par la réunion d'un grand nombre de tubercules miliaires. Cette variété de l'infiltration tuberculeuse se présente sous la forme suivante : on trouve çà et là dans le poumon des masses tuberculeuses d'un blanc jaunâtre, beaucoup plus pâles, plus ternes et moins distinctes de la substance du poumon que les tubercules crus ordinaires. Ces masses sont irrégulières, anguleuses, et n'ont jamais la forme à peu près arrondie des tubercules ordinaires. Elles paraissent, comme la variété décrite dans le paragraphe précédent, et la matière grise diffuse dont il a été parlé plus haut, être le résultat d'une espèce d'infiltration de la matière tuberculeuse dans le tissu pulmonaire ; tandis que les tubercules arrondis sont des corps étrangers, qui repoussent et refoulent le tissu du poumon dans tous les sens plutôt qu'ils ne le pénètrent. Ces masses occupent quelquefois une partie considérable d'un lobe ; mais lors même qu'elles arrivent jusqu'à la surface du poumon, elles n'y font point saillie, et n'en altèrent nullement la forme; en se développant, elles prennent la couleur jaune

jaune des autres tubercules, et finissent par se ramollir
de la même manière (1).

De quelque manière que les tubercules crus se soient
formés, ils finissent, au bout d'un temps plus ou moins

---

(1) Tout ce qui vient d'être dit sur l'état premier des tubercules et leur mode de développement est contesté par quelques
observateurs. Les recherches de MM. Magendie (*Journal de physiologie*, t. 1, 1821), Cruveilhier (*Médec. prat. éclairée par
l'anat. pathol.*, 1821, et *Nouvelle biblioth. méd.*, septembre
et novembre 1826), Andral (*Cliniq. méd.*, t. III; *Dict. de
Méd.*, t. XVI, art. *Phthisie*, et t. XX, art. *Tubercule*; *Précis d'anat. pathol.*, t. I et II.), Lombard (*Essai sur les tubercules*, Thèses de la Faculté de Médec. de Paris, année 1827,
n° 178,) A. Boulland (*Recherch. histor. sur les tiss. accident.
sans analog.*, Journal des progrès, etc., vol. IV, 1827), tendent à établir qu'au lieu d'être une production accidentelle
jouissant d'une vie propre et se développant par *intus-susception* à la manière des tissus organisés, le *tubercule* est le résultat d'une sécrétion morbide, un pus d'une nature particulière,
un produit inorganique qui se développe par *juxta-position;*
que ce tubercule, originairement liquide, se concrète aussitôt
de telle sorte que la première forme sous laquelle on le saisisse
ordinairement est celle de petits grains arrondis, friables,
opaques et jaunâtres, isolés ou groupés, enkystés ou libres, qui
se ramollissent de nouveau au bout d'un temps plus ou moins
long; qu'au lieu de se ramollir singulièrement du centre à la
circonférence, le tubercule se ramollit indifféremment dans
tous les points de son étendue, et que ce ramollissement est le
résultat d'une nouvelle sécrétion purulente déterminée par le
seul fait de la présence d'un corps étranger dans l'organisme;
qu'il n'y a point de tubercule *gris*, et que ce qu'on a pris pour tel
n'est qu'une forme de phlegmasie chronique, une simple hy-

long, et dont la durée paraît très variable, par se ramollir et se liquéfier. Ce ramollissement commence vers le centre de chaque masse, où la matière tuberculeuse devient de jour en jour plus molle et plus hu-

---

pertrophie des tissus normaux, au milieu de laquelle se développe souvent, mais non nécessairement, du vrai tubercule ; que la sécrétion tuberculeuse a lieu, comme toutes les sécrétions possibles, sous l'influence d'une congestion sanguine active, et peut, comme celle du pus, succéder à une inflammation locale ou à une irritation mécanique ; que néanmoins elle a lieu le plus ordinairement en vertu d'une prédisposition générale, acquise ou congénitale, prédisposition qui semble être à son tour, au moins le plus souvent, le résultat d'une altération des liquides; enfin que le tissu cellulaire est le siége le plus fréquent, sinon le siége exclusif, de la sécrétion tuberculeuse.

Il serait trop long et d'ailleurs superflu (quelques-uns des ouvrages où ils sont exposés étant aux mains de tout le monde) de rapporter ici les faits plus ou moins contestables sur lesquels repose cette théorie assez spécieuse de la *tuberculisation*, théorie qui n'est au fond qu'une paraphrase de celle de M. Broussais. Je remarquerai seulement que, si l'on rejette la matière tuberculeuse *grise*, et si on la considère comme une simple hypertrophie des tissus succédant à une phlegmasie chronique, il faut du moins admettre que cette hypertrophie précède *nécessairement* le développement des tubercules jaunes, ou repousser alors l'une des inductions les plus légitimes qu'on ait pu tirer en anatomie pathologique. Il faut admettre aussi (ce qui me paraît contraire à toute bonne observation) qu'en augmentant simplement de volume, un tissu peut se dénaturer au point de ne présenter aucune trace de son organisation primitive.

D'autres observateurs, sans repousser ainsi tout ce que Bayle, Laënnec, M. Louis, et autres, avaient cru avoir constaté, se

mide, caséiforme ou au moins onctueuse au toucher comme un fromage mou, puis acquiert la viscosité et la liquidité du pus. Le ramollissement gagne peu à peu la circonférence, et devient enfin complet.

Dans cet état, la matière tuberculeuse peut se pré-

---

soient contentés de dire que le tubercule gris n'était pas le premier degré du tubercule jaune, que c'en était déjà le second ; et qu'avant lui on trouvait, dans le lieu où devait plus tard se développer un tubercule, un corpuscule rouge ou rouge-jaunâtre, du quart du volume, ou tout au plus du volume d'un grain de millet, résistant, assez ferme, s'écrasant ou plutôt s'aplatissant sous l'ongle sans laisser écouler de liquide, et tenant au tissu environnant par une foule de filamens celluleux ou vasculaires qui forment autour de lui une sorte de *tomentum*. Suivant M. Rochoux, qui a décrit avec le plus de soin ces corpuscules rougeâtres, que M. Dalmasonne avait déjà indiqués avant lui (*Repert. di medic.* etc., Taurin., nov. 1826), c'est à leur centre qu'apparaît la première trace du tubercule gris, et que commence plus tard le ramollissement du tubercule jaune. L'entourage tomenteux de ces tubercules naissans, dans lesquels on n'aperçoit déjà plus de traces d'organisation, les espèces de radicules qui les unissent au tissu dans lequel ils se sont développés, annoncent qu'ils sont le résultat d'un travail organique, en vertu duquel, en même temps que de nouveaux matériaux ont été incorporés dans le tissu normal, la trame primitive de ce tissu a disparu; en d'autres termes, qu'il y a eu disparition réelle ou plutôt remplacement de ce tissu, et non simple refoulement (V. *Bull. univers. des Scien.*, août 1829; sect. III). M. Rochoux paraît disposé à conclure de ses recherches, que le tubercule n'est ni une production accidentelle ni une matière sécrétée, mais bien une *dégénérescence* ou transformation d'un tissu sain en un tissu morbide. C'est une troisième

senter sous deux formes différentes : tantôt elle ressemble à un pus épais, mais inodore et plus jaune que
les tubercules crus ; tantôt elle est séparée en deux parties, l'une très liquide, plus ou moins transparente et
incolore, à moins qu'elle ne soit souillée de sang, ce qui
est très rare ; l'autre opaque et de consistance de fromage

---

théorie de la tuberculisation tout aussi spécieuse que la précédente.

Une quatrième théorie que Laënnec n'a pas cru convenable
de mentionner, quoiqu'il l'a connût bien, est celle du médecin anglais J. Baron, de l'œuvre duquel madame Boivin nous
a donné une traduction (*Recherches, Observations et Expériences sur le développement des maladies tuberculeuses ;
Paris, 1825*), et qui veut que le tubercule soit à son origine
une vésicule transparente, une hydatide. Cette opinion, en effet,
dénote un homme peu versé dans les recherches d'anatomie pathologique, qui a fait ses observations dans les abattoirs beaucoup
plus que dans les amphitéâtres, et qui n'a pas su démêler,
dans une complication de deux altérations assez fréquentes
chez les animaux, la marche et le développement propre à
chacune d'elles. Il n'est, au reste, qu'un seul anatomiste de
profession qui ait paru l'adopter ; et c'est aussi un homme
qui a examiné beaucoup plus de cadavres d'animaux que de
cadavres humains (DUPUY, de l'*Affect. tuberc. vulg. appelée Morve*, etc. Paris, 1817). Encore le professeur d'Alfort
s'est-il tenu dans une grande réserve, puisqu'il se contente de
dire qu'il a trouvé réunis sur les mêmes sujets, et souvent dans
le même viscère, des tubercules et des hydatides, et qu'il a
vu quelquefois dans des kystes qui contenaient des hydatides
des commencemens de dépôt de matière tuberculeuse, *ce
qui donnerait à penser que l'une peut venir après l'autre.*

M. L.

mou et friable. Dans ce dernier état, qui se rencontre particulièrement chez les sujets scrophuleux, elle ressemble souvent tout-à-fait à du petit-lait dans lequel nageraient des fragmens de matière caséeuse.

Lorsque la matière tuberculeuse est complétement ramollie, elle s'ouvre un passage dans quelqu'un des tuyaux bronchiques les plus voisins. Cette ouverture étant plus étroite que l'excavation avec laquelle elle communique, l'une et l'autre restent nécessairement fistuleuses, même après l'évacuation complète de la matière tuberculeuse (1).

Il est extrêmement rare de ne trouver, dans un poumon ainsi affecté, qu'une excavation unique. Le plus souvent ces excavations sont entourées de tubercules crus et de tubercules miliaires qui se ramollissent successivement, viennent s'ouvrir dans l'excavation prin-

---

(1) Lorsque les excavations tuberculeuses sont très voisines des parois thoraciques, elles peuvent, en même temps qu'elles s'ouvrent dans les bronches, communiquer encore à l'extérieur d'une autre manière. J'ai vu effectivement un individu chez lequel une fistule, qui avait pour siège un espace intercostal, conduisait dans une vaste caverne, dont la paroi antérieure était formée par du tissu cellulaire condensé et par les côtes elles-mêmes : cet individu vécut plusieurs mois avec cette fistule, à travers laquelle on entendait l'air s'échapper en sifflant pendant les mouvemens de la respiration.

M. Voisin, ancien interne à l'hôpital Saint-Louis, a publié dans la *Revue médicale* (juillet 1831) l'observation d'un phthisique chez lequel une caverne communiquait aussi à l'extérieur, au moyen d'un trajet fistuleux qui s'ouvrait au-dessus de la clavicule du côté correspondant. ANDRAL.

cipale, et forment les anfractuosités que l'on y remarque communément, et qui, dans quelques cas, se propagent de proche en proche jusqu'aux extrémités du poumon.

Des brides ou colonnes de tissu pulmonaire condensé, et ordinairement infiltré de matière tuberculeuse, traversent souvent ces excavations, et présentent quelque ressemblance avec les colonnes charnues des ventricules du cœur (*V.* planche 1re) : elles sont plus minces vers leur milieu qu'à leurs extrémités.

Ces colonnes ont été souvent prises pour des vaisseaux, et je crois que Bayle lui-même est tombé quelquefois dans cette erreur ; car il dit (*ouv. cité*, p. 24) que les excavations tuberculeuses sont *souvent* traversées par des vaisseaux ; et ce cas, au contraire, m'a toujours paru très rare. Je n'ai même jamais trouvé un vaisseau sanguin d'un certain volume dans l'intérieur des brides dont il s'agit. L'ouvrage de Bayle n'en offre non plus aucun exemple, et je me souviens seulement de lui avoir ouï dire qu'il avait trouvé, à l'ouverture d'un phthisique mort d'une hémoptysie foudroyante, un vaisseau pulmonaire traversant une vaste excavation, et présentant, vers le milieu de son trajet, une rupture qui avait donné lieu à l'hémorragie à laquelle avait succombé le malade.

Dans les cas assez rares où j'ai rencontré des vaisseaux sanguins dans l'intérieur de ces colonnes, ils n'en formaient qu'une partie, et ils y étaient presque toujours oblitérés. Communément même, on ne peut les suivre qu'à une petite distance du point par lequel ils pénètrent dans les colonnes ; un peu plus loin, ils se

confondent entièrement avec le tissu pulmonaire infiltré
de matière tuberculeuse.

Il semble que la matière tuberculeuse, en se développant, écarte et déjette ordinairement les vaisseaux
sanguins, car on en trouve souvent de très gros, rampant le long des parois des cavernes et en faisant immédiatement partie. Ces vaisseaux sont ordinairement
aplatis ; il est rare qu'ils soient oblitérés ; mais celles de
leurs ramifications qui se dirigent vers l'excavation ou
vers les masses tuberculeuses le sont évidemment, et
en injectant avec précaution un liquide coloré dans ces
vaisseaux, on ne le fait point pénétrer dans l'excavation. Le docteur Baillie (*Anat. pathol.* trad. de l'anglais.
Paris, 1803, p. 66) avait déjà fait cette observation. Le
docteur Starck, cité par le même auteur, paraît avoir
trouvé les mêmes extrémités vasculaires oblitérées par
du sang coagulé (1).

Les ramifications bronchiques, au contraire, paraissent être ordinairement plutôt enveloppées qu'écartées
par la matière tuberculeuse, et il paraît aussi que la
compression qu'elles en éprouvent les détruit prompte-

-----

(1) Bien qu'effectivement, dans le plus grand nombre des cas,
les vaisseaux contenus dans les brides qui traversent les cavernes
soient oblitérés, et qu'ils puissent se rompre sans donner lieu
à une hémorragie considérable, il y a à cette règle des exceptions moins rares que ne l'admet ici Laënnec ; et il y a lieu de
s'étonner que, dans le cours de ses longues observations, il n'ait
jamais rencontré dans ces brides des *vaisseaux sanguins d'un
certain volume*, ainsi qu'il s'exprime, et qu'il n'ait jamais vu
d'hémoptysie produite par cette cause. Pour ma part, j'en ai
observé quelques exemples : c'était chez des phthisiques qui,

ment, car on ne distingue presque jamais de bronches dans les masses tuberculeuses, et cependant il est très rare de trouver une excavation, même très petite, dans laquelle ne viennent s'ouvrir un ou plusieurs tuyaux bronchiques de différens diamètres, et dans une direction telle qu'il est évident que leurs tubes se prolongeaient primitivement à travers la matière tuberculeuse. Presque jamais ces tuyaux ne sont ouverts par le côté; ils sont coupés net au niveau des parois de l'excavation.

A mesure qu'une excavation commence à se vider; ses parois se revêtent d'une sorte de fausse membrane, mince, égale, d'un blanc presque entièrement opaque, d'une consistance assez molle et presque friable, que l'on enlève facilement en raclant avec le scalpel. Cette membrane est ordinairement complète, et tapisse la totalité des parois de l'excavation. Quelquefois cependant on trouve à sa place une exsudation pseudo-membraneuse moins épaisse, plus transparente, moins friable, plus intimement adhérente aux parois de l'excavation, et qui ne les tapisse ordinairement que par endroits : si on la

---

déjà parvenus à la dernière période de leur maladie, avaient été rapidement emportés par une hémoptysie très abondante; ils avaient tout-à-coup rejeté des flots de sang, et ils avaient expiré. Ce sont des cas semblables à celui qui avait été raconté à Laënnec par Bayle. Chez deux enfans, morts comme les malades dont je viens de parler, d'une hémoptysie foudroyante, le docteur Tonnelé, de Tours, a trouvé une des grosses divisions de l'artère pulmonaire ouverte dans une caverne (*Journ. hebdomadaire de médecine*, octobre 1829).   ANDRAL.

retrouve partout, elle présente çà et là une épaisseur beaucoup plus grande, et qui semble annoncer qu'elle est le produit d'une exsudation qui a commencé dans plusieurs points différens à la fois.

Assez souvent on trouve cette seconde membrane au-dessous de la première, qui est alors tout-à-fait sans adhérence et lacérée dans plusieurs points.

Quelquefois enfin on ne trouve aucune trace bien sensible ni de l'une ni de l'autre espèce de fausse membrane, et les parois de l'excavation sont formées par le tissu pulmonaire, ordinairement durci, rouge, et infiltré de matière tuberculeuse à divers degrés de développement.

D'après ces faits, je pense que la seconde espèce de fausse membrane n'est que le premier degré du développement de la première; que, lorsque celle-ci est complétement formée, elle tend à se détacher, et est expectorée par parties, et remplacée par une nouvelle, et que cette matière entre pour quelque chose dans les crachats des phthisiques.

Bayle pense que cette fausse membrane sécrète le pus qu'expectorent les malades (*ouvr. cité*, p. 22). Cette opinion est fondée sur l'analogie qui existe entre elle et celle qui se forme à la surface des vésicatoires et des autres ulcères. Quoi qu'il en soit, il me semble évident que la plus grande partie des crachats expectorés par les phthisiques est le produit de la sécrétion bronchique, augmentée à raison de l'irritation qui existe dans les poumons. Quoique je ne veuille pas nier absolument celle qui peut se faire dans les excavations, je dois cependant observer que, lorsqu'elles sont tapissées par la fausse membrane molle décrite ci-dessus, elles sont souvent entièrement vides, ou que, si elles contiennent une matière puriforme, cette matière ressemble beaucoup moins aux crachats du malade que celle qui est contenue dans les bronches (1).

---

(1) Les phthisiques sont, à cet égard, très-loin de se ressembler tous : il en est chez lesquels l'auscultation fait reconnaître des cavernes déjà considérables, et qui cependant n'ont qu'une expectoration qui ne diffère en rien de celle de la bronchite la plus simple. Chez ces malades, quelqu'étendue que soit l'excavation, elle n'est le siège que d'une sécrétion peu active; et une fois la matière tuberculeuse évacuée, la quantité de pus fournie par ses parois est trop peu considérable, pour qu'il soit possible de le reconnaître dans les crachats. Il est au contraire d'autres phthisiques dont les cavernes fournissent sans cesse une suppuration abondante : chez ceux-là les crachats ont un aspect tout particulier et caractéristique. Il suffit souvent, en pareil cas, que le malade vienne à se coucher sur le côté opposé à celui où existe la caverne, pour qu'il expectore tout-à-coup, à la suite d'un léger effort de toux, une grande quantité de matière purulente; la source de cette matière ne saurait être alors révoquée en doute. Ainsi donc les crachats peuvent souvent fournir, par leur aspect et par la manière dont ils sont rejetés, des signes qui ne doivent pas être négligés; mais en même temps il ne faut pas oublier que la phthisie pulmonaire peut avoir parcouru ses diverses périodes, et être arrivée au degré d'ulcération, sans que la matière expectorée ait jamais été autre que celle qui est rendue pendant le cours de l'affection catarrhale la plus bénigne.

Du reste, le pus rejeté par l'expectoration peut provenir d'autres sources que d'une excavation tuberculeuse : un abcès formé dans le poumon, une gangrène de cet organe,

Si la maladie reste longtemps stationnaire, au-dessous de cette fausse membrane se développent bientôt çà et là des plaques d'un blanc grisâtre, demi-transparentes, d'une texture analogue à celle des cartilages, mais un peu plus molles, et intimement adhérentes au

---

une simple inflammation chronique de la membrane muqueuse des bronches (ainsi que j'en ai rapporté des exemples dans la *Clinique médicale*), peuvent donner lieu à une expectoration de pus, qui à la vérité, dans chacun de ces cas, aura le plus souvent des caractères particuliers. Un épanchement purulent formé dans les plèvres peut ausi se faire jour au dehors à travers les bronches, et produire ainsi également une expectoration de pus. Enfin il est des cas dans lesquels on a vu le pus expectoré provenir d'ailleurs que de la poitrine elle-même : ainsi des hydatides formées dans le foie se sont frayées une issue, dans quelques circonstances, à travers le diaphragme, et, après avoir perforé le poumon et quelques tuyaux bronchiques, ont été expectorées, entrainant avec elles une matière purulente produite dans le foie autour de ces entozoaires. Ainsi le docteur Arrow-Smith a rapporté, dans la Gazette médicale de Londres (année 1834), l'histoire d'un jeune homme qui avait été renversé par un charriot, et qui, après avoir éprouvé d'abondantes hémorragies par la bouche et par le rectum, présenta une tumeur dure, douloureuse au toucher, et mate à la percussion, dans le côté droit de l'abdomen. Au bout d'un certain temps il commença à tousser, et vingt jours après l'accident il expectora tout-à-coup près d'une pinte d'un liquide purulent : il continua à en cracher une quantité à peu près égale pendant près de vingt jours encore. A cette époque, l'expectoration purulente cessa, mais elle fut remplacée par une diarrhée très abondante, fétide, sans douleurs abdominales. Cette diarrhée continua jus-

tissu pulmonaire. Ces plaques, en s'agrandissant, se réunissent, tapissent complétement l'excavation ulcéreuse, et se terminent, comme par continuité de substance, à la membrane interne des tuyaux bronchiques qui viennent s'y ouvrir.

Lorsque cette membrane cartilagineuse est complétement formée, elle est ordinairement blanche ou d'un gris de perle; ou, si elle paraît avoir une légère coloration rougeâtre ou violette, elle la doit à son peu d'épaisseur et à sa demi-transparence, qui transmettent la couleur du tissu pulmonaire.

Quelquefois cependant, et lors même que la membrane cartilagineuse a beaucoup d'épaisseur, sa surface interne présente une couleur rosée ou rouge, qu'on ne

---

qu'à la mort, qui arriva quinze jours après son apparition.

A l'ouverture du cadavre, on constata les lésions suivantes :

Immédiatement à gauche du lobe gauche du foie, et derrière l'estomac, existait un vaste abcès contenu dans un kyste, et au-dessus de lui le diaphragme était perforé. La portion inférieure du poumon droit l'était également, et une bronche assez volumineuse s'ouvrait dans l'abcès, et en recevait le pus. Dans le reste de leur étendue, les poumons étaient parfaitement sains : l'estomac et les intestins n'offraient aucune communication avec l'abcès.

J'ai cité dans ma *Clinique Médicale* (t. 2, 3ᵉ édit. p. 64) l'observation d'un homme chez lequel on trouva que la cavité de l'estomac, cancéreuse, communiquait avec l'intérieur du poumon frappé de gangrène, à travers un clapier dans lequel étaient compris la plèvre, le diaphragme, et la rate en grande partie détruite. L'on constata pendant la vie, les signes d'un pneumo-thorax.					ANDRAL.

peut faire disparaître par le lavage, et qui est probablement due, soit au développement d'un réseau vasculaire que je n'ai cependant jamais pu apercevoir, soit à l'*imbibition* sanguine cadavérique, ce qui est plus probable.

Dans quelques cas rares, on trouve des tubercules complétement ou presque entièrement ramollis, au milieu d'un tissu pulmonaire parfaitement crépitant; et, dans ce cas, que j'ai rencontré quatre ou cinq fois seulement depuis vingt-quatre ans, les parois de l'excavation sont lisses, et paraissent formées seulement par le tissu pulmonaire un peu refoulé, sans aucune espèce de membrane accidentelle.

Nous reviendrons plus bas sur la formation de la membrane cartilagineuse des excavations pulmonaires, et sur quelques productions analogues qui se développent quelquefois dans le même cas (1).

_____

(1) Tout corps étranger qui se loge dans le poumon, détermine autour de lui, au bout d'un temps plus ou moins long, un travail d'irritation qui entraîne à sa suite différens résultats. Le plus ordinairement, il s'établit une suppuration; le tissu pulmonaire s'ulcère, quelques tuyaux bronchiques viennent à s'ouvrir, et le corps étranger se fraye une route au dehors. Mais ce n'est pas toujours de cette sorte que les choses se passent : ainsi M. Broussais a fait connaître l'histoire d'un individu chez lequel on trouva une balle logée dans le parenchyme pulmonaire, non loin de l'origine des bronches; elle était contenue dans un *kyste très poli qui l'embrassait exactement;* le poumon qui contenait ce corps étranger était creusé de sept ou huit foyers purulens, dont plusieurs auraient pu contenir un œuf de poule. — Le sujet de cette observation était un caporal, âgé de trente-trois ans, d'une forte constitution, qui

Tubercules enkystés. — Quelquefois, mais très rarement, cette membrane demi cartilagineuse préexiste au ramollissement des tubercules, et la date de sa formation paraît être aussi ancienne que celle des tubercules eux-mêmes. Cette disposition constitue les tubercules enkystés de Bayle (*ouv. cité*, p. 21).

La texture de ces kystes est tout-à-fait semblable à celle des cartilages, mais seulement un peu moins ferme : ils appartiennent par conséquent aux productions cartilagineuses imparfaites dont j'ai donné la description ailleurs (*Dictionn. des Sciences médic.*, art. *Cartilages accidentels*). Ils adhèrent fortement par leur surface externe aux parties qui les environnent, et ne peuvent en être séparés qu'en coupant ou en déchirant. La matière tuberculeuse, avant son entier ramollissement, leur est aussi fort adhérente; mais on peut cependant les en détacher, et l'on trouve alors la surface

---

reçut une balle à la partie supérieure et latérale droite du cou : ce projectile ne laissa d'autre trace que la place de son entrée. Durant les quatorze premiers jours, le malade ne pouvait rien avaler, qui ne sortit en tout ou en partie par la plaie; la déglutition put ensuite se faire complétement, et la cicatrisation se fit sans que la balle eût été extraite. Bientôt cet homme commença à tousser, ce qui ne l'empêcha pas de se livrer à des excès de tout genre. Pendant les quatre années qui suivirent sa blessure, il eut habituellement de la dyspnée, et une toux sèche, ses forces diminuèrent progressivement, et il succomba avec les accidens ordinaires de la fièvre hectique. Le poumon droit fut trouvé parfaitement sain; c'était dans le gauche qu'existaient les lésions ci-dessus indiquées (*Bulletin des sciences médicales,* cahier d'avril 1808).   ANDRAL.

interne du kyste lisse et polie, quoique inégale, et quelquefois même comme raboteuse. On trouve plus souvent des tubercules enkystés dans les glandes bronchiques que dans le tissu pulmonaire lui-même.

Je n'ai jamais vu ces kystes, soit primitifs, soit consécutifs, passer à l'état osseux, et par conséquent ce passage doit être très rare; mais je possède un kyste ostéo-pétré, de la grosseur d'un œuf de poule, trouvé par un étudiant dans le poumon d'un sujet sur lequel il commençait l'étude de l'anatomie, et qui, d'après les renseignemens qu'il a pu me donner, paraissait être un phthisique. L'ossification imparfaite et ostéo-pétrée paraît avoir commencé dans ce kyste par trois points; car il est formé de trois pièces réunies par des lames cartilagineuses étroites, non encore envahies par l'ossification. Bayle paraît également avoir trouvé des points d'ossification dans quelques kystes de ce genre (*ouvr. cité*, p. 22).

Lorsqu'il y a un grand nombre de tubercules, même très petits, dans un poumon, la mort survient quelquefois avant qu'aucun d'eux soit arrivé à un degré de ramollissement tel que la matière tuberculeuse ait pu s'ouvrir un passage dans les bronches, et donner lieu à une excavation ulcéreuse. Mais ce cas est fort rare, et ne se voit guère sans qu'il existe, outre la phthisie, quelque autre affection également grave, ou capable au moins de hâter la mort.

Quand, au contraire, il y a peu de tubercules, on les trouve quelquefois tous excavés à l'ouverture des cadavres; mais dans le plus grand nombre des cas le développement des tubercules est évidemment successif, et l'on trouve dans le même poumon des tubercules dans les divers degrés de développement que nous avons décrits, c'est-à-dire : 1° à l'état de granulations, soit grises, soit incolores et demi-transparentes; 2° à celui de tubercules gris plus volumineux, et déjà jaunes et opaques au centre; 3° à celui de tubercules jaunes et opaques, mais encore fermes; 4° à celui d'infiltration tuberculeuse grise, gélatiniforme ou jaune; 5° à celui de tubercules ramollis, surtout vers le centre; 6° à celui d'excavations plus ou moins complétement vides (1).

---

(1) La coïncidence presque constante des granulations grises et des tubercules jaunes est confirmée par les recherches de M. Louis, qui, sur trois cent cinquante huit sujets, n'a trouvé que deux fois des tubercules sans granulations, et cinq fois des granulations sans tubercules jaunes, « encore y avait-il alors, « dit-il, quelques granulations plus ou moins louches et jaunâtres « au centre » (*Rech. sur la Phth.* pag. 3). Le même observateur affirme n'avoir rencontré la matière *gélatiniforme* que dans les poumons phthisiques (même ouv., p. 7); et il en aurait pu dire autant de la matière grise en masse; même en admettant, comme il le fait avec M. Chomel, que cette matière grise peut-être quelquefois une forme de pneumonie chronique.

Si je fais cette remarque, c'est que, d'une part, il me semble difficile que des altérations qui sont aussi constamment réunies ne soient pas dans un rapport *nécessaire* l'une avec l'autre; c'est que, d'une autre part, si le poumon n'est pas le seul organe où l'on rencontre cette réunion des tubercules jaunes et de granulations ou de masses de matières grises (fait assez facile à constater), il est difficile d'admettre que, dans le poumon, la matière grise en masses soit simplement une forme de pneumonie chronique, et que les granulations soient ou le résultat d'une hypertrophie des parois des vésicules aériennes,

Cette dernière remarque pourra, comme nous le verrons par la suite, devenir importante sous le rapport de la thérapeutique, et nous croyons en conséquence devoir insister ici sur ce développement successif des tubercules dans les diverses parties du poumon. Les tubercules se développent presque toujours primitivement au sommet des lobes supérieurs, et surtout du droit (1); et c'est, par cette raison, dans ces points, et particulièrement dans le dernier, que se rencontrent le plus fréquemment de vastes excavations tuberculeuses. Il n'est pas très rare d'en trouver de semblables au sommet d'un poumon, le reste de ces organes étant tout-à-fait sain, et ne présentant aucun tubercule; mais dans ces cas aussi le malade n'a souvent présenté aucun signe

---

comme le veut M. Andral (*a*), ou, comme le veut M. Lombard, *un état morbide des parois des vaisseaux qui se ramifient autour des vésicules.*   M. L.

(1) Les tubercules se trouvent en plus grand nombre, et par conséquent ont plus souvent leur siége primitif dans le poumon gauche que dans le droit. Cette remarque, déjà faite par Stark, a été récemment confirmée par les travaux de M. Louis, et mes propres recherches sont entièrement d'accord avec celles de ce dernier observateur. Lorsqu'on ne trouve de tubercules que dans un seul poumon, ce qui est fort rare, on les rencontre plus souvent dans le poumon gauche que dans le droit. C'est aussi dans le gauche que l'on découvre, le plus ordinairement, les cavernes les plus considérables, et entourées d'un parenchyme devenu le plus complétement imperméable à l'air.   ANDRAL.

(*a*) Ma réponse à cette observation se trouve dans une des notes précédentes.

de phthisie pulmonaire, ou n'en a présenté que de très équivoques, et a succombé à une autre maladie.

Il est beaucoup plus commun de trouver une excavation et quelques tubercules crus déjà avancés dans le sommet des poumons, et le reste de ces organes, encore crépitans et sains d'ailleurs, farci d'une multitude innombrable de très petits tubercules miliaires demi-transparens, et dont presque aucun ne présente encore de point jaune central. Il est évident que ces tubercules miliaires sont le produit d'une éruption secondaire et fort postérieure à celle qui avait donné lieu aux excavations. Les résultats de l'ouverture des cadavres, comparés à ceux de l'observation des malades, m'ont convaincu que ces éruptions secondaires se font à l'époque où les tubercules formés les premiers commencent à se ramollir.

Très souvent on trouve dans le même poumon des preuves évidentes de deux ou trois éruptions secondaires successives, et presque toujours alors on peut remarquer que l'éruption primitive, occupant le sommet du poumon, est déjà arrivée au degré d'excavation; que la seconde, située autour de la première et un peu plus bas, est formée par des tubercules déjà jaunes, au moins en grande partie, mais peu volumineux encore; que la troisième, formée de tubercules miliaires crus, avec quelques points jaunes au centre, occupe une zone plus inférieure encore; et enfin que le bas du poumon et son bord inférieur présentent une dernière éruption de tubercules miliaires tout-à-fait transparens, dont on trouve en outre quelques uns çà et là dans les intervalles laissés par les éruptions précédentes.

L'infiltration tuberculeuse grise ou gélatiniforme est presque toujours due à une éruption secondaire : le plus souvent même elle ne parait se faire qu'après une éruption secondaire de tubercules miliaires.

Les exceptions à cet ordre de développement sont peu communes. Il est extrêmement rare que les excavations primitives se rencontrent dans le centre ou à la base du poumon ; il l'est moins que le poumon gauche soit plus affecté que le droit ; il l'est excessivement que la première éruption soit assez nombreuse pour emporter le malade (1). C'est dans ce cas que l'on voit quelquefois

***

(1) Les cas de ce genre méritent toute l'attention des praticiens ; et il est important qu'ils se familiarisent avec eux, car ils ne s'accompagnent pas de la plupart des symptômes qui caractérisent ordinairement la phthisie pulmonaire. Ainsi il n'y a qu'une toux qui paraît trop peu intense pour mériter une attention sérieuse, et que l'on regarde soit comme nerveuse, soit comme le résultat d'une irritation légère, bien que tenace, du larynx ou de la trachée : aucune douleur n'est ressentie dans la poitrine ; la parole reste libre, et les malades, à l'état de repos, n'éprouvent que fort peu de dyspnée. Elle se manifeste, toutefois, dès qu'ils se livrent à quelque mouvement : l'immersion du corps entier dans l'eau peut aussi la produire ou la ramener d'une manière notable. D'un autre côté, la percussion et l'auscultation ne donnent que des renseignemens négatifs : partout les parois thoraciques ont leur sonoréité normale, partout l'auscultation fait entendre le bruit naturel d'expansion pulmonaire, et néanmoins les malades sont en proie à un mouvement fébrile continu, qui présente chaque soir et chaque nuit une exaspération marquée ; ils dépérissent, et perdent leurs forces, sans cependant arriver rapidement à un grand état de maigreur, ce qui peut s'expliquer, parce que beaucoup de ces malades, mal

le malade succomber à une fièvre aiguë avant d'être arrivé à un haut degré d'amaigrissement, et même avant d'avoir éprouvé un amaigrissement notable ; et, à l'ouverture du corps, on trouve un grand nombre de tubercules jaunes crus assez volumineux, plus ou moins ramollis, sans mélange de tubercules miliaires.

---

gré leur fièvre, conservent de l'appétit et peuvent prendre des alimens sans que la digestion en soit pénible ; chez plusieurs d'entre eux le sentiment de la faim est même très prononcé, et ils n'éprouvent un peu de bien être que lorsqu'ils viennent de faire un bon repas. J'ai vu récemment une jeune chlorotique chez laquelle la phthisie pulmonaire revêtit la forme que je viens d'indiquer ; mais chez elle je m'assurai positivement de l'existence des tubercules, et à l'aide de l'auscultation je pus reconnaître la partie des poumons où ils étaient développés en plus grand nombre. Chaque fois que je la pratiquais, elle me faisait découvrir, au-dessous de l'épine de l'omoplate du côté droit, un bruit d'expiration beaucoup plus prononcé que le bruit d'inspiration : c'était comme un souffle qu'on entendait, et qui chaque jour devenait de plus en plus prononcé, chaque fois que les parois thoraciques s'affaissaient.

J'ai vu d'autres malades chez lesquels le développement rapide de tubercules pulmonaires avait donné lieu surtout à une dyspnée très considérable, semblable à celle qui accompagne ordinairement les affections organiques du cœur : c'était cette dyspnée qui était chez eux le symptôme prédominant, c'était à ses progrès qu'ils succombaient. En pareil cas, on trouve le parenchyme des deux poumons comme criblé d'innombrables tubercules, il semble qu'à la place de chaque vésicule aérienne il existe un de ces corps ; on comprend, dès lors, combien sont multipliés les obstacles qui, dans chaque point du poumon, s'opposent à l'accomplissement de l'hématose,

Les éruptions secondaires ne se bornent point au poumon. C'est encore à la même époque, c'est-à-dire au moment du ramollissement des tubercules formés les premiers, que des productions semblables se développent dans une multitude d'autres organes.

Il est rare en effet que, chez les phthisiques, le poumon seul contienne des tubercules : presque toujours les intestins en présentent en même temps dans leurs parois, où ils déterminent des ulcères qui deviennent la cause de la diarrhée colliquative qui accompagne souvent la phthisie pulmonaire.

Il n'est peut-être aucun organe qui soit exempt du développement des tubercules, et où on n'en rencontre quelquefois chez les phthisiques (1). J'indiquerai ici ceux

---

et l'intensité de la dyspnée se trouve ainsi expliquée. Au contraire, dans la forme de phthisie dont j'ai parlé dans le paragraphe précédent, la lésion anatomique n'est plus la même : on trouve des masses tuberculeuses plus ou moins considérables vers le sommet des poumons, le reste de ces organes est demeuré sain et perméable à l'air ; aussi la dyspnée est-elle beaucoup moins marquée, et le mouvement fébrile l'emporte-t-il sur tous les symptômes locaux.   ANDRAL.

(1) L'existence simultanée des tubercules dans différens organes s'observe bien plus fréquemment dans l'enfance qu'à aucune autre époque de la vie. Dans un assez grand nombre de cadavres d'adultes, les poumons seuls contiennent des traces de ces produits accidentels. Chez d'autres on en rencontre en même temps dans l'épaisseur des parois intestinales, dont ils soulèvent la membrane muqueuse ; les autres organes sont le plus souvent épargnés. Chez les enfans, au contraire, rien n'est plus ordinaire que de trouver des tubercules développés à la fois dans un grand nombre d'organes. C'est chez eux sur-

dans lesquels j'en ai trouvé, et à peu près dans l'ordre
de la fréquence des tubercules dans chacun d'eux : les
glandes bronchiques et médiastines, les glandes cervicales, les glandes mésentériques, celles de toutes les
autres parties du corps, le foie, dans lequel les tubercules forment souvent des masses très volumineuses, et
arrivent rarement jusqu'au ramollissement complet ; la
prostate, dans laquelle, au contraire, les tubercules se

tout que la dégénération tuberculeuse des ganglions lymphatiques se montre comme une affection très commune. En outre,
il est des organes dans lesquels la formation des tubercules
est très rare chez l'adulte, et beaucoup plus ordinaire chez
l'enfant : tel est en particulier l'encéphale. Les recherches des
modernes ont appris que beaucoup d'affections cérébrales de
l'enfance, soit aiguës, soit chroniques, dépendent de la présence
de tubercules dans l'encéphale ou dans les membranes qui
l'enveloppent. Ce qu'il y a de bien remarquable, c'est que souvent ces tubercules encéphaliques se développent et persistent
pendant un certain temps sans se traduire par aucune sorte
de symptôme; puis survient une de ces maladies aiguës que
l'on connaît sous le nom de méningite, d'hydrocéphale aiguë, etc. : les enfans succombent; et, à l'ouverture de leurs cadavres, on trouve le plus ordinairement, soit dans les méninges,
soit dans la substance même de l'encéphale, des masses tuberculeuses plus ou moins considérables, autour desquelles s'est
développé un état phlegmasique. Du reste, ce n'est pas seulement dans le cerveau que les tubercules peuvent ainsi rester
à l'état latent; c'est un fait qui se reproduit pour tous les organes : sans cesse, chez les enfans surtout, on trouve des tubercules dans beaucoup de parties où aucun symptôme n'avait
porté à en soupçonner l'existence. Le poumon lui-même
n'échappe pas à cette loi : presque toujours en effet, avant que

ramollissent souvent, et laissent, après leur évacuation
par l'urètre, des excavations plus ou moins vastes (1) ;
la surface du péritoine et des plèvres, où les tubercules,
petits et très nombreux, se rencontrent ordinairement
dans l'état gris et demi-transparent, ou de crudité, et
produisent toujours la mort par l'hydropisie avant d'être
parvenus au ramollissement complet ; ils peuvent être
intimement adhérens à ces membranes ou développés

---

soit arrivé le moment où les symptômes produits par les tubercules pulmonaires s'établissent d'une manière permanente, on
voit les individus qui les portent présenter des intervalles
souvent très longs, pendant lesquels ils n'ont ni toux, ni aucun
autre accident notable vers la poitrine. Tout au plus ont-ils
une légère dyspnée, dont eux mêmes s'aperçoivent à peine :
seulement ils ont une facilité singulière à contracter des rhumes ; et plus ceux-ci se répètent, moins ils cessent complétement, jusqu'à ce qu'enfin il en survienne un dernier qui ne
devra plus finir.

M. Louis a déduit de ses observations que, lorsqu'on trouve
chez les adultes des tubercules dans un organe quelconque qui
n'est pas le poumon, on en rencontre en même temps dans ce
dernier. Cette sorte de loi pathologique me paraît très vraie,
et chaque jour les recherches auxquelles je me livre viennent
m'en démontrer toute l'exactitude : mais, chose remarquable,
il n'en est plus de même dans l'enfance ; et à cet âge, il est
moins rare que chez l'adulte de trouver des tubercules
dans différens organes, bien que les poumons en soient complétement exempts.   ANDRAL.

(1) J'ai rencontré assez souvent cette lésion chez des sujets
morts de la phthisie pulmonaire. Aucun d'eux ne s'était plaint
de douleurs ni d'embarras dans cette partie.

Note de l'auteur.

dans une fausse membrane produit d'une inflammation aiguë ou chronique ; l'épididyme, le conduit déférent, les testicules, la rate, le cœur, la matrice, le cerveau et le cervelet, l'épaisseur des os du crâne, le corps des vertèbres, ou l'intervalle de leurs appareils ligamenteux et de ces os eux-mêmes ; l'épaisseur des côtes ; tous les autres os, où ils forment quelquefois des masses volumineuses confondues par les anciens chirurgiens avec d'autres productions accidentelles sous le nom d'*ostéo-sarcome ;* enfin dans quelques tumeurs de l'espèce de celles que l'on confond ordinairement sous le nom de *squirrhe* ou de *cancer*, la matière tuberculeuse se trouve réunie par mélange intime, ou séparée en masses isolées et très distinctes, au milieu d'une ou de plusieurs autres sortes de productions accidentelles (1).

Les tubercules se développent plus rarement dans les muscles du mouvement volontaire que dans aucune autre partie. Le cas le plus remarquable de ce genre que j'aie vu est un phthisique qui présentait des tubercules dans presque tous les organes que je viens de nommer, et chez lequel, en outre, les uretères, dilatés de manière à pouvoir recevoir le pouce, étaient tapissés

---

(1) Il est à remarquer que, tandis que chez les phthisiques les parois des intestins contiennent si souvent des tubercules, on n'en rencontre au contraire que très rarement dans l'épaisseur des parois de l'estomac. Du reste, il faudrait se garder de confondre avec de véritables tubercules ces granulations si fréquentes qui, chez les phthisiques aussi, font saillie au dessus du niveau de la membrane muqueuse intestinale, et ne sont autre chose que des follicules plus développés et plus apparens que de coutume.   ANDRAL.

intérieurement d'une couche de matière tuberculeuse très adhérente, et qui paraissait être le produit de la transformation de leur membrane interne en tubercules. L'extrémité inférieure d'un des muscles sterno-mastoïdiens était également transformée en matière tuberculeuse ferme et consistante. La forme des faisceaux musculaires était encore conservée dans les parties les plus transformées; dans celles qui l'étaient moins et qui se confondaient, par une gradation insensible, avec la partie saine du muscle, la matière tuberculeuse était à l'état gris et demi-transparent. Cet homme, dont j'avais suivi la maladie, ne s'était jamais plaint de douleur au cou; il éprouvait seulement quelque difficulté à mouvoir cette partie, dont toutes les glandes lymphatiques étaient d'ailleurs pleines de tubercules et très volumineuses.

Quelquefois, mais très rarement, la production des tubercules commence dans les organes que nous venons de nommer, et surtout dans les membranes muqueuses intestinales ou les glandes lymphatiques, et le développement des tubercules dans le poumon est le produit d'une éruption secondaire (1).

_____

(1) L'opinion de Laënnec sur la fréquence relative des tubercules dans les organes autres que le poumon est confirmée, à quelques variantes près, par les recherches de MM. Louis et Lombard. Voici l'ordre de fréquence observé par le premier chez les cent vingt-trois phthisiques dont les observations ont servi de base à son ouvrage :

Intestin grêle, 1 3 ; ganglions mésentériques, 1 4; gros intestin, 1 9; ganglions cervicaux, 1 10; ganglions lombaires, 1 12 ; prostate, 1 13; rate, 1 14 ; ovaires, 1 20 ; reins, 1 40.

Altérations diverses qui accompagnent ordinairement la phthisie pulmonaire. — La plupart des phthisiques ne succombent qu'après être arrivés à ce degré d'amaigrissement extrême d'où les Grecs ont pris le nom de la maladie.

Il n'a trouvé qu'une seule fois des tubercules dans le cerveau, le cervelet, la moëlle épinière, l'utérus, et ne fait pas mention de tubercules dans le foie, dans les testicules, dans les os, dans les muscles, etc. Il ne parle pas non plus de tubercules développés dans le tissu cellulaire sous-séreux, et dit seulement avoir rencontré une fois dans la plèvre et trois fois dans le péritoine des fausses membranes en partie tuberculeuses (*Voyez Rech. sur la Phthis. passim*). Il n'a observé qu'une seule fois des tubercules dans divers organes, sans qu'il y en eût dans le poumon, et cela non plus sur cent vingt-trois, mais sur trois cent cinquante-huit sujets (V. *Revue médicale*, septembre 1825).

M. Lombard, d'après des recherches faites sur cent cadavres d'adultes, établit ainsi le chiffre des organes contenant des tubercules : intestins, 26; ganglions mésentériques, 19; ganglions bronchiques, 9; ganglions cervicaux, 7; rate 6; ganglions lombaires, tissu cellulaire sous-péritonéal, 4; ganglions axillaires, médiastin antérieur, 3; tissu cellulaire sous-arachnoïdien, moëlle épinière, fausses membranes de la plèvre et du péritoine, muscles intercostaux, ovaires, 2; vésicule biliaire, foie, médiastin postérieur, plèvre, vertèbres, côtes, épiploon, utérus, prostate, vessie, cerveau et cervelet, moëlle allongée, reins, vésicules séminales, 1.

Cent cadavres d'enfans ont donné au même M. Lombard des proportions assez différentes pour être remarquées : ganglions bronchiques, 87; *poumons*, 73; ganglions mésentériques, 31; rate, 25; reins, 11; intestins, centres nerveux, 9; ganglions cervicaux, 7; méninges, 6; pancréas, ganglions gastro-hépa

Cet amaigrissement, très marqué dans le tissu cellulaire graisseux et les muscles, ne l'est point dans les
viscères internes. Si les intestins sont peu volumineux,
cela tient surtout à ce qu'ils contiennent moins de gaz (1).
Le cerveau, les nerfs, les organes génitaux, la rate, le

---

tiques, tissu cellulaire sous-péritonéal, 5; rate, 4; ganglions
inguinaux, 3; tissu cellulaire sous-pleural, 2, ganglions lombaires, vessie, épiploon, vésicule biliaire, fausses membranes
de la plèvre, 1.

Je ne sais si ce dernier relevé est bien exact. On remarquera
que la rate s'y trouve portée deux fois; la première avec le
nombre 25 et la seconde avec le nombre 4. Je serais porté a
croire que ce dernier chiffre est le vrai. Mais M. Andral, de
l'ouvrage duquel je transcris ces deux tableaux (Voy. *Précis
d'anat. pathol.* t. 1. p. 423 et suiv.), et à qui M. Lombard
lui-même les avait communiqués, a adopté le premier, tout en
convenant que ces résultats numériques ont besoin d'être confirmés. Pour lui, les tubercules développés dans les fausses-
membranes de la plèvre et du péritoine sont plus fréquens
que ne le dit M. Lombard, et il est moins rare que ne le dit
M. Louis de trouver des tubercules dans divers organes sans
qu'il y en ait dans le poumon.   M. L.

J'ai exprimé, dans une des notes précédentes, mon opinion
actuelle et définitive sur ce point de doctrine.   ANDRAL.

(1) Les parois de l'estomac, surtout dans sa portion spléni-
que, subissent fréquemment, chez les phthisiques, un amincissement notable, qui porte à la fois et sur la membrane
muqueuse, qui est en même temps ramollie, et sur les autres
tuniques. La membrane musculaire en particulier n'offre le plus
souvent que quelques fibres pâles et grêles : il est évident que
cette membrane est atrophiée. Le tissu cellulaire sous-muqueux,
au contraire, conserve son aspect normal, et assez souvent on
le trouve à nu vers le grand cul-de-sac de l'estomac, et recou-

pancréas et les autres glandes, ne présentent aucun signe d'amaigrissement. Le foie est souvent plus volumineux que dans l'état naturel, et infiltré d'une matière grasse (1). Les vaisseaux paraissent en ·général petits ; mais sans doute parce que, depuis longtemps, ils ne contiennent qu'une petite quantité de liquides, à raison des évacuations abondantes auxquelles les malades sont sujets, et de la diète à laquelle ils sont le plus souvent forcés. Les os ne perdent pas de leurs dimensions en longueur ; mais il m'a souvent paru que leur circonférence diminuait quand le marasme durait longtemps. Ils deviennent spécifiquement moins pesans, et il en est sans doute de

---

vert seulement çà et là de quelques débris de la membrane muqueuse. Il est au moins fort douteux que l'amincissement et le ramollissement de cette dernière membrane soient, en pareil cas, le résultat d'un travail phlegmasique. C'est là une altération toute spéciale de la nutrition, semblable à celle, par exemple, qui, chez les phthisiques aussi, amène l'amincissement de la sclérotique, qui est ainsi rendue demi-transparente et bleuâtre. En même temps que les parois de l'estomac s'amincissent, elles se laissent plus facilement distendre, sans pouvoir revenir aussi aisément à leur étendue normale, et de là sans doute la cause de la remarquable augmentation de volume que présente après la mort l'estomac d'un grand nombre de phthisiques. ANDRAL.

(1) La dégénération graisseuse du foie est une altération qui se rencontre presque exclusivement chez les individus dont les poumons contiennent des tubercules ; et, chose singulière, elle est plus fréquente, chez ces malades, parmi les femmes que parmi les hommes. Quel est donc le singulier rapport qui unit la production de la matière tuberculeuse dans les poumons avec le dépôt d'une matière grasse dans le foie ? ANDRAL.

même de tous les autres organes, mais cependant d'une manière variable; car de deux phthisiques arrivés à peu près au même degré d'amaigrissement, l'un, d'une haute stature et large d'épaules, est quelquefois beaucoup moins pesant que l'autre, plus petit cependant et d'une constitution plus grêle.

La poitrine des phthisiques est ordinairement étroite et souvent évidemment rétrécie. Ce rétrécissement, qui avait déjà frappé Bayle, mais dont il n'avait pas recherché les causes, me paraît dépendre : 1° des pleurésies, auxquelles les phthisiques sont fort sujets, soit avant, soit pendant le cours de leur maladie; et nous verrons ailleurs qu'une pleurésie ne peut guérir sans laisser après elle un rétrécissement plus ou moins marqué du côté affecté. 2° Nous montrerons, dans l'un des articles suivans, que les efforts de la nature pour procurer la guérison de la phthisie pulmonaire tendent à produire ce rétrécissement de la poitrine (1).

---

(1) Cette cause de rétrécissement de la poitrine chez les phthisiques ne doit pas être très commune; car il n'est pas fréquent d'observer chez eux de ces épanchemens pleurétiques considérables, qui, après leur résorption, entraînent un affaissement plus ou moins grand des parois thoraciques. Les adhérences celluleuses qui constamment unissent entre elles, à une période avancée de la phthisie, les plèvres costale et pulmonaire, se produisent insensiblement; et elles ne succèdent pas à la disparition d'un épanchement qui ait été assez abondant pour avoir pu être constaté par l'auscultation ou la percussion. La remarque de Laënnec me paraît être cependant de toute vérité : j'admets avec lui qu'effectivement la poitrine se rétrécit chez un grand nombre de phthisiques : mais ce rétrécissement est

Les membranes séreuses et la peau sont ordinairement très pâles et presque exsangues chez les phthisiques ; les muscles, au contraire, et le cœur surtout, présentent ordinairement une coloration vermeille. Ce dernier organe est presque toujours remarquable par sa

---

plus fréquent qu'il ne le serait, s'il dépendait seulement des deux causes indiquées ici par Laënnec. Il peut être partiel, et alors c'est surtout dans les régions sous-claviculaires qu'on l'observe : dans cette étendue, les parois de la poitrine sont singulièrement applaties, et font au-dessous des clavicules un creux qui est certainement beaucoup plus considérable que dans toute autre circonstance. Le rétrécissement des régions sous-claviculaires me paraît dépendre de la perte de substance que subit le poumon, à mesure qu'il se creuse des cavernes vers son sommet : il faut bien alors que les parois de la poitrine s'affaissent, afin que s'accomplisse cette loi en vertu de laquelle l'étendue des parties contenantes doit toujours tendre à se proportionner au volume des parties contenues. Il y a d'autres cas où le rétrécissement de la poitrine paraît être général ; et en pareille circonstance, lorsqu'il n'y a pas eu d'épanchement pleurétique antécédent, on ne saurait s'en rendre compte qu'en admettant qu'à mesure que les tubercules se multiplient, le tissu même du poumon subit une véritable atrophie. Ce n'est pas là d'ailleurs un fait isolé, ou sans analogue : j'ai effectivement montré, dans un autre ouvrage (*Précis d'anatomie pathologique*), que, là où vient à se développer un produit accidentel, il arrive souvent que le tissu au sein duquel il a pris naissance éprouve une atrophie, qui peut devenir assez considérable pour qu'il disparaisse à peu près complétement : le parenchyme du poumon ne saurait échapper à cette loi.

ANDRAL.

petitesse et la fermeté de son tissu : peut-être l'amaigrissement général influe-t-il sur lui.

Les intestins présentent quelquefois des ulcères qui
ne paraissent pas dus au développement et au ramollissement de tubercules entre leurs membranes; mais les
ulcères tuberculeux sont beaucoup plus communs. Ces
derniers sont caractérisés par de petits tubercules miliaires ou gros tout au plus comme des grains de chenevis, développés dans l'épaisseur des membranes muqueuse ou musculaire, et quelquefois immédiatement
au-dessous du péritoine. Ils se développent particulièrement dans l'intestin grêle, et surtout vers sa terminaison. Ces ulcères détruisent peu à peu la totalité de
l'épaisseur de l'intestin, en procédant de l'intérieur à
l'extérieur ; on en rencontre très souvent dont le fond
n'est plus formé que par le péritoine : il est assez rare
cependant que la perforation ait lieu. Quand elle arrive,
l'effusion des matières stercorales dans le péritoine détermine ordinairement une péritonite aiguë accompagnée de tympanite. Mais quand la perforation est petite,
elle s'oblitère souvent par l'agglutination de l'intestin
perforé à un point voisin de la masse intestinale ou des
autres organes revêtus par le peritoine, à l'aide de
l'exsudation albumineuse qui se forme dès les premiers momens de l'inflammation. La péritonite peut
alors devenir chronique ; et presque toujours, dans ce
cas, des éruptions secondaires de tubercules très nombreux se font dans l'épaisseur même de la fausse membrane inflammatoire.

Le mode d'adhérence de l'intestin présente quelquefois une variété remarquable. Au moment même où la

perforation a lieu, l'intestin s'agglutine à la portion opposée du péritoine, à l'aide d'une exsudation très peu abondante et tout-à-fait semblable à une colle de farine un peu épaisse; et alors il n'y a ni effusion de matières stercorales dans le péritoine, ni péritonite proprement dite : car, quoiqu'on ne puisse guère regarder l'exsudation dont je viens de parler que comme un produit d'une légère inflammation, le malade n'accuse ordinairement aucune douleur pendant la vie, et le péritoine ne présente pas de rougeur après la mort. Cette sub-inflammation et son produit sécrétoire me paraissent fort analogues à l'inflammation adhésive des plaies qui se réunissent par première intention. J'ai observé plusieurs fois la même espèce de recollement après des perforations de l'estomac et des intestins produites par toute autre cause que les tubercules, et particulièrement par des cancers, des escharres gangréneuses, ou le ramollissement incolore dont MM. Jaeger (*Journal de Hufeland*; mai 1811) et Cruveilhier ont publié dernièrement des observations (*Médec. éclairée par l'anatomie pathol.*; Paris, 1821) (1).

---

(1) J'ai eu occasion d'observer le cas suivant : chez un phthisique qui présentait depuis quelque temps les différens signes d'une péritonite chronique, une fistule vint à s'établir à l'ombilic, et à travers cette ouverture accidentelle s'échappa un ver lombric. Dès lors je ne pus douter que l'intestin était également perforé. Il me parut raisonnable de supposer qu'avant d'éprouver sa solution de continuité, l'intestin avait contracté des adhérences avec les parois abdominales dans le point où plus tard celles-ci devaient aussi se perforer, et qu'un ascaride lombricoïde avait pu de la sorte abandonner

Les membranes muqueuses sont, en général, pâles, même au voisinage des ulcères, à moins qu'une agonie longue et accompagnée d'une fièvre très aiguë n'ait déterminé des congestions sanguines dans quelques points (1).

---

l'intestin, sans arriver dans la cavité du péritoine. Il n'en était cependant point ainsi : au bout de six semaines environ, à dater du jour auquel la perforation de l'ombilic avait eu lieu, le malade succomba; aucune anse intestinale n'adhérait aux parois abdominales; le péritoine offrait des traces d'une inflammation chronique des plus intenses, avec collection purulente et fausses membranes très nombreuses ; au milieu du pus nageaient des débris de vers lombrics.

Ainsi, dans ce cas, peut-être unique, des matières étrangères avaient pu sortir de l'intestin et toucher le péritoine, sans que cette membrane fût prise d'inflammation aiguë ; et, contre la règle ordinaire, un grand nombre de jours s'écoulèrent avant que la mort suivît la phlegmasie péritonéale qui prit naissance à cette occasion.   ANDRAL.

(1) Cette assertion n'est pas exacte : la muqueuse gastro-intestinale est souvent rouge chez les phthisiques. M. Andral dit ne l'avoir rencontrée complétement pâle que chez un cinquième au plus des phthisiques par lui observés (*Clin. méd.*, t. III). M. Louis a trouvé la muqueuse de l'estomac rouge, ramollie, épaissie, dans la douzième partie des cas. Il a vu celle de l'intestin grêle être rouge, dans la totalité ou seulement dans une partie de son étendue, au moins une fois sur sept ; et celle du gros intestin une fois sur quatre (*Recher. sur la Phthis.*, p. 81, 96, 174). La muqueuse trachéale est également fort souvent rouge en même temps qu'ulcérée. Quant à celle des bronches, la trouver complétement pâle chez les phthisiques est une exception très rare ; mais la rougeur n'est pas uniforme, et on

Une opinion assez commune, à laquelle l'adhésion de Bordeu a donné du poids, veut que les phthisiques soient assez sujets aux fistules à l'anus, qui retardent chez eux le terme fatal. J'ai eu rarement occasion de rencontrer cette coïncidence, et elle m'a paru le plus souvent sans influence sur la marche de la maladie (1).

Le foie, chez les phthisiques, est souvent d'un jaune très pâle, et fortement infiltré d'une matière grasse, dont la nature paraît variable ; quelquefois elle est assez semblable à la graisse, d'autres fois sa consistance et son aspect la rapprocheraient des matières grasses confondues pendant longtemps sous le nom d'*adipocire*, et que M. Chevreul (2) a prouvé être diverses.

L'infiltration graisseuse du foie se rencontre dans d'autres maladies chroniques que la phthisie, et je l'ai même rencontrée seule et sans maladie organique grave concomitante (3). M. Broussais paraît penser que cet état

---

la trouve en général plus marquée au voisinage des excavations, ce qui tient évidemment à l'irritation produite par le passage continuel de la matière tuberculeuse ramollie. M. L.

(1) La rareté des fistules à l'anus chez les phthisiques est confirmée par les observations de M. Andral, qui, sur près de huit cents phthisiques, n'a rencontré qu'une seule fois une fistule à l'anus (*Cliniq. médic.*, t. III). M. L.

(2) *Recherches sur les corps gras*, etc. *Paris*, 1823.

(3) Ces cas sont rares. M. Louis, qui a constaté l'état graisseux du foie chez le tiers des phthisiques, ne l'a rencontré que deux fois sur deux cent vingt individus ayant succombé à des maladies autres que la phthisie. Du reste, cette altération du

du foie est un effet *sympathique* de l'inflammation du
duodénum. J'ai peu vu d'inflammations évidentes de
cet intestin, et je crois qu'elle est fort rare aux yeux de
tous les anatomistes qui ne confondent pas la congestion
cadavérique avec l'inflammation. J'ai souvent trouvé le
duodénum fort rouge, le foie étant sain ; et le foie gras,
le duodénum étant très pâle.

Les liquides paraissent avoir très peu de tendance à
la décomposition septique chez les phthisiques (1). On
peut remarquer que ces malades sont beaucoup moins
sujets aux escharres gangréneuses produites par le long
séjour au lit que les personnes attaquées de beaucoup
d'autres maladies aiguës ou chroniques, et que leurs
corps sont du nombre de ceux qui résistent le plus longtemps à la putréfaction.

Nous terminerons ce qui a rapport à l'anatomie pathologique de la phthisie tuberculeuse, par l'examen de
deux questions importantes, et qui ne peuvent être ré-

---

foie des phthisiques lui a paru plus fréquente chez les femmes
que chez les hommes (dans la proportion de quatre à un) ; et il
a constaté aussi lui que, dans la grande majorité des cas, le
duodénum était sain (*ouv. cité*, p. 115 et suiv.).   M. L.

(1) Le sang présente, chez les phthisiques parvenus au dernier degré de leur maladie, un aspect que la théorie n'aurait
guère fait prévoir. Lorsqu'on les saigne, on trouve la surface
du caillot recouverte d'une couenne de même consistance, de
même épaisseur et de même forme que la couenne de la pleurésie, ou que celle de la pneumonie ou du rhumatisme articulaire aigu. Le caillot est en même temps petit, et entouré
d'une sérosité abondante.   ANDRAL.

solues d'une manière exacte qu'à l'aide des données anatomiques : 1° Les tubercules sont-ils une terminaison de l'inflammation ? 2° La phthisie tuberculeuse est-elle susceptible de guérison ?

ARTICLE II.

Les tubercules sont-ils un produit de l'inflammation ?

Les anciens attribuaient à l'inflammation le développement de toutes les productions accidentelles qui leur étaient connues, et qu'ils confondaient, en général, sous les noms de *squirrhe, tumeur, tubercule* ($\sigma\chi\iota\rho\rho o\iota$, $\varphi\upsilon\mu\alpha\tau\alpha$). Quoique, dans le dernier siècle, les progrès de l'anatomie pathologique eussent déjà ébranlé cette antique opinion, Bayle est le premier qui l'ait combattue par des faits positifs (1).

M. Broussais, qui, vers la même époque, observait dans les hôpitaux militaires, sans connaissance sans doute des recherches qui se faisaient à Paris, suivait l'ancienne opinion, et cherchait à l'appuyer sur des observations. Plus tard, il combattit positivement l'opinion de Bayle (2), et il la combat encore chaque jour par des raisonnemens et des assertions beaucoup plus que par des faits. L'importance de cette question me paraît très grande, et pour ne pas risquer de nous égarer en sortant du cercle de l'observation, nous la divi-

---

(1) *Recherches sur la Phthisie pulmonaire*, p. 136, *et passim.*

(2) *Examen des doctrines médicales*, première édition, *Paris*, 1816.

serons en l'appliquant à l'inflammation de chacun des tissus qui composent les poumons. Nous nous demanderons, en conséquence, quelle est de ces inflammations celle dont le développement des tubercules est la suite habituelle et évidente : est-ce la péripneumonie aiguë ou chronique, est-ce le catarrhe, est-ce la pleurésie ?

La péripneumonie aiguë est-elle la cause du développement des tubercules? — Si l'on posait cette question à un praticien tout-à-fait étranger à l'anatomie pathologique, mais d'ailleurs observateur et exempt de préjugés, je ne doute pas qu'il ne répondît qu'il est assez rare de voir les symptômes de la phthisie se développer à la suite d'une pneumonie aiguë ; et que, dans ce cas même, il n'est pas possible de décider si la pneumonie a donné lieu au développement des tubercules, ou si les tubercules, agissant comme corps irritans, ont déterminé la pneumonie. Sous le rapport d'anatomie pathologique, la question est plus facile à résoudre : en effet, on ne trouve que bien rarement des tubercules chez les sujets qui succombent à une pneumonie aiguë ; et le plus grand nombre des phthisiques meurent sans avoir éprouvé aucun symptôme de cette dernière affection dans leur maladie mortelle, et sans en présenter aucune trace après la mort. Beaucoup même n'en ont jamais été atteints dans tout le cours de leur vie.

Si les tubercules n'étaient qu'une conséquence et une terminaison d'une pneumonie aiguë, on connaîtrait les divers degrés du passage de l'une de ces deux affections à l'autre, et on pourrait les décrire comme nous avons décrit tous les degrés intermédiaires entre le simple engouement inflammatoire et l'abcès du poumon. Mais ces degrés n'existent pas, et il est par conséquent impossible de rattacher l'une à l'autre ces deux affections. Si la chimie ne peut trouver des différences bien caractéristiques entre le pus et la matière tuberculeuse ramollie, c'est qu'elle n'en peut trouver non plus entre le blanc d'œuf et le liquide albumineux qui coule de certains cancers. Ce fait prouve l'imperfection actuelle de la science, et non point l'identité de ces diverses matières. Les tubercules diffèrent d'ailleurs du pus par presque tous leurs caractères physiques, et de plus, par une circonstance très remarquable : c'est qu'après l'évacuation complète d'une masse tuberculeuse ramollie, cette matière ne se renouvelle plus, tandis que les parois d'un abcès ouvert continuent à sécréter du pus.

Le seul cas qu'un observateur, même prévenu et peu instruit, pût prendre pour une apparence de terminaison de la pneumonie par la formation de matière tuberculeuse serait le suivant. J'ai rencontré trois ou quatre fois l'infiltration tuberculeuse jaune formant de petites masses peu nombreuses et irrégulières dans des poumons affectés de pneumonie, et dans la partie hépatisée même : dans un de ces cas, deux masses semblables et à peu près de la grosseur d'une aveline chacune se trouvaient placées au centre d'un engorgement pneumonique déjà passé au degré d'infiltration purulente; mais on les distinguait très aisément à leur couleur plus pâle, qui tranchait singulièrement sur le jaune plus foncé et légèrement cendré de la substance pulmonaire infiltrée de pus : en raclant avec le scalpel, on recueil-

lait sur cette dernière un pus mêlé de sang, et rien sur
la surface de la masse tuberculeuse. Ce serait, sans contredit, une absurdité de conclure de ce cas très rare que
les masses tuberculeuses dont il s'agit fussent un effet
et une terminaison de l'inflammation ; car, outre la
rareté de ce cas, comparée à la fréquence de l'hépatisation du poumon d'un côté, et des tubercules de
l'autre, j'ai trouvé beaucoup plus souvent la même
variété des tubercules et au même degré chez des sujets
dont les poumons étaient tout-à-fait sains, à cela près.
Il serait certainement plus probable de croire qu'ici les
masses tuberculeuses étaient antérieures à la pneumonie,
et qu'elles ont pu déterminer cette dernière maladie
comme corps étrangers et par voie d'irritation.

Si l'on consulte l'ensemble des faits, il est certain
que la péripneumonie aiguë coïncide quelquefois avec
les tubercules ; mais cette coïncidence est rare, eu
égard à la grande fréquence des deux maladies. Dans
les dix-neuf vingtièmes des cas où cette coïncidence a
lieu, l'affection tuberculeuse est évidemment antérieure ; et par conséquent, ou les tubercules, agissant
comme corps irritans, sont la cause occasionelle de la
maladie, ou les deux affections, quoique existant dans
le même organe, sont étrangères l'une à l'autre sous le
rapport étiologique.

J'admettrais assez volontiers, comme une chose indif-
férente en pratique et comme une opinion sans conséquence en théorie sage (vu qu'on ne peut la baser ni sur
des expériences directes, ni sur des observations positives), que, dans le petit nombre de cas où l'on voit
les signes de la phthisie se développer dans la conva-

lescence d'une péripneumonie aiguë, il peut arriver quelquefois que l'inflammation du poumon y hâte le développement des tubercules, auxquels le malade était disposé par une cause encore inconnue pour nous, mais bien certainement autre que l'inflammation ; et cela, non pas que les mouvemens organiques qui constituent l'inflammation puissent par eux-mêmes produire des tubercules, mais parce que le surcroît de mouvement et le surcroît de nutrition qui constituent l'orgasme inflammatoire ont hâté l'apparition d'une modification tout-à-fait différente de l'économie. Ainsi, pour me servir d'une comparaison qui n'est peut-être pas aussi étrangère à l'objet dont il s'agit qu'elle le semblerait au premier abord, ainsi la terre fortement labourée après un long repos, ou abandonnée à elle-même après plusieurs années de labourage, fait germer une multitude de graines qu'elle renfermait dans son sein depuis plusieurs années (1).

Les tubercules sont-ils une terminaison de la pneumonie chronique? — Nous avons déjà dit combien la

---

(1) Comme on le voit, Laënnec ne nie pas que la pneumonie aiguë ne puisse quelquefois *hâter le développement* des tubercules dans le poumon, c'est-à-dire en être la *cause occasionelle* chez un sujet *prédisposé;* mais il soutient, avec grande apparence de raison, qu'elle n'en est pas la cause *prochaine.* Ceux qui veulent que les tubercules soient le résultat d'une sécrétion morbide toujours précédée d'un travail phlegmasique ou congestionnaire, n'ont pu, malgré leurs efforts, arriver à autre conclusion que celle là (*Voy.* ANDRAL, *Cliniq. médic.*, t. III. — LOMBARD, *thèse citée*, p. 30, etc.).   M. L.

véritable pneumonie chronique est rare; on a vu combien l'aspect et tous les caractères physiques de cette affection diffèrent de ceux des tubercules. Dans la pneumonie chronique, il est évident qu'il n'y a autre chose qu'engorgement inflammatoire des vésicules aériennes, qui, pressées les unes contre les autres comme les œufs de certains insectes, et sans intervalle aucun, sont toutes d'une grosseur égale, rougeâtres, verdâtres ou jaunâtres. Ces dernières, piquées avec la pointe d'une aiguille, laissent quelquefois échapper une goutelette de pus. Si l'on compare cette lésion avec les tubercules miliaires les plus petits, et qui par leur forme obronde sembleraient aussi être développés dans l'intérieur d'une cellule aérienne, on y trouvera des différences énormes; car ces tubercules, demi-transparens ou tout-à-fait diaphanes, quelque nombreux et rapprochés qu'ils soient, sont toujours disséminés, au moins primitivement, dans le tissu pulmonaire crépitant et sain; ils grossissent par intus-susception, et ne se réunissent qu'en perdant leur forme et leur couleur primitive. Que si l'on fait la même comparaison relativement aux autres modes de développement de la matière tuberculeuse, on verra qu'il n'y a absolument aucun rapport entre la pneumonie chronique et la phthisie pulmonaire. M. Broussais, qui ne paraît pas avoir eu occasion de rencontrer la pneumonie chronique, veut la trouver dans la phthisie pulmonaire. Je ne sais quelle est aujourd'hui son opinion à cet égard, car ses opinions changent souvent; mais il a émis celle-ci en ma présence, et elle résulte également de la manière dont divers cas de phthisie pulmonaire ont été présentés par des partisans de sa théorie, dans les *Annales de la Médecine physiologique* et ailleurs. Je crois que, sous le rapport anatomique, il serait inutile de discuter plus longtemps la question. Le seul fait de l'existence d'une pneumonie chronique très différente de l'affection tuberculeuse, et l'absence totale de coïncidence de caractères anatomiques et de symptômes pathologiques indiquant une inflammation du tissu pulmonaire, suffisent, ce me semble, pour décider négativement la question (1).

---

(1) La distinction que Laënnec s'efforce d'établir ici entre la véritable pneumonie chronique et l'infiltration tuberculeuse grise ou gélatiniforme, est complément rejetée par la nouvelle école anatomique dont MM. Andral et Cruveilhier peuvent être regardés comme les chefs. Suivant M. Andral, on ne saurait voir dans l'infiltration grise que *le plus haut degré d'induration des parois des vésicules et des petites bronches* (*Préc. d'anat. path.*, t. II, p. 547), et dans l'infiltration gélatiniforme qu'une sécrétion *sui generis* comme on en trouve tant d'autres dans l'économie (*Dict. de Médec.*, t. XVI, art. *Phthisie*). Je ne chercherai point à réfuter ces deux propositions, quoiqu'elles ne me paraissent assurément rien moins que prouvées. Je ferai seulement, relativement à l'infiltration grise, la même observation que pour les granulations : on la retrouve dans beaucoup d'autres organes que le poumon ; M. Chomel l'a vue autour des glandes lymphatiques tuberculeuses, et probablement dans ces glandes elles-mêmes (*Dict. de Méd.* t. XVII, art. *Pneumonie*); M. Louis, dans les capsules surrénales, entre les lames du mésentère et de l'épiploon, et ailleurs (*Recher. sur la Phthis.*, p. 147. 515); il n'est pas rare de la rencontrer dans les testicules, dans la prostate, dans le pancréas; M. Andral

*Les tubercules sont-ils une terminaison du ca-
tarrhe?* — Aucune opinion, en médecine, n'est plus ancienne; aucune n'est depuis plus longtemps devenue
populaire que celle qui veut que le catarrhe *mal traité*
ou *négligé* dégénère fréquemment en phthisie pulmonaire. Cette antique opinion n'était basée jusqu'ici que
sur une application fausse de cet axiôme si souvent
mal appliqué : *post hoc, ergò propter hoc.* M. Broussais l'a adoptée sans l'étayer, ce me semble, d'aucunes
raisons nouvelles, autres au moins que les *aberrations*

lui-même paraît l'avoir rencontrée dans l'épiploon ou dans l'é-
paisseur d'une fausse membrane péritonéale, bien qu'il se contente de la désigner sous le nom de *masse grisâtre amorphe*
(*Cliniq. médic.*, t. iv). Faudra-t-il donc admettre, dans
tous ces cas, et dans nombre d'autres semblables qu'il serait
trop long de citer ici, une induration, une *hypertrophie* du
tissu cellulaire qui entoure les glandes lymphatiques, des
lames du mésentère ou de l'épiploon, du tissu du testicule, de
la prostate, des capsules surrénales, etc.? Il faudra donc admettre aussi que les tissus ainsi indurés ne conservent aucune
trace de leur organisation primitive, ou du moins qu'il est impossible de la retrouver. Je sais bien que M. Andral prétend
avoir suivi, le scalpel à la main, les progrès de cette induration dans le poumon: mais que l'on essaie de retrouver ces débris de cloisons vésiculaires, ces rudimens de cellules qu'il dit
avoir constatés dans des lobules convertis en matière grise, et
l'on verra qu'il s'en faut bien que tout cela soit aussi exact
qu'on pourrait le croire *à priori* sur la foi de cette habile observateur. Pour mon compte du moins, j'avoue y avoir complétement échoué.   M. L.

indéfinies (1) qu'il est *persuadé* pouvoir être produites par ce qu'il appelle l'*irritation*. Nous ne pouvons le suivre sur un sol aussi mouvant, et nous nous contenterons en conséquence d'examiner les raisons fondées en apparence sur des faits, et qui paraîtraient prouver que le catarrhe pulmonaire est la cause ordinaire des tubercules du poumon. Il est certain que, chez la plupart des phthisiques, les premiers symptômes de la maladie sont ceux d'un catarrhe pulmonaire; mais il est également certain que l'on trouve des tubercules très volumineux ou très nombreux chez des sujets qui n'ont actuellement aucun signe de catarrhe. Que si l'on suppose que, dans ce cas, les tubercules sont le produit d'un catarrhe plus ancien, je répondrai que l'on trouve des tubercules chez des hommes qui n'ont pas éprouvé de catarrhes depuis plusieurs années, et même qui ne se rappellent pas en avoir jamais éprouvé. On voit souvent un catarrhe pulmonaire, survenu tout-à-coup au milieu des apparences d'une santé parfaite, ou après de légères indispositions qui ne paraissaient nullement intéresser la poitrine, être le premier symptôme apparent d'une phthisie tuberculeuse qui existait déjà depuis longtemps d'une manière latente; car, en examinant la poitrine de ces sujets, on trouve tous les signes physiques des tubercules, et quelquefois même des tubercules excavés. Cela est encore très commun dans la phthisie à marche irrégulière, dont le premier et principal symptôme est une diarrhée incoercible. D'un

---

(1) *Examen*, t. ii, p. 735.

autre côté, des milliers d'hommes s'enrhument plusieurs fois par an, et dans ce nombre très peu deviennent phthisiques; et même il n'est nullement rare de voir des personnes qui s'enrhument perpétuellement sous l'influence des variations les plus légères de l'atmosphère, et dont chaque nouveau rhume n'est, comme nous l'avons dit, qu'une récrudescence et une manifestation d'un catarrhe latent habituel. Beaucoup d'autres ont pendant une longue suite d'années un catarrhe muqueux ou pituiteux, et accompagné d'une expectoration abondante; et cependant ces sujets parviennent fréquemment à une vieillesse avancée sans devenir phthisiques. La population maritime de nos côtes est beaucoup plus sujette au catarrhe pulmonaire que les habitans de l'intérieur des terres. On trouve dans la première peu d'hommes qui ne présentent habituellement quelque signe de catarrhe latent ou manifeste, et cependant la phthisie pulmonaire est beaucoup plus rare sur les côtes que dans l'intérieur des terres (1).

---

(1) Cette rareté de la phthisie sur les bords de la mer ne saurait être admise ainsi en thèse générale. Il se peut que, dans quelques localités, bien exposées, une plus grande aisance, et par suite une alimentation meilleure, des vêtemens plus chauds, des habitations plus saines, rendent la phthisie assez rare; mais ailleurs (et tous les médecins des côtes que j'ai pu interroger à ce sujet me l'ont répété) cette maladie enlève beaucoup de monde, et particulièrement beaucoup d'enfans. C'est peut-être même pour n'avoir pas tenu compte de ce dernier fait que mon cousin a pu la croire rare sur les côtes de Bretagne, où elle ne l'est malheureusement pas du tout. Elle ne l'est pas davantage

Je ne voudrais pas conclure de ce fait, sur lequel j'aurai occasion de revenir, que le catarrhe pulmonaire soit un préservatif contre le développement des tubercules; mais je crois pouvoir en conclure qu'il n'en est pas la cause : et je crois que tout praticien qui examinera cette question attentivement, et d'une manière suivie et impartiale, conviendra que, si l'on voit quelquefois la phthisie chez les personnes très sujettes à s'enrhumer, un bien plus grand nombre d'entre elles ne deviennent point phthisiques; et que l'on voit au contraire beaucoup de sujets dont le premier rhume n'est autre chose que le catarrhe concomitant de la phthisie, et est produit sans doute par l'irritation que les tubercules exercent comme corps étrangers sur le poumon. Pour moi, je crois pouvoir dire, d'après tout ce que j'ai vu en ce genre depuis que j'exerce la médecine : malheur à l'homme qui s'enrhume pour la première fois après l'âge de vingt ans et avant celui de soixante.

Je reprendrai maintenant la question sous le rapport anatomique, et je répéterai l'argument que j'ai déjà

---

dans les îles, et dans les îles Britanniques nommément, où cependant l'aisance est plus généralement répandue, le *confortable* mieux entendu, que partout ailleurs. On ne saurait nier non plus que la phthisie ne soit, comme le catarrhe, plus commune dans les pays froids et humides que dans les pays chauds. Il ne s'ensuit pas de là qu'il y ait entre ces deux maladies un rapport nécessaire de causalité; mais seulement que l'une et l'autre se développent sous l'influence des mêmes causes occasionelles, les causes prédisposantes variant.   M. L.

posé relativement à la pneumonie : pour prouver que
la phthisie pulmonaire soit une suite ou une terminaison du catarrhe, il faudrait montrer, le scalpel à la
main, toutes les traces du passage de l'une de ces affections en l'autre. Ici le problème paraît non-seulement
insoluble, mais presque absurde ; car le catarrhe pulmonaire est une inflammation de la muqueuse bronchique, les tubercules sont des productions accidentelles, c'est-à-dire de véritables corps étrangers qui se
développent dans la substance pulmonaire, et qui peuvent se développer dans tous les autres tissus du corps
humain ; mais rien n'est plus rare que d'en trouver dans
l'épaisseur de la muqueuse bronchique, même lorsque
le poumon en est le plus complétement farci.

A défaut de faits, on peut, il est vrai, se jeter dans
le champ des hypothèses : on peut supposer, à raison
de la forme obronde des tubercules miliaires, que ces
granulations naissent dans les cellules bronchiques et
en représentent la forme; et, par une seconde supposition, qu'elles sont le produit de l'inflammation de la
membrane qui forme ces vésicules, laquelle est *probablement* identique en nature comme en continuité avec
celle des bronches. On pourrait *supposer* encore, à
raison de la couleur et des autres caractères physiques
des tubercules commençans, assez analogues à ceux des
crachats perlés, que les premiers sont formés par la
même matière que les seconds, qui se trouvent seulement un peu plus condensés. A l'aide de ces hypothèses,
on démontrera tout ce que l'on voudra aux esprits capables de les admettre sans preuves ; mais les esprits
plus sévères s'arrêteront sur les limites de l'observation,

et, sur une question de fait, n'admettront pas une solution fondée sur de simples suppositions. Ici l'anatomie ne peut plus nous éclairer. Si la forme exactement ronde ou ovoïde de quelques tubercules miliaires m'a quelquefois fait pencher à croire qu'ils pouvaient être développés dans les cellules pulmonaires, je n'ai jamais pu m'en convaincre; si d'ailleurs cela était, il paraîtrait impossible que ces granulations ne se détachassent pas quelquefois, et ne fussent pas expectorées, ce que j'ai aussi vainement cherché dans les crachats. D'un autre côté, la forme très irrégulière de la plupart des tubercules miliaires gris, et leur intime adhérence au tissu pulmonaire, rendent encore cette hypothèse très peu probable. On peut, au reste, la regarder comme fort oiseuse, puisque, dans l'état actuel de la science, il est encore permis de douter (*V*. t. 1, p. 334) si le tissu pulmonaire est composé de cellules ou d'un simple lacis de vaisseaux (1).

---

(1) Un des résultats les plus intéressans des recherches de Reisseissen sur la structure du poumon, est la découverte du mode de terminaison des bronches : il a démontré que ce que l'on avait, avant lui, considéré comme un tissu particulier, un amas de cellules ou de vésicules, dans lequel venaient se perdre les conduits aériens, n'est autre chose que la terminaison des bronches elles-mêmes. La plupart des anatomistes ont eu connaissance de l'ouvrage de Reisseissen par des analyses ou des citations. Les uns ont admis, d'autres ont rejeté les résultats auxquels il dit être arrivé, mais bien peu ont essayé de les vérifier; et il paraît, à en juger par ce qui a été publié depuis cette époque (1808 à 1822), qu'aucun n'a pu obtenir de ré-

J'insiste sur cette question, parce qu'il me paraît qu'aujourd'hui c'est surtout, et presque exclusivement, du catarrhe pulmonaire que M. Broussais veut faire dériver la phthisie tuberculeuse. L'année dernière, un de

sultats suffisamment évidens pour décider la question ; au contraire, les ouvrages le plus récemment publiés sur l'anatomie semblaient condamner la découverte de Reisseissen à l'oubli.

M. le docteur Bazin (de Basseneville) s'étant proposé de faire quelques recherches sur le siége de quelques-unes des lésions de notre appareil respiratoire, a cru devoir commencer par en étudier la structure. Il n'a point borné ses recherches au poumon d'une seule espèce, ainsi que paraît l'avoir fait l'auteur qui l'avait précédé, il les a étendues à toute la série des animaux vertébrés. Plusieurs belles préparations faites sur le poumon humain et sur celui d'autres mammifères, que M. Bazin a soumises à notre examen, paraissent prouver que les cellules ou vésicules pulmonaires ne sont véritablement point des vésicules ou des cellules, mais les extrémités des dernières divisions des bronches.

Parmi les intéressans résultats auxquels une longue patience a conduit notre confrère, nous nous bornons à indiquer celui dont nous venons de parler, parce qu'il nous paraît être un des plus importans, et parce qu'il a longtemps exercé les plus habiles anatomistes : Laënnec lui-même avait en vain essayé de l'obtenir.   ANDRAL.

Tout ce que Laënnec pensait pouvoir être seulement supposé est admis comme positif par ceux qui considèrent les tubercules comme une espèce de pus. C'est M. Magendie qui a prétendu le premier que la sécrétion de ce pus s'opérait dans les cellules pulmonaires, et que si la matière sécrétée ne remplissait pas exactement la cellule qui la contenait, elle pouvait être expulsée de prime abord (*Journ. de physiol.*, t. 1, p. 82).

ses disciples a avancé, dans une dissertation soutenue à la Faculté de Médecine de Paris, qu'il pouvait produire à volonté des tubercules en *irritant* d'une *certaine manière* les poumons d'un chien, et détermi-

---

C'est M. Cruveilhier qui, regardant aussi, lui, les vésicules bronchiques comme le siége de la sécrétion tuberculeuse, a cherché à expliquer par là et la forme obronde des tubercules et leur développement simultané dans un grand nombre de points du poumon (*Médec. prat. éclairée par l'anat. pathol.*, p. 175). Depuis, M. Andral, prenant en considération que ce n'est pas seulement dans le poumon qu'on trouve des tubercules, a pensé que la sécrétion des tubercules pulmonaires pouvait s'opérer indifféremment, soit à la surface libre des bronches, soit dans le tissu cellulaire qui unit entre elles les différentes parties du poumon (*Cliniq. médic.*, t. III). Enfin, c'est dans ce dernier tissu que M. Lombard, plus conséquent que tous les autres, a placé le siége exclusif de la sécrétion tuberculeuse, sur cette considération que le tubercule, étant primitivement liquide, devrait être expectoré au moment même de sa formation, et se montrer dans la phthisie, s'il était sécrété dans les bronches. (*Essai sur les tuberc.*, p. 22.)

On va voir tout-à-l'heure ce qu'il faut penser de cette prétendue liquidité primitive de la matière tuberculeuse. On peut toutefois accorder qu'il est plus que vraisemblable que le siége des tubercules du poumon est en effet le tissu cellulaire inter-aréolaire, et que le catarrhe pulmonaire est, dans beaucoup de cas, la cause occasionelle de ces tubercules. Mais il ne faut pas oublier qu'en même temps que les tubercules apparaissent dans les poumons, il s'en développe très souvent dans beaucoup d'autres organes, et que ceux-là ne sauraient être sous l'influence de la phlegmasie bronchique, à laquelle on peut, à la rigueur, rapporter les premiers.   M. L.

nant ainsi une inflammation de la membrane interne
des bronches. Interrogé à ce sujet, il a refusé de faire
connaître ses moyens, et je ne sache pas qu'il les ait
publiés depuis. Comme il s'agit ici d'un fait, on ne peut
le juger sans le connaître, et alors seulement on pourra
voir si l'auteur de ces expériences ne se serait pas
trompé, et n'aurait pas pris du pus pour des tubercules;
erreur très pardonnable d'ailleurs dans un disciple de
M. Broussais, qui lui-même paraît ne reconnaître aucune différence entre ces deux sortes de productions (1).

---

(1) Les expériences auxquelles Laënnec fait ici allusion sont
aujourd'hui bien connues. C'est à l'aide de mercure injecté
dans l'arbre bronchique qu'on a prétendu pouvoir, à volonté,
déterminer le développement des tubercules dans les poumons;
mais, comme l'avait pensé mon cousin, on a pris évidemment
du pus pour du tubercule ; et cette méprise, ce n'est point un
disciple inconnu de M. Broussais qui l'a commise, c'est un professeur de la Faculté de Médecine de Paris, c'est M. Cruveilhier.
« J'injectai, dit-il, par une ouverture faite à la trachée-artère
« d'un chien deux onces de mercure; la plus grande partie en
« fut rejetée par la toux; il dépérit cependant à la manière
« des phthisiques, et mourut dans le marasme au bout d'un
« mois. Les poumons étaient farcis de tubercules isolés et ag-
« glomérés, ayant tous les caractères des tubercules miliaires. »
(V. *Nouv. biblioth. méd.*, septembre 1826, p. 391.) Tout
disposé qu'eût été M. Andral à admettre sur parole l'assertion
de son collègue, il a voulu cependant ne s'en rapporter qu'à
lui-même sur un point si important ; et voici comment il rend
compte des expériences qu'il a tentées à cet effet, conjointe-
ment avec M. Lombard. « Le mercure contenu dans les pe-

Les tubercules peuvent-ils être une terminaison de la pleurésie? — Cette question ainsi posée est absurde, car il est absurde que l'inflammation d'un organe se termine dans un autre. Cependant M. Broussais l'a résolue plusieurs fois affirmativement dans son *Histoire des Phlegmasies chroniques*. M. Broussais a suivi encore ici une ancienne opinion qui, à l'époque où a paru son premier ouvrage, était généralement admise,

---

« tites bronches y était enveloppé par une couche épaisse d'un
« mucus puriforme tout-à-fait liquide en certains points, et en
« d'autres points assez semblable à la fausse membrane du
« croup, lorsqu'elle n'est encore qu'à demi-solide. En plu-
« sieurs endroits, les parois bronchiques étaient déchirées, et
« le mercure épanché dans le parenchyme pulmonaire y était
« entouré d'une matière purulente : *nous ne vîmes rien autre
« chose.* » (*Précis d'anat. pathol.*, t. ii, p. 551.)

Cette dissidence entre deux hommes de talent prouve combien il faut se tenir en garde contre les assertions des expérimentateurs, et combien peu, en général, ce genre de recherches est profitable à la pathologie. Elle prouve encore combien peu est admissible la liquidité originaire des tubercules. Aussi M. Andral, qui l'admettait en 1826 (*Clin. méd.*, t. iii) ne sait-il plus qu'en penser en 1830, et paraît-il disposé à croire que, comme l'épiderme, le tubercule pourrait bien être sécrété à l'état solide. (*Précis d'anat. pathol.*, t. i, p. 413.) C'en est assez sur ce point.   M. L.

Je déclare que, dans mon opinion bien arrêtée, ce n'est que par hypothèse qu'on peut admettre la liquidité primitive de la matière tuberculeuse. Je me suis expliqué clairement à cet égard, soit dans mon ouvrage d'*Anatomie pathologique*, soit dans mes Cours, et j'ai rétracté ce que d'abord j'avais avancé sur ce point dans ma Clinique.   ANDRAL.

et n'avait jamais été contestée ni même examinée. Elle était uniquement fondée sur l'observation des symptômes et de la marche de la phthisie dans quelques cas. On voit en effet quelquefois se manifester chez un homme, jusque là bien portant ou à peu près, un point de côté accompagné de fièvre aiguë. Cette dernière tombe, mais la convalescence ne s'établit pas ou ne devient pas parfaite, et peu à peu les signes de la phthisie se manifestent successivement. Cette observation incomplète et superficielle ne peut tenir contre les faits d'anatomie pathologique, qui montrent que, dans le plus grand nombre des cas, les tubercules sont latens pendant un certain temps, et ne produisent aucune altération apparente dans la santé, et que, dans celui dont il s'agit, la pleurésie n'a été que la première manifestation, souvent même l'effet de la présence des tubercules, ou tout au plus d'une complication qui a hâté le développement de tubercules déjà existans. A défaut de preuves anatomiques, M. Broussais n'a soutenu l'opinion de l'antiquité, dont il a fait la sienne, que par l'hypothèse suivante, qui me paraît renfermer tout ce qu'il a écrit à ce sujet : *L'irritation se transporte directement ou par sympathie de la plèvre au poumon.*

Pour apprécier la valeur de cette supposition, il faut d'abord s'entendre sur le sens du mot *irritation* : je n'en ai trouvé aucune définition ni dans le *Traité des Plegmasies chroniques*, ni dans l'*Examen des Doctrines médicales* par M. Broussais, ni même dans les quatre cent soixante-huit *axiomes* qui forment, dit-il, les

bases *inébranlables* de sa doctrine (1). Je suis, en conséquence, autorisé à penser qu'il prend ce mot dans le
même sens que toutes les écoles médicales : or, dans le
sens commun, on entend par *irritation* un surcroît d'action déterminé dans un point de l'économie par une
cause mécanique ou chimique qui altère l'intégrité des
tissus, et produit de la douleur et un afflux vers le point
lésé. Pris dans ce sens, le mot *irritation* indique un
phénomène non expliqué jusqu'ici, ou au moins dont
on n'a donné aucune explication plus satisfaisante que
l'insurrection des archées de Van-Helmont. Quelques
pathologistes cependant ont employé le mot *irritation*
comme l'équivalent d'une explication. Ils ont supposé
que l'afflux qui se fait autour de l'aiguillon ou de l'épine
de Van-Helmont est le résultat d'une attraction, *vis
attrahens*, et par conséquent que ce phénomène est
le contraire des congestions qui se font en vertu d'une
impulsion venue de loin ou au moins du dehors, *vis
impellens*, *vis à tergo urgens*. Quelques-uns, allant
plus loin encore, entendent par *irritation* l'attraction
elle-même, renfermant en soi sa cause inconnue, et c'est
dans ce sens tout-à-fait hypothétique que M. Broussais
prend évidemment le plus souvent le mot *irritation*,
sans s'apercevoir que, malgré l'aversion qu'il témoigne
contre l'*ontologie*, il ne s'appuie que sur un *être de
raison*.

Pour concevoir la formation des tubercules dans le
poumon par suite d'une pleurésie, il faut, à défaut de

____

(1) *Examen des Doctr. méd.*, t. 1, p. xij.

preuves anatomiques impossibles, comme nous l'avons
dit, à donner, entasser hypothèses sur hypothèses.
Après avoir admis que l'*irritation* voyage de la plèvre
au poumon, il faut ensuite supposer que les tubercules
se forment par voie d'irritation ; et cela contre toute
apparence de vérité, puisque, comme nous l'avons vu,
la cause inconnue qui les produit ne détermine le plus
souvent, dans le point où ils se forment, ni surcroît
d'action, ni afflux, ni douleur, et par conséquent rien
de ce qui constitue l'irritation envisagée comme phénomène. Il faudrait encore supposer, en troisième lieu,
qu'une irritation identique, c'est-à-dire une cause identique, peut produire des effets aussi différens que du
pus et des tubercules fermes et transparens ; et ici on ne
pourrait pas dire que cela tient à la différence de l'organe, car du pus peut se former dans le poumon, et,
d'un autre côté, des tubercules peuvent se développer
dans la fausse membrane pleurétique : il faudrait, en
outre, ce me semble, admettre qu'on ne peut concevoir
d'aucune autre manière la formation des tubercules,
car, entre des suppositions sans preuves positives, aucune n'est préférable à l'autre. Or, on conçoit, et l'on
peut même dire, que l'on voit dans beaucoup de cas
une perversion de diverses actions organiques et de la
nutrition, par exemple, qui n'est accompagnée d'aucun
surcroît d'action ; et n'est-il pas plus conforme à la raison d'attribuer la formation des tubercules, des cancers,
et des autres productions accidentelles, à une simple perversion d'action, que de les attribuer à une *irritation*
qu'on ne peut plus définir dès qu'on veut lui faire produire de pareils effets ?

J'abandonne cette question théorique, dans laquelle je ne suis entré qu'à regret, bien convaincu que l'empirisme raisonné et l'observation sont les seules voies par lesquelles la médecine puisse faire des progrès réels, et les médecins acquérir des connaissances positives et applicables au soulagement de l'humanité souffrante. Je vais actuellement examiner ce que l'anatomie pathologique nous apprend relativement à la question dont il s'agit.

Dans une pleurésie grave, l'afflux inflammatoire ne se propage guère au poumon : bien loin de là, la sécrétion séreuse abondante qui se fait dès les premiers momens de l'inflammation comprime cet organe, l'aplatit contre le médiastin, le prive de sang et de sucs lymphatiques; et si les tubercules se formaient par voie d'inflammation et d'irritation, la pleurésie paraîtrait plus propre à empêcher leur développement dans le tissu pulmonaire, où elle éteint presque toute action vitale, qu'à le favoriser. On voit tous les jours, dans des empyèmes d'un an et plus, le tissu pulmonaire tout-à-fait sain, à l'état de compression près. Dans la plupart des cas, au contraire, où j'ai rencontré un empyème coïncidant avec des tubercules du poumon, la pleurésie avait été due à la rupture dans la plèvre d'une excavation tuberculeuse, ou à des tubercules très nombreux développés immédiatement au-dessous de la plèvre pulmonaire, et alors le phénomène de l'irritation a évidemment eu lieu, les tubercules faisant l'office de l'épine de Van-Helmont. Dans le premier cas, deux corps étrangers, l'air et la matière tuberculeuse ramollie, concourent à produire le même effet. A toutes ces preuves, j'en ajouterai une dernière qui sera très convaincante pour tout médecin qui aura pris l'habitude d'examiner la poitrine de ses malades à l'aide du stéthoscope : c'est que l'on voit tous les jours des pleurésies, latentes ou manifestes, survenir chez les phthisiques, et que, chez plusieurs des sujets qui présentent le cas rare de l'apparition d'une pleurésie au début de la phthisie pulmonaire, on trouve déjà les signes de tubercules accumulés en grand nombre au sommet des poumons, et même de tubercules ramollis ou excavés.

Nous croyons donc pouvoir conclure rigoureusement que la pleurésie est très souvent un effet évident de la présence des tubercules dans le poumon ; que si l'on peut admettre qu'elle en soit quelquefois la cause occasionelle en favorisant leur développement, on ne peut ici le démontrer, ni en acquérir une certitude convaincante ; et que, pour admettre les raisonnemens de M. Broussais, il faut, ainsi que lui, se figurer l'irritation comme un être mystérieux, dont les voies sont inexplicables et les actions ou les effets multiformes, indéterminés, et nullement soumis à un ordre constant qui puisse permettre de saisir le rapport de la cause à l'effet (1).

Tout ce que nous venons de dire prouve qu'on ne peut, sans donner la torture aux résultats de l'observa-

---

(1) Je suis, dit-il, persuadé « que les différentes formes con-
« nues de la matière animale, et d'autres qui ne [le sont pas
« encore, peuvent se développer dans toutes les parties du
« corps sous l'*influence des aberrations de l'action organique*
« *que produit le phénomène de l'irritation.* Les degrés et les
« nuances de ce phénomène me paraissent presque *infinis.* »
(*Examen des Doctrines médicales*, 2ᵉ édit., t. II, p. 735.)

tion et faire un étrange abus du raisonnement, regarder les tubercules comme le produit de l'inflammation de quelqu'une des parties constituantes du poumon. D'un autre côté, une multitude de faits prouvent que le développement des tubercules est le résultat d'une disposition générale, qu'il se fait sans inflammation préalable, et que, lorsque cette dernière coïncide avec l'affection tuberculeuse, elle lui est le plus souvent postérieure en date.

Pour se convaincre de l'exactitude de la dernière proposition, il suffit d'examiner la marche du développement des tubercules dans les glandes scrofuleuses. On voit très souvent ces glandes se tuméfier, et rester pendant un temps très long en cet état, sans rougeur, non-seulement de la partie voisine de la peau, mais du tissu même de la glande. Ce n'est souvent qu'au bout de plusieurs années qu'il se manifeste des signes d'inflammation, qui alors paraissent hâter le ramollissement de la matière tuberculeuse. Quelquefois cependant ce ramollissement, et même la perforation de la peau et l'évacuation de la matière ramollie, ont lieu sans qu'on puisse distinguer, à proprement parler, aucune trace d'inflammation. Lorsqu'il en survient, cette inflammation a évidemment son siége dans les parties qui avoisinent la glande tuberculeuse, et non dans cette glande elle-même.

Une autre preuve non moins forte naît de l'existence des éruptions secondaires, et surtout de ces éruptions abondantes qui se forment dans un grand nombre d'organes à la fois, sans qu'aucun signe d'inflammation s'y manifeste. Il est impossible de ne pas voir là une disposition générale, une aberration de la nutrition in-

connue dans sa source : et cette manière d'envisager les
faits dont il s'agit me paraît plus claire, plus logique,
que l'hypothèse qui attribue ces éruptions à autant de
voyages de l'*irritation* personnifiée qu'il y a de tubercules particuliers, et qui prend le mot *irritation* dans
un sens plus vague en quelque sorte et plus général que
le mot *cause* (1).

Ce que nous venons de dire de l'inflammation s'applique également, ainsi que l'a très bien démontré
Bayle (*Ouvr. cité*, pag. 69 et suiv.), à diverses affections
générales et locales auxquelles on a attribué la cause
de la phthisie pulmonaire, et entre autres à la syphilis,
à la coqueluche, au scorbut, aux maladies éruptives :
ces diverses affections contribuent seulement à hâter
le développement des tubercules lorsqu'ils existent

---

(1) Le développement simultané des tubercules dans plusieurs organes s'explique *tout naturellement*, selon M. Andral,
par le seul fait *d'une identité de modification dans l'univer-
salité de la sécrétion perspiratrice* (*Précis d'anat. pathol.*, t.
1, p. 436) (*a*). Je ne sais si beaucoup de ses lecteurs trouveront
cette explication *naturelle*; il me semble, si je la comprends,
qu'elle n'exprime pas d'autre idée que celle d'une modification
ou aberration de la nutrition, et en cela la manière de voir de
M. Andral se rapproche d'autant plus de celle de Laënnec,
qu'il repousse complétement l'idée que des tubercules puissent
se former sous la seule influence de l'irritation, *quelles qu'en
soient l'intensité et la durée.* (*Même ouvr.*, p. 438.) M. L.

(*a*) La pensée qu'exprime cette phrase ne peut avoir quelque valeur, ou être
bien comprise, que si on la lie à la théorie exposée dans l'ouvrage d'où
M. M. L. l'a extraite : je renvoie donc à cet ouvrage pour ma justification.
ANDRAL.

déjà. Je crois que l'on peut accorder, en outre, qu'elles déterminent peut être quelquefois ce développement, mais seulement chez des sujets qui y étaient primitivement disposés. Dans ces cas même, ce sont des occasions et non des causes : la cause réelle, comme celle de toutes les maladies, est probablement hors de notre portée.

Plus j'ai observé et étudié toutes les circonstances de la formation et du développement des tubercules, et plus je suis arrivé à adopter les opinions de Laënnec sur la part que l'inflammation peut prendre à leur naissance. Tout en établissant, dans la première édition de ma *Clinique médicale*, l'existence nécessaire d'une prédisposition sans laquelle je n'admettais pas que les tubercules pussent se former, j'avais cependant pensé qu'un certain degré d'hypérémie active devait les précéder. J'ai modifié cette dernière manière de voir dans la dernière édition de ma *Clinique*, ainsi que dans mes Cours et dans mon *Anatomie pathologique* ; et aujourd'hui je reste convaincu qu'il n'y a aucun lien nécessaire entre la production de la matière tuberculeuse et l'existence d'une irritation antécédente, qui amènerait à sa suite une congestion, puis un tubercule. Je crois devoir entrer dans quelques considérations à cet égard.

Il est certain d'abord que les inflammations les plus diverses par leur intensité, par leur durée, par leur siége, peuvent avoir lieu, sans que des tubercules se montrent à leur suite. D'une autre part, les tubercules se développent souvent sans qu'il soit possible de prouver, ni par l'observation des symptômes, ni par l'investigation anatomique, que leur développement ait été précédé, soit par une inflammation, soit par une simple hypérémie active. Il en est certainement ainsi dans ces cas, qui sont loin d'être rares, où l'on trouve la plupart des organes simultanément envahis par de nombreux tubercules. Comment concevoir qu'en pareille circonstance l'inflammation ou la congestion, si elles avaient existé, n'eussent nulle part décelé leur existence par quelque symptôme? Comment concevoir aussi, s'il y a eu inflammation antécédente, l'état parfaitement sain des tissus autour des tubercules, dans ces cas, si communs chez les enfans, où le scalpel ne peut pas en quelque sorte inciser un tissu sans trouver un tubercule? Y a-t-il donc partout un travail inflammatoire? On veut bien ne pas admettre celui-ci, mais on soutient que partout où se produit le tubercule, il y a eu sinon *inflammation*, du moins *irritation*, et, comme conséquence de cette dernière, *hypérémie active*. Nous défions, dans une foule de cas, de démontrer l'existence antécédente de cette irritation, pas plus celle des vaisseaux rouges que celle des vaisseaux blancs. Combien de fois n'a-t-on pas trouvé des tubercules dans l'intérieur du cerveau, sans qu'il y ait eu jamais pendant la vie le moindre signe d'irritation encéphalique? Le plus souvent les symptômes de cette dernière n'apparaissent que d'une manière consécutive, et lorsque le tubercule par son plus grand développement commence à gêner la pulpe nerveuse qu'il entoure; et encore, dans ce dernier cas, les accidens ne se montrent-ils que d'une manière intermittente; dans leurs intervalles tout rentre dans l'ordre, et rien ne pourrait faire soupçonner l'existence d'une lésion quelconque du cerveau et de ses enveloppes. Sans doute, dans un très grand nombre de cas, l'invasion des tubercules pulmonaires semble ne dater que du moment où un premier rhume a éclaté. Jusques-là il n'y avait aucun signe de maladie de poitrine : ce n'est plus alors que par hypothèse que l'on peut admettre la préexistence des tubercules; et il est raisonnable de penser que la bronchite a été la cause occasionelle de leur développement. Mais les choses se passent-elles toujours ainsi? Non, certainement. Interrogez avec quelque soin les phthisiques qui se présentent à votre observation : chez la moitié au moins vous trouverez qu'à une époque où aucune toux n'avait encore eu lieu, il existait déjà une dyspnée légère qui

remontant très souvent à leur première enfance, les empêchait de monter, de courir, de jouer comme les autres. Ces
individus vous disent aussi qu'en même temps qu'ils avaient la
respiration un peu courte, ils étaient maigres, pâles et délicats. De nombreuses années s'écoulent ainsi ; puis un rhume
survient, la toux ne finit plus, et tous les symptômes de la
phthisie se déclarent. Quelle pouvait être la cause de cette dyspnée si ancienne, si ce n'est la présence de tubercules au sein
des poumons, dont ils gênaient les fonctions d'une manière
toute mécanique ? Dans tout cela où trouver la preuve que c'est
par un travail d'irritation que les tubercules pulmonaires ont
pris naissance ? Cette preuve serait en quelque sorte plus difficile encore à trouver pour ces autres cas où, en même temps
que des tubercules existent dans le poumon, il s'en est développé dans le foie, dans la rate, dans les reins, dans le système
osseux, dans la plupart des ganglions lymphatiques ; car dans
toutes ces parties le développement des tubercules a été complétement latent, et cela non pas une fois, mais presque toujours ; et avant l'examen nécroscopique, rien n'eût pu faire
soupçonner qu'elles fussent le moins du monde altérées. Ainsi,
dans l'existence des tubercules, il y a le plus souvent une période pendant laquelle ils ne manifestent leur existence par
aucun accident, si ce n'est, dans un certain nombre de cas,
par le trouble tout mécanique de la fonction de l'organe qu'ils
ont envahi. Plus tard, ils déterminent autour d'eux, d'abord
par intervalles, puis d'une manière continue, une irritation
plus ou moins vive, et alors ils sortent de leur état latent. En
pareil cas, loin d'être la cause du premier développement des
tubercules, l'irritation n'en est donc qu'un effet.

Toutefois il ne faut jamais oublier que des tubercules peuvent souvent aussi se développer à la suite d'une inflammation
qui, agissant alors, comme nous l'avons dit ailleurs, en trou-
blant la nutrition, peut être l'occasion du développement de
toute espèce d'altérations. Ce sont des cas de ce genre, dont la

réalité ne saurait être mise en doute, qui ont été trop généralisés, et dont on s'est servi, par une extension abusive, pour établir que tout tubercule provient d'une inflammation ou de son équivalent. Seule et sans le concours d'une autre cause , l'inflammation, quels que soient sa durée, son intensité, son siége, ne saurait créer la matière tuberculeuse : ce qui détermine la formation de celle-ci, c'est la disposition innée ou acquise dans laquelle l'inflammation où la simple hypérémie trouve l'organisme. L'inflammation rend alors plus évidente la disposition à la formation des tubercules, ou bien elle imprime une marche plus rapide à l'affection tuberculeuse qui existait déjà. C'est ainsi qu'on voit des enfans devenir rapidement phthisiques à la suite de la coqueluche ou de la rougeole, ou bien être atteints d'une dégénération tuberculeuse des ganglions du mésentère, après avoir eu de longues et fréquentes diarrhées. Sans cette prédisposition, vainement de nombreuses irritations viennent-elles à sévir ; elles restent sans influence, et, malgré elles, aucun tubercule ne se développe.

La part que peut prendre l'irritation d'un organe dans sa tuberculisation se trouve assez exactement représentée par le résultat suivant, que l'on doit à M. Benoiston de Châteauneuf. Ce savant a comparé le nombre des morts que produit la phthisie pulmonaire 1° parmi les soldats ; 2° parmi les musiciens qui, dans les régimens, jouent des instrumens à vent ; 3° parmi les hommes de vingt à trente ans autres que les soldats et les musiciens de régimens : il a trouvé que, parmi les soldats, la mortalité par phthisie pulmonaire était de 1 sur 14 ; que parmi les joueurs d'instrumens, elle était de 1 sur 7 ; et, qu'enfin, parmi les hommes âgés de vingt à trente ans, elle était de 1 à 3 ½.

Une première circonstance doit d'abord nous frapper ici, c'est que, dans les deux premières classes d'individus, la mortalité est beaucoup moins considérable que dans la troisième ; ce qui s'explique, parce que tous les individus pris pour le service militaire sont des hommes de choix, et qui, en temps de paix surtout, sont sous l'influence d'une bonne hygiène. Mais, parmi ces militaires, il en est qui, par leur destination spéciale, celle de joueurs d'instrumens à vent, exposent leur poitrine à une fatigue continuelle; et ces musiciens meurent phthisiques en plus grand nombre que les autres soldats. Il y a évidemment ici une influence exercée par l'irritation habituelle à laquelle leurs poumons sont soumis; mais cette influence agit-elle comme seule cause? Non, elle ne fait que démasquer la prédisposition. S'il en était autrement, les musiciens de régimens devraient mourir phthisiques en aussi grand nombre que les autres hommes de vingt à trente ans, et nous venons de voir qu'il n'en est pas ainsi.

Ces considérations nous conduisent donc aux conclusions suivantes :

1° Les tubercules, à l'instar de beaucoup d'autres produits accidentels, peuvent naître et se développer sans qu'il y ait eu d'abord augmentation de l'excitabilité normale dans la partie où ils se sont formés : il n'y a donc point nécessité qu'un travail d'inflammation ni même un simple travail d'hypérémie active ait précédé.

2° Ils doivent être considérés comme le résultat d'une modi-fication spéciale survenue dans l'accomplissement du mouve-ment de nutrition et de sécrétion interstitielle; et il n'y a pas plus nécessité du concours de l'*irritation* pour la production d'un tubercule que pour la sécrétion de la bile.

3° Les individus les plus disposés à subir cette modification, sont ceux chez lesquels il semble que le développement orga-nique n'a pas atteint le degré auquel il devait parvenir, chez lesquels, en d'autres termes, prédominent les traits qui carac-térisent le tempérament lymphatique. C'est là la prédisposition la plus générale à la tuberculisation; mais, en son absence, les tubercules peuvent aussi se produire, comme nous l'avons fait remarquer plus haut. La prédisposition cesse alors de se pro-duire par des signes extérieurs : mais, bien qu'elle ne puisse plus être saisie, elle ne doit pas moins être encore admise ; elle est prouvée par la spécialité même du produit, qui ne naîtrait pas sans elle.

4° L'irritation, dans toutes ses formes et à tous ses degrés, exerce souvent une grande influence sur la production des tubercules, mais elle n'en est jamais que la cause occasionelle ; et son rôle se borne à mettre en jeu la prédisposition, qui, sans elle, eût pu rester plus ou moins longtemps cachée.

5° L'irritation, qui ne précède pas toujours les tubercules, les suit au contraire constamment. Dans tous les cas où un organe a été envahi par ces produits, il se développe autour d'eux une réaction qui a pour résultat la production d'un état inflammatoire, et pour but l'expulsion des tubercules.

ARTICLE III.

Examen de cette question : La guérison de la phthisie est-elle possible ?

Concevoir la possibilité de la guérison dans quelques cas, après la formation d'une cavité ulcéreuse du poumon, est une chose qui paraîtra peut être assez simple à beaucoup de médecins praticiens, et non anatomistes, mais qui pourra cependant sembler absurde à la plupart de ceux qui se sont livrés avec quelque suite à des recherches d'anatomie pathologique.

Avant que les caractères et la marche du développement des tubercules fussent bien connus, et lorsque l'on attribuait généralement la phthisie à une inflammation chronique, et à une suppuration lente du tissu pulmonaire, les médecins ne doutaient pas plus que le public ne doute encore de la possibilité de guérir par un traitement convenable la phthisie pulmonaire, surtout lorsqu'on s'y prend *à temps*, et lorsque la maladie est encore *au premier degré*. M. Broussais se flatte encore du même espoir (1). Presque tous les hommes de l'art qui sont au courant des progrès récens de l'anatomie pathologique pensent au contraire aujourd'hui que l'affection tuberculeuse est, comme les affections cancéreuses, absolument incurable, parce que la nature ne fait que des efforts contraires à la guérison, et que l'art n'en peut faire que d'inutiles. Bayle, surtout, regarde positivement la phthisie tuberculeuse comme incurable, en admettant toutefois la possibilité d'une très longue prolongation de la maladie (2). Les recherches faites en Angleterre et en Allemagne ont conduit les médecins les plus instruits de ces pays au même résultat.

Les observations contenues dans l'ouvrage de Bayle, ainsi que ce que nous avons dit nous-mêmes ci-dessus du développement des tubercules, prouvent suffisamment que l'idée de la possibilité de guérir la phthisie au premier degré est une illusion. Les tubercules crus tendent essentiellement à grossir et à se ramollir. Il est peut-être au pouvoir de l'art de ralentir leur développement, d'en suspendre la marche rapide, mais non pas de lui faire faire un pas rétrograde. Mais s'il est impossible de guérir la phthisie au premier degré, un assez grand nombre de faits m'ont prouvé que, dans quelques cas, un malade peut guérir après avoir eu dans les poumons

(1) *Examen des Doctrines médicales*, t. II, *passim*.

(2) *Ouv. cité*, p. 116.

des tubercules qui se sont ramollis et ont formés une cavité ulcéreuse.

J'ai trouvé de temps en temps, chez des sujets affectés d'un catarrhe chronique, et morts de diverses autres maladies, des cavités anfractueuses tapissées par une membrane demi-cartilagineuse et tout-à-fait semblable à celle qui tapisse les ulcères anciens du poumon, auxquels ces cavités ressemblaient entièrement, à cela près qu'elles ne contenaient point de matière tuberculeuse. Ceux de ces sujets qui avaient été interrogés avec soin rapportaient tous l'origine de leur catarrhe chronique à une maladie grave qu'ils avaient éprouvée à une époque antérieure, et qui avait présenté les symptômes de la phthisie pulmonaire, et souvent de telle manière qu'on avait considéré dans le temps ces malades comme des poitrinaires désespérés.

D'un autre côté, chez les phthisiques dont la maladie a duré extrêmement longtemps, plusieurs années par exemple, on trouve assez communément quelqu'une de ces cavités vide ou à peu près vide de matière tuberculeuse, et entièrement tapissée par une membrane demi-cartilagineuse; mais on trouve en même temps d'autres excavations dont la membrane cartilagineuse est plus molle ou n'est pas tout-à-fait complète, et qui contiennent encore une assez grande quantité de matière tuberculeuse. On trouve quelquefois également des cavités ulcéreuses dont les parois ne présentent presque dans aucun point la membrane demi-cartilagineuse, et qui sont encore à demi-pleines de matière tuberculeuse puriforme; et enfin presque toujours on rencontre, en outre, des tubercules ramollis à divers degrés, des tubercules crus, et même des tubercules demi-transparens et miliaires. Cette réunion de tubercules dans tous leurs degrés de développement, comparée à la marche lente de la maladie, prouve, ce me semble, jusqu'à l'évidence que, chez ces sujets, le développement des tubercules s'est fait à plusieurs époques différentes, et que les plus anciens, c'est-à-dire ceux qui ont donné lieu à la formation des cavités ulcéreuses vides et tapissées par la membrane cartilagineuse parfaite, se sont développés souvent plusieurs années avant les derniers.

La formation de la membrane demi-cartilagineuse sur la surface des ulcères tuberculeux me paraît devoir être considérée comme un effort de la nature médicatrice. Lorsque cette membrane est complétement formée, elle constitue une sorte de cicatrice interne analogue aux fistules, et dont l'existence n'a pas plus d'inconvéniens pour la santé que beaucoup d'entre elles. Tous les sujets dont j'ai parlé ci-dessus (*Voy.* p. 99) étaient morts de maladies qu'on ne pouvait nullement lui attribuer. Tous avaient vécu un plus ou moins grand nombre d'années dans un état de santé très supportable, et étaient seulement affectés de catarrhe chronique. Quelques-uns éprouvaient une dyspnée plus ou moins marquée, mais sans fièvre et sans amaigrissement.

J'ai traité depuis quelques années plusieurs malades attaqués de catarrhe chronique, et qui présentaient la pectoriloquie d'une manière évidente, quoique d'ailleurs ils n'eussent aucun symptôme de phthisie pulmonaire. J'en ai rencontré quelques autres chez lesquels le même phénomène existait avec une légère toux habituelle, souvent même très rare, presque sans expectoration, et sans altération notable de la santé. Une dame qui est dans ce cas a eu autrefois Bayle pour médecin. Il lui a laissé, suivant son âge, des notes qui contiennent l'histoire de sa santé pendant le temps qu'il lui a donné ses soins. J'y ai trouvé la description d'une maladie qui ressemblait entièrement à la phthisie pulmonaire, et qui a eu lieu il y a quatorze ans. La malade a guéri contre toute espérance; elle a de l'embonpoint; et les incommodités qu'elle éprouve de temps à autre, sauf une petite toux rare et à peine sensible, sont des accidens purement nerveux. Elle est pectoriloque de la manière la plus évidente, au sommet du poumon droit. Je ne doute nullement qu'il n'existe chez ces individus des ulcères transformés en fistules.

Je me tiens également pour assuré qu'à mesure que l'usage du cylindre explorateur deviendra général, et que l'on examinera par ce moyen un grand nombre de phthisiques, on trouvera que les malades chez lesquels la phthisie pulmonaire évidente et caractérisée par la pectoriloquie vient à se changer en catarrhe chronique, restent souvent pectoriloques toute leur vie; et qu'à l'ouverture du corps de ces sujets, on trouvera fréquemment des cavités anfractueuses et tapissées par une membrane demi-cartilagineuse.

Beaucoup d'observations de ce genre m'ont été communiquées depuis la publication de la première édition de cet ouvrage; plusieurs autres ont été consignées dans divers recueils périodiques, et j'en ai recueilli moi-même un assez grand nombre.

Pour rendre ce qui précède plus clair et plus intelligible, je crois devoir joindre ici cinq observations qui offrent des exemples des faits exposés ci-dessus. La première présente deux ulcères du poumon guéris ou transformés en fistules par le développement de la membrane demi-cartilagineuse, chez un sujet qui d'ailleurs n'avait plus de tubercules dans les poumons. La seconde offre la même disposition, chez un homme qui ne présentait qu'un petit nombre de tubercules crus isolés, et des granulations miliaires qui, d'après leur état peu avancé et la vigueur du sujet, ne l'auraient probablement point empêché de vivre encore fort longtemps. La troisième offre l'exemple d'une excavation guérie dans l'un des poumons, et de tubercules crus en petit nombre avec un ulcère tuberculeux peu étendu dans l'autre. La quatrième est l'histoire d'une femme encore vivante et bien portante, et qui, après avoir éprouvé une maladie qui présentait tous les symptômes de la phthisie pulmonaire, est restée pectoriloque après la guérison.

Obs. XIX. *Ulcères du poumon guéris par leur transformation en fistules demi-cartilagineuses.* — La femme Day, âgée d'environ soixante-huit ans, toussait et crachait beaucoup depuis plusieurs années. Elle avait habituellement la respiration courte, et s'essoufflait facilement par l'exercice le plus modéré. Cependant, à ces incommodités près, qu'elle qualifiait d'*asthme*, elle se portait assez bien, et vaquait de jour et de nuit à un service très pénible auprès d'une dame octogénaire et infirme. Elle avait les lèvres et les joues

d'un rouge-violet, de l'appétit et assez d'embonpoint.

Le 31 décembre 1817, elle fut prise de fièvre, avec
dyspnée très forte, toux, crachats très visqueux, spumeux, de couleur vert-d'eau pâle, demi-opaques. Une
saignée fut pratiquée, et procura quelque soulagement.

Le 3 janvier, quatrième jour de la maladie, la malade fut transportée à l'hopital Necker, où, examinée à
l'aide du stéthoscope, elle présenta les symptômes suivans : la respiration ne s'entendait presque point, et
était accompagnée d'un râle crépitant bien marqué dans
la partie inférieure et gauche de la poitrine, jusqu'à la
hauteur de la quatrième côte ou à peu près. La percussion donnait un son plus mat dans la même étendue, et
particulièrement dans le dos. Les battemens du cœur
ne donnaient aucune impulsion : ils s'entendaient dans
toute l'étendue des parties antérieures et latérales de
la poitrine, et un peu dans la partie gauche du dos.
Les contractions des oreillettes et des ventricules donnaient un bruit marqué et à peu près égal. Les veines
jugulaires externes étaient gonflées. L'oppression et
les crachats présentaient les caractères indiqués ci-
dessus. D'après ces données, le diagnostic suivant fut
établi :

*Péripneumonie de la partie inférieure du poumon
gauche. Dilatation légère des ventricules du cœur.*

Une seconde saignée, deux applications successives
de sangsues et un vésicatoire appliqué sur le côté, pro-
duisirent un soulagement momentané; mais, le 8 janvier, la fièvre devint plus forte, et il survint une stupeur mêlée de délire. Le même jour, on observa que

la respiration s'entendait avec beaucoup plus de force (*respiration caverneuse*) dans la partie supérieure du poumon gauche que partout ailleurs. Ce signe devait naturellement faire soupçonner que la malade était pectoriloque. Son état ne permettait plus de s'en assurer. Elle succomba le lendemain.

Ouverture faite vingt-quatre heures après la mort. — Le crâne ne fut pas ouvert.

A l'ouverture de la poitrine, on trouva les poumons adhérens à la plèvre costale, dans presque toute leur étendue, au moyen d'un tissu cellulaire abondant, bien organisé et évidemment d'ancienne date. Celui du côté droit, crépitant et très sain, présentait à son sommet une excavation capable de loger une grosse aveline. L'intérieur de cette cavité était tapissé par une membrane lisse, mince, égale, d'un gris de perle, et de nature demi-cartilagineuse, dans laquelle s'ouvraient plusieurs tuyaux bronchiques extrêmement dilatés, et qu'on aurait pu prendre au premier abord pour des appendices de cette même cavité. La membrane muqueuse de quelques-uns de ces tuyaux était très pâle ; celle de plusieurs autres était rouges, mais sans gonflement.

Le poumon gauche présentait, à son sommet, une cavité anfractueuse dont la partie principale, de forme ovoïde, aurait pu contenir une noix. Un grand nombre de tuyaux bronchiques, du diamètre d'une plume de corbeau, venaient s'y ouvrir ; leur muqueuse était continue avec la membrane interne de l'excavation, qui offrait la même texture que celle du côté opposé, c'est-à-dire une consistance et un aspect moyen entre ceux d'une membrane muqueuse et ceux d'un cartilage. Cette caverne ne contenait qu'une petite quantité de sérosité presque incolore. Il n'y avait dans les poumons ni tubercules, ni granulations miliaires. Le tissu pulmonaire environnant les deux excavations était crépitant et sain : seulement quelques-unes des anfractuosités, adossées en quelque sorte l'une à l'autre, étaient séparées par un tissu dur, formé du mélange d'une substance blanche, comme fibro-cartilagineuse, et de la matière noire pulmonaire. Fendu longitudinalement, le poumon présentait dans tout son lobe inférieur et dans la partie inférieure du lobe supérieur une consistance analogue à celle du foie. Un liquide purulent, mêlé de sang, suintait de toute l'étendue de l'incision.

Ce liquide abstergé, la surface de l'incision offrait un tissu grenu, compacte, nullement crépitant, fortement rougi par endroits, et dans d'autres légèrement jaunâtre, mêlé d'un grand nombre de points noirs formés par la matière noire pulmonaire. La cavité droite du thorax était évidemment plus grande que celle du côté gauche (1).

Le cœur avait quelque chose de plus que le volume ordinaire. Le ventricule droit surtout était évidemment plus grand que dans l'état naturel ; il était rempli par du sang coagulé et par des concrétions polypiformes

______

(1) Ce rétrécissement ne dépendait nullement de la maladie actuelle ; il était beaucoup plus ancien. Nous parlerons ailleurs de cette disposition, qui n'est nullement rare.   *Note de l'auteur*

qui s'étendaient assez avant dans l'artère pulmonaire. Le ventricule gauche était également rempli par du sang caillé et par des concrétions polypiformes qui adhéraient fortement à la cloison. Ces concrétions étaient très fermes, et ressemblaient à de la chair. Les parois des ventricules, et surtout du côté droit, étaient minces, eu égard au volume du cœur.

Le foie débordait les fausses côtes de deux travers de doigt ; il était uni au péritoine qui les tapisse par un tissu cellulaire très fin et bien organisé. La face inférieure de ce viscère adhérait, par des lames cellulaires plus longues (1), au colon transverse et à l'extrémité droite de l'estomac.

La vésicule du fiel, très petite, contenait très peu de bile, et trois calculs rugueux et jaunâtres, dont deux du volume d'un pois, et l'autre du volume d'une petite noisette. Le canal cystique était oblitéré, le cholédoque ne l'était point.

La muqueuse de l'estomac était légèrement rougie ; celle de l'intestin était pâle dans toute son étendue, même vers la terminaison de l'iléon, qui paraissait rouge à l'extérieur, à raison de l'injection des capillaires qui rampent sous la tunique péritonéale. La muqueuse du cœcum était assez rouge, boursouflée et comme fongueuse. Le rein droit était refoulé par le foie jusque vis-à-vis la crête de l'os des îles. L'utérus était renversé en arrière, et comme plié en deux vers le milieu de son col.

---

(1) Traces d'une ancienne péritonite.

Note de l'auteur.

OBS. XX. *Ulcère du poumon transformé en fistule de mi-cartilagineuse, et tubercules crus et miliaires, chez un sujet mort d'une maladie cérébrale.* — Pierre Bellot, âgé de trente-deux ans, d'une forte constitution, donnait de temps à autre, depuis environ six mois, des signes d'une aliénation mentale, sur la nature et l'origine de laquelle on n'a pu obtenir aucun renseignement. Le 23 décembre 1817, à la suite d'une orgie, il éprouva une violente céphalalgie et du délire sans beaucoup d'agitation. Cet état persista jusqu'au 26, jour de son entrée à l'hôpital Necker.

Le 27, je trouvai le malade couché sur le dos, le cou et le corps courbés en avant par la contraction permanente des muscles du cou et de l'abdomen. Les muscles biceps étaient encore plus fortement contractés, et maintenaient les avant-bras dans une flexion difficile à vaincre. La face était rouge, et exprimait la plus grande stupeur. Le malade ne pouvait parler, et paraissait à peu près sans connaissance. Les conjontives étaient injectées, la pupille droite un peu plus dilatée que la gauche, le pouls dur, un peu rare, la chaleur de la peau forte; il y avait un rire sardonique très prononcé. D'après ces symptômes, je pensai qu'il existait une inflammation des méninges aux environs du pont de Varole et de la moelle allongée. J'ajoutai à ce diagnostic que le cœur était d'un grand volume, mais bien proportionné, d'après l'exploration par le stéthoscope, qui donnait le résultat suivant : contraction des ventricules accompagnée d'une forte impulsion et peu sonore; contraction des oreillettes sonore.

On appliqua quatre sangsues aux tempes. Il en avait déjà été appliqué la veille.

Le 29, légère amélioration; la stupeur était moins grande. Le malade ne pouvait parler. mais paraissait avoir quelque connaissance.

Le 2 janvier 1818, stupeur très profonde, perte de toute connaissance, pupille droite très dilatée, pupille gauche très resserrée; le soir, râle très fort, contractions spasmodiques des bras, pouls très fréquent, faible et facile à déprimer; insensibilité complète. Mort le lendemain matin. On ne s'était pas aperçu que ce malade eu toussé ou craché pendant le temps qu'il avait passé à l'hopital; et par cette raison, ainsi qu'à cause de la difficulté de le mouvoir, on avait pas examiné la poitrine.

Ouverture faite vingt-quatre heures après la mort. — Cadavre de cinq pieds quatre pouces, bien conformé; embonpoint musculaire graisseux assez prononcé, cheveux noirs.

A l'ouverture du crâne, il s'écoula beaucoup de sang; les vaisseaux de la pie-mère en étaient gorgés. Les circonvolutions du cerveau étaient fortement aplaties; sa substance était plus ferme que dans l'état naturel. Les ventricules latéraux, très dilatés, étaient remplis d'une sérosité limpide que l'on pouvait évaluer à quatre onces. Après son écoulement, le ventricule gauche offrit, à la surface du corps cannelé, des granulations très fines, et qui ressemblaient à du sable fin jeté sur un corps humide : en les raclant avec le scalpel, on n'enlevait que de la sérosité, et l'on reconnaissait facilement que ces gra-

nulations n'étaient que de très petites bulles d'air enfer-
mées dans un liquide un peu visqueux, et analogues aux
bulles que l'on forme en faisant mousser un liquide albumineux ou de l'eau de savon. Les troisième et quatrième
ventricules étaient aussi dilatés et remplis de sérosité.
La partie inférieure antérieure de l'hémisphère gauche
avait une mollesse égale à celle du cerveau des enfans,
et qui contrastait fortement avec la fermeté extraordinaire du reste de la substance cérébrale. La totalité du
pont de Varole était également ramollie, sans désorga-
nisation d'ailleurs. Sa consistance était celle de la substance médullaire d'un cerveau sain, et celle du cerveau,
au contraire, était celle que présente, dans l'état naturel, le pont de Varole (1). Près de la commissure des
nerfs optiques, entre le pont de Varole et les lobes antérieurs du cerveau, l'arachnoïde était épaissie par une
couche pseudo-membraneuse grisâtre et demi-transparente par endroits, un peu jaune et opaque dans
d'autres, et, dans quelques points, déjà transformée en
tissu cellulaire. Le cervelet était aussi un peu plus mou
que dans l'état naturel. La base du crâne contenait peu
de sérosité.

A l'ouverture de la poitrine, le poumon gauche, d'un
quart moins volumineux que le droit, adhérait à la
plèvre costale par des lames cellulaires nombreuses. Il

---

(1) Cet état de mollesse du pont de Varole s'observe presque constamment dans les cas où le reste de la substance cérébrale est plus ferme que dans l'état naturel, et particulièrement
dans celui d'accroissement de nutrition de cet organe.

Note de l'auteur.

était d'ailleurs sain et crépitant dans toute son étendue ; on y rencontrait seulement çà et là sept à huit tubercules grisâtres et demi-transparens, de la grosseur d'un grain de chenevis, et offrant au centre un point jaune et opaque. Le poumon droit, d'un volume considérable, adhérait par son sommet à la plèvre au moyen d'une lame de tissu cellulaire bien organisé, et offrait en cet endroit une excavation qui aurait pu contenir un œuf. Cette caverne, remplie par un caillot de sang, était tapissée par une membrane demi-cartilagineuse, épaisse d'un quart de ligne, d'une couleur gris de perle, très lisse et comme polie, mais cependant un peu inégale, et parsemée de petites tubérosités à sa surface. Plusieurs tuyaux bronchiques de différens diamètres s'ouvraient dans cette excavation. Le poumon parfaitement crépitant dans toute son étendue, et même autour de l'excavation, était fortement coloré par le sang, et parsemé d'une quantité innombrable de tubercules ou granulations de la grosseur d'un grain de millet au plus, transparens et d'un gris presque incolore (1). On y trouvait en outre trois ou quatre tubercules de la grosseur d'un noyau de cerise ou d'un grain de chenevis, et d'un gris un peu plus foncé à raison de leur épaisseur plus considérable. Ces derniers étaient tous convertis, vers le centre, en matière tuberculeuse jaune, opaque et déjà un peu friable.

Le péricarde contenait peu de sérosité. Le cœur, d'un tiers plus gros que le volume du poing du sujet, offrait

---

(1) Ceci est un exemple des granulations miliaires de Bayle.   *Note de l'auteur.*

des cavités proportionnées à son volume. Le ventricule gauche descendait un peu moins bas que la pointe du cœur. Des concrétions polypiformes d'un volume considérable adhéraient aux parois des ventricules. L'estomac était sain, ainsi que l'intestin ; la membrane muqueuse du cœcum un peu rouge. Les autres viscères n'offraient rien de remarquable.

Obs. XXI. *Ulcère transformé en fistule demi-cartilagineuse dans le poumon, chez un sujet qui en présentait un second non guéri, et qui avait en outre des tubercules crus.* — Une femme âgée d'environ quarante ans, bien conformée, d'une taille moyenne, d'un tempérament lymphatico-sanguin, entra à l'hôpital Necker le 19 décembre 1817. Elle était depuis longtemps sujette à une toux assez fréquente, et à une gêne de la respiration qui devenait plus grande par moment, et surtout par l'influence de certains états de l'atmosphère. Ces accidens, qu'elle regardait comme l'effet d'un *asthme*, ne l'avait jamais empêchée de vaquer à ses travaux : depuis quinze jours seulement ils l'avaient obligée à garder la chambre. La toux augmentant et produisant l'insomnie, la malade se fit transporter à l'hôpital. Examinée le lendemain, elle présenta les symptômes suivans :

La malade, assise plutôt que couchée dans son lit, ne pouvait supporter une autre position. La face était pâle et bouffie, les yeux abattus et un peu larmoyans, les lèvres violettes, les extrémités inférieures infiltrées, la respiration courte, accélérée, haletante. La poitrine, percutée, résonnait assez bien partout, mais peut-être

un peu moins que dans l'état naturel. Immédiatement
au-dessous des clavicules, on entendait, au moyen du
stéthoscope, un râle assez marqué dans les deux poumons. Les parois du thorax étaient soulevées avec force
à chaque inspiration, et de manière à donner à l'oreille,
par l'intermède du stéthoscope, un choc désagréable.
La toux, assez fréquente, était suivie de l'expectoration
de crachats jaunes et opaques : on ne trouva pas dans
ce premier moment la pectoriloquie. Le pouls était
fréquent, petit, sans irrégularités ; le ventre était un
peu ballonné ; les veines jugulaires externes étaient
gonflées, et offraient des pulsations assez marquées ;
les battemens du cœur étaient assez profonds, réguliers,
donnaient un son peu fort, et ne soulevaient pas sensiblement l'oreille. D'après cet examen, je me crus
fondé à penser que, malgré les symptômes généraux,
qui semblaient caractériser une maladie du cœur portée
à un assez haut degré, il n'existait aucune lésion notable de cet organe ; en conséquence, je portai le diagnostic suivant : *Phthisie sans maladie du cœur.* Je fis
appliquer quatre sangsues à l'épigastre, et je prescrivis
des boissons pectorales.

Le 21, le nez et les lèvres offraient une couleur livide ;
la respiration était courte et précipitée, le coucher en
supination impossible, le sommeil nul. Ce même jour,
la contraction des ventricules donnait quelque impulsion ; symptôme qui, joint aux battemens des jugulaires,
et eu égard à la saignée faite la veille, devait modifier
le diagnostic précédent, et faire penser que le ventricule
droit avait proportionnellement un peu trop d'épaisseur.
Du 22 au 27, diminution progressive de la lividité de

la face et de la gêne de la respiration ; toux fréquente ,
expectoration abondante. Ce mieux ne fut néanmoins
que passager. Dans les premiers jours de janvier 1818 ,
la respiration redevint très difficile ; l'infiltration fit des
progrès ; elle était plus marquée du côté gauche.

Le 18 janvier, tout le côté gauche du thorax et les
extrémités du même côté offraient une infiltration considérable , conservant l'impression du doigt ; la face
était livide , la peau froide , le pouls petit et fréquent.
On trouva la pectoriloquie d'une manière évidente vers
le tiers antérieur du quatrième espace intercostal du
côté droit, point qui n'avait pas été examiné la première fois. Les facultés intellectuelles étaient intactes ,
mais la parole était difficile, et la malade succomba le
19 au matin.

Ouverture du cadavre.—Infiltration considérable du
côté gauche de la poitrine et des extrémités du même
côté. Abdomen un peu ballonné.

Le crâne ne fut pas ouvert.

Le cœur était d'un volume naturel. L'oreillette droite
était fortement distendue par du sang noir en partie
coagulé. L'appendice auriculaire était exactement remplie par une concrétion polypiforme ou fibrineuse assez
ferme et mêlée de sang.

Le ventricule droit, d'une capacité bien proportionnée à celle du gauche, avait des parois peut-être un
peu plus épaisses que dans l'état naturel. Une ecchymose
de la grandeur de l'ongle se remarquait sur la surface
interne du péricarde.

Environ une pinte de sérosité était épanchée dans le
côté gauche du thorax. Le poumon de ce côté adhérait

à la plèvre, vers son sommet, par une bride celluleuse
ferme et très courte. Vers l'endroit de cette adhérence,
le poumon offrait plusieurs lignes ou raies irrégulières
et enfoncées, aboutissant à un centre commun, et plus
déprimées encore vers le centre. Le sommet du poumon présentait, dans le point correspondant, trois ou
quatre lames assez larges, formées de tissu cellulaire
condensé, qui le traversaient en divers sens, et en se
croisant par endroits entre elles. On trouvait encore
au même endroit une douzaine de tubercules de la
grosseur d'un grain de chenevis, isolés, jaunâtres et
opaques au centre, gris et demi-transparens à la circonférence, et une petite excavation tapissée par une fausse
membrane molle et blanchâtre, sous laquelle les parois
de l'ulcère présentaient le tissu pulmonaire à nu, un
peu rouge et durci. Cette cavité, capable de loger une
petite aveline, était remplie d'une matière tuberculeuse
ramollie en partie à consistance caséeuse, en partie à
consistance de pus. Le reste du poumon était crépitant
et gorgé de sang.

Le poumon droit adhérait fortement dans toute son
étendue à la plèvre costale. A un demi-pouce environ
de profondeur, et immédiatement vis-à-vis le quatrième
espace intercostal, se trouvait une excavation capable
de loger une noix. Elle était tapissée par une membrane demi-cartilagineuse, lisse, épaisse d'un quart de
ligne au plus, de couleur gris de perle, mais qui, au
premier coup d'œil, à raison de son peu d'épaisseur et
de sa demi-transparence, paraissait avoir la couleur
rougeâtre du tissu pulmonaire. Sa cavité contenait une
petite quantité d'une matière puriforme jaunâtre. Vers

la partie qui répondait à la racine du poumon, on distinguait une ouverture évasée, dont le contour se continuait évidemment avec les parois de la cavité. Cette ouverture, que l'on reconnut être un tuyau bronchique un peu plus gros qu'une plume de corbeau, était obstruée en partie par une petite concrétion calcaire qui n'y adhérait nullement. Le tissu pulmonaire contenait sept à huit petites concrétions semblables, intimement unies à son parenchyme. Deux de ces concrétions, situées immédiatement sous la plèvre, avaient la grosseur d'un noyau de prune. Du reste, le poumon était crépitant et un peu gorgé de sang.

Le cœcum et une partie du colon étaient fortement distendus par des gaz. L'estomac était vide. Sa membrane muqueuse, ainsi que celle de la fin de l'iléon et du cœcum, offraient une rougeur assez marquée. Le foie était d'un bon volume, un peu dur, et comme ridé à sa surface.

Les appareils urinaire et reproducteur étaient dans l'état naturel.

Obs. XXII. *Phthisie pulmonaire guérie par la transformation de l'excavation ulcéreuse en fistule.* — Madame G***, âgée de quarante-huit ans, était née avec une forte constitution, et avait joui d'une santé parfaite jusqu'à l'âge d'environ trente ans. A cette époque, elle éprouva pendant longtemps des pertes et des fleurs blanches dont l'abondance épuisait ses forces. On reconnut que ces accidens dépendaient du développement d'un polype vésiculeux au col de l'utérus; on en fit la ligature, et madame G*** se rétablit parfaitement.

Peu de temps après , elle devint sujette à des catarrhes pulmonaires très intenses, qui presque tous devenaient chroniques , et dont plusieurs la forcèrent à garder le lit pendant deux ou trois mois : ils étaient ordinairement accompagnés d'un amaigrissement notable. A la suite d'un de ces catarrhes, elle éprouva une diarrhée qu'on ne put modérer qu'au bout d'un temps fort long, et après laquelle les selles continuèrent pendant quatre ans à être liquides, quoiqu'il n'y en eût plus qu'une ou deux par jour, et que, d'ailleurs, la santé ne parût pas en souffrir.

Vers la fin de l'année 1816 , madame G*** se portait fort bien. Il y avait longtemps qu'elle n'avait eu de catarrhe. Au commencement de l'année suivante , elle fut prise d'une toux assez fatigante , quoique peu forte , et sans autre expectoration qu'une petite quantité de crachats visqueux, diffluens, transparens, et tout-à-fait incolores. Au mois de juillet, elle me consulta pour la première fois. Il y avait, à cet époque, un amaigrissement notable. La malade , quoique pouvant vaquer à ses affaires, était faible et languissante. Le pouls et la chaleur de la peau ne présentaient cependant pas toujours de caractères fébriles évidens. La respiration s'entendait assez bien partout, mais moins fortement au sommet du poumon droit que dans les autres parties de la poitrine. D'après ces signes et les caractères des crachats, je regardai la malade comme attaquée de tubercules miliaires et crus. Je lui prescrivis un régime adoucissant, et m'attachai surtout à combattre la pléthore locale par des applications de sangsues assez fréquemment répétées. Les symptômes restèrent à peu près dans le même état pendant le reste de la belle saison et le commencement de l'hiver suivant.

Vers la fin de février 1818, la toux devint tout-à-coup *grasse*, et la malade commença à expectorer des crachats jaunes, épais et puriformes. Cette expectoration dura environ un mois; ensuite la toux diminua beaucoup, et devint peu à peu rare et presque sèche. Cet accident, que la malade pris pour un rhume, ne l'inquiéta pas beaucoup, et elle ne me fit point appeler. Je la voyais rarement à raison du peu de changement qu'avait présenté jusque là son état. Au commencement d'avril, elle me consulta pour savoir si elle ne devait pas se *purger* après le *catarrhe* qu'elle venait d'éprouver. J'examinai de nouveau la poitrine, et je trouvai une pectoriloquie des plus évidentes à la partie antérieure-supérieure droite de la poitrine. Il devenait dèslors certain pour moi que ce prétendu catarrhe n'était autre chose que l'évacuation de la matière tuberculeuse ramollie. La respiration s'entendait d'ailleurs très bien dans toute l'étendue de la poitrine, et aux environs même de l'excavation. Le pouls était peu fréquent, la chaleur de la peau médiocre, et je conçus, en conséquence, l'espoir de voir la maladie se terminer heureusement. Je prescrivis le lait d'ânesse. La toux et l'expectoration continuèrent effectivement à diminuer progressivement, l'embonpoint et les forces reparurent; et, vers le commencement de juillet, madame G*** avait repris toutes les apparences de la santé la plus parfaite, quoique la pectoriloquie existât toujours.

Je communiquai alors cette observation à la Société de la Faculté de Médecine, comme un exemple vivant

de la possibilité de la guérison de la phthisie pulmonaire par la transformation des excavations ulcéreuses
en fistules ; et j'engageai la Société à désigner des com-
missaires qui pussent vérifier le fait. MM. Husson,
Guersent et Renauldin furent nommés à cet effet. Nous
examinâmes ensemble la malade le 27 juillet, et nous
constatâmes qu'elle présentait toutes les apparences du
retour complet de la santé, et en éprouvait le sentiment, quoique le phénomène de la pectoriloquie fût
encore de la plus grande évidence chez elle, sous la
partie antérieure de la seconde côte droite, dans une
étendue d'environ un pouce carré.

Pendant l'hiver de 1819, madame G*** a éprouvé un
rhume qui n'a duré qu'environ quinze jours, et n'a été
accompagné d'aucun accident grave. Elle a passé très
bien le reste de l'hiver ; et elle se porte parfaitement,
quoiqu'elle soit toujours pectoriloque au même degré.
Son pouls est plutôt rare que fréquent ; elle tousse rarement, et à peu près sans expectoration.

D'après les faits rapportés ci-dessus, d'après la forme
des fistules pulmonaires, l'aspect lisse et la texture de
la membrane qui les tapisse, ainsi que d'après l'analogie
des phénomènes que présentent les fistules en général,
on serait naturellement porté à croire que le développement de la membrane demi-cartilagineuse est le dernier effort que puisse faire la nature pour la guérison,
après la formation d'une cavité ulcéreuse dans le tissu
pulmonaire, et qu'il est impossible que les parois d'une
cavité ainsi tapissée puissent se réunir par une véritable
cicatrice. L'observation suivante prouvera cependant
le contraire.

OBS. XXIII. *Fistule demi-cartilagineuse du poumon en partie cicatrisée, chez un sujet qui avait d'ailleurs des tubercules à divers degrés, et une autre fistule pulmonaire non cicatrisée.* — Un Polonais entra à l'hôpital Necker, le 27 novembre 1817, pour une diarrhée qui paraissait dépendre uniquement de la constitution régnante, et qui, comme toutes celles de la saison, fut fort opiniâtre.

Pendant le séjour du malade à l'hôpital, on s'aperçut en outre qu'il toussait quelquefois, et qu'il expectorait quelques crachats jaunes et opaques. Cependant il maigrissait peu, et même moins que la persistance de la diarrhée n'eût pu le faire présumer.

Aucun symptôme grave n'existant chez ce malade, son observation ne fut point recueillie.

Le 1er février, il fut pris tout à coup d'une affection cérébrale caractérisée par des alternatives d'assoupissement et de délire, des mouvemens convulsifs des yeux et la dilatation des pupilles. Le 8 février, la paupière supérieure gauche et la vessie furent paralysées. Le malade perdit tout-à-fait connaissance le 9, et succomba dans la journée.

À l'ouverture du corps, on trouva une grande quantité de sérosité dans les ventricules du cerveau, à la base du crâne et dans la cavité de la colonne vertébrale. L'arachnoïde était tapissée, autour du pont de Varole, de fausses membranes encore molles, en partie jaunes et opaques, et en partie demi-transparentes, et déjà presque incolores.

Le poumon droit adhérait vers son sommet à la plèvre, au moyen de quelques lames cellulaires assez longues. Il était libre dans tout le reste de son étendue. Il pré-

sentait en cet endroit, qui correspondait aux parties
latérale externe et postérieure du lobe supérieur, une
dépression profonde qui, au premier coup d'œil semblait produite par l'affaissement des parois amincies d'une
excavation ulcéreuse; mais en y touchant, on trouvait,
au lieu de la sensation du vide, une dureté bien marquée. Le poumon ayant été incisé longitudinalement,
on vit que du centre de cette dépression partait une
lame blanche d'environ une demi-ligne d'épaisseur,
opaque, d'une consistance tout-à-fait analogue à celle
des cartilages, mais un peu moins ferme, qui se dirigeait
à peu près horizontalement en dedans. Arrivée environ
à un demi-pouce de la surface opposée du poumon,
elle se divisait en deux lames, qui se rejoignaient bientôt
en se confondant l'une avec l'autre, et formaient une
petite cavité ou kyste capable de contenir l'amande
d'un noyau de prune. Cette cavité était à moitié remplie
par un flocon de matière tuberculeuse d'un blanc jaunâtre, opaque, friable, beaucoup plus sèche que ne
l'est ordinairement la matière tuberculeuse ramollie au
même degré, mais bien reconnaissable encore, tant à
ses caractères propres, qu'à quelques points de matière
noire pulmonaire qui s'y trouvait mêlée. Les parois de
cette cavité, à raison de leur épaisseur de moitié moindre
que celle de la membrane cartilagineuse avec laquelle
elles se continuaient, et dont elles semblaient être un
dédoublement, avaient une légère demi-transparence,
et empruntaient la couleur rougeâtre du tissu pulmonaire qui les entourait (1).

---

(1) Cette cicatrice incomplète est celle qui a servi de modèle
à la figure 4, planche II.

A environ deux lignes au-dessus de cette membrane se trouvait une portion de tissu pulmonaire durcie, d'environ un pouce cube d'étendue, qui occupait tout-à-fait le sommet du poumon. Cet endurcissement était dû à un grand nombre de petits tubercules d'un jaune blanchâtre, opaques au centre, gris et demi-transparens vers la circonférence, parfaitement isolés les uns des autres, et dont la grosseur variait depuis celle d'un grain de millet jusqu'à celle d'un grain de chenevis; quelques-uns d'entre eux étaient tout-à-fait blancs et opaques, et commençaient à se ramollir vers le centre. Le tissu pulmonaire qui les séparait était infiltré d'une matière demi-transparente, et en apparence séreuse, mais sanguinolente, gélatiniforme, et beaucoup plus dense même que de la gelée, quoique très humide (*Infiltration tuberculeuse gélatiniforme*).

Tout le reste du poumon contenait çà et là un grand nombre de tubercules tout-à-fait semblables, également isolés, et, en général, fort écartés les uns des autres. Le tissu pulmonaire était partout, excepté vers ses parties antérieures, plus ou moins rougi par une légère infiltration ou transsudation sanguine. La partie postérieure et inférieure du poumon était beaucoup plus gorgée de sang; mais cet engorgement n'avait d'autre caractère que celui de l'infiltration cadavérique, car le tissu pulmonaire était partout fortement crépitant, excepté dans les parties les plus gorgées de sang, et dans la partie endurcie décrite ci-dessus. La crépitation et la perméabilité à l'air du tissu pulmonaire étaient même très marquées autour de la petite excavation et de l'espèce de cicatrice avec laquelle elle se continuait : seulement cette dernière avait, en dessus et en dessous, une espèce d'enveloppe d'un gris noirâtre, et d'environ une demi-ligne a une ligne d'épaisseur, qui paraissait formée par du tissu pulmonaire condensé, humine de sérosité, et mêlé d'une grande quantité de matière noire pulmonaire.

Le poumon gauche était absolument dans le même état quant à l'infiltration sanguine, au nombre, au volume des tubercules, et à l'état de crépitation parfaite du tissu pulmonaire, même autour des tubercules. Il ne présentait ni dépression extérieure, ni endurcissement, ni cicatrice analogue à ce qui existait dans le poumon droit; mais, à environ un pouce de son sommet, qui adhérait aussi à la plèvre par quelques lames cellulaires, se trouvait une excavation légèrement anfractueuse, et capable de loger une amande revêtue de son écorce ligneuse. Cette excavation, entièrement vide, était tapissée par une membrane d'environ un quart de ligne d'épaisseur, lisse, égale, demi-transparente, et d'une consistance analogue à celle des cartilages, quoique plus souple. Cinq ou six tuyaux bronchiques s'ouvraient dans cette excavation, et leur membrane interne paraissait évidemment se continuer avec celle de la cavité. Le tissu pulmonaire, aux environs de cette excavation, était tout-à-fait sain et crépitant (1).

La disposition anatomique dont on vient de lire la

---

(1) Cette excavation aurait donné infailliblement la pectoriloquie la plus évidente, si on eût examiné la poitrine de ce malade. *Note de l'auteur.*

description me semble être évidemment le résultat du
rapprochement des parois d'une cavité ulcéreuse tapissée par une membrane demi-cartilagineuse. Le recollement n'a pu être complet, à raison de l'existence
d'une petite partie de la matière tuberculeuse qui était
restée encore dans l'excavation. Ce cas peut être regardé comme très rare : il est le seul de son espèce que
j'aie rencontré ; mais il est assez commun de trouver
dans diverses parties du poumon, et particulièrement
dans le sommet du lobe supérieur, lieu où, comme l'on
sait, se forment le plus souvent les excavations tuberculeuses, des lames ou des espèces de cloisons plus ou
moins étendues, formées par un tissu cellulaire condensé, quelquefois mêlé de portions fibreuses ou fibro-
cartilagineuses, qui contrastent singulièrement par leur
blancheur avec le tissu pulmonaire, et qui présentent
tout-à-fait l'aspect d'une cicatrice plongée dans ce
tissu. Quelquefois, au lieu des lames dont il s'agit, on
trouve des masses plus ou moins volumineuses de tissu
cellulaire condensé, ou de tissu fibro-cartilagineux.

Assez ordinairement le tissu pulmonaire, aux environs
de ces productions accidentelles, est imprégné d'une
beaucoup plus grande quantité de matière noire pulmonaire que partout ailleurs, et quelquefois même il en
prend entièrement la couleur. Il semble que le travail de
la nature nécessaire pour le développement des productions accidentelles dans le poumon soit nécessairement
accompagné d'une formation extraordinaire de cette
matière noire, qui, ainsi que nous le dirons ailleurs,
peut être regardée comme à peu près naturelle, et ne
doit pas être confondue avec les mélanoses. Les parties

le plus fortement colorées sont ordinairement plus flasques et moins crépitantes que dans l'état naturel. Dans quelques cas, ce tissu noirci et flasque se trouve entremêlé par lames ou par masses irrégulières avec les productions fibro-cartilagineuses, qui, à raison de leur demi-transparence, paraissent alors plus grises que ne le sont ordinairement les cartilages naturels. Enfin, il n'est pas rare de rencontrer dans les mêmes poumons des concrétions ostéo-terreuses, ou une matière crétacée de consistance de bouillie. Nous reviendrons sur cette altération complexe en parlant des productions crétacées du poumon.

J'avais souvent observé ces dispositions sans trop savoir à quoi les attribuer, et sans y attacher beaucoup d'importance ; mais depuis que des faits analogues à ceux qui ont été exposés ci-dessus m'eurent fait concevoir la possibilité de la guérison des cavités ulcéreuses du poumon, je pensai que la nature avait peut-être plus d'une voie pour opérer cette guérison, et que, dans certains cas, les excavations, après s'être débarrassées, par le ramollissement, l'expectoration ou l'absorption, de la matière tuberculeuse qu'elles contenaient, pouvaient peut-être se cicatriser, comme les solutions de continuité des muscles ou de tout autre organe, par le simple rapprochement de leurs parois, et sans le développement préalable de la membrane demi-cartilagineuse. J'examinai, en conséquence, avec attention les poumons dans lesquels se trouvaient des cloisons celluleuses ou des masses fibro-cartilagineuses de l'espèce de celles dont il s'agit. Dans tous les cas, ces productions accidentelles me parurent pouvoir être regardées comme des cicatrices ; et dans plusieurs, elles me parurent évidemment ne pouvoir être prises pour autre chose.

Je trouvai que, dans tous les cas où ces cicatrices existent, la surface du poumon présente, au point où elles s'en rapprochent le plus, une dépression plus ou moins marquée, et dont la surface est dure, inégale, et creusée de sillons qui tantôt la divisent en bosselures irrégulières, tantôt se réunissent à un centre commun, de manière à imiter le froncement d'une bourse. Des adhérences celluleuses existent ordinairement en ce point entre les plèvres costale et pulmonaire.

Ces dépressions se trouvent le plus souvent aux parties supérieure, postérieure ou externe du sommet du poumon. Lorsqu'elles sont très profondes, il arrive quelquefois que le bord antérieur du poumon, attiré en haut et en arrière par la perte de substance et le resserrement subséquent que paraît avoir éprouvé l'intérieur de l'organe, se porte sur le point déprimé, et le recouvre à peu près comme le cimier d'un casque. Le bord postérieur du poumon présente quelquefois la même disposition, mais d'une manière beaucoup moins marquée (*voy.* fig. 1 et 2, pl. 111).

Quelque ressemblance que ces dépressions aient avec des cicatrices, je ne pense pas que telle soit effectivement leur nature, et je les comparerais plutôt aux enfoncemens également froncés que l'on rencontre souvent à la surface d'un sein squirrheux, et qui dépendent aussi d'un travail intérieur de l'organe subjacent. La surface du poumon est ici attirée en dedans d'une manière inégale par le resserrement intérieur de l'organe, de même que la peau l'est dans certains points à la surface d'une tumeur cancéreuse.

En disséquant avec soin les poumons qui présentaient à leur surface des dépressions semblables, j'ai trouvé constamment, à une demi-ligne, une ligne ou deux lignes au plus de la surface de la dépression, une masse celluleuse, fibreuse ou fibro-cartilagineuse semblable à celles que je viens de décrire. Le tissu pulmonaire compris dans cet espace est presque toujours flasque et non crépitant, même lorsqu'il ne présente aucune trace d'engorgement, et qu'il n'est point imprégné de matière noire. Dans tout le reste du contour de ces productions accidentelles, au contraire, il est souvent parfaitement sain et crépitant.

En suivant les rameaux bronchiques dans les environs de ces masses, j'ai trouvé que ceux qui se dirigent vers elles sont ordinairement dilatés. Dans plusieurs cas, j'en ai trouvé qui venaient, ainsi que quelques vaisseaux sanguins, aboutir à ces cicatrices, et s'y perdre en quelque sorte, de manière cependant que, quoique oblitérés, on pouvait les suivre encore à quelque distance à travers le tissu fibro-cartilagineux, avec lequel ils ne faisaient plus qu'une seule et même massse. Ce fait, dont la fig. 2, pl. 11, présente un exemple, me semble ne laisser aucun doute sur la nature des masses dont il s'agit, et sur la possibilité de la cicatrisation complète des ulcères des poumons. Il prouve en outre que quelquefois une bronche peut traverser une masse tuberculeuse, et par suite une excavation, sans être détruite, cas très rare, comme je l'ai dit au commencement de ce chapitre.

Les dépressions extérieures et froncées décrites ci-dessus ne sont donc point elles-mêmes des cicatrices; mais elles sont l'effet, en quelque sorte mécanique, d'une cicatrice réelle placée plus profondément dans le tissu pulmonaire.

Aucun trouble dans les fonctions n'annonce ordinairement l'existence de ces cicatrices, surtout lorsqu'elles sont le plus parfaites et formées par un tissu tout-à-fait analogue aux tissus naturels de l'économie animale. J'ai observé seulement, sur quelques sujets dont l'histoire donnait lieu de soupçonner le développement d'une pareille cicatrice, que la respiration se faisait entendre avec moins de force dans le point où on pouvait en supposer; mais quand la cicatrice est mêlée de beaucoup de matière noire, et surtout quand il s'y trouve des concrétions crétacées ou ostéo-terreuses, le malade conserve pendant longtemps, et quelquefois toute sa vie, un peu de toux et une expectoration muqueuse, demi-transparente, très visqueuse, et mêlée de points noirs.

Le grand nombre de sujets chez lesquels on a trouvé, dans les hôpitaux de Paris, ces *froncemens* à la surface du sommet du poumon, depuis la publication de la première édition de cet ouvrage, a fait avancer à quelques médecins qu'ils ne dépendaient point d'une cicatrice intérieure. Le fait est cependant constant pour les cas que j'ai rapportés, et je n'ai jamais trouvé de cicatrice pulmonaire sans froncement de la surface correspondante du poumon. Quant aux cas dans lesquels on aperçoit un léger froncement sans trouver de cicatrice intérieure bien évidente, j'ai déjà dit qu'il faut beaucoup d'attention pour distinguer une cicatrice cellulaire, dans le tissu éminemment celluleux du poumon. Dans ce cas, comme dans tous ceux qui demandent quelque application, il est beaucoup plus aisé de ne pas voir que de vérifier le fait. Quant à la fréquence des froncemens dont il s'agit, elle est effectivement très grande, car on en observe chez presque tous les phthisiques et sur un quart peut-être des autres sujets : mais je ne vois aucune raison de s'en étonner. Les tubercules du poumon emportent, à Paris, du quart au cinquième des hommes. Nous avons vu que cette affection marche souvent par éruptions successives, et que le sujet qui y succombe avait quelquefois triomphé de plusieurs attaques antérieures. D'un autre côté, le peu de gravité des symptômes généraux, dans les cas où il n'existe qu'une ou deux masses tuberculeuses d'un volume moyen ou même assez considérable (celui d'une pomme d'api, par exemple), doit faire penser qu'un petit nombre de tubercules moins volumineux encore peuvent se former, acquérir la grosseur d'une noisette, se ramollir, se vider dans les bronches, et se cicatriser sans trouble notable dans la santé ou avec un trouble si léger que le malade et le médecin ne peuvent s'en apercevoir. Il n'y a rien de plus commun que de trouver, à l'ouverture du corps de sujets qui ont succombé à des maladies étrangères aux organes thoraciques, un petit nombre de tubercules quelquefois assez volumineux, disséminés dans un tissu pulmonaire tout-à-fait sain d'ailleurs, et dont quelques uns sont déjà ramollis ou excavés. Rien n'ayant, dans ces cas, annoncé l'existance des tubercules, on en doit, ce me semble, conclure que la même chose doit arriver souvent chez des individus tout-à-fait bien portans : et alors le ramollissement de la matière tuberculeuse, et son évacuation, soit par les bronches, soit par l'action des vaisseaux absorbans, doivent être suivis d'une cicatrice ordinairement trop petite et trop semblable par sa texture au tissu pulmonaire lui-même, pour qu'on puisse l'en distinguer facilement, et surtout au premier coup d'œil et sans travail, comme voudraient le faire les gens qui portent dans une semblable recherche des préventions défavorables.

Les deux observations suivantes présenteront des exemples remarquables des cicatrices pulmonaires que je viens de décrire.

Obs. XXIV. *Cicatrice celluleuse ancienne dans le poumon, chez un homme mort d'une pleurésie chronique et d'une péritonite aiguë.* — Un ancien notaire de Nantes, âgé de soixante-cinq ans, tombé dans l'indigence depuis plusieurs années, entra à l'hôpital Necker le 29 décembre 1817, ne se plaignant d'autre chose que d'une gêne de la respiration à laquelle il était sujet depuis longtemps, et qu'il qualifiait d'*asthme.*

La percussion ne donnait aucun résultat, à raison de l'embonpoint excessif du sujet; la poitrine paraissait seulement résonner un peu moins sous la clavicule droite; mais la respiration, examinée à l'aide du stéthoscope, ne s'entendait nullement dans toute l'étendue du côté droit, et était au contraire *puérile* dans le côté gauche de la poitrine.

D'après ces symptômes je regardai le malade comme

atteint d'une pleurésie latente du côté droit. Le 4 décembre, je reconnus un léger œdème du tissu cellulaire sous-cutané du côté droit de la poitrine ; et, en appliquant le stéthoscope dans le dos, je trouvai que la respiration s'y entendait un peu le long de la colonne vertébrale du côté droit, quoique moins bien que du côté gauche. Le malade toussait très peu et ne crachait presque pas. Les jours suivans, il y eut quelque amélioration ; l'oppression devint moindre, et l'on commença à entendre un peu la respiration, à l'aide du stéthoscope, au-dessous de la clavicule droite. La voix résonnait avec force au même point, et y offrait un caractère tremblant ou chevrotant qui fit ajouter à la feuille du diagnostic, *pectoriloquie très douteuse* (1) ; mais ce phénomène disparut au bout de quelques jours.

Le 11 décembre, la poitrine résonnait évidemment mieux dans le même endroit, et la respiration s'y entendait aussi bien que de l'autre côté ; mais elle n'existait pas plus bas que la troisième côte. Elle s'entendait assez bien entre la colonne vertébrale de l'omoplate. Le malade commença à expectorer quelques crachats opaques, jaunes et puriformes. Les jours suivans, il alla de mieux en mieux. Cependant l'œdème du côté persistait et gagnait l'extrémité supérieure ; la main surtout était assez

---

(1) Ce phénomène que je confondais encore avec la pectoriloquie, était l'*égophonie*. Si on l'eût cherché dans le dos, on l'y eût certainement trouvé, surtout vers l'angle inférieur et le bord interne de l'omoplate, et probablement aussi au bas de l'aisselle, à la hauteur où il existait antérieurement.

Note de l'auteur.

enflée. Le malade donnait de temps en temps quelques signes de démence plutôt que de délire.

Dans les premiers jours de janvier, il se trouva plus faible, et ne pouvait descendre de son lit sans éprouver une lipothymie. Il était d'ailleurs sans fièvre, et l'œdème ne faisait pas de progrès. Il ne se plaignait plus du tout de gêne de la respiration, quoique les signes donnés par le stéthoscope fussent toujours les mêmes. Pendant ce mois et le commencement du suivant, il maigrit beaucoup. Depuis son entrée à l'hôpital, il avait une aversion constante pour les alimens, et mangeait extrêmement peu. Le 11 février, l'état du malade était encore le même. Il déraisonnait plutôt qu'il ne délirait. Dans les points du côté droit où l'on pouvait entendre la respiration, on entendait une sorte de crépitation à la fin de l'inspiration. Le 14, il y avait un changement total dans le *facies* du malade. Le front était fortement ridé, et tous les traits semblaient tirés en haut (1). Le malade se plaignait d'une douleur aiguë dans l'abdomen. Il avait été toute la nuit précédente dans un état de véritable délire. D'après ces symptômes, je fis ajouter au diagnostic, *péritonite*. L'état de faiblesse du malade et la diète sévère qu'il observait depuis plus de deux mois ne permettait pas de recourir aux saignées locales, qui d'ailleurs avaient été employées précédemment sans succès, ainsi que les exutoires de diverses espèces. Il mourut dans la journée.

------

(1) Signe pathognomonique d'une affection douloureuse de l'abdomen. (V. *Journal de Médecine*, etc., par MM. Corvisart. Leroux et Boyer, t. IV. p. 503. *Note de l'auteur.*

Ouverture cadavérique faite vingt-quatre heures après la mort. — Pâleur générale, embonpoint médiocre. Infiltration des membres thoraciques, et surtout du côté droit.

Le lobe gauche du cerveau était plus volumineux que le droit. Les circonvolutions cérébrales offraient un léger aplatissement à leurs parties moyenne et supérieure. L'arachnoïde était un peu infiltrée et épaissie çà et là dans des points correspondant aux scissures des circonvolutions du cerveau, ce qui la rendait un peu opaque et blanchâtre dans ces endroits. Les vaisseaux de la pie-mère étaient un peu gorgés de sang. Les ventricules latéraux, de grandeur inégale, comme les lobes, contenaient environ deux onces de sérosité roussâtre, répartie inégalement dans chacun d'eux. La substance cérébrale était assez molle, humide. Il ne s'écoulait, à l'incision, que très peu de gouttelettes de sang. La protubérance annulaire était beaucoup plus molle que dans l'état naturel. Le cervelet était aussi un peu mou.

La cavité de la plèvre droite contenait environ une pinte de sérosité un peu trouble, jaunâtre. Le poumon du même côté adhérait au diaphragme et à la partie inférieure de la paroi postérieure de la poitrine par un tissu cellulaire accidentel bien organisé, très court et très résistant. A la partie antérieure et moyenne du poumon, on trouva une fausse membrane de la largeur de la paume de la main, encore molle, opaque, jaunâtre, ayant, au premier coup d'œil, l'aspect d'un crachat épais et puriforme, et une consistance inférieure à celle de l'albumine demi-concrète. Cette fausse mem-

brane était parcourue par de petits vaisseaux sanguins
très nombreux, et adhérait à la plèvre costale par une
bride plus consistante, demi-transparente, dans laquelle
on voyait aussi un grand nombre de vaisseaux sanguins,
et dont la texture approchait davantage de celle du tissu
cellulaire accidentel parfait. En haut et en arrière, le
poumon adhérait à la plèvre au moyen d'une espèce de
couenne albumineuse d'un jaune de pus, très consistante, parcourue par de petits vaisseaux, et dont quelques parties, plus blanches, commençaient à se séparer
en lames cellulaires.

Le tissu du poumon était assez crépitant dans sa
moitié supérieure, quoiqu'un peu infiltré de sérosité
sanguinolente. Sa moitié inférieure présentait un tissu
plus compacte, d'une couleur rouge plus foncée, et
offrant par endroits des parties un peu grenues à l'incision ; elle était aussi gorgée de sang et de sérosité, et
moins crépitante que la partie supérieure.

Le poumon gauche adhérait par son sommet à la
plèvre costale, au moyen d'un tissu cellulaire accidentel ancien et bien organisé. A l'endroit où cette adhérence avait lieu, se trouvait une dépression comme
froncée, au centre de laquelle existait une petite ossification. De ce point partait une traînée de tissu cellulaire très blanc, assez fortement condensé, mais
qui, cependant, n'avait pas tout-à-fait la consistance
membraneuse. Cette sorte de traînée avait environ un
pouce de longueur sur six lignes de largeur et trois ou
quatre d'épaisseur inégale. Des tuyaux bronchiques de
la grosseur d'une plume de corbeau, ou un peu plus volumineux, se terminaient dans ce tissu cellulaire, dont

la couleur blanche contrastait singulièrement avec la teinte grise du tissu pulmonaire, et qui était évidemment une cicatrice. Ces rameaux bronchiques paraissaient oblitérés. Je fis mettre en réserve la pièce pour les suivre et les examiner à loisir, mais elle fut enlevée, par l'inadvertance d'un garçon d'amphithéâtre, avec d'autres débris anatomiques.

Le tissu du poumon était crépitant dans toute son étendue, et un peu infiltré de sérosité sanguinolente.

Il n'y avait de tubercules ni dans l'un ni dans l'autre poumon.

Le péricarde contenait quelques onces de sérosité limpide. Le volume du cœur était supérieur à celui du poing du sujet. Les parois du ventricule gauche avaient environ huit lignes d'épaisseur à l'origine des piliers, et six lignes à la base du ventricule; leur tissu était très ferme; la cavité était très petite. Le ventricule droit paraissait aussi un peu petit relativement au volume du cœur, et semblait en quelque sorte pratiqué dans l'épaisseur du gauche; ses parois étaient d'une épaisseur naturelle, et paraissaient par conséquent très minces en comparaison de celles du gauche. Ces cavités étaient vides de sang : la gauche contenait une concrétion polypiforme qui s'étendait jusque dans les premières divisions de l'aorte (1).

---

(1) Cet état du cœur est une hypertrophie très caractérisée du ventricule gauche. Elle n'avait pas été soupçonnée, quoique les battemens du cœur eussent été explorés plusieurs fois. Cette absence des signes d'une maladie du cœur, portée cependant à un assez haut degré, tient, ainsi qu'on le verra dans la

A l'ouverture des parois abdominales, il s'écoula environ deux pintes de sérosité trouble, mêlée de flocons albumineux. Les intestins étaient médiocrement distendus par des gaz ; on remarquait çà et là , sur leur bord libre , de fausses membranes molles, faciles à enlever , et une rougeur par plaques de différentes grandeurs, et formées par la réunion d'un grand nombre de petits points distincts. L'estomac était contracté près de l'orifice pylorique : en l'incisant, on trouva sa tunique musculeuse épaisse de deux lignes dans cet endroit et très ferme, mais saine ; sa tunique muqueuse ainsi que celle des intestins étaient saines. Le foie était un peu volumineux et graissait légèrement le scalpel. Les autres viscères contenus dans l'abdomen étaient sains.

Obs. XXV. *Cicatrice fibro-cartilagineuse ancienne dans un poumon, chez un homme mort de péripneumonie.* — Un manœuvre âgé de soixante-deux ans , d'une forte constitution et d'un tempérament sanguin , toussait habituellement depuis cinq ans. Le 4 avril 1818, il fut pris , en travaillant, d'une douleur assez vive dans la partie latérale et inférieure gauche de la poitrine : bientôt cette douleur s'étendit à presque tout le côté gauche ; la respiration devint difficile, haute et douloureuse: le malade ne pouvait se coucher sur le côté affecté. Cet état s'aggrava chaque jour. Il entra à l'hô-

---

troisième partie de cet ouvrage , à ce que le malade n'a été examiné que pendant la durée d'une maladie qui gênait l'action du poumon.   *Note de l'auteur.*

pital Necker le 8 du même mois. Examiné le même jour, il présenta les symptômes suivans :

Embonpoint médiocre, pâleur générale, pommette gauche légèrement colorée, lèvres bleuâtres, gonflement des jugulaires externes, pouls faible et fréquent, respiration courte, haute, douloureuse, et se faisant la bouche très ouverte ; toux peu fréquente et par quintes; expectoration très visqueuse, spumeuse, demi-transparente, peu abondante, et mêlée de quelques crachats jaunes et opaques.

La poitrine, percutée, rendait un son assez bon a droite, moindre à gauche. L'examen de la respiration par le stéthoscope donnait une différence beaucoup plus marquée, car on ne l'entendait nullement dans presque toute l'étendue du côté gauche, tandis qu'à droite elle était assez forte et accompagnée de râle et d'une sorte de sifflement. Les battemens du cœur étaient fréquens et assez réguliers. Les contractions des ventricules donnaient un son très obtus et une impulsion peu forte; celles des oreillettes étaient accompagnées d'un son assez clair ; on entendait bien ces dernières sous les clavicules. La pâleur du malade et la toux à laquelle il était sujet depuis longtemps devant faire soupçonner l'existence de tubercules dans les poumons, on chercha la pectoriloquie dans plusieurs points sans pouvoir la trouver : on n'examina pas, sous ce rapport, le sommet de l'épaule, l'état du malade ne permettant pas de longues recherches.

D'après ces données, on établit provisoirement le diagnostic suivant : *Pleuro-pneumonie du côté gauche. Tubercules? Légère dilatation du cœur?*

Le malade mourut dans la nuit suivante.

Ouverture du cadavre faite trente-six heures après la mort. — Cadavre de cinq pieds un pouce, muscles développés, pâleur générale. La poitrine, percutée, rendait un son assez clair antérieurement.

Le crâne ne fut pas ouvert.

La cavité gauche du thorax était plus vaste que la droite.

Le poumon droit adhérait à la plèvre dans toute son étendue par un tissu cellulaire bien organisé, abondant, et évidemment d'ancienne date. Au sommet du poumon, l'adhérence était beaucoup plus intime, et avait lieu au moyen d'une substance blanche et fibro-cartilagineuse qui faisait corps avec le poumon, et embrassait son sommet en formant une sorte de calotte épaisse de plus de trois lignes au centre. Cette épaisseur diminuait graduellement vers la circonférence, jusqu'à la hauteur de la seconde côte, où la calotte dont il s'agit finissait en se confondant avec la plèvre pulmonaire.

Le poumon, très crépitant antérieurement, l'était très peu en arrière, et présentait dans ses deux tiers postérieurs un tissu flasque, très mou, et fortement infiltré de sang très liquide, comme séreux, et à peine spumeux. Ce poumon était marbré d'un assez grand nombre de taches formées par la matière noire pulmonaire. Le sommet du lobe supérieur présentait une disposition tout-à-fait remarquable : jusqu'à la hauteur de la deuxième côte, il offrait un tissu très ferme et nullement crépitant : cette disposition dépendait de la présence d'une masse fibro-cartilagineuse de la grosseur d'une noix et de forme irrégulièrement conique, qui était, en cet endroit, plongée dans le tissu pulmonaire, auquel elle adhérait intimement et par continuité de substance. Cette masse, d'un blanc brillant et opaque, contrastait singulièrement avec le tissu pulmonaire, qui, en cet endroit, contenait beaucoup plus de matière noire que partout ailleurs. La couche de ce tissu qui séparait la masse dont il s'agit de la calotte décrite ci-dessus, était épaisse d'une à deux lignes, suivant les endroits, tout-à-fait noire, et ne contenait pas une bulle d'air, quoique sa texture fût encore très reconnaissable. Incisée dans divers sens, la masse fibrocartilagineuse présentait tout-à-fait l'aspect d'une cicatrice; on y distinguait, dans un ou deux points très peu étendus, une texture plus molle, analogue à celle du tissu cellulaire. Ces points étaient infiltrés d'une sérosité transparente.

Plusieurs tuyaux bronchiques venaient se perdre et s'oblitérer dans cette masse. Deux, entre autres, aussi gros qu'une plume d'oie, se rendaient à sa partie inférieure, et se terminaient là en formant un cul-de-sac. L'un d'eux pouvait être suivi, jusqu'à une distance d'un demi-pouce, dans la masse cartilagineuse. Immédiatement après avoir formé un cul-de-sac indiqué ci-dessus, dont le diamètre avait au moins deux lignes, et dont la membrane muqueuse était d'un rouge très intense, ce rameau se rétrécissait tout-à-coup en entrant dans la tumeur, de manière à égaler à peine le volume d'une plume de corbeau. Il ne présentait plus de cavité, et acquérait une blancheur et une texture tout-à-fait semblables à celles de la tumeur, dont il se distinguait cependant très bien par la direction de ses fibres. Une légère nuance dans la couleur de ces mêmes fibres faisait reconnaître encore, dans le faisceau formé par le rameau bronchique oblitéré, les parois de ce tube et la place qu'avait occupée sa cavité. (*Voy.* pl. 11, fig. 3.)

Le poumon gauche adhérait, ainsi que le droit, à la plèvre dans toute son étendue; il avait un volume d'un tiers plus grand que celui du côté opposé; son quart antérieur et son sommet étaient crépitans. Vers le sommet se trouvait une petite excavation capable de contenir une noisette, tapissée par une membrane grise, mince, demi-transparente, de consistance demi-cartilagineuse, et à travers laquelle on apercevait la matière noire, qui était très abondante dans toute la partie crépitante du poumon. Cette excavation contenait une petite quantité de matière tuberculeuse friable et de consistance du fromage mou. Le tissu pulmonaire au milieu duquel elle était placée était parfaitement crépitant.

Vers l'origine des bronches se trouvait un seul tubercule de la grosseur d'un grain d'orge, ramolli à consistance de fromage mou, et entouré d'une membrane ferme, grisâtre et demi-transparente, de la nature des demi-cartilages ou cartilages imparfaits.

Dans ses trois quarts postérieurs ce poumon offrait une consistance semblable à celle du foie. Incisée dans toute sa longueur, la portion ainsi durcie laissait suinter une médiocre quantité de sérosité mêlée de pus très reconnaissable et d'un peu de sang. Le tissu pulmonaire, durci, très rouge par endroits, simplement rougeâtre dans d'autres, légèrement jaunâtre dans les lieux les plus infiltrés de pus, rendu grisâtre ou même noirâtre dans des parties assez étendues, par une espèce d'exhalation diffuse de la matière noire pulmonaire, et piqueté çà et là de petits points noirs formés par la même matière, offrait tout-à-fait l'aspect de certains granits. Abstergée avec un ligne, et examinée à contre-jour, la surface des incisions paraissait grenue.

La base du poumon gauche, qui adhérait au diaphragme par toute l'étendue de son bord, en était séparée au centre par une couche de matière albumineuse opaque, d'un jaune-citrin et de consistance de blanc d'œuf cuit. Cette couche était divisée en deux lames, dont l'une tapissait la plèvre pulmonaire, et l'autre la plèvre diaphragmatique; elles étaient unies par un grand nombre de lames transversales de même nature, qui présentaient déjà la disposition des lames du tissu cellulaire, et étaient séparées par une sérosité citrine. Au-dessous de cette couche albumineuse, qui s'enlevait facilement, on voyait la plèvre pulmonaire rougie.

La surface interne du péricarde présentait, à l'endroit de son adhérence au diaphragme, dans une étendue d'environ un pouce carré, une rougeur intense formée de petits points distincts quoique très rapprochés. Le péricarde contenait deux ou trois flocons albumineux demi-concrets, et environ deux onces de sérosité fortement sanguinolente. Le cœur surpassait en volume le poing du sujet; on remarquait sur sa face antérieure une plaque blanche, de nature celluleuse, et de la grandeur de l'ongle.

L'oreillette droite et son appendice étaient fortement distendues par une concrétion polypiforme, qui s'étendait jusque dans le ventricule du même côté, et était fortement intriquée dans ses colonnes charnues. Ce ventricule était plus vaste que dans l'état naturel ; ses parois avaient à peu près leur épaisseur ordinaire, mais leur tissu était jaunâtre, pâle et flasque.

Le ventricule et l'oreillette gauches étaient vides. Le premier était évidemment dilaté ; ses parois avaient au plus quatre à cinq lignes d'épaisseur, et leur tissu présentait le même état de ramollissement et de pâleur que celui du ventricule droit.

Les intestins étaient peu distendus par des gaz. L'estomac était vide, et présentait, vers la partie moyenne de sa grande courbure, une plaque de la grandeur de la main, d'une rougeur assez marquée, et qui ne disparaissait pas en raclant la membrane muqueuse. Le reste du tube intestinal, ainsi que les autres viscères de l'abdomen, n'offraient rien de remarquable.

Les observations que l'on vient de lire prouvent, ce me semble, que les tubercules du poumon ne sont pas, dans tous les cas, une cause nécessaire et inévitable de mort ; et qu'après que leur ramollissement a formé dans l'intérieur du poumon une cavité ulcéreuse, la guérison peut avoir lieu de deux manières : ou par la conversion de l'ulcère en une fistule tapissée, comme toutes celles qui peuvent exister sans compromettre la santé générale, par une membrane tout-à-fait analogue aux tissus de l'économie animale saine ; ou par une cicatrice plus ou moins parfaite, et de nature celluleuse, fibro-cartilagineuse, ou demi-cartilagineuse. La nature tout-à-fait semblable des excavations observées chez les malades qui font le sujet des observations xixe, xxe,

XXIe, XXIIe et XXIVe, ne permet pas de douter qu'elles n'aient eu la même origine, et qu'elles n'aient été produites par le ramollissement de tubercules autrefois contenus dans leurs cavités. La femme qui fait le sujet de l'observation XIXe pouvait être regardée comme tout-à-fait guérie, puisqu'il n'existait plus de tubercules dans le poumon. On peut en dire autant du sujet de l'observation XXVe, puisqu'il n'existait plus chez lui qu'un seul et très petit tubercule. Les malades des observations XXe, XXIe et XXIIe auraient eu sans doute des récidives, parce qu'il existait chez eux des tubercules crues ou miliaires qui se seraient nécessairement développés par la suite ; mais ce développement eût pu n'arriver que dans un temps fort éloigné, et laisser encore aux malades l'espérance d'une longue vie. Bayle a observé, avec raison, que les tubercules crus, et surtout les tubercules miliaires, existent souvent pendant un grand nombre d'années sans altérer la santé d'une manière grave.

Si l'on eût pu obtenir des renseignemens sur les maladies antérieures des sujets de ces observations, on eût appris sans doute que tous avaient éprouvé, à une époque quelconque, ou une toux de longue durée, ou un catarrhe grave, ou même une maladie prise longtemps pour la phthisie pulmonaire, et terminée par une guérison inespérée.

Ces notions nous manquent. Quelque soin que l'on mette à interroger les malades, il est très difficile, dans les hôpitaux surtout, d'obtenir des renseignemens exacts et complets sur les maladies antérieures qu'ils peuvent avoir éprouvées, lorsqu'ils n'imaginent pas eux-mêmes qu'il peut y avoir quelque relation de dépendance entre ces maladies et celle qu'ils éprouvent actuellement.

A défaut de ces renseignemens, on peut au moins remarquer que les faits dont il s'agit rendent parfaitement raison de la marche en quelque sorte intermittente de certaines phthisies, et des guérisons extraordinaires qui ont lieu dans d'autres. Ce n'est pas que je veuille nier que, dans certains cas, la phthisie puisse être complétement simulée par une simple affection catarhale, et sans qu'il existe aucun tubercule dans le poumon. Je rapporterai plus bas un exemple d'une semblable affection ; mais ce cas est très rare, et le fait dont il s'agit est le seul qui se soit jamais présenté à moi. L'ouvrage de Bayle (obs. 48 et 49) en contient deux autres également vérifiés par l'autopsie.

Les exemples de fistules et de cicatrices pulmonaires, au contraire, sont extrèmement communs : je n'en ai rapporté qu'un petit nombre, et je les ai choisis parmi mes observations récentes, parce qu'ayant porté depuis quelque temps une attention plus particulière sur ce point d'anatomie pathologique, j'ai pu observer et décrire ces faits avec plus d'exactitude ; mais j'avais eu antérieurement occasion de rencontrer assez fréquemment des dispositions semblables, et je les ai même décrites en partie ailleurs (1). Je puis assurer que quiconque se livrera d'une manière assidue à des recherches d'anatomie pathologique dans un hôpital, ne passera pas six

---

(1) *Dictionnaire des Sciences médicales*, art. Cartilages accidentels.

mois sans rencontrer des cicatrices et des fistules pulmonaires.

Ces dispositions se présenteront souvent avec des caractères très variés. Il serait aussi difficile que superflu
d'essayer de les décrire tous. Je dois seulement ajouter
à ce que j'en ai déjà dit, que le développement du tissu
cartilagineux accidentel paraît être le moyen qu'affecte
particulièrement la nature pour remédier aux destruc-
tions produites par les tubercules excavés, et que souvent elle semble produire cette substance réparatrice
avec une abondance en quelque sorte exubérante. Ainsi,
outre la cicatrice qui remplace une excavation formée
dans le lobe supérieur du poumon, et voisine de sa surface, on trouve quelquefois le sommet de ce poumon
enveloppé d'une calotte cartilagineuse (obs. xxv), qui
semble être un moyen employé par la nature pour empêcher l'effusion de la matière tuberculeuse dans la
plèvre. Dans d'autres cas, le kyste qui forme les parois
d'une fistule cartilagineuse offre une épaisseur inégale,
d'un demi-pouce à un pouce, et une cavité très petite,
en sorte que la suture médicatrice semble avoir hésité
entre le choix d'une fistule et celui d'une cicatrice pleine
(*Voy*. fig. 2, pl. iii). Très souvent le développement de
ces cartilages accidentels est accompagné ou suivi d'une
production abondante de phosphate calcaire dans le
voisinage. Il est rare cependant que les kystes fistuleux
s'ossifient, quoique j'en aie rapporté plus haut un exemple ; mais ils contiennent fréquemment du phosphate
calcaire terreux et humide. Plus souvent encore le tissu
pulmonaire est infiltré de la même substance, plus ou
moins sèche et mêlée de matière noire, dans les points

occupés précédemment par des tubercules. Quelquefois
on trouve de petits tubercules peu nombreux, produits
d'une éruption primitive, dont quelques-uns sont crus
ou ramollis à divers degrés, et d'autres plus ou moins
complétement détruits par l'absorption, et remplacés
par du phosphate calcaire à l'état terreux ou ostéo-
pétré, qui semble avoir été exhalé à mesure que la matière tuberculeuse était absorbée (1).

Les guérisons momentanées qui ont lieu chez certains
phthisiques s'expliquent facilement par la cicatrisation
d'un tubercule ramolli, et le ramollissement consécutif
de tubercules qui étaient encore crus à l'époque de la
guérison du premier. On conçoit, par exemple, que le
Polonais dont l'histoire a été rapportée ci-dessus, s'il
n'eût été emporté par une affection cérébrale intercurrente, eût pu, après la cicatrisation complète de l'excavation existant au poumon droit, jouir pendant plusieurs

---

(1) C'est l'observation de ce fait qui a conduit M. Andral à
admettre pour le tubercule devenu concret deux espèces de
transformations, la transformation purulente et la transformation crétacée. Cette dernière a lieu, suivant lui, par un retrait, une résorption de la matière animale qui constitue en
très grande partie le tubercule, et par une augmentation de
sécrétion des matières calcaires. Il cite en preuve deux analyses
faites dans le laboratoire de M. Thénard : dans la première,
des tubercules crus ont donné une matière animale 98,15,
muriate de soude, phosphate et carbonate de chaux 1.85, oxide
de fer quelques traces ; dans la seconde, des tubercules qui
avaient subi la transformation crétacée ont présenté des proportions inverses : matière animale 5, matières salines 96. (V.
Précis d'Anat. path., t. 1. p. 417.)   M. L..

années d'une santé assez parfaite, ou troublée tout au plus par la toux avec expectoration pituiteuse que déterminent ordinairement les tubercules miliaires (1); mais le développement de ces tubercules eût nécessairement ramené tôt ou tard les symptômes de la phthisie. J'ai eu occasion de voir, en 1814, un exemple remarquable de ces guérisons momentanées de la phthisie.

Obs. XXVI. *Phthisie pulmonaire suspendue dans sa marche, et en apparence guérie.* — Une jeune dame vint à Paris dans le dessein d'y chercher des secours contre une maladie pour laquelle elle avait déjà employé un grand nombre de remèdes en province. M. Récamier et moi fûmes consultés par elle. Elle présentait tous les signes de la phthisie pulmonaire : toux fréquente, crachats puriformes, amaigrissement considérable, fièvre hectique, sueurs nocturnes. Plusieurs glandes lymphatiques du cou étaient dures et tuméfiées. A ces symptômes se joignait, depuis quelques jours, une diarrhée assez forte. Nous conseillâmes quelques astringens, les bains sulfureux et l'usage du lait d'ânesse. Ces moyens furent suivis d'un succès tellement prompt, qu'au bout de deux mois les forces, l'embonpoint et la fraîcheur étaient redevenus ce qu'ils étaient avant la maladie. La toux avait tout-à-fait disparu; le volume des glandes cervicales avait diminué de moitié, et la malade retourna chez elle dans un état de santé parfait. Elle passa très bien l'hiver; mais au mois d'avril la toux et tous les symptômes de la phthisie reparurent, firent

______

(1) V. Bayle. *Recherches sur la Phthisie*, p. 26.

des progrès rapides, et la malade succomba vers la fin de l'été.

Les exemples de guérison momentanée, et cependant aussi parfaite, sont rares dans la phthisie pulmonaire; mais il ne l'est pas autant de voir des sujets qui vivent un grand nombre d'années avec tous les symptômes de la phthisie, éprouvant alternativement des convalescences imparfaites et des rechutes plus ou moins graves. C'est principalement ce cas que Bayle avait en vue lorsqu'il disait que la phthisie peut quelquefois durer quarante ans (*ouv. cité*, p. 43). Je pense qu'il doit être attribué au ramollissement successif de plusieurs tubercules et à leur conversion en fistules pulmonaires, tandis que les guérisons momentanées plus parfaites et avec cessation totale de la toux me paraissait dues à la formation d'une cicatrice fibreuse ou fibro-cartilagineuse. En effet, les cas de ces deux espèces que j'ai le mieux observés jusqu'à présent me paraissent donner les résultats suivans : la guérison des tubercules par la formation d'une fistule demi-cartilagineuse laisse assez ordinairement après elle un catarrhe chronique plus ou moins intense et accompagné d'une expectoration quelquefois assez abondante; les cicatrices, au contraire, ne produisent guère d'autre incommodité qu'une toux sèche, rare et peu forte, et souvent même n'en occasionent point du tout, surtout lorsque leur texture se rapproche beaucoup des tissus naturels de l'économie, et particulièrement du tissu cellulaire ou des fibro-cartilages. Lorsqu'au contraire le tissu de la cicatrice est d'une nature moins parfaite et plus éloignée de celle des tissus sains de l'économie animale, et qu'elle est mêlée de beaucoup de matière noire pulmonaire, comme on le voit dans l'observation xxv°, il reste une toux habituelle, sèche ou accompagnée d'expectoration pituiteuse, et un état de cachexie morbide, même après la destruction complète des tubercules.

Si on réfléchit que le développement des tubercules dans le poumon paraît être ordinairement le résultat d'une diathèse générale ; que souvent on en trouve en même temps dans les parois des intestins, où ils déterminent des ulcères, et, par une suite nécessaire, la diarrhée colliquative ; et que, dans certains cas enfin, les glandes lymphatiques, la prostate, les testicules, les muscles, les os, etc., en contiennent également, on sera sans doute porté à croire que la guérison la plus parfaite d'une phthisie pulmonaire ne peut être que momentanée. Mais en admettant les conséquences les plus fâcheuses que l'on peut tirer de ces cas extrêmes (et rares, au reste, eu égard au grand nombre de phthisiques), il n'en restera pas moins constant que, dans beaucoup de cas de phthisie pulmonaire, on peut encore concevoir, d'après les exemples que nous avons rapportés, l'espérance d'une guérison réelle, ou au moins d'une suspension dans les accidens qui en est presque l'équivalent, puisque le malade peut-être rendu à un état de santé assez parfait pour remplir toutes les fonctions de la vie civile, et pendant plusieurs années, avant que le développement des tubercules restés dans l'état de crudité ne détermine une nouvelle et dernière attaque de phthisie.

Enfin, quoique la plupart des sujets chez lesquels j'ai

rencontré des fistules ou des cicatrices pulmonaires portassent des tubercules à différens degrés de développement, et par conséquent une cause nécessaire, quoique peut-être encore éloignée, du retour de la maladie, cependant j'ai trouvé aussi les mêmes traces de guérison chez beaucoup de sujets qui n'offraient plus de tubercules, ni dans les poumons, ni dans aucun autre organe : les observations XIXe et XXVe en offrent des exemples. On supposera peut-être que, chez ces deux sujets, les cicatrices ou fistules pulmonaires pouvaient être dues à de véritables abcès, résultat de l'inflammation du poumon, et non pas à des tubercules; mais cette supposition serait tout-à-fait gratuite. Lorsqu'on fait habituellement des ouvertures de cadavres, on peut suivre pour ainsi dire jour par jour la formation des membranes demi-cartilagineuses à la surface des ulcères tuberculeux; et, d'un autre côté, la formation d'une collection de pus ou d'un véritable abcès, par suite d'inflammation dans le tissu pulmonaire. quoiqu'elle ne soit pas tout-à-fait impossible, est tellement rare, comme nous l'avons dit, qu'elle ne peut nullement rendre raison d'une chose aussi commune que les fistules et les cicatrices dont il s'agit.

Ces considérations doivent porter à ne pas perdre toute espérance dans les cas de phthisie pulmonaire, dans lesquels la percussion et l'exploration par le stéthoscope indiquent que la plus grande partie du poumon est encore perméable à l'air; et, dans des circonstances semblables, quoique l'on puisse prononcer avec certitude qu'un malade pectoriloque a une excavation ulcéreuse dans le poumon, on pourrait quelquefois se tromper en assurant qu'il succombera.

On peut même dire, en général, que quand les crachats sont jaunes et opaques, l'amaigrissement considérable, la fièvre hectique très intense, et en un mot les symptômes ordinaires de la phthisie très prononcés, on doit les regarder en quelque sorte comme d'un moins fâcheux augure lorsque la pectoriloquie est en même temps manifeste, que lorsqu'ils existent sans ce phénomène : car, dans le premier cas, on peut les attribuer aux efforts de la nature pour le ramollissement et l'évacuation de la matière tuberculeuse, et espérer qu'ils cesseront quand l'excavation sera tout-à-fait vide, si d'ailleurs la plus grande partie du poumon paraît saine d'après le résultat de l'exploration de la respiration. Dans le second cas, au contraire, on doit penser qu'il existe un grand nombre de tubercules, puisqu'ils déterminent des effets généraux et très graves avant que leur ramollissement soit assez avancé pour produire des cavités ulcéreuses.

Je regrette le défaut de renseignemens sur les maladies qui avaient produit les cicatrices ou fistules pulmonaires observées chez les malades des observations XIX", XX", XXI", XXIII", XXIV", et XXV"; mais, à défaut, je puis rapporter deux observations qui, avec la XXII", présenteront en quelque sorte la contre-partie des précédentes : ce sont celles de deux hommes qui ont été bien évidemment atteints de la phthisie pulmonaire, et qui jouissent depuis plusieurs années d'une santé parfaite.

Obs. XXVII. *Phthisie pulmonaire tuberculeuse guérie.* — M. G... Anglais, détenu à Paris comme pri-

sonnier de guerre, âgé d'environ trente-six ans, d'une
haute stature, d'une assez forte constitution, d'un tempérament lymphatico-sanguin, éprouva, au commencement de septembre 1813, une hémoptysie assez
abondante, suivie d'abord d'une toux sèche, et, au
bout de quelques semaines, de l'expectoration de crachats jaunes et puriformes. A ces symptômes se joignait
une fièvre hectique bien prononcée, une dyspnée considérable et des sueurs nocturnes abondantes. L'amaigrissement faisait des progrès rapides, et les forces
diminuaient dans la même proportion. La poitrine résonnait bien dans toute son étendue, excepté sous la
clavicule et l'aisselle droites. L'hémoptysie reparaissait
de temps en temps, mais avec une abondance médiocre. Dans le courant de décembre, il se manifesta une
diarrhée qui ne fut modérée qu'avec beaucoup de peine
par l'opium et les substances gommeuses. Au commencement de janvier, le malade était arrivé à un état de
marasme et d'affaiblissement tel qu'on pouvait s'attendre
chaque jour à le voir succomber. Bayle et Hallé, qui le
virent en consultation, en portèrent, ainsi que moi, ce
jugement.

Le 15 janvier 1814, le malade éprouva une quinte de
toux plus forte qu'à l'ordinaire ; et, après avoir rendu
quelques crachats de sang presque pur, il expectora
une masse de consistance ferme et de la grosseur d'une
petite noisette. Je fis laver cette masse, et je vis qu'elle
était composée de deux substances très distinctes. L'une
était jaune, opaque, de consistance de fromage, un peu
friable, mais cependant encore assez ferme. Cette matière, qui formait à peu près les trois quarts de la masse,

était facile à reconnaître au premier coup d'œil pour
un tubercule qui avait éprouvé un premier degré de
ramollissement. L'autre substance était grisâtre, demi-
transparente, très ferme dans certains points, molle,
flasque et rougeâtre dans d'autres, et ressemblait entièrement à un petit morceau de tissu pulmonaire en
partie imprégné ou infiltré de la matière grise des tubercules commençans, et dans l'état d'endurcissement
enfin que l'on rencontre autour des masses tuberculeuses un peu volumineuses et des excavations ulcéreuses. D'après cet accident et l'état général du malade,
je ne doutai pas qu'il ne dût succomber dans quelques
jours, et peut-être dans quelques heures. L'amaigrissement était porté au dernier degré, et depuis près de
trois semaines le malade ne pouvait plus se soutenir
sur ses jambes, même quelques instans. Sa pesanteur
spécifique même était tellement diminuée qu'à cette
époque, quoiqu'il eût près de six pieds, un homme
de force moyenne a pu le transporter sans peine, sur les
deux mains tendues et sans l'embrasser, de son fauteuil
à son lit.

Il resta dans le même état jusqu'à la fin de janvier.
Au commencement de février, les sueurs et le dévoiement cessèrent spontanément, et, contre toute espérance, l'expectoration diminua notablement ; le pouls,
qui jusqu'alors passait habituellement cent vingt pulsations, tomba à quatre-vingt-dix; l'appétit, nul depuis
le commencement de la maladie, reparut peu de jours
après; le malade put faire quelques pas dans sa chambre ; bientôt l'amaigrissement diminua, et, vers la fin
du mois, tout annonçait une véritable convalescence.

Dans le courant de mars, la toux cessa entièrement.
l'embonpoint revint graduellement, les muscles repri-
rent leurs formes, le malade put monter à cheval et
même faire d'assez longues courses. Au commencement
d'avril, il était parfaitement rétabli.

Depuis cette époque M. G..... a presque continuellement voyagé. Il a parcouru successivement la France,
l'Italie et l'Allemagne, revenant de temps en temps à
Paris ou à Londres, et changeant ainsi quelquefois de
climat d'une manière brusque ; vivant habituellement
d'une manière assez sobre et assez régulière, mais se
laissant entraîner de temps en temps à des parties de
plaisir que, parmi ses compatriotes, les hommes de
bonne compagnie ne s'interdisent pas toujours, et qu'en
France on appellerait des orgies. Il n'a pas éprouvé la
moindre rechute, et il ne tousse jamais.

Se trouvant à Paris au mois de mars 1818, il me consulta de nouveau pour une légère affection bilieuse. Je
profitai de l'occasion pour examiner sa poitrine à l'aide
du stéthoscope : je trouvai que la respiration était beaucoup moins sensible dans tout le sommet du poumon
droit, jusqu'à la hauteur de la troisième côte, que dans
le reste de la poitrine. Cette partie cependant résonne
aussi bien que le côté opposé, et il n'y a point de pectoriloquie. D'après ces signes, je pense que l'excavation
d'où est sorti le fragment de tubercule décrit ci-dessus
a été remplacée par une cicatrice cellulaire ou fibro-
cartilagineuse. L'absence totale de la toux, de la dyspnée
et de l'expectoration, depuis si longtemps, ne permet
guère de soupçonner qu'il puisse exister chez lui d'autres

tubercules, et je pense, en conséquence, qu'il est parfaitement guéri.

En 1824, il a été examiné à Rome par le docteur Clarke, médecin anglais, qui y exerce la médecine avec beaucoup de distinction, et qui l'a reconnu pour le sujet de l'observation que l'on vient de lire. Je l'ai revu moi-même à Paris dans le cours de la même année, et je l'ai trouvé dans le même état qu'en 1818.

Obs. XXVIII. *Phthisie pulmonaire guérie.* — Bayle a consigné dans ses Recherches sur la phthisie pulmonaire (obs. 54, p. 411) une observation que je lui avais communiquée, et dont le sujet, après avoir éprouvé aussi tous les symptômes d'une phthisie pulmonaire parvenue au dernier degré, a parfaitement guéri par le changement d'air et l'habitation des bords de la mer. La guérison de la phthisie nous paraissant impossible, nous pensions, Bayle et moi, que sa maladie avait été un catarrhe chronique, et l'observation est ainsi intitulée. J'ai acquis depuis la certitude qu'il y avait eu chez ce malade quelque chose de plus qu'un catarrhe. J'ai eu occasion de le revoir en 1818 : j'ai exploré sa poitrine avec le stéthoscope ; j'ai trouvé que la respiration s'entend parfaitement chez lui dans toute l'étendue de cette cavité, excepté au sommet du poumon droit, où elle manque totalement jusqu'à la hauteur de la deuxième côte. Je regarde en conséquence comme certain que cette partie du poumon a été le siége d'une excavation ulcéreuse qui a été remplacée par une cicatrice pleine et solide. Cet état paraît n'influer en rien sur la santé

du sujet. M. D*** est aujourd'hui substitut du procureur
du Roi dans une Cour royale. Depuis plusieurs années,
il porte fréquemment la parole, et il parle souvent plus
d'une heure de suite sans en être aucunement fatigué.
Il éprouve quelquefois une petite toux sèche, surtout
aux changemens de temps; mais il s'enrhume très rarement.

Je termine ici ce que j'avais à dire sur la possibilité
de la guérison dans la phthisie pulmonaire. J'espère
qu'on me pardonnera la longueur de cet article en faveur de l'importance du sujet. Les questions que je viens
d'examiner ne sont pas d'ailleurs étrangères au sujet
principal de mon ouvrage; car il suit des divers rapprochemens que j'ai été amené à faire que l'exploration
par le stéthoscope est le meilleur moyen de reconnaître,
dans tous les cas, un mal variable dans ses symptômes
et dans sa gravité même. Quant aux faits particuliers
que j'ai rapportés pour prouver la possibilité de la guérison de la phthisie pulmonaire, je pense que tout
observateur attentif, et qui voudra employer les mêmes
moyens que moi, c'est-à-dire l'auscultation médiate et
l'ouverture des cadavres, en rencontrera fréquemment,
de semblables. Tout me porte à croire que ces cas sont
extrêmement communs (1). Les exemples que j'ai rap-

---

(1) M. Andral a consigné dans sa *Clinique médicale* (t. III,
p. 382, 394) un résumé des divers cas de cicatrices pulmonaires qui se sont présentés à lui. Ses observations sont toutes con-
firmatives de celles de Laënnec. Comme lui, il a vu dans le
poumon des cicatrices fistuleuses, c'est-à-dire des excavations
vides, tapissées par une fausse membrane cellulo-fibreuse,

portés se sont offerts à moi dans l'espace de quelques mois; et dans le même temps, ou depuis, j'en ai vu beaucoup d'autres.

Je ne crois pas pouvoir attribuer cette circonstance à une réunion fortuite de cas rares de leur nature, mais bien plutôt à la fréquence de ces cas. J'ai déjà dit que j'avais rencontré assez souvent autrefois des dispositions semblables, sans y faire grande attention; et, dans les sciences naturelles, lorsque l'attention n'est pas spécia-

---

tantôt communiquant avec de larges bronches, tantôt entourées d'une couche épaisse de tissu cartilagineux dans lequel des bronches venaient s'oblitérer, correspondant toutes à un froncement de la surface de l'organe qui semblait indiquer qu'elles s'étaient rétrécies, et que le tissu pulmonaire s'était affaissé sur elles. Comme lui, il a vu des cicatrices pleines, consistant en des espèces d'intersections plus ou moins irrégulières, cartilagineuses, fibro-cartilagineuses, fibreuses ou cellulo-fibreuses, dans lesquelles des bronches plus ou moins volumineuses venaient brusquement s'oblitérer, et qu'on distinguait par cela seul des productions accidentelles primitivement de même nature avec lesquelles on ne voyait plus de rameaux bronchiques venir se confondre. Comme lui enfin, il a vu des tubercules convertis en matière crétacée et entourés d'un tissu induré et noirâtre. Il paraît même avoir une fois rencontré toutes ces lésions réunies chez le même sujet.

M. Louis a été moins heureux. Il n'a jamais rencontré de cicatrices pulmonaires, soit fistuleuses, soit pleines, et les dépressions avec froncement de la surface du poumon ne lui ont paru correspondre à aucune lésion déterminée (*Rech. sur la Phthis.*, p. 36). Ce résultat était d'autant moins présumable, que les recherches de M. Louis ont porté sur trois cent cinquante-huit sujets.　　　　　　　　　　　　　　　　　M. L.

lement dirigée vers un objet, on peut le voir tous les jours sans le connaître. Un jardinier sait rarement distinguer la dixième partie des plantes qui croissent sur le sol qu'il cultive ; et, pour prendre un point de comparaison dans la science même dont il s'agit, un anatomiste peut n'entendre rien aux altérations organiques du corps humain, quoiqu'il les aperçoive tous les jours en suivant des vaisseaux ou des filets de nerfs; et je puis attester, d'après ma propre expérience, qu'on peut oublier en partie l'anatomie descriptive, quoiqu'on ouvre tous les jours des cadavres.

Au reste, la guérison, dans les cas de phthisie pulmonaire où l'organe n'a pas été entièrement envahi, ne présente, ce me semble, aucun caractère d'impossibilité, ni sous le rapport de la nature du mal, ni sous celui de l'organe affecté; car les tubercules du poumon ne diffèrent en rien de ceux qui, placés dans les glandes, prennent le nom de *scrofules*, et dont le ramollissement est, comme on le sait, suivi très souvent d'une guérison parfaite. D'un autre côté, la destruction d'une partie du tissu pulmonaire n'est point un cas mortel de sa nature, puisque les plaies mêmes de cet organe guérissent assez souvent malgré la complication fâcheuse qu'y ajoute nécessairement l'ouverture des parois thoraciques et l'introduction de l'air dans la plèvre.

ARTICLE IV.

Causes occasionelles de la Phthisie pulmonaire.

Nous avons déjà examiné la question de savoir si la phthisie est une suite de l'inflammation de quelqu'une des parties constitutives du poumon, et nous l'avons résolue par la négative. Le froid passe encore généralement pour être une des causes occasionelles les plus puissantes de la phthisie pulmonaire, et il est certain que la phthisie est extrêmement commune dans le nord de l'Europe et de l'Amérique : mais il est à remarquer que, dans ces pays, les hommes souffrent plus rarement du froid que dans les climats plus tempérés, parce que la rigueur constante des hivers les oblige à se mieux vêtir et à mieux chauffer leurs maisons ; d'un autre côté, la phthisie pulmonaire est très rare chez les habitans des montagnes élevées, et particulièrement des Alpes, qui ont cependant à supporter des hivers aussi longs et aussi rigoureux que ceux du nord de l'Europe (1). La phthisie est encore très commune dans les pays tempérés, comme la France, le nord de l'Espagne, de l'Italie et de la Grèce. Elle paraît un peu moins fréquente dans les parties les plus méridionales de l'Europe, et moins encore dans les régions situées entre les tropiques ; mais il est

-----

(1) On peut, je crois, appliquer aux habitans des montagnes ce que j'ai dit précédemment de ceux des bords de la mer. On voit peu de montagnards adultes succomber à la phthisie, parce que les enfans disposés aux tubercules périssent de bonne heure, et ne supportent point l'âpreté du climat. Il paraît d'ailleurs que la phthisie n'est rare que dans les Alpes helvétiques. Elle l'est beaucoup moins dans les Alpes du Piémont et de la Provence, et ne l'est pas du tout dans les montagnes d'Auvergne. Cela tiendrait-il à ce que les Suisses sont généralement voyageurs, meurent pour la plupart en pays étranger, et ne reviennent guères au châlet paternel qu'après avoir passé l'âge où les tubercules se développent ordinairement ? **M. L.**

à remarquer que, pour ces dernières, les lieux qui nous sont le mieux connus sont situés sur le bord de la mer, et nous verrons tout-à-l'heure qu'il y a une très grande différence à cet égard entre les côtes et l'intérieur des terres (1). On doit observer, en outre, que les calculs

---

(1) La phthisie pulmonaire a été observée maintenant à peu près dans tous les pays ; mais dans tous sa fréquence est loin d'être la même. Il s'en faut d'abord qu'elle croisse en raison directe de l'abaissement de plus en plus grand de la température. Ainsi, dans une des parties les plus septentrionales de l'Europe, en Suède, et particulièrement dans la capitale de ce royaume, on a calculé que sur 1,000 décès, il n'y en avait que 63 par phthisie pulmonaire ; tandis qu'à Londres, sur le même nombre de morts, on en compte 236 (terme moyen) qui sont dus au développement des tubercules dans le poumon. Il résulte également des recherches spéciales sur ce sujet faites par le docteur Crichton, que la phthisie pulmonaire est infiniment plus fréquente dans la Grande-Bretagne que dans le nord de la Russie.

Dans les parties tempérées de l'Europe, c'est-à-dire dans les régions comprises entre le 50e et le 45e degré de latitude nord, la phthisie pulmonaire devient beaucoup plus commune qu'au-dessus du 50e degré. Ainsi, dans toute l'Allemagne et spécialement à Berlin, à Munich, à Vienne, elle frappe beaucoup plus d'individus qu'à Saint-Pétersbourg et à Stockolm. A Londres et à Paris, elle acquiert encore une bien plus grande fréquence ; ainsi, tandis qu'à Vienne et à Munich elle ne produit environ qu'un onzième ou un dixième des décès, et à Berlin à peu près un quinzième, à Londres elle cause plus du cinquième des morts, et à Paris on retrouve à peu près cette dernière proportion.

Dans les parties méridionales de l'Europe, du 45e au 35e degré latitude nord, la phthisie pulmonaire reste encore une

de fréquence de la phthisie n'ont guère porté jusqu'ici que sur les cas de phthisie manifeste, et que cette ma-

maladie commune; et il y a des lieux, même dans ce point du globe, où la phthisie se montre avec une plus grande fréquence que dans le Nord. Ainsi l'on a calculé qu'à Marseille elle produisait un quart des décès, à Gênes un sixième, à Naples un huitième. A Rome, au contraire, située presque sous la même latitude que Naples, mais qui présente d'autres conditions topographiques, on a un résultat bien différent, et dans cette ville la phthisie ne compte plus que pour un vingtième dans les décès. L'on a également constaté que la consomption pulmonaire était très répandue en Espagne et en Portugal, et spécialement dans les capitales de ces deux royaumes. Les médecins anglais nous ont appris qu'elle sévissait avec une très grande fréquence sur le rocher de Gibraltar, ainsi que dans l'île de Malthe; et il est aujourd'hui admis que, sur tout le littoral européen de la Méditerranée, c'est une maladie des plus répandues. Le climat de ce littoral exerce même sur les poumons, pendant l'été, une si fâcheuse influence, que parmi les soldats des régimens anglais qui stationnent dans ces contrées, ceux dont la poitrine est menacée sont renvoyés en Angleterre pour y passer la saison chaude.

En nous rapprochant davantage du midi, et, par exemple, dans les pays compris entre le 20° et le 10° degré latitude nord, la phthisie pulmonaire ne cesse pas de se montrer; et tous les médecins qui ont pratiqué dans les Antilles ont déclaré qu'ils l'y avaient très souvent observée. Le docteur Clarke a déduit de ces recherches la conséquence que la phthisie pulmonaire est plus commune dans les stations anglaises des Indes-Orientales que dans aucune autre. Elle a au contraire son *minimum* de fréquence, pour ces mêmes stations, au Cap de Bonne-Espérance et dans les Indes-Orientales. Il ne faudrait pas croire

ladie est très souvent latente. Il serait possible que l'anatomie pathologique, plus généralement cultivée, donnât

cependant que ce dernier pays en est exempt. Bontius, dans
son ancien travail sur les maladies des Indes, ne nomme pas
même, à la vérité, la phthisie pulmonaire au nombre des affections qu'il a observées dans ces contrées; le même silence a été
gardé par Annesley, dans le grand ouvrage qu'il a publié sur les
maladies qu'il a eu occasion d'observer dans cette partie du
globe : mais un autre auteur anglais, le docteur Conwell, a
fait récemment sur ce sujet un travail *ex professo*. Il a publié
les résultats d'un certain nombre de nécropsies de phthisiques
qu'il a eu occasion de faire dans les Indes, les unes ayant pour
sujets des Européens, et les autres des indigènes. Ainsi l'on
ne peut pas douter maintenant qu'à Calcutta comme à Londres
la phthisie pulmonaire ne puisse également se développer.
Dans les 23 autopsies de phthisiques faites par le docteur Conwell, ce médecin a trouvé une fois seulement des tubercules
dans le parenchyme hépatique, quatre fois dans les ganglions
mésentériques, six fois dans l'épaisseur des parois de l'intestin, deux fois dans le péritoine, une fois dans la plèvre. Il a
constaté vingt et une fois l'ulcération des intestins, et il ne les
a trouvés qu'une seule fois exempts de lésion.

Il paraît aussi bien avéré que, dans les pays où habitent ensemble, en grand nombre, des Blancs et des Nègres, la mortalité par la phthisie pulmonaire est beaucoup plus considérable parmi les seconds. Voici à cet égard un résultat fort
curieux qui a été consigné par le docteur Marshall dans sa to-
pographie de l'île de Ceylan :

	Européens.	Malais.	Caffres.	Indiens.
Total des morts, sur 1,000 personnes, pendant une année.	142	36	49	45
Morts par phthisie, sur 1,000 personnes, pendant une année.	6	2.0	7,0	3,6
Morts par phthisie, sur 1,000 autres morts par toute espèce de maladies.	43	55	146	59

pour résultat que la phthisie pulmonaire est plus souvent manifeste dans les pays froids, et communément latente dans les pays chauds (1).

Clarke affirme en outre que, lorsque les Nègres meurent phthisiques, on trouve chez eux, beaucoup plus souvent que chez les Blancs, des tubercules dans d'autres organes que dans le poumon. Cette diathèse tuberculeuse est extrêmement prononcée parmi les singes qui, transportés des pays chauds dans le nôtre, viennent mourir dans nos ménageries. Chez presque tous ces animaux on trouve les poumons remplis de tubercules; mais on en trouve aussi de développés simultanément dans beaucoup d'autres organes, et en particulier dans la rate.

La phthisie pulmonaire est donc une maladie qui se montre sous toutes les latitudes; mais, ainsi qu'on est généralement porté à le croire, sa fréquence ne croît pas en raison directe de l'abaissement de la température; elle ne s'accroît pas constamment non plus à mesure que la température s'élève. Dans les pays où règne habituellement une température très basse, et où cette température ne change pas brusquement, il n'y a que peu de phthisies pulmonaires. Dans ceux où la température est très élevée, mais où en même temps ses variations sont rares et peu considérables, et où, bien que plus fortes, elles se succèdent avec régularité, il y a encore peu de phthisies. Cette maladie acquiert au contraire son *maximum* de fréquence dans les contrées où existent continuellement de grandes et irrégulières variations de température.   ANDRAL.

(1) Cette assertion mérite quelques commentaires. Nul doute que, sous l'influence d'une température douce et uniforme, les symptômes de la phthisie pulmonaire ne s'amendent souvent d'une manière sensible; mais il n'en est plus de même, lorsque, dans les pays chauds, la température devient très éle-

Des vêtemens habituellement trop légers, ou l'impression du froid reçue lorsque le corps est échauffé, paraissent être, dans nos cités, la cause occasionelle de la phthisie pulmonaire chez beaucoup de jeunes femmes, dont la maladie débute, au moins pour les accidens graves et propres à donner de l'inquiétude, par un catarrhe pulmonaire, une péripneumonie ou une pleurésie. Mais ces causes produisent beaucoup plus souvent des catarrhes graves, des péripneumonies ou des pleurésies, qui ne sont point suivis d'affections tuberculeuses; et de là on peut penser que, quand la phthisie vient après ces accidens, les tubercules étaient antérieurs, et que leur marche a été simplement hâtée ou démasquée. Indépendamment de la température, les localités influent

vée : aussi tous les praticiens recommandent-ils aux personnes dont la poitrine est menacée, de fuir pendant l'été l'habitation des régions méridionales. Les médecins anglais qui ont écrit sur les maladies des pays équatoriaux sont tous d'accord pour affirmer que les étrangers qui abordent en particulier aux Indes occidentales avec une disposition phthisique voyent très promptement leurs accidens de poitrine s'exaspérer. Le docteur Ferguson, par exemple, dit qu'à la Jamaïque la marche de la phthisie pulmonaire ressemble, chez les anglais qui arrivent dans cette île, à la marche d'une maladie aiguë. Dans notre Europe même, l'été des pays chauds est funeste aux affections de poitrine. Une expérience propre à démontrer cette assertion a été faite en quelque sorte en grand sur notre armée, qui, dans la campagne d'Espagne de 1823, s'avança pendant la chaleur d'un été brûlant de Madrid à Cadix : beaucoup de jeunes militaires à poitrine délicate furent pris d'hémoptysie pendant la durée de ce trajet.

ANDRAL.

certainement sur la production de la phthisie pulmonaire. La phthisie est incontestablement plus commune
dans les grandes villes que dans les petites, et dans celles-
ci que dans les campagnes. Les anciens avaient déjà remarqué probablement que la phthisie était moins commune dans les lieux maritimes, puisqu'ils conseillaient
la navigation aux phthisiques. Cette remarque, trop
longtemps oubliée, a excité avec raison l'attention des
médecins anglais depuis quelques années, et aujourd'hui
ils envoient habituellement leurs phthisiques à Madère (1). J'ai porté moi-même une attention spéciale sur

---

(1) Ce n'est pas parce que Madère offre l'air de la mer à respirer à ceux qui l'habitent, c'est parce que son climat est doux,
tempéré et uniforme, que le séjour dans cette île a été depuis
longtemps recommandé et l'est encore aux individus dont la
poitrine est menacée. Les détails suivans, extraits de l'ouvrage
du docteur Clarke sur les climats, ne seront peut-être pas lus
sans intérêt.

La température moyenne de l'île de Madère est plus élevée de
5 degrés que celle de l'Italie et de la Provence. Son hiver est
de 20 degrés plus chaud que celui de Londres, tandis que son
été est seulement de 7 degrés plus chaud. Il y a une égalité très
remarquable dans la manière dont la chaleur se trouve repartie
pendant la durée de l'année, de telle sorte que la différence
moyenne de la température dans la succession des mois est
seulement de 2°, 41; tandis qu'à Rome elle est de 4°, 39; à
Nice de 4°, 74; à Pise de 5°, 75; à Naples de 5°, 78. En même temps
qu'on remarque une grande égalité dans la distribution de la
température pendant le cours de l'année, il n'y en a pas
moins dans la progression de la température pendant chaque
jour. Enfin, en comparant les jours entre eux, on trouve que
ce n'est qu'exceptionnellement que leur température change

ce point de pratique; et, à défaut de relevés numériquement exacts, qu'on ne peut se procurer qu'avec de grandes difficultés et beaucoup de temps, j'ai obtenu d'un grand nombre de médecins habitant les côtes, ou les ayant longtemps habitées, des renseignemens précieux,

---

brusquement: elle n'est pas, sous ce rapport, de moitié aussi variable qu'à Rome, à Nice, et à Pise. La moyenne des variations de température d'un jour à l'autre est à Madère de 1°, à Rome de 2°, 80; à Nice de 2°, 33; à Londres de 4°, 21.

Il tombe à peu près la même quantité de pluie chaque année à Madère qu'à Rome et à Florence; mais à Madère il n'y a que 73 jours pluvieux, tandis qu'à Naples il y en a 97, à Rome 117, et à Londres 178. La pluie, à Madère, tombe dans une seule saison, savoir en automne, laissant l'atmosphère, en général, sèche et claire pendant le reste de l'année.

Si cet aperçu est exact, on doit en tirer la conséquence que l'île de Madère présente aux phthisiques des avantages qu'on ne trouve pas dans les divers continens de l'Europe. Cette île est en effet plus chaude qu'aucun d'eux pendant l'hiver, et plus fraîche pendant l'été; elle offre moins de différence entre la température du jour et celle de la nuit, entre une saison et une autre, et entre les jours qui se succèdent. Les vents froids y soufflent fort peu, et elle jouit d'une certaine fixité de temps que ne présente aucun autre lieu. Les pluies enfin sont régulières, et tombent seulement dans une certaine saison. Pendant l'été, l'existence presque constante des vents du nord-est maintient l'atmosphère à une chaleur toujours tempérée; et telle est la douceur de cette saison à Madère, que le docteur Heinken, qui y a résidé quelque temps pour sa propre santé, doute si, dans cette île, l'été n'est pas plus favorable que l'hiver aux individus atteints d'affection de poitrine, ce qui est le contraire de ce qui a lieu dans les pays chauds.

Malgré toutes ces bonnes conditions de température, il pa-

quoiqu'ils n'aient qu'une exactitude approximative. La plupart des chirurgiens de la marine que j'ai eu occasion de consulter m'ont affirmé qu'ils n'avaient presque jamais vu un homme devenir phthisique à bord, dans le cours d'une longue navigation, et qu'ils avaient vu sou-

---

rait que l'on rencontre un certain nombre de phthisiques parmi la population indigène de Madère. D'après les docteurs Heilken et Renton, qui y ont longtemps résidé, le séjour dans cette île présente un avantage incontestable pour prévenir le développement d'un certain nombre de phthisies pulmonaires; mais il ne saurait les guérir, lorsqu'elles sont bien déclarées.

Sous ce rapport, les tableaux suivans dressés par le docteur Renton, pendant une observation de huit années, ne sont pas sans intérêt :

Premier Tableau : Cas de phthisie confirmée.

Nombre de cas. 17

Individus morts pendant les six premiers mois de leur arrivée
à Madère. 2
— retournés en Europe pendant l'été, et morts. . 6
— restés dans l'île, et morts plus tard. 6
— dont on n'a plus entendu parler. 3

Total. . . 17

Deuxième Tableau : Cas de phthisie commençante.

Nombre de cas. 35

Individus soulagés à leur départ de l'île, et dont on a eu ultérieurement de bonnes nouvelles. 26
— soulagés, mais perdus de vue. 5
— morts depuis. 4

Total. . . 35

vent des marins, dont la poitrine paraissait fortement compromise au moment du départ, revenir dans un état de santé parfaite ou d'amélioration remarquable (1). Les phthisiques paraissent n'entrer que pour un quarantième dans la proportion des morts sur la côte méridionale de la Bretagne, pour un vingtième sur la côte nord de la même province et sur celle de Normandie, au moins dans les campagnes et les petites villes. On sait qu'à Paris, et dans les grandes villes du centre de la France, cette proportion ne varie guère que du quart au cinquième. La phthisie paraît plus commune sur les côtes d'Angleterre et du nord de l'Europe, et paraît aussi l'être davantage, toutes choses égales d'ailleurs, sur les côtes de la Méditerranée que sur celles de l'Océan. Les effets de l'air marin ne paraissent sensibles à cet égard qu'à une petite distance de la mer, et ils le sont d'autant plus qu'on s'en rapproche davantage.

---

(1) On ne peut pas comparer l'influence de la navigation et celle de la simple habitation sur les bords de la mer. Il y a dans le premier cas changement de climat, d'habitudes, d'alimentation ; il y a des nausées, des vomituritions, qui sont peut-être autant d'obstacles à la tuberculisation. Il est d'ailleurs à remarquer que la plupart de nos navigateurs *au long cours* vont d'un climat froid dans un climat chaud, et que c'est très probablement à cette unique cause qu'est due la suspension de la phthisie pendant le voyage. Toujours est-il que des phthisies suspendues *à bord* recommencent à terre, malgré le voisinage de la mer, l'influence d'une meilleure alimentation, etc. Les hôpitaux de la marine à Brest, Toulon, Rochefort, contiennent tout autant de phthisiques que les hôpitaux militaires du centre de la France.

J'ai fait moi-même avec soin une observation de ce genre pendant deux années que ma santé m'a forcé de passer à la campagne, après la publication de la première édition de cet ouvrage. J'ai habité les bords de la baie de Douarnenez, en Bretagne, et la paroisse dont fait partie la petite ville de ce nom. La population de cette paroisse est d'environ quatre mille personnes ; la mortalité ordinaire de cent quarante personnes par an. Je n'ai vu en deux ans dans cette paroisse que six phthisiques, dont trois ont guéri ; et, d'après les renseignemens que j'ai pris sur les lieux, il ne paraît pas qu'on puisse porter annuellement à plus de trois le nombre des morts dus à la phthisie pulmonaire (1). Cette observation est d'autant plus remarquable que, dans la population dont il s'agit, sont compris environ six cents matelots, dont la moitié, au moins, ont été détenus comme prisonniers de guerre en Angleterre pendant plusieurs

---

(1) Je ne saurais partager l'opinion de Laënnec sur la proportion beaucoup plus petite de phthisiques, qui, d'après lui, existeraient sur les bords de la mer. Les variations de température, plus grandes sur ces bords que partout ailleurs, les vents froids ou humides qui souvent y soufflent, sont certainement des causes puissantes de la tuberculisation pulmonaire. Ces causes doivent au moins favoriser le développement des tubercules chez ceux qui y sont déjà disposés. Il me semble bien extraordinaire que, sur six phthisiques seulement que Laënnec a eu occasion d'observer pendant son séjour sur les bords de la baie de Douarnenez, *trois ayent guéris.* Son admirable talent de diagnostic n'a-t-il pas ici failli, préoccupé qu'il était de l'influence salutaire de l'air maritime sur la phthisie ?

ANDRAL.

années (1). Un grand nombre d'entre eux étaient attaqués depuis plusieurs années de syphilis constitutionnelle palliée à plusieurs reprises par des traitemens
incomplets, circonstance que tous les praticiens regardent comme propre à déterminer la phthisie : et quoique le fait ne soit pas encore démontré ni facile à démontrer par des expériences positives, il est au moins
très probable, dans l'état actuel de la science, que les
excès, les affections syphilitiques dégénérées, l'abus
des préparations mercurielles irritantes, et surtout du
sublimé, sont quelquefois la cause occasionelle du
développement des tubercules; mais rien ne prouve
que ces causes suffiraient pour en produire chez les
sujets qui n'y seraient pas naturellement disposés,
puisqu'elles ne sont suivies que très rarement du développement de la phthisie.

L'hémoptysie est communément regardée comme
une des causes les plus fréquentes de la phthisie pulmonaire. Je n'ai point parlé de cette affection en traitant la question de la production des tubercules par
l'inflammation, parce que les congestions sanguines qui
déterminent des hémorrhagies, n'ayant aucune tendance
à produire du pus, ne sont pas des inflammations. L'o-
pinion vulgaire à cet égard n'est encore appuyée que
sur une application peu réfléchie de l'axiome *post hoc
ergo propter hoc*. En effet, le premier symptôme in-

---

(1) Rien de semblable n'a été observé à Brest, qui n'est
pourtant qu'à sept lieues de Douarnenez, et dont la population
se compose presqu'en entier de marins. La phthisie y est au
contraire presque aussi fréquente qu'à Paris.   M. L.

quiétant et propre à donner l'éveil sur la maladie, chez
la plupart des phthisiques, est ordinairement une hémoptysie ; mais si l'on examine la poitrine , on trouvera
souvent dès-lors des signes propres à faire reconnaître
des tubercules déjà existans : on voit également reparaître l'hémoptysie à diverses époques dans le cours
de la maladie : d'où l'on peut conclure qu'il est bien
certain que la présence des tubercules dans le poumon
est la cause occasionelle la plus fréquente de l'hémoptysie. L'on conçoit facilement que cela soit ainsi , car
les tubercules sont des corps étrangers qui, en se développant, pressent et irritent le tissu pulmonaire , à la
manière de l'épine enfoncée ou de l'aiguillon de Van-
Helmont. D'un autre côté, aucun fait positif ne prouve
que l'hémoptysie puisse par elle-même déterminer les
tubercules : on ne conçoit pas même anatomiquement
comment cela pourrait être ; et si cela était , on verrait
l'engorgement hémoptoïque se transformer par degrés
en tubercules miliaires, et c'est ce que je n'ai jamais
vu (1). On peut remarquer, en outre, que les hémo-

---

(1) M. Andral a rapporté dans sa Clinique médicale (t. III.
p. 39) une observation qui , selon lui , prouve la possibilité de
cette transformation. Chez un homme affecté de péritonite
chronique , et qui avait eu dans les derniers temps de sa vie de
fortes hémoptysies , on trouva dans le poumon droit plusieurs
noyaux d'engorgement hémoptoïque , dont l'un était *parsemé
d'un assez grand nombre de granulations d'un blanc jauná-
tre présentant tous les caractères des tubercules miliaires à
l'état naissant : d'autres étaient formés par une matière
plus liquide qui ressemblait à une gouttelette de pus.* Cette

ptysies dues à des causes violentes, comme un coup reçu sur la poitrine, une course forcée, un accès de colère, un exercice immodéré de la voix, ne sont le plus

---

dernière circonstance et celle de la couleur jaunâtre des granulations solides prouvent évidemment, selon moi, que les tubercules naissans de M. Andral étaient des tubercules déjà anciens et en partie ramollis. Il est par conséquent plus que douteux qu'ils se fussent développés postérieurement à l'engorgement hémoptoïque, et il est bien plus probable qu'ils en avaient été la cause occasionelle.   M. L.

J'accepte cette critique de M. M. L., et il me semble effectivement bien difficile de décider si les grains tuberculeux que j'ai trouvés au milieu de l'engorgement hémoptoïque, dans l'observation de ma Clinique que rappelle ici M. M. L., étaient antérieurs ou postérieurs à la formation de cet engorgement. Depuis que j'ai publié cette observation, je n'ai trouvé aucun autre fait qui pût me servir à démontrer que de la matière tuberculeuse pouvait se produire au milieu même d'une masse de sang épanché dans le tissu du poumon ; de telle sorte qu'aujourd'hui j'admettrais plutôt ce mode de formation des tubercules pulmonaires comme une simple possibilité que comme un fait démontré par l'observation. S'il me paraît possible que des tubercules se forment ainsi, c'est qu'effectivement il y a un organe où telle semble être leur origine : cet organe est la rate. Lorsque ce viscère contient des tubercules, il est facile de s'assurer qu'ils existent dans le sang coagulé que contiennent les cellules spléniques : c'est là que les tubercules ont pris naissance ; c'est là qu'ils se développent. Du reste, je suis maintenant bien convaincu que, chez la très grande majorité des phthisiques, les poumons contenaient déjà des tubercules, à l'époque où ils ont eu leur première hémoptysie : avant la première apparition de celle-ci, on avait pu reconnaître ou au moins soupçonner l'existence des tubercules, soit par la

souvent que des accidens qui n'ont pas de suite dès
qu'on s'en est rendu maître (1); tandis que la phthisie
tuberculeuse, longtemps latente, se manifeste souvent

---

percussion et l'auscultation, soit plus souvent encore par un
certain nombre de signes rationnels dont la réunion a une valeur par fois beaucoup plus grande que celle des signes fournis
par nos moyens physiques d'investigation. Ce n'est que dans
des cas très rares, et comme exceptionnels, que l'hémoptysie
apparaît alors qu'aucune sorte de symptôme, soit local, soit
général, n'avait encore porté un médecin, habitué à observer,
à redouter le développement plus ou moins prochain d'une
phthisie pulmonaire. On peut lire dans ma Clinique quelques-
uns de ces cas exceptionnels, qui deviennent pour moi de plus
en plus rares. Mais ce qui est très vrai, c'est que c'est bien souvent à la suite d'un premier crachement de sang que l'existence
des tubercules pulmonaires devient plus évidente. Latente,
ou ne faisant que des progrès très lents, la phthisie se démas-
que alors, ou affecte une marche plus rapide; et, si auparavant
l'on a peu observé le malade, on fait à tort dater le commencement de la tuberculisation pulmonaire du moment où ses
symptômes sont devenus moins obscurs, et où elle ne peut plus
être méconnaissable pour personne.

L'espèce de phthisie regardée par quelques auteurs comme
survenant à la suite d'une exhalation de sang qui aurait eu lieu
dans le poumon, celle que Morton avait appelée, d'après cette
idée, *phthisis ab hæmoptoe*, est donc au moins une affection des
plus rares. En lisant le chapitre où Morton lui-même parle de
cette espèce de phthisie, on trouve que la plupart des malades
dont il rapporte l'histoire avaient déjà présenté, avant leur crachement de sang, des signes de phthisie, mais que seulement
ils n'ont commencé à tomber dans la consomption qu'après
avoir eu une hémoptysie.   ANDRAL.

(1) Il y a à remarquer ici que c'est surtout chez les individus

immédiatement après une hémoptysie survenue sans cause appréciable, et qui n'en a réellement pas d'autre que la présence des tubercules dans le poumon.

Parmi les causes occasionelles de la phthisie pulmonaire, je n'en connais pas de plus certaines que les passions tristes, surtout quand elles sont profondes et de longue durée; et il est à remarquer que la même cause est celle qui paraît le plus contribuer au développement des cancers et de toutes les productions accidentelles qui n'ont pas d'analogues dans l'économie animale.

---

qui ont déjà des tubercules pulmonaires que les efforts de voix, les grandes fatigues, les violentes émotions, produisent ou ramènent un crachement de sang. Quant aux hémoptysies qui surviennent à la suite d'un coup reçu sur les parois thoraciques, Laënnec a très grande raison de dire qu'elles ne sont pas suivies du développement des tubercules pulmonaires : je suis encore à trouver un phthisique qui ait pu faire remonter l'origine de sa maladie à une violence extérieure à laquelle sa poitrine aurait été soumise, et à la suite de laquelle il aurait craché du sang. Ce n'est pas à ces hémoptysies traumatiques que peut s'appliquer le passage suivant de Morton, si vrai au contraire pour les hémoptysies qui surviennent spontanément.

Hoc tamen perpetuò ferè observare licet, quoties scilicet hæmoptoe præcedit, phthisin pulmonarem subsequi solere; ideòque prudentem et honestum medicum ad curationem hæmoptoes evocatum decet, non tantùm, præsagio de phthisi subsecuturâ tempestivè priùs facto, suæ atque etiam artis medicæ famæ consulere, verùm etiam, quantùm in se est, cautionibus et medicamentis idoneis hunc fatalem hæmoptoes exitum æquè prævenire, ac ipsum præsentem morbum curare, saltem nihil in ejus curatione facere vel tentare, quod ægrum phthisi magis proclivem reddat.   ANDRAL.

C'est peut-être à cette raison seule qu'il faut attribuer la fréquence plus grande de la phthisie pulmonaire dans les grandes villes : les hommes y ayant des rapports plus nombreux entre eux, y ont par cela même des causes de chagrins plus fréquentes et plus profondes; les mauvaises mœurs et la mauvaise conduite en tout genre y étant plus commune, sont souvent la cause de regrets amers qu'aucune consolation et que le temps même ne peuvent adoucir. J'ai eu pendant dix ans sous les yeux un exemple frappant de l'influence qu'ont les affections tristes sur la production de la phthisie pulmonaire. Il a existé pendant cet espace de temps à Paris une communauté religieuse de femmes, de fondation nouvelle, et qui n'a jamais pu obtenir de l'autorité ecclésiastique qu'une tolérance provisoire, à cause de l'extrême rigueur de ses règles. Quoique leur régime alimentaire fût fort austère, il n'avait cependant rien qui fût au-dessus des forces de la nature; mais l'esprit dans lequel on dirigeait ces religieuses produisait des effets aussi fâcheux que surprenans. Non-seulement on fixait habituellement leur attention sur les vérités les plus terribles de la religion, mais on s'attachait à les éprouver par toutes sortes de contrariétés, afin de les faire parvenir dans le plus court espace de temps à un entier renoncement à leur propre volonté. L'effet de cette direction était le même chez toutes : au bout d'un ou deux mois de séjour dans cette maison, les règles se supprimaient, et un mois ou deux après la phthisie était manifeste. Comme elles ne faisaient point de vœux, je les engageais, dès que les premiers symptômes de la maladie se manifestaient, à quitter la

maison, et presque toutes celles qui ont suivi ce conseil ont guéri, quoique plusieurs d'entre elles présentassent déjà les symptômes de la phthisie d'une manière
très manifeste. Pendant les dix années que j'ai été le
médecin de cette maison, je l'ai vue renouvelée deux
ou trois fois par la perte successive de tous ses membres, à l'exception d'un bien petit nombre, composé
principalement de la supérieure, de la tourière, et des
sœurs qui avaient soin du jardin, de la cuisine et de
l'infirmerie : et il est à remarquer que ces personnes
étaient celles qui avaient le plus de distractions habituelles dans la maison, et qu'elles en sortaient en outre
assez fréquemment pour aller chercher ou porter de
l'ouvrage dans la ville (1). Presque toutes les personnes
que j'ai vues devenir phthisiques, quoiqu'elles ne pa-
russent pas prédisposées à cette maladie par leur con-

------

(1) La réclusion, et le défaut d'exercice qui en est la première
conséquence, paraissent avoir sur les animaux la même influence
tuberculifère que sur l'homme. On a trouvé des tubercules chez
beaucoup d'oiseaux de volière, et chez la plupart des animaux
morts à la ménagerie du Roi, particulièrement chez des singes.
Bon nombre de ces lapins qu'on élève dans des tonneaux ont
des tubercules, et presque toutes les vaches des nourrisseurs
de Paris sont phthisiques. Chez ces derniers animaux, il est
vrai, l'influence de l'alimentation est peut-être aussi forte que
celle de la réclusion, du moins est-il à présumer qu'un usage
habituel de fourrages secs ou de mauvaise qualité doit avoir sur
leur santé une influence délétère bien forte. M. Dupuy a remarqué que les chevaux nourris dans des pâturages humides et
ombragés étaient beaucoup plus sujets que les autres à la morve
et aux autres variétés de l'affection tuberculeuse.   M. L.

stitution, paraissaient également devoir l'origine de leur maladie à des chagrins profonds ou de longue durée (1).

---

(1) Il y a certainement une grande exagération dans cette assertion, et il est contraire à l'observation d'établir que la plupart des phthisiques, qui ne le sont pas par voie d'hérédité, ne le deviennent que parce qu'ils ont été soumis à des chagrins longs ou profonds. Les jeunes religieuses dont Laënnec cite l'exemple à l'appui de sa proposition, avaient subi beaucoup d'autres influences que celles des peines de l'ame. Pour ma part, je n'ai pas vu que les peines morales aient joué le plus souvent un rôle dans la production des tubercules pulmonaires, chez les nombreux phthisiques qui, depuis vingt ans, ont été observés par moi, soit dans les hôpitaux, soit dans la médecine de ville. Ajoutons que l'âge où les tubercules commencent le plus ordinairement à se développer dans le poumon n'est pas, en général, l'époque de la vie où l'ame se trouve brisée par les chagrins les plus violens ou les plus durables.

Les passions tristes me paraissent avoir une influence bien plus grande sur la production des affections organiques de l'estomac que sur le développement des maladies du poumon. Il est indubitable qu'on peut rapporter à des perturbations morales l'origine d'un grand nombre de cancers d'estomac. Dans ce cas, la maladie a été d'abord une simple névrose; puis, à mesure que le trouble tout nerveux de la digestion s'est répété, le tissu de l'organe s'est altéré, sa nutrition s'est modifiée, et un produit accidentel s'y est développé. Si d'ailleurs, ce qui me paraît incontestable, le système nerveux prend sa part dans l'accomplissement normal des fonctions de tous les organes, on doit admettre, comme conséquence de ce fait, qu'il n'est aucun d'eux dont les maladies ne puissent avoir leur point de départ dans un trouble de ce système. En cas pareil, c'est d'abord la fonction qui commence par s'altérer; puis, au bout d'un

Les fièvres continues et intermittentes graves paraissent être assez souvent des occasions favorables au développement des tubercules; car il n'est pas rare de trouver, à l'ouverture des corps des sujets qui ont succombé à ces maladies, quelques tubercules, quelquefois assez volumineux, dans le poumon, et surtout dans les glandes bronchiques. Mais il est également probable que ces éruptions tuberculeuses sont presque toujours peu abondantes et rarement suivies d'éruptions secondaires, et qu'elles se terminent heureusement par l'absorption ou l'évacuation de la matière tuberculeuse ramollie; car il est incomparablement plus rare de voir la phthisie pulmonaire se développer à la suite d'une fièvre continue ou intermittente, qu'il ne l'est de trouver

---

temps plus ou moins long, le désordre dans l'action en entraîne un autre dans l'organisation. Observez un homme qu'une forte émotion vient de frapper : chez lui toutes les fonctions sont simultanément troublées ; la respiration devient courte et haletante; les battemens du cœur se modifient sous le double rapport de leur fréquence et de leur force ; la digestion se trouble, et il n'est aucune sécrétion qui ne présente une altération notable en quantité ou en qualité. Si ces troubles nerveux se répètent ou se prolongent, on verra presque à coup sûr un des organes qui en ont été le siége conserver un trouble habituel dans les actes qu'il est chargé d'accomplir, et il finira par s'altérer dans sa texture. Ainsi un simple trouble de la sécrétion biliaire, que reproduit sans cesse une innervation viciée, peut préluder à une dégénération cancéreuse du foie, comme des palpitations nerveuses peuvent amener une hypertrophie du cœur, comme une gastralgie peut précéder une affection squirrheuse de l'estomac.   ANDRAL.

des tubercules à l'ouverture des corps des fiévreux (1).

La phthisie tuberculeuse a longtemps passé pour être contagieuse, et elle passe encore pour telle aux yeux du peuple, des magistrats et de quelques médecins dans certains pays, et surtout dans les parties mé-

(1) J'ai insisté, dans ma Clinique médicale, sur ces cas de phthisie pulmonaire qui surviennent parfois dans la convalescence des fièvres continues, et qui sont d'autant plus dignes d'attention que la phthisie en pareille circonstance présente, chez plusieurs individus du moins, un aspect tout particulier dans sa marche et dans ses symptômes. Mais je ne saurais partager l'avis de Laënnec, lorsqu'il dit qu'*assez souvent* des tubercules se forment dans les poumons à la suite des fièvres. Pour étayer cette assertion, Laënnec ne s'appuye que d'une preuve anatomique, savoir, de l'existence assez fréquente de tubercules dans les poumons des malades qui succombent dans le cours de ces fièvres. Je n'ai pas rencontré ces tubercules aussi souvent que l'établit Laënnec ; et, dans les cas où je les ai trouvés, il m'a toujours semblé qu'il était bien plus naturel d'admettre qu'ils avaient préexisté à l'affection fébrile. Je n'ai pas vu d'ailleurs que, dans l'immense majorité des cas, les individus atteints de fièvres continues graves ou légères fussent plus sujets que d'autres à devenir phthisiques dans la convalescence de ces maladies ou quelque temps après ; et cependant ces fièvres frappent précisément, d'habitude, des sujets qui, par leur âge, sont prédisposés à ce que des tubercules se développent dans leur poumon. Ce que je viens de dire des fièvres continues s'applique aux fièvres intermittentes, à celles même qui ont un caractère marqué de gravité ; et je ne sache pas qu'aucune observation rigoureuse ait montré jusqu'à présent qu'elles sont réellement une des causes occasionnelles du développement de tubercules dans les poumons.   ANDRAL.

ridionales de l'Europe. En France, au moins, il ne
paraît pas qu'elle le soit : on voit souvent, chez les
personnes qui ont peu d'aisance, une famille nombreuse coucher dans la même chambre qu'un phthisique, un mari partager jusqu'au dernier moment le lit
de sa femme phthisique, sans que la maladie se communique. Les vêtemens de laine et les matelas des
phthisiques, que l'on brûle dans certains pays, et que
le plus souvent on ne lave même pas en France, ne
m'ont jamais paru avoir communiqué la maladie à personne. Quoi qu'il en soit, la prudence et la propreté
demanderaient qu'on prît habituellement plus de pré-
cautionsà cet égard. Beaucoup de faits, d'ailleurs, prouvent qu'une maladie qui n'est pas habituellement contagieuse peut le devenir dans certaines circonstances (1).

---

(1) La crainte de la contagion de la phthisie pulmonaire
était poussée à un tel point, dans les siècles qui ont précédé le
nôtre, que Morgagni lui-même avoue qu'il n'a jamais osé faire
que très peu d'ouvertures de corps de phthisiques, de peur,
dit-il, de contracter leur maladie. Il conserva ce préjugé toute
sa vie ; et, dans une de ses lettres, on lit la phrase suivante :
Phthisicorum cadavera fugi adolescens, fugio etiam senex.

On a sans doute singulièrement exagéré la facilité de la contagion de la phthisie pulmonaire. Cependant est-il sage de la
nier absolument et dans tous les cas? Qui pourrait affirmer,
avec des preuves suffisantes à l'appui de son opinion, qu'une
maladie, qui ne saurait jamais être considérée comme purement locale, et qui, à mesure qu'elle avance, présente l'image
d'une sorte d'infection de toute l'économie, n'est pas susceptible de se transmettre, dans les cas où des contacts très rapprochés et continuels, comme par exemple, le coucher dans un

Une inoculation directe peut-elle produire le développement, au moins local, de la matière tuberculeuse ? Je n'ai à cet égard qu'un seul fait ; et quoique un fait unique prouve peu de chose, je crois devoir le rapporter ici. Il y a environ vingt ans, en examinant des vertèbres dans lesquelles s'étaient développés des tubercules, un coup de scie m'effleura légèrement l'index de la main gauche. Je ne fis d'abord aucune attention à cette égratignure. Le lendemain, un peu d'érythème s'y manifesta ; il s'y forma peu à peu, presque sans douleur, une petite tumeur obronde, qui, au bout de huit jours, avait acquis la grosseur d'un gros noyau de ce-

---

même lit) exposent un individu sain à absorber les miasmes qui se dégagent et de la muqueuse pulmonaire et de la peau des malades ? Tout ce que je puis dire, sans prétendre décider en dernier ressort une aussi grave question, c'est que, dans le cours de ma pratique, j'ai été plus d'une fois frappé de voir des femmes commencer à présenter les premiers symptômes d'une phthisie pulmonaire peu de temps après que leur mari, dont elles avaient partagé la couche jusqu'au dernier moment, avaient succombé à cette maladie. Une pareille question sera toujours scientifiquement très difficile à résoudre, en raison de la grande fréquence de la phthisie : l'on aura toujours à citer des faits contraires à ceux dont je viens de parler ; et pour ces derniers, on pourra facilement en diminuer la valeur, en disant que les personnes qui deviennent phthisiques en pareil cas avaient à le devenir. Mais pratiquement ces faits ont peut-être assez d'importance pour qu'ils engagent à faire prendre quelques précautions aux personnes qui ont des rapports journaliers avec les phthisiques, surtout dans les derniers temps de leur maladie.   ANDRAL.

rise, et paraissait située dans l'épaisseur de la peau. A cette époque, l'épiderme se fendit sur la tumeur, au lieu même où avait passé la scie, et laissa apercevoir un petit corps jaunâtre, ferme, et tout-à-fait semblable à un tubercule jaune cru. Je le cautérisai avec de l'hydro-chlorate d'antimoine déliquescent (*beurre d'antimoine*). Je n'éprouvai presque aucune douleur; et, au bout de quelques minutes, lorsque le sel eut pénétré la totalité de la tumeur, je la détachai en entier par une pression légère. L'action du caustique l'avait ramollie au point de la rendre tout-à-fait semblable à un tubercule ramolli et de consistance friable. La place qu'elle avait occupée formait une espèce de petit kyste dont les parois étaient gris de perle, légèrement demi-transparentes et sans aucune rougeur. Je les cautérisai de nouveau; la cicatrice se fit promptement, et je n'ai jamais senti aucune suite de cet accident (1).

Si la question de la contagion peut être regardée comme fort douteuse relativement aux tubercules, il n'en est pas de même de celle de la prédisposition hé-

---

(1) Deux médecins français, Hébréard et M. Lepelletier ont tenté chez les animaux l'inoculation du pus provenant d'ulcères scrophuleux. M. Lepelletier a répété cette tentative sur lui-même. L'allemand Kortum et un autre chirurgien inconnu ont eu le triste courage de la répéter chez des enfans. Aucune de ces tentatives ne paraît avoir déterminé d'accidens, même locaux (Voy. *Dict. de méd.*, t. XIX, p. 194). Ces faits ne sont pas, si l'on veut, absolument confirmatifs de celui cité par Laënnec: il est probable cependant que le pus dont on s'est servi dans quelques-uns de ces essais était en tout ou en partie de la matière tuberculeuse ramollie.   M. L.

réditaire. Une expérience trop habituelle prouve à tous les praticiens que les enfans des phthisiques sont plus fréquemment attaqués de cette maladie que les autres sujets. Cependant il est heureusement à cet égard de nombreuses exceptions : on voit assez souvent des familles dans lesquelles un ou deux enfans seulement deviennent phthisiques, à chaque génération. D'un autre côté, l'on voit quelquefois détruites par la phthisie pulmonaire des familles nombreuses dont les parens n'ont jamais été atteints de cette maladie. J'en ai connu une dont le père et la mère sont morts plus qu'octogénaires et de maladies aiguës, après avoir vu successivement enlevés par la phthisie pulmonaire, entre l'âge de quinze et de trente-cinq ans, quatorze enfans nés forts, et dont la constitution n'annonçait aucune disposition à la phthisie. Un quinzième, né grêle et délicat, présentant tous les traits de la constitution à laquelle on reconnaît ordinairement la prédisposition à la phthisie pulmonaire, a éprouvé plusieurs attaques d'hémoptysie grave, et a paru plusieurs fois atteint de la phthisie : cependant il est le seul qui ait survécu, et il a aujourd'hui environ quarante-huit ans.

Les anciens, et Arétée en particulier (1), ont décrit avec soin cette constitution, qui se reconnaît à la blancheur éclatante de la peau, à la rougeur vive des pommettes, à l'étroitesse de la poitrine, d'où suit la saillie des omoplates en forme d'ailes, et à la gracilité des membres et du tronc, quoique ces sujets aient un certain degré d'embonpoint graisseux et lymphatique. Arétée

---

(1) Aretæus, de Caus. et Sign. morb. diuturn. lib. 1. cap. 8.

attribue cette constitution aux hémoptysiques plutôt qu'aux phthisiques, et la remarque est digne de cet exact et habile observateur, car il est certain que les phthisiques ainsi constitués sont ceux qui éprouvent, durant le cours de la maladie, les hémoptysies les plus graves et les plus fréquentes; mais il est également certain que les sujets ainsi constitués ne forment que le plus petit nombre des phthisiques, et que cette terrible maladie emporte fréquemment les hommes les plus robustes et les mieux constitués (1).

Les anciens pensaient que la phthisie attaque surtout les hommes âgés de dix-huit à trente-cinq ans (2) : il est vrai que c'est à cette époque que la maladie est le plus souvent manifeste et facile à reconnaître; mais Bayle a trouvé que, dans les hôpitaux de Paris, l'âge de quarante à cinquante ans était la période de la vie où la phthisie était plus commune. Aucun âge d'ailleurs n'en est exempt : on a vu des fœtus atteints de cette maladie dans le sein de leur mère (3); elle est fort com-

---

(1) Je crois qu'il est beaucoup plus rare que semblerait le donner à penser cette phrase de Laënnec, de voir des hommes robustes et très fortement constitués devenir phthisiques. Il y en a sans doute, mais ce sont des exceptions; et il faut reconnaître que, le plus souvent, on trouve dans la constitution de ceux qui sont destinés à succomber à la tuberculisation pulmonaire un ensemble de caractères qui peuvent à l'avance faire prévoir le développement de cette maladie, qui presque toujours a jeté ses racines dans l'économie tout entière, avant de se traduire par la lésion locale du poumon.   ANDRAL.

(2) HIPPOCRATE, *Aphor.* 9, sect. v.

(3) Les cas de tubercules trouvés chez le fœtus sont incon-

mune chez les enfans du peuple, ainsi qu'on peut s'en assurer à l'hôpital des Enfans de Paris. Elle est très fréquente dans la vieillesse même avancée : j'ai fait

---

testables, mais rares ; on n'en trouve non plus que très peu chez les enfans qui n'ont pas encore atteint leur deuxième année ; après cette époque, ils deviennent infiniment plus fréquens. On les rencontre jusque dans la vieillesse la plus avancée : Laënnec en cite dans ce paragraphe un exemple remarquable ; mais il a avancé une opinion que détruisent des observations répétées chaque jour, lorsqu'il affirme que, chez les vieillards, la phthisie pulmonaire est *très fréquente*. Pour se convaincre de l'inexactitude de cette assertion, il suffit de s'être livré pendant assez longtemps à des recherches d'anatomie pathologique dans l'hospice de Bicêtre : il sera fort rare de trouver des tubercules dans les poumons des vieillards qui y terminent leur carrière. La même observation pourra être répétée à la Salpétrière. Lorsque, dans cette dernière période de la vie, il arrive qu'on rencontre des tubercules dans les poumons, ils ont le plus souvent un aspect tout particulier ; ils sont durs, crétacés ; la matière qui les constitue est comme saturée de sel calcaire, et ils sont entourés d'un tissu noir et induré. On peut aussi rencontrer chez les vieillards des cicatrices très manifestes d'anciennes excavations tuberculeuses.

On a calculé que plus d'un quart des individus qui meurent depuis la naissance jusqu'à l'époque de la puberté, succombent avec des tubercules ; mais ces produits accidentels ne sauraient être considérés comme la cause directe de la mort qu'environ dans un sixième des cas seulement.

Le docteur Clarke a estimé qu'à dater de l'âge de quinze ans la grande moitié des morts par phthisie pulmonaire a lieu entre vingt et trente ans ; que c'est à trente ans qu'existe le maximum de la mortalité déterminée par cette maladie ; et

l'ouverture du corps d'une femme de quatre-vingt-dix-
neuf ans et quelques mois qui avait succombé à cette
maladie (1).

---

qu'à dater de ce dernier âge elle va graduellement en diminuant.

Les tubercules qui se développent dans l'enfance affectent
des siéges divers, qui sont évalués, ainsi qu'il suit, par rapport à leur fréquence comparative, dans un tableau dressé
par le docteur Papavoine, d'après cinquante autopsies d'enfans qui tous avaient des tubercules.

Dans ces cinquante cas, des tubercules ont été trouvés :

Dans les ganglions bronchiques.	49 fois.
Dans les poumons.	38
Dans les glandes lymphatiques du cou.	26
Dans les glandes lymphatiques du mésentère.	25
Dans la rate.	20
Dans la plèvre.	17
Dans les petits intestins.	12
Dans le péritoine.	9
Dans les gros intestins.	9
Dans le cerveau.	5
Dans le cervelet.	3
Dans les membranes du cerveau.	3
Dans le péricarde	0
Dans les reins.	2
Dans les parois de l'estomac.	1
Dans le pancréas.	1
Dans les os.	1

ANDRAL.

(1) Les recherches statistiques sur Paris, publiées sous les
auspices de M. de Chabrol, tendent à confirmer l'opinion des
anciens, et établissent ainsi l'ordre des âges, eu égard à la plus
grande fréquence de la phthisie : 20 à 30 ans, — 30 à 40,—
10 à 20.— 40 à 50.—50 à 60,—0 à 10.— 60 à 70,—70 à 80,—
80 à 90. —90 à 100. Mais il convient de remarquer que, dans
ces tableaux, il n'est question que des tubercules pulmonaires:

Les femmes y sont plus sujettes que les hommes (1).

De toutes les causes occasionelles qui peuvent pro-

---

et que, si l'on avait tenu compte des tubercules développés dans les autres organes, l'âge de 2 à 10 ans devrait peut-être se trouver au premier rang, au lieu d'être au sixième. Il résulte des recherches faites à l'hôpital des Enfans par M. Lombard que l'on trouve des tubercules chez un huitième des enfans qui meurent de 1 à 2 ans, chez deux septièmes de ceux qui meurent de 2 à 3 ans, chez quatre septièmes de ceux qui meurent de 3 à 4 ans, chez *les trois quarts* de ceux qui meurent de 4 à 5 ans. Dans les années suivantes jusqu'à la puberté, les tubercules sont plus fréquens qu'avant l'âge de 4 ans, mais beaucoup moins que de 4 à 5 ans. M. Papavoine, ancien élève interne du même hôpital, a publié récemment un relevé qui confirme, à quelques légères différences près, les observations de M. Lombard. Suivant lui, à partir de la quatrième année jusqu'à la treizième, le nombre des enfans tuberculeux est plus grand que celui des enfans qui ne le sont pas. Les tubercules sont surtout fréquens de quatre à sept ans. Leur fréquence augmente de nouveau vers les douzième et treizième années; vers quatorze et quinze ans, elle est la même que de trois à quatre ans. Ces données résultent de recherches faites sur neuf cent vingt enfans (trois cent quatre-vingt-huit garçons et cinq cent trente-deux filles) âgés de deux à quinze ans, et dont cinq cent trente-huit (un peu moins de trois cinquièmes) offraient des tubercules (Voy. *Journal des progrès des Scien. et Inst. médicales*, t. 11, 1830, et *Revue médicale*, juin, 1830).

Les tableaux statistiques de Paris confirment également la plus grande fréquence de la phthisie chez les femmes. Sur neuf mille cinq cent quarante-deux phthisiques, il y a cinq mille cinq cent quatre-vingt-deux femmes et trois mille neuf cent soixante hommes. M. L..

(1) La fréquence plus grande de la phthisie pulmonaire chez

duire un développement considérable des tubercules, la plus puissante, la plus évidente et la plus fréquente, est sans contredit le ramollissement d'un certain nombre de tubercules déjà existans; puisque, comme nous l'avons dit, c'est à l'époque où ce ramollissement a lieu

---

les femmes que chez les hommes est généralement admise par les médecins français, et leur opinion se fonde sur les relevés statistiques faits à Paris sur ce sujet. Toutefois de semblables relevés faits ailleurs ne conduisent pas au même résultat, et montrent au contraire la phthisie pulmonaire plus fréquente en général chez les hommes que chez les femmes. On pourra en juger par le tableau suivant, que le docteur Clarke a consigné dans son ouvrage :

PAYS où les observations ont été faites.	HOMMES morts phthisiq.	FEMMES mortes phthisiq.	PROPORTION des hommes aux femmes.
Hambourg.	555	445	10 : 8,7
Hôpital de Rouen.	55	44	10 : 8,6
Hôpital de Naples.	382	315	10 : 8,2
New-York.	1584	1370	10 : 8,6
Genève.	71	62	10 : 8,7
Berlin.	328	292	10 : 8,8
Suède.	2088	1860	10 : 8,9
Même pays.	3054	3103	10 : 10,4
Berlin.	560	655	10 : 11,6
New-York (parmi les noirs).	47	58	10 : 12,3
Paris.	2219	2970	10 : 13,3
Idem.	3965	5579	10 : 14,3
Berlin (enfans des deux sexes).	363	567	10 : 15,6

Ce dernier chiffre est remarquable en ce qu'il indiquerait que, tandis qu'à Berlin le nombre des phthisiques adultes du sexe masculin est plus considérable que celui des phthisiques adultes du sexe féminin, c'est l'inverse qui aurait lieu dans l'enfance. Il est bien à désirer que de semblables recherches se poursuivent et s'étendent.   ANDRAL.

que se manifestent des éruptions secondaires de tubercules innombrables dans le poumon et quelquefois dans
tous les autres organes. Il est impossible de ne pas admettre alors, au moins, une aberration de la nutrition,
une véritable altération des liquides, et une altération
d'un genre particulier, car elle ne produira pas des
encéphaloïdes, des kystes, des productions fibreuses ou
osseuses, mais des tubercules. Admettre avec M. Broussais que l'irritation ou l'inflammation qui, suivant lui,
ne sont que des degrés divers d'un seul et même mode
de trouble dans les fonctions, peuvent produire indifféremment des tubercules, des encéphaloïdes, des
mélanoses, des productions fibreuses, cartilagineuses,
osseuses, etc., c'est avouer implicitement qu'à son avis
même l'inflammation n'est qu'une occasion. Il faudrait
en outre une cause qui déterminât des tubercules plutôt
que des cancers cérébriformes, une éruption secondaire
qui envahît vingt organes, plutôt qu'une production
cartilagineuse bornée au lieu primitivement affecté, et
qui aurait converti l'ulcère tuberculeux en une fistule,
sans inconvénient pour la santé.

Dans ce chapitre consacré à l'examen des causes qui favorisent le développement de la phthisie pulmonaire, Laënnec
n'a pas abordé la question de l'influence exercée sur la production de cette maladie par les diverses professions; il n'a rien
dit, par exemple, de la part que peut prendre à la formation
des tubercules pulmonaires l'inspiration d'un air chargé de
molécules que l'on a supposées susceptibles d'irriter les bronches par leur présence. Les individus qui respirent cet air
deviennent-ils plus facilement et plus souvent phthisiques?
Beaucoup de médecins n'hésitent pas à l'admettre, et cependant des recherches récentes permettent au moins le doute sur

ce sujet. Ainsi, Parent du Châtelet a prouvé que les ouvriers employés dans les manufactures de tabac ne deviennent pas plus phthisiques que d'autres. Le même savant a aussi recherché quel était l'état de la poitrine chez un grand nombre d'ouvriers qui travaillent habituellement dans un air tellement chargé de poussière qu'à peine peut-on y voir : il a constaté que les individus bien constitués ne devenaient pas malades au milieu d'un air pareil; mais il a vu en même temps que toute personne déjà phthisique ou disposée à la phthisie ne pouvait y résister (*Annales d'Hygiène publique*, t. x). Cependant, il est de ces ouvriers parmi lesquels la phthisie pulmonaire est certainement plus commune : tels sont en particulier ces caillouteurs de Meunes, dont j'ai tracé l'histoire dans une des notes du précédent volume. Mais ici, le plus souvent, plusieurs causes agissent ensemble, tantôt le froid, tantôt l'insuffisance de la quantité d'air et de lumière, tantôt des fatigues excessives, ou, au contraire, une vie trop sédentaire, et enfin, chez beaucoup d'entre eux, la misère et toutes ses conséquences. Il faut donc faire la part de chacune de ces influences, et c'est ce qui rendra toujours fort délicates de semblables recherches. Citons maintenant, en tenant compte de ces difficultés, quelques-uns des résultats auxquels on est parvenu. Je trouve la plupart de ceux qui suivent consignés dans l'ouvrage du docteur Clarke sur la phthisie : je les en extrairai à peu près textuellement.

D'après le docteur Alison d'Edimbourg, la plupart des ouvriers qui sont occupés, dans cette ville, à tailler la pierre d'une manière assidue, n'arrivent guères jusqu'à l'âge de cinquante ans, sans avoir présenté quelques symptômes de phthisie pulmonaire. Un autre auteur, le docteur Thackrah, affirme que ces ouvriers meurent généralement avec des symptômes du côté de la poitrine, avant l'âge de quarante ans. Le docteur Forbes a écrit que, dans la province de Cornwall, une très grande quantité de mineurs sont emportés par des inflammations chroniques de poitrine. Les mêmes observations ont été faites en plusieurs points de l'Angleterre, sur les limeurs de cuivre. Enfin, rien de plus remarquable sous ce rapport que ce qu'à écrit le docteur Knight sur les rémouleurs de Sheffield. Ces rémouleurs sont environ au nombre de deux mille cinq cents. Sur ce nombre, il y en a cent cinquante (dont quatre-vingts adultes et soixante enfans) qui sont rémouleurs de fourches : ils rémoulent à sec, et meurent de vingt-huit à trente-deux ans. Les rémouleurs de rasoirs rémoulent à la fois avec ou sans eau, et ils meurent de quarante à quarante-cinq ans. Les rémouleurs de couteaux de table travaillent sur des pierres imbibées d'eau, et leur carrière se prolonge jusqu'à cinquante ans. En comparant les maladies de ces rémouleurs avec celles des ouvriers employés dans d'autres ateliers de Sheffield, le docteur Knight a trouvé que, sur deux cent cinquante rémouleurs malades, cent cinquante étaient en proie à des affections de poitrine ; tandis que, sur le même nombre d'autres ouvriers, il n'y en avait que cinquante-six qui présentassent quelques souffrances du côté de l'appareil respiratoire. En examinant l'âge respectif des rémouleurs et des autres artisans de Sheffield, on trouve les chiffres suivans, qui sont des plus remarquables.

AGE.	RÉMOULEURS.	AUTRES ARTISANS.
30 ans.	124	140
35	83	118
40	40	92
45	24	70
50	10	56
55	4	34
60	1	19
	286	529

La maladie qui entraîne le rémouleur au tombeau, et qui ne lui permet pas de vivre au-delà de la moitié ordinaire d'une vie d'homme, est connue dans la contrée de Sheffield sous le nom d'*asthme* des *rémouleurs*. On a en outre remarqué que les rémouleurs qui travaillaient au sein même de la ville de Sheffield vivaient encore moins âgés que ceux qui faisaient leur métier à la campagne. Dans deux cas d'autopsies de rémouleurs de Sheffield qui ont été rapportés par le docteur Knight, les poumons contenaient des tubercules.

M. Benoiston de Château-Neuf a étudié, en s'aidant de la statistique, l'influence plus ou moins prouvée de certaines professions sur le développement de la phthisie pulmonaire, et il a donné le tableau suivant des décès causés par cette maladie à l'Hôtel-Dieu, à la Charité, à la Pitié et à l'hôpital Cochin, de 1817 à 1827. (*Annales d'hygiène publique*, t. VI).

1° *Professions qui soumettent les poumons à l'action d'un air chargé de particules végétales.*

(Hommes)	Entrés.	Morts.	Rapport sur 100.	Femmes.	Entrées.	Mortes.	Rapport sur 100.
Amidonniers. . .	98	1	1,02	«	«	«	«
Boulangers. . . .	2702	56	2,07	«	»	«	«
Charbonniers.. .	375	14	3,73	«	«	«	«
Forts de la Halle.	246	6	2,43	«	«	«	«
Chiffonniers. . .	590	5	0,84	«	237	4	1,68
Cotonniers. . . .	319	6	1,88	«	882	24	2,72
Devideurs. . . .	«	«	«	«	263	9	3,42
Fileurs.	504	14	2,85	«	1173	19	1,61
	4921	102			2555	56	
Rapport moyen. 2,07				Rapport moyen. 2,19			

2° *Professions qui soumettent les poumons à l'action d'un air chargé de particules minérales.*

	Entrés.	Morts.	Rapport sur 100.	Femmes.	Entrées.	Mortes.	Rapport sur 100.
Carriers..	387	13	1,16	«	«	«	«
Maçons et manœuvres. . . .	4071	90	2.22	«	«	«	«
Marbriers.. . . .	162	2	1,25	«	«	«	«
Plâtriers.	158	4	2,53	«	«	«	«
Tailleurs de pierres.	551	5	0,90	«	«	«	«
	5829	114			«	«	«
Rapport moyen. 1,95							«

3° *Professions qui soumettent les poumons à l'action d'un air chargé de molécules animales.*

	Entrés.	Morts.	Rapport sur 100.	Femmes.	Entrées.	Mortes.	Rapport sur 100.
Brossiers	283	10	3,53	«	103	8	7,76
Cardeurs et matelassiers . . .	129	4	3,10	«	451	11	2.43
Chapeliers . . .	983	47	4,78	«	430	4	0,55
Plumassiers. . .	59	3	7,69	«	64	7	11,47
	1434	64			795	27	
Rapport moyen. . . , . 4,46				Rapport moyen. . . , . 3,39			

4° *Professions qui exposent les poumons à l'action d'un air chargé de vapeurs nuisibles.*

(Hommes)	Entrés.	Morts.	Rapport sur 100.	(Femmes)	Entrées.	Mortes.	Rapport sur 100.
Doreurs.	545	29	5,32	«	285	16	5,61
Peintr. en décors	2160	47	2,17	«	«	«	«
Fumistes.	389	13	3,34	«	«	«	«
	3094	89			285	16	
Rapport moyen.			2,87	Rapport moyen.			5,61

5° *Professions qui exposent le corps et sur-tout les extrémités inférieures à l'action de l'humidité.*

(Hommes)	Entrés.	Morts.	Rapport sur 100.	(Femmes)	Entrées.	Mortes.	Rapport sur 100.
Blanchisseurs . .	218	4	1,83	«	2775	125	4,50

6° *Professions qui soumettent les muscles de la poitrine et des extrémités supérieures à un exercice pénible et continuel.*

(Hommes)	Entrés.	Morts.	Rapport sur 100.	(Femmes)	Entrées.	Mortes.	Rapport sur 100.
Tisserands. . . .	935	20	2,13	«	163	3	1,84
Gaziers.	251	8	3,18	«	253	8	3,16
Charpentiers. . .	268	4	1,49	«	«	«	«
Menuisiers. . . .	1716	53	3,08	«	«	«	«
Forgerons et ma-réchaux . . . ,	214	2	0,93	«	«	«	«
Serruriers	668	5	0,74	«	«	«	«
Porteurs d'eau. .	373	9	2,41	«	«	«	«
Scieurs de pierres et de long . . ,	702	8	1,13	«	«	«	«
	5127	109			416	11	
Rapport moyen.			2,12	Rapport moyen.			2,64

7° *Professions qui soumettent les muscles de la poitrine et des bras à un mouvement continuel, et le corps à une attitude courbée.*

(Hommes)	Entrés.	Morts.	Rapport sur 100.	(Femmes)	Entrées.	Mortes.	Rapport sur 100.
Ecrivains.	908	43	4,73	«	«	«	«
Bijoutiers	715	46	6,43	«	33	4	13,33
Tailleurs.	1048	49	4,67	«	1069	49	4,58
Cordonniers. . .	1818	78	4,29	«	397	22	5,54
Frangiers-passe-mentiers. . . .	426	20	4,69	«	534	25	4,68
Tailleurs de cris-taux.	244	15	6,14	«	«	«	«
Polisseurs	270	12	4,44	«	548	21	3,83
«	«	«	«	Brodeuses. . . .	593	51	8,60
«	«	«	«	Couturières et lingères	5392	296	5,48
«	«	«	«	Fleuristes	357	31	9
«	«	«	«	Dentellières . . .	258	16	6,20
«	«	«	«	Gantières	402	25	6,46
«	«	«	«	Ravaudeuses. . .	510	33	6,44
	5429	263			10129	574	
Rapport moyen.			4,84	Rapport moyen.			5,66

En faisant ensuite le relevé général des décès par phthisie constatés dans ces sept classes de professions, M. Benoiston de Châteauneuf a trouvé que le nombre moyen de ces décès était, chez les hommes, de 2,85 pour 100, et, chez les femmes, de 4,75; résultat qui confirme encore ce que nous avons dit dans une des notes précédentes, que la mortalité causée par les tubercules pulmonaires est plus grande, à Paris du moins, parmi les femmes que parmi les hommes.

Quelque intéressant que soit ce tableau par beaucoup de ses détails, il ne me semble pas jeter un grand jour sur la question qu'il avait pour but principal de résoudre. En effet, il est évident que, dans la plupart des professions citées, beaucoup d'influences concourent à la fois pour produire, d'une manière plus ou moins sûre, la tuberculisation pulmonaire. En outre, il aurait fallu que, comme pendant de ce tableau, M. Benoiston en eût dressé un autre dans lequel fût établie la proportion de phthisiques qu'on aurait trouvée parmi des individus étrangers aux professions qui entrent dans le précédent tableau.   ANDRAL.

ARTICLE V.

Signes physiques des tubercules.

Les tubercules s'accumulent d'abord au sommet des poumons, sauf quelques cas d'exception fort rares : c'est par conséquent là qu'il faut les chercher. Les premiers signes se manifestent ordinairement au-dessous de la clavicule.

Les tubercules petits, séparés les uns des autres par un tissu pulmonaire sain, ne peuvent être reconnus : mais le plus souvent alors la santé est encore parfaite; et bien rarement à cette époque la toux qu'occasione l'affection de poitrine engage le malade à consulter un médecin (1).

Signes d'accumulation de tubercules crus ou miliaires. — Lorsque des tubercules miliaires sont accumulés en grand nombre au sommet des poumons, la résonnance pectorale donnée par la percussion des clavicules devient moindre et ordinairement inégale. Le poumon droit étant, en général, le premier et le plus grièvement affecté, c'est presque toujours la clavicule droite qui résonne le moins (2). Cette moindre résonnance s'étend quelquefois à la partie antérieure supérieure de la poitrine jusqu'au niveau de la quatrième côte. Ce n'est guère que dans ces points que l'accumulation des tubercules peut donner lieu à une diminution de la résonnance pectorale (3). Quelquefois cependant

---

(1) Sans doute, la santé peut alors se conserver parfaite, si les tubercules ainsi séparés par un parenchyme sain sont en petit nombre : mais, s'ils sont nombreux, ils produisent des accidens ; ils peuvent même déterminer les symptômes les plus graves, et entraîner la mort, sans que l'auscultation et la percussion en ayent découvert l'existence.   ANDRAL.

(2) Nous avons vu, dans une des notes précédentes, qu'il s'en fallait que le développement plus précoce et plus considérable des tubercules dans le poumon droit que dans le gauche fût généralement admis ; il n'est donc pas sûr que ce sera sous la clavicule droite qu'on trouvera le plus souvent une moindre résonnance.   ANDRAL.

(3) Je ne saurais être ici de l'avis de Laënnec. L'accumulation des tubercules dans le lobe supérieur de l'un ou de l'autre poumon peut être reconnue en arrière aussi bien qu'en avant

les tubercules nombreux développés à la racine du poumon et dans les glandes bronchiques diminuent cette résonnance d'une manière assez notable dans l'espace inter-scapulaire.

Lorsque ce signe existe, et dans les cas même où la percussion n'indique rien, une bronchophonie diffuse plus ou moins marquée se fait entendre au-dessous de la clavicule, dans la fosse sous-épineuse et sous l'aisselle. Il faut ne compter pour rien celle qui n'a lieu qu'aux environs de l'angle interne et supérieur de l'omoplate, à cause du voisinage des bronches (1).

______

par une diminution dans la sonoréité normale des parois thoraciques. Quelque faible que soit naturellement la résonnance de la poitrine dans les fosses sus-épineuses, il m'est cependant arrivé dans bien des cas de trouver dans l'une de ces régions un son encore plus obscur que dans l'autre, et dans la partie correspondante du poumon existaient des tubercules. Souvent aussi, lorsque tout le lobe supérieur d'un des poumons est envahi par de gros tubercules, l'on retrouve un son notablement mat dans la fosse sous-épineuse correspondante. Enfin, une remarquable différence de son peut être également constatée dans le creux de l'une ou de l'autre aisselle.

Des tubercules nombreux, mais petits, existent souvent, sans qu'ils modifient en aucune façon la résonnance des parois thoraciques. Il est en outre des cas dans lesquels ces mêmes tubercules se développent au sein d'un poumon déjà emphysémateux, ou qui le devient plus tard ; alors non-seulement la partie du poumon que les tubercules ont envahie ne donnent pas un son moins clair, mais les parois thoraciques correspondantes offrent une sonoréité toute particulière. ANDRAL.

(1) A ce signe fourni par l'auscultation de la voix, il faut

Signes du ramollissement des tubercules. — Lorsque les tubercules commencent à se ramollir, les mêmes signes persistent, et, de plus, la toux donne de temps en temps un gargouillement dont la matière épaisse frappe l'oreille *en masse*. Bientôt le gargouillement devient plus liquide, plus semblable au râle muqueux, et la toux, devenue caverneuse, fait sentir qu'une excavation se forme dans le tissu du poumon. A mesure que l'excavation se vide, la respiration prend le caractère caverneux, et indique, ainsi que la toux, l'étendue croissante de la cavité. La bronchophonie diffuse fait

---

ajouter ceux que donne l'auscultation du bruit respiratoire : ici les cas suivans peuvent se présenter.

Premier cas : Le bruit respiratoire a conservé toute sa pureté, tout son moelleux et toute sa force. Il en est ainsi, lorsque les tubercules, bien qu'assez nombreux, sont encore d'un petit volume, et séparés les uns des autres par de grands intervalles dans lesquels le tissu du poumon a conservé toute sa perméabilité.

Deuxième cas : Le bruit respiratoire est devenu beaucoup plus faible du côté où se sont produits les tubercules, soit qu'en même temps le son des parois thoraciques ait pris plus d'obscurité, soit qu'il ne se soit pas modifié, ce qui est loin d'être rare, soit enfin qu'il soit devenu plus clair (ce qui ne peut avoir lieu que s'il y a coïncidence d'emphysème).

Cette diminution de l'intensité du bruit respiratoire se lie à l'existence de tubercules plus nombreux que sa conservation.

Troisième cas : Le bruit respiratoire vient à se décomposer en deux bruits. L'un correspond au temps pendant lequel l'air pénètre dans les bronches. C'est le seul bruit qui doive s'entendre dans l'état normal ; il peut être encore assez fort, mais il a perdu de son moelleux et de sa douceur accoutumée : il peut être aussi devenu très faible, avoir, par exemple, une

place à une pectoriloquie d'abord imparfaite, fréquemment interrompue, mais qui, peu à peu, devient plus évidente. Quelquefois, à mesure que l'excavation se vide, la résonnance de la poitrine, qui jusque là avait été obscure, devient plus claire : j'ai vu cette circonstance en imposer à des médecins, et leur faire croire à une amélioration dans l'état du malade ; mais le plus souvent, lors même qu'une excavation considérable se forme dans le poumon, la résonnance n'en devient pas plus claire, parce qu'il se développe en même temps autour d'elle un grand nombre de tubercules crus (1).

---

intensité deux ou trois fois moindre que le bruit qui, de l'autre côté, accompagne l'inspiration. Un second bruit suit celui-là, tantôt peu prononcé, et perceptible seulement lorsqu'on recommande au malade de respirer profondément : tantôt très fort, ressemblant à une sorte de souffle, et masquant presque entièrement le bruit qui le précède. Ce second bruit a lieu pendant le temps de l'expiration : j'en ai déjà parlé dans d'autres notes, j'y reviens encore, parce qu'il me paraît être un signe très important et à l'aide duquel j'ai pu souvent annoncer quel était le point des poumons où étaient agglomérés le plus de tubercules, et où d'abord se montraient des cavernes. Ce bruit d'expiration indique l'existence de tubercules déjà assez volumineux, et qui ont oblitéré plusieurs tuyaux bronchiques. On peut l'entendre soit dans les régions sous-claviculaires, soit dans les fosses sus et sous-épineuses.   ANDRAL.

(1) Non-seulement, à mesure que les tubercules se ramollissent et se transforment en cavernes, le son ne devient pas ordinairement plus clair, mais, dans le plus grand nombre des cas, il devient au contraire de plus en plus obscur, et il prend un caractère tout-à-fait mat, ce qui dépend de ce qu'autour des premiers tubercules il s'en forme d'autres qui envahissent

C'est encore lorsque la matière tuberculeuse commence à se ramollir que se manifeste quelquefois par la percussion un gargouillement sensible ou un frémissement analogue à celui que donne un pot fêlé, et accompagné d'une résonnance indicatrice du vide dont j'ai déjà parlé (t. 1, p. 125). Ce signe indique toujours

---

peu-à-peu tout le parenchyme, et le rendent de plus en plus imperméable à l'air. Le tissu pulmonaire peut aussi venir à s'indurer autour d'eux, frappé qu'il est d'un état phlegmasique, que développe et entretient le produit accidentel.

Tant qu'il n'y a point ramollissement des tubercules, le bruit respiratoire n'est le plus souvent que modifié dans son intensité, mais sa pureté n'est point altérée par des râles. A cette époque de la maladie, on ne trouve rien par l'auscultation qui indique un état morbide de la membrane muqueuse des bronches; preuve, entre plusieurs autres, que cette membrane n'est irritée que d'une manière sympathique, tant que les tubercules sont encore à leur état de crudité, et que ce n'est point son inflammation qui, en se propageant aux vésicules aériennes ou au tissu du poumon, va donner naissance aux tubercules. S'il en était ainsi, il me semble que, dans les premiers temps de toute phthisie pulmonaire, on devrait entendre soit du râle muqueux ou sous crépitant, soit du râle sibilant ou ronflant, ainsi qu'on les entend toutes les fois que les petites bronches sont le siége d'une inflammation tant soit peu intense ou durable. Aussi, lorsque, chez un individu qui tousse depuis longtemps, je n'entends de râle nulle part, je suis plus porté à penser qu'il a des tubercules, que si j'avais trouvé chez lui soit une des nombreuses variétés des râles humides, soit un de ces râles secs qui se lient si souvent à l'existence d'un engorgement inflammatoire, soit aigu, soit chronique, de la membrane muqueuse des bronches.   ANDRAL.

que l'excavation est très voisine de la surface du poumon ; il n'a guère lieu que chez les sujets grêles, dont les parois thoraciques sont minces, et les côtes plus mobiles que d'ordinaire (1).

----

(1) Il faut prendre garde de se laisser induire en erreur relativement à ce signe. On pourrait confondre très aisément le bruit de pot fêlé avec celui que donne par la percussion un objet susceptible de résonnance, et que le malade porterait au col, comme un collier ou une croix. J'y aurais été trompé moi-même dans une circonstance, si un élève ne m'eût fait apercevoir que la malade portait un crucifix métallique, dont les diverses parties mal jointes donnaient lieu au cliquetis que nous entendions par la percussion. Une autre fois, j'explorais la poitrine d'une jeune demoiselle que l'on regardait comme atteinte de phthisie. La *résonnance de pot fêlé* se faisait entendre distinctement à la partie antérieure supérieure gauche. Ne trouvant aucun autre signe d'excavation en ce point, je demandai si la malade ne portait pas sur elle quelque chose de métallique. Elle retira un busc d'acier enfermé dans une gaine de peau décousue en plusieurs points et placé dans son corset, dans la direction du sternum. La résonnance cessa sur le champ.

Note de l'auteur.

Le n° 75 du *Journal hebdomadaire de Médecine* (6 mars 1830) contient, sur le *bruit de pot fêlé* obtenu par la percussion chez quelques phthisiques, une note de M. Reynaud dans laquelle ce jeune médecin cherche à donner l'explication de ce phénomène. Suivant lui, ce bruit est dû à la même cause que celui que l'on obtient lorsque, tenant les deux mains concaves et rapprochées, on les frappe sur le genou. Chaque coup porté sur des parois thoraciques très amaigries les déprime légèrement, déprime en même temps les parois de l'excavation pulmonaire subjacente, et force une partie de l'air contenu dans cette

Quand une excavation superficielle a quelques parties de ses parois minces, molles et non adhérentes à la plèvre costale, le phénomène du souffle auriculaire *simple* ou *voilé* (t. 1, p. 75) accompagne souvent la respiration et la toux caverneuses, ainsi que la pectoriloquie. Chaque mot est alors suivi d'une bouffée de souffle analogue à celui d'un homme qui veut éteindre une bougie, et qui, si le sens du tact ne rectifiait la perception de l'ouïe, ferait croire à l'observateur que le malade lui souffle fortement à l'oreille à travers le tube. On reconnaît facilement que le souffle suit immédiatement la voix plutôt qu'il ne l'accompagne, en faisant parler le malade par monosyllabes.

Signes de l'évacuation complète de la matière tuberculeuse. — Lorsqu'une excavation tuberculeuse est tout-à-fait vide, la toux et la respiration caverneuses indiquent évidemment cet état. Le râle caverneux ne s'entend plus ordinairement ; et s'il a lieu encore, à raison d'une sécrétion qui se fait sur les parois de l'excavation, il ne paraît que par momens, et il disparaît souvent pour plusieurs heures après que le malade a

------

dernière à sortir brusquement par des tuyaux bronchiques avec lesquels elle communique ; d'où le braissement. M. Piorry, dans une lettre insérée au n° 78 du même journal, 27 mars 1830, réclame la priorité de cette explication, et prétend qu'on se fait une idée bien plus exacte encore du bruit en question, si, tenant le *plessimètre* à l'entrée d'un verre à boire d'un diamètre peu supérieur au sien, on le percute légèrement. Je n'aurais pu croire, avant de l'avoir lu, qu'un signe qui n'a presque aucune valeur par lui-même pût devenir le texte d'une pareille discussion.   M. L.

craché. La matière en paraît très liquide et peu abondante. A cette époque, et souvent longtemps auparavant, la pectoriloquie devient tout-à-fait parfaite. Nous avons déjà décrit ce phénomène (t. 1, p. 85), le plus frappant de tous ceux qui peuvent indiquer une excavation dans la substance du poumon. Nous avons dit que la pectoriloquie peut être *parfaite*, *imparfaite* ou *douteuse*, qu'elle peut être suspendue pendant quelque temps, et même disparaître presque entièrement dans certains cas.

Nous croyons cependant, à raison de l'importance de ce signe, devoir donner ici de nouveaux développemens à cet égard.

On ne doit rien conclure de la pectoriloquie douteuse, lorsqu'elle n'existe que dans l'espace inter-scapulaire, sous l'aisselle, ou vers la réunion du sternum et de la clavicule. On peut même étendre cette proposition à toute la partie antérieure supérieure de la poitrine, jusqu'à la hauteur de la troisième côte, quand le phénomène est très douteux et qu'il existe également des deux côtés; car le sommet du lobe supérieur du poumon contient, proportion gardée, plus de rameaux bronchiques d'un certain diamètre que les autres parties de cet organe; et ces rameaux, quelquefois très superficiels, produisent souvent le phénomène dont il s'agit, qui n'est au fond que la bronchophonie.

Il faut apporter une grande attention, lorsqu'on explore l'espace compris entre la clavicule et le bord supérieur du trapèze, et porter le stéthoscope bien perpendiculairement; car, pour peu qu'on le dirige vers le col, on entendra la résonnance naturelle de la voix dans le larynx et la trachée, phénomène qu'on peut facilement confondre avec la pectoriloquie lorsqu'on n'a pas l'habitude de l'auscultation.

Mais quand la pectoriloquie douteuse se rencontre dans des parties de la poitrine situées au-dessous de la troisième ou quatrième côte, ou d'un côté seulement, et non de l'autre, elle est au moins un forte présomption de l'existence d'une excavation; et, si en même temps elle n'existe pas dans les autres points indiqués ci-dessus, cette présomption équivaut à une certitude complète, et on doit seulement penser que l'excavation est située profondément dans le tissu du poumon, ou qu'elle est encore en grande partie remplie de matière tuberculeuse incomplètement ramollie.

En quelque point de la poitrine que ce soit, lorsque le retentissement de la voix est beaucoup plus fort que dans le côté opposé, et surtout lorsqu'il est tellement intense qu'il la fait paraître beaucoup plus forte et plus rapprochée de l'oreille de l'observateur que lorsqu'il l'écoute à l'oreille nue, le signe est aussi certain que si la voix passait évidemment par le tube, et la pectoriloquie est *imparfaite* et non douteuse. Au reste, entre la pectoriloquie la plus *parfaite* et celle qui est tout-à-fait *douteuse*, il existe des degrés que l'usage apprend facilement à connaître, et qu'il serait aussi superflu que difficile de décrire. Ainsi, par exemple, la voix semble quelquefois s'introduire un peu à l'extrémité du tube, mais ne pouvoir le traverser en entier.

La pectoriloquie est d'autant plus évidente que la voix du malade a un timbre plus aigu : les femmes et les enfans sont les sujets qui la présentent de la manière la plus frappante , et ceux par conséquent chez lesquels il faut être le plus en garde contre la bronchophonie douteuse qui existe naturellement en certains points de la poitrine.

Chez les hommes à voix très grave, au contraire, le phénomène est souvent imparfait et quelquefois douteux, lors même qu'il existe dans les poumons des excavations dans l'état le plus propre à le produire. Plus la voix est grave, et plus elle résonne fortement dans l'intérieur de la poitrine : le frémissement naturel des parois thoraciques (t. 1, p. 82) est alors tellement intense chez quelques sujets, qu'il masque la pectoriloquie. La voix, trop agitée et comme tremblante, semble ne pouvoir s'introduire dans le tube, et retentit seulement à son extrémité avec une force et un volume souvent doubles ou triples de ceux qu'elle présente à l'oreille restée libre. Il semble que le malade parle dans un porte-voix tout près de l'observateur, et non pas qu'il lui parle à l'oreille à l'aide d'un tube.

Au reste, ce phénomène, pour être moins extraordinaire que la pectoriloquie, n'en est pas moins un signe très caractérisé et suffisant dans la pratique, surtout quand il n'existe que d'un côté. On le rend encore plus frappant, comme nous l'avons dit, en bouchant l'oreille libre. La différence de la résonnance de la voix dans le point malade et les autres parties de la poitrine devient alors tellement grande, que la certitude de l'existence d'une cavité ulcéreuse est tout aussi complète que si elle était annoncée par la pectoriloquie la plus parfaite. Il ne peut exister quelque doute à cet égard que lorsque le phénomène est encore peu intense, et qu'il s'observe également des deux côtés de la poitrine.

La pectoriloquie la plus évidente peut présenter des

différences assez notables. Tantôt la voix passe continuellement à travers le stéthoscope, tantôt le phénomène est intermittent, et, par instans seulement, quelques éclats de voix plus aigus percent le tube et viennent frapper directement l'oreille. Cette intermittence a lieu quand les excavations s'ouvrent dans des bronches d'un petit diamètre, ou par des ouvertures qu'obstruent en partie les crachats ou la matière tuberculeuse : au reste, le diagnostic n'en est pas moins sûr.

La pectoriloquie parfaite et continue elle-même est quelquefois interrompue par cette dernière cause. Assez souvent, au bout de quelques heures ou même de quelques minutes, on ne la retrouve plus chez les malades qui l'avaient présentée de la manière la plus frappante. Le râle *caverneux* que l'on entend alors dans le point où existait la pectoriloquie ne laisse aucun doute sur la cause de sa cessation. Par cette raison, il ne faut jamais prononcer qu'un phthisique n'est pas pectoriloque, avant de l'avoir examiné plusieurs fois, à différentes heures du jour, et surtout immédiatement après qu'il a craché. Souvent, en faisant tousser le malade, le phénomène reparaît sur-le-champ.

La pectoriloquie présente encore d'autres variétés sous le rapport de la voix en elle-même : l'articulation des mots est plus ou moins distincte, la nature du son plus ou moins altérée. Le plus ordinairement la voix, un peu plus aiguë que lorsqu'on l'écoute à l'oreille nue, a quelque chose d'étouffé et d'analogue à celle des ventriloques. Comme chez ces derniers, l'articulation de certains mots est très nette, et celle de beaucoup d'autres obscure et profonde. Quelquefois elle est plus faible que la voix qui sort de la bouche du malade :

mais ordinairement elle est plus forte. Il m'est souvent
arrivé, en examinant des phthisiques chez lesquels la
pectoriloquie existait dans le dos, et dont la voix était
très faible, d'entendre complétement leurs réponses à
l'aide du stéthoscope; tandis qu'à la même distance je
ne pouvais, à l'oreille nue, en entendre que quelques
mots entre-coupés. Enfin, chez les hommes à voix
grave, et chez lesquels la pectoriloquie devient cependant parfaite, malgré cette circonstance défavorable,
la voix semble dirigée vers l'oreille par un porte-voix
ou un cornet de papier, plutôt que par un tube. Quelquefois même il semble que le malade vous parle dans
l'oreille sans intermédiaire aucun, et avec une voix
tellement forte qu'elle retentit d'une manière désagréable dans la tête.

L'extinction de voix portée au plus haut degré n'empêche pas la pectoriloquie d'avoir lieu. Je l'ai trouvée
très évidente chez des sujets qui parlaient à voix si basse
qu'on ne pouvait les entendre à trois ou quatre pieds
de distance (1).

La pectoriloquie est, comme nous l'avons dit, d'autant plus évidente, que les parois de l'excavation ont
moins d'épaisseur : cependant quelques lignes de plus
ou de moins ne font pas une grande différence à cet
égard. Je l'ai trouvée d'une manière très distincte dans
des cas où l'excavation était située à plus d'un pouce de

-----

(1) Ceci est exagéré. La pectoriloquie est rarement *évidente*
en pareil cas, mais on entend, lorsque le malade essaie de parler, une espèce de souffle et un gargouillement qui ne laissent
pas plus de doute que la vraie pectoriloquie. M. L.

la surface du poumon, et entourée d'un tissu pulmonaire très sain et très perméable à l'air, circonstance qui semble encore devoir être peu favorable à la propagation du son.

Les excavations d'une étendue moyenne et qui ont peu d'anfractuosités sont celles qui donnent la pectoriloquie la plus parfaite. Les plus petites la donnent souvent de la manière la moins équivoque. Je l'ai trouvée très évidente à la réunion de la troisième côte et du sternum chez un phthisique qui ne la présentait en aucun autre point de la poitrine. A l'ouverture du corps, les poumons se trouvèrent pleins de tubercules qui n'étaient pas encore complétement ramollis : une seule excavation, de la grandeur et de la forme d'un noyau de prune, existait au bord antérieur du poumon, et correspondait exactement au point indiqué.

Les excavations qui ont beaucoup moins d'étendue dans une de leurs dimensions que dans les autres, et qui sont comme aplaties par l'affaissement de leurs parois, sont les moins propres à produire la pectoriloquie, et ne la donnent quelquefois point du tout. Cela arrive surtout lorsqu'une semblable excavation se trouve située très près de la surface du poumon, et quand la plèvre pulmonaire, qui forme alors presque seule sa paroi antérieure, n'adhère point en cet endroit à la plèvre costale. On sent que cette paroi très mince doit s'affaisser quand le malade parle (puisqu'on ne parle que dans l'expiration), et que, par conséquent, le phénomène ne peut plus avoir lieu.

Lorsqu'il existe un grand nombre d'excavations communiquant ensemble, et présentant une multitude d'anfractuosités, la voix passe toujours évidemment à travers le stéthoscope ; mais l'articulation des mots a quelque chose de plus étouffé et de confus. Cela a presque toujours lieu quand la pectoriloquie s'entend dans une grande étendue de la surface de la poitrine. Quelquefois même, comme nous l'avons dit (t. 1, p. 87), la pectoriloquie est plus habituellement suspendue dans les excavations anfractueuses et multiloculaires.

Lorsque la pectoriloquie est continue et évidente, que la voix en traversant le stéthoscope est nette et bien articulée, sans mélange d'aucun bruit étranger, et qu'il n'existe point de râle au même point de la poitrine, on doit conclure que l'excavation est tout-à-fait vide, et que ses communications avec les bronches sont larges et courtes. Quand, au contraire, elle contient une certaine quantité de matière tuberculeuse ramollie à consistance de pus, la pectoriloquie est accompagnée d'une sorte de gargouillement qui rend l'articulation des mots moins distincte.

Aucune observation stéthoscopique n'a été plus universellement vérifiée, tant en France que dans les autres parties de l'Europe, que la coïncidence constatée de la pectoriloquie avec les excavations ulcéreuses du poumon ; et je n'insisterai pas par conséquent sur ce point. Je ferai seulement une observation pour les praticiens qui ont peu d'occasion de faire des ouvertures de cadavres, et qui ne peuvent les faire faire que par des aides peu exercés : en faisant une ouverture d'une manière précipitée, il pourrait arriver quelquefois que l'on ne rencontrât pas une excavation ulcéreuse, qui cependant existerait réellement. Cela aurait facilement lieu surtout lorsque le poumon est fortement adhérent et l'excavation située très près de sa surface. Comme, en ce cas, on ne peut enlever le poumon qu'en l'arrachant ou à l'aide du scalpel, il arrive souvent que la portion de ce viscère qui renferme l'excavation reste attachée en totalité, ou presque entièrement, aux parois thoraciques. Une inadvertance de ce genre aurait eu lieu à l'époque où les premiers résultats de mes recherches commençaient à avoir quelque publicité, si M. Récamier n'eût conservé la pièce. Nous avions été apppelés l'un et l'autre en consultation pour un malade confié aux soins d'un de nos confrères, et qui présentait une pectoriloquie très évidente, dans une étendue d'environ un pouce carré, immédiatement au-dessous de la clavicule gauche. Le malade ayant succombé au bout de peu de jours, on en fit l'ouverture : je ne pus m'y trouver. Ayant rencontré le même jour le médecin ordinaire, j'appris de lui que l'on n'avait trouvé aucune excavation, mais seulement des tubercules encore crus. D'après l'évidence de la pectoriloquie chez ce sujet, je n'hésitai pas à lui dire que sans doute on n'avait pas bien cherché. Il m'avoua que les circonstances avaient forcé de faire l'ouverture avec un peu de précipitation, et me dit que M. Récamier, surpris autant que moi du résultat, avait fait emporter ce poumon pour pouvoir l'examiner plus à loisir. Je me rendis chez M. Récamier, qui avait attendu, pour examiner plus attentivement la pièce, que nous pussions le faire ensemble. Nous trouvâmes que le poumon était entier, sauf une petite portion du sommet qui en avait été détachée par arrachement en cherchant à détruire les nombreuses adhérences qui l'unissaient aux parois thoraciques. Au fond de cette déchirure nous trouvâmes une espèce de plancher cartilagineux, long de plus d'un pouce, et de la largeur du doigt, dont les bords frangés montraient évidemment qu'il avait fait partie d'un kyste considérable. Au milieu de ce plancher l'on voyait deux ouvertures à bords lisses, capables de recevoir une plume d'oie, et qui conduisaient à deux rameaux bronchiques. Il est évident que, dans ce cas, si l'on eût examiné les parois thoraciques, on eût trouvé l'excavation presque tout entière au sommet de la cavité formée dans la plèvre. J'ai vu pareille chose arriver très fréquemment dans les ouvertures que j'ai fait faire : mais, comme je m'y attendais, cela n'a jamais donné lieu à aucune erreur.

Nous avons également dit (t. 1, p. 87) que la pectoriloquie disparaît quelquefois tout-à-fait, ou ne se fait entendre que très rarement et faiblement dans les excavations extrêmement vastes, et qui ont peu d'anfractuosités, et nous avons donné les raisons probables de cette cessation du signe ; mais alors il est remplacé par deux autres phénomènes également certains, la respiration amphorique et le tintement métallique. Le premier de ces signes surtout se fait entendre fréquemment. Très rarement la fluctuation hippocratique, dont nous parlerons plus bas, peut avoir lieu dans ces excavations ; et il faut pour cela qu'elles soient extrêmement vastes, et qu'elles occupent au moins un tiers du poumon.

Pour que le tintement métallique ait lieu dans une vaste excavation tuberculeuse, il faut que cette excavation ne contienne qu'une très petite quantité de matière liquide, et qu'elle soit d'ailleurs remplie d'air, et en communication avec les bronches. S'il n'y a point ou presque point de matière liquide, le tintement métallique n'aura pas lieu; mais la voix, la toux et la respiration seront accompagnées de la résonnance amphorique. En parlant des épanchemens pleurétiques qui donnent lieu au même phénomène, nous indiquerons les moyens de les distinguer du cas présent. Nous donnerons, à la fin de cet article, deux exemples d'excavations tuberculeuses très vastes annoncées par le tintement métallique.

La pectoriloquie cesse encore tout-à-fait, au moins le plus ordinairement, lorsqu'une excavation tuberculeuse vient à se rompre dans la plèvre. Cet accident se reconnaît facilement aux signes du pneumo-thorax dont nous parlerons ailleurs. M. le docteur Louis a remarqué plusieurs fois qu'au moment même où cette rupture se fait, il se manifeste une douleur aiguë dans la poitrine, qui peut donner l'éveil au médecin à cet égard (1). Il est d'autant plus probable que cette douleur doit être à peu près constante, que le premier effet de cette rupture est de déterminer sur-le-champ une pleurésie avec pneumo-thorax; mais il est aussi difficile au malade de confondre cette douleur avec ses souffrances habituelles, qu'au médecin d'y faire peu d'attention par la même raison (2).

_____

(1) **V.** *Archives générales de Médecine*, t. v. 1824, et *Rech. sur la phthisie*, 1825, p. 445 à 490.

(2) Lorsqu'un épanchement pleurétique vient à s'ouvrir dans les bronches, on entend parfois un *bruit de craquement*, ainsi que le prouve l'observation suivante publiée par le docteur

Obs. XXX. *Tintement métallique dans une vaste excavation tuberculeuse à demi-convertie en fistule.* — Marianne Levas, blanchisseuse, âgée de cinquante ans, entra à l'hôpital Necker le 13 avril 1819. Elle toussait et crachait depuis plusieurs années; mais ce catarrhe avait beaucoup augmenté depuis quelques mois : elle n'avait cependant interrompu que depuis peu de jours son travail habituel, qui consistait à faire sécher le linge auprès d'un poële. Elle était fort maigre ; mais sa maigreur semblait dépendre autant d'une décrépitude prématurée que d'un état de maladie, car elle paraissait avoir soixante-dix ans. Le pouls était fréquent, la peau

---

Lecomte (*Thèse*, n° 191, 1831). Un homme âgé de 32 ans, accuse, lors de son entrée à la Charité, dix-sept jours de maladie, et une douleur au côté droit. A l'examen de la poitrine, il présente un son mat et une absence complète de bruit respiratoire dans tout le côté inférieur droit du thorax ; de plus des craquemens humides se font entendre à la partie supérieure du poumon droit. Bientôt ces craquemens sont perceptibles dans tout le côté. M. Chomel, dans le service duquel était ce malade, soupçonna une communication entre les bronches et la plèvre, et il regarda comme possible qu'une grande quantité de pus fût bientôt rejetée par l'expectoration. En effet, dès le lendemain, le malade rendit, par la bouche, après de grandes quintes de toux, des crachats grisâtres, opaques, d'une fétidité insupportable, analogue à celle d'une macération anatomique. Alors survinrent la respiration amphorique et le tintement métallique; néanmoins le malade guérit au bout de quatre mois environ.

Est-il bien certain que, dans ce cas, il y ait eu épanchement dans la plèvre? ne serait-ce pas un exemple de gangrène du poumon?   A\DRAL.

un peu chaude. La malade toussait fréquemment ; elle expectorait des crachats jaunes et opaques, médiocrement abondans, mêlés d'une assez grande quantité de mucosité filante et transparente.

En appliquant le stéthoscope à la partie antérieure supérieure droite de la poitrine et sous l'aisselle du même côté, on entendait une pectoriloquie évidente ; on entendait également, quand la malade toussait ou parlait, et surtout quand elle respirait, un tintement analogue à celui d'une petite cloche qui finit de résonner, ou d'une mouche qui bourdonne dans un vase de porcelaine. Un râle muqueux ou gargouillement assez fort se faisait aussi entendre dans le même point. Tous ces signes s'entendaient parfaitement depuis le sommet de l'épaule jusqu'à la hauteur de la quatrième côte ; mais ils étaient plus manifestes en avant et sous l'aisselle qu'en arrière.

La respiration s'entendait assez bien dans la plus grande partie de la poitrine ; mais, à la racine du poumon droit et au sommet du gauche, on ne l'entendait presque pas. La commotion hippocratique ne donnait aucun résultat. D'après ces signes, je fis porter sur la feuille du diagnostic : *Vaste excavation tuberculeuse occupant tout le lobe supérieur du poumon droit, et contenant une petite quantité de liquide ; tubercules, surtout au sommet du poumon gauche et à la racine du droit.*

Quatre jours après son entrée, la malade ayant troublé d'une manière grave le bon ordre de la salle, je fus obligé de la renvoyer chez elle.

Elle fut admise de nouveau à l'hôpital vers la fin de

mai : elle était absolument dans le même état, et seulement plus faible ; les crachats étaient plus abondans ; d'ailleurs, elle se levait et agissait encore d'une manière étonnante, vu l'état de maigreur dans lequel elle était et la gravité des symptômes locaux ; elle parlait surtout beaucoup, et sa voix altérée et comme glapissante s'entendait de fort loin. Les signes donnés par le stéthoscope étaient toujours les mêmes : elle mourut presque subitement le 6 juin.

Ouverture du cadavre faite vingt-quatre heures après la mort. — Cadavre d'une femme qui semblait très âgée, légère infiltration des membres abdominaux, maigreur très grande, cheveux blancs, yeux très caves, nez effilé.

Les os du crâne enlevés, on trouva la pie-mère infiltrée d'une assez grande quantité de sérosité limpide, les circonvolutions cérébrales étaient très saillantes ; la substance du cerveau était molle ; les ventricules latéraux contenaient chacun environ une demi-once de sérosité. Le cervelet était également très mou, ainsi que la protubérance annulaire. Lorsque le cerveau fut enlevé en totalité, il s'écoula une assez grande quantité de sérosité par le canal rachidien.

A l'instant où le scalpel pénétra entre les cartilages des quatrième et cinquième côtes du côté droit, il s'échappa une petite quantité d'air (1). La cavité thoracique ne contenait point de sérosité.

---

(1) Cet air venait certainement de l'excavation dont il sera parlé plus loin, car la cavité de la plèvre n'existait pas.

Note de l'auteur.

Le poumon du même côté était aplati de dedans en dehors, et refoulé vers la partie externe des côtes ; il adhérait de toutes parts à la plèvre costale, au médiastin et au diaphragme. Cette adhérence, due inférieurement à un tissu cellulaire à lames courtes et très nombreuses, était déjà difficile à détruire par l'introduction de la main. Au-dessus de la sixième côte, l'adhérence était intime, et il fallut employer le scalpel pour détacher la partie supérieure du poumon. La moitié supérieure de ce poumon était occupée par une excavation extrêmement vaste, qui ne contenait qu'environ deux cuillerées d'une matière puriforme jaunâtre assez liquide. Les parois supérieure, externe, antérieure et postérieure de cette excavation, formées par une couche mince de tissu pulmonaire noirâtre, flasque et condensé, étaient protégées par une calotte fibreuse de deux lignes d'épaisseur, d'une texture tout-à-fait semblable à celle des ligamens latéraux des articulations. Cette calotte était intimement adhérente aux plèvres costale et pulmonaire. La surface externe de l'excavation était anfractueuse et comme divisée en plusieurs compartimens aboutissant tous à sa portion la plus vaste, qui aurait pu contenir le poing de l'homme le plus robuste. Vers la partie supérieure de cette dernière, une colonne aussi grosse que la moitié du petit doigt passait en forme de pont d'une paroi à l'autre. Elle avait à peu près un pouce de longueur, et était formée par du tissu pulmonaire flasque, un peu noirâtre, humide de sérosité, recouvert par la membrane interne du kyste, mais d'ailleurs sain et un peu crépitant.

On voyait çà et là des vaisseaux sanguins de la gros-

seur d'une plume de corbeau, rampant sur les parois
de l'excavation, auxquelles ils adhéraient par leurs extrémités, mais dont ils étaient détachés dans toute
leur partie moyenne. En les coupant en travers, on
voyait qu'ils n'étaient pas totalement oblitérés, quoique leur canal fût notablement rétréci. Il en rampait
encore d'autres sur les parois de la caverne; mais ils ne
s'en détachaient point, et leur cavité était complétement oblitérée : lorsqu'on les suivait avant leur entrée
dans l'excavation, on pouvait s'assurer qu'il finissaient
insensiblement en cul-de-sac avant d'y pénétrer.

Une membrane demi-cartilagineuse, d'une épaisseur
extrèmement variable, d'une teinte rosée ou d'un rouge
clair dans les parties les plus minces, d'un gris de perle
ou blanchâtre dans le reste de son étendue, et d'une
surface tellement inégale qu'au premier aspect la membrane ne paraissait pas complète, tapissait la totalité de
l'excavation, dont le fond n'était séparé d'une des premières branches de l'artère pulmonaire assez grosse
pour contenir le petit doigt, que par cette membrane
accidentelle.

La partie antérieure de la caverne formait une espèce
de cul-de-sac allongé, tapissé d'une membrane tout-à-
fait cartilagineuse, et beaucoup plus épaisse que celle
du reste de l'excavation. En continuant à inciser vers
le bord antérieur du poumon et de haut en bas, on
voyait cette membrane dégénérer en une lame cartilagineuse, qui plongeait dans le tissu pulmonaire et s'é-
tendait à plus d'un pouce des parois de l'excavation.
Cette disposition résultait évidemment de la cicatrisation d'une ancienne excavation, qui probablement avait

communiqué avec celle qui existait actuellement. Des rameaux bronchiques se dirigeaient vers cette lame, se terminaient en cul-de-sac avant d'y arriver, et conservaient néanmoins une capacité assez grande ; leur membrane muqueuse était très rouge et épaissie. Plusieurs autres, plus ou moins volumineux, venaient s'ouvrir dans la grande excavation ou dans ses anfractuosités : leurs bouches étaient parfaitement lisses.

La portion antérieure des lobes supérieur et moyen, qui seule n'avait pas été envahie par la caverne, était encore crépitante : on y trouvait çà et là de petits groupes de tubercules miliaires jaunes ou gris, dans l'intervalle desquels le tissu pulmonaire était encore sain.

Le lobe inférieur de ce poumon, légèrement infiltré de sérosité sanguinolente vers sa partie postérieure, contenait dans le même point un groupe de tubercules jaunes, de la grosseur d'un grain de chenevis, séparés par un tissu pulmonaire flasque et assez fortement souillé de matière noire pulmonaire. Le reste de ce lobe était crépitant, et contenait seulement quelques petits tubercules miliaires jaunes ou gris (1).

Avant d'ouvrir la cavité thoracique gauche, on fit une ponction à peu près vers le sixième espace inter-

---

(1) Le travail de cicatrisation déjà si avancé, qui existait dans l'excavation dont on vient de lire la description, peut donner une idée des ressources de la nature chez certains sujets. Il est probable que la femme dont nous citons ici l'observation eût guéri s'il n'eût existé d'autre désordre chez elle que l'énorme excavation qui avait détruit la moitié du poumon droit. *Note de l'auteur.*

costal : l'air s'échappa aussitôt avec un sifflement plus marqué que du côté droit. Ce côté de la poitrine ne contenait presque pas de sérosité (1).

La plus grande partie de ce poumon n'adhérait à la plèvre costale qu'au moyen de quelques lames cellulaires; mais son sommet lui était uni par une membrane fibreuse très épaisse, blanchâtre, fortement adhérente aux deux premières côtes d'une part, et de l'autre au tissu pulmonaire, qu'elle déprimait, tandis que le pourtour était mamelonné et comme plissé sur lui-même. Cette calotte recouvrait une espèce de cicatrice cartilagineuse de deux à trois lignes d'épaisseur, au-dessous de laquelle existait une excavation capable de contenir un œuf de pigeon, et très anfractueuse. On y trouva une petite concrétion calcaire très dure. Ses parois étaient formées par le tissu pulmonaire condensé, durci, noirâtre, et mêlé de quelques tubercules jaunes et gris, de la grosseur d'un grain de millet ou de chenevis. La partie antérieure du lobe supérieur était encore très crépitante, quoiqu'elle contînt çà et là quelques tubercules semblables.

Le lobe inférieur était gorgé d'une sérosité spumeuse et sanguinolente. Son bord postérieur était farci, dans toute son épaisseur, de petits tubercules crus formant des masses grisâtres. Vers la partie postérieure moyenne de ce lobe, et près de sa face externe, le parenchyme présentait une rougeur et une mollesse remarquables,

---

(1) Ici il est probable que le gaz était contenu dans la plèvre et par conséquent exhalé par elle.　　　*Note de l'auteur.*

et contenait un sang d'une couleur violacée (1). On trouva dans l'épaisseur du bord postérieur une production isolée, parfaitement circonscrite, de la grosseur d'un pois, d'un blanc jaunâtre, ayant la consistance de fromage, formée en partie par de la matière tuberculeuse à demi ramollie, et en partie par une matière ostéo-terreuse ou crétacée beaucoup plus blanche.

Le péricarde contenait à peu près une once de sérosité limpide et légèrement citrine.

L'oreillette gauche du cœur était distendue par du sang liquide, d'une teinte noire qui se rapprochait de la couleur de la lie de vin rouge.

Le ventricule gauche était d'une capacité ordinaire; les colonnes charnues y étaient peu marquées; les parois étaient mollasses et se laissaient facilement déchirer; elles avaient une épaisseur de quatre à cinq lignes; le sinus aortique n'offrait aucune rougeur.

L'oreillette droite était très distendue par du sang veineux; les parois en étaient assez épaisses, et les colonnes charnues bien marquées, surtout à la base de l'appendice auriculaire, dont l'ouverture était presque complétement oblitérée par trois kystes de la grosseur d'un pois ou d'une fève de haricot, d'une forme globuleuse, rouge à l'extérieur, contenant un liquide ressemblant à de la lie de vin. Ces kystes étaient comme intriqués par leur base avec les colonnes charnues; leurs parois étaient d'une couleur jaune dans leur épaisseur;

---

(1) C'est l'infiltration cadavérique sanguine à un haut degré.

Note de l'auteur.

elles n'avaient pas beaucoup plus de consistance qu'une fausse membrane albumineuse.

Le ventricule droit paraissait un peu plus vaste que le gauche ; les colonnes charnues y étaient très prononcées ; les parois étaient d'une épaisseur ordinaire.

Le système artériel contenait un sang liquide et d'une couleur violacée.

L'estomac avait une forme très allongée, et offrait un rétrécissement à sa partie moyenne. La membrane muqueuse était généralement pâle : cependant on y remarquait une teinte rougeâtre qui commençait d'une manière insensible, et augmentait d'intensité en approchant de l'orifice pylorique.

Le duodénum était dans l'état sain ; le jéjunum n'offrait aucune rougeur ; il ne contenait que des matières liquides, blanches, homogènes, analogues à du pus, et gagnant le fond de l'eau sans s'y délayer. L'intestin iléum était de la grosseur du doigt, contracté et sans rougeur à l'intérieur. Le cœcum était fortement distendu par des gaz et sain, de même que le colon et le rectum.

Le foie avait son volume ordinaire ; sa couleur était assez foncée ; son tissu était sain, facile à déchirer, et contenait une assez grande quantité de sang veineux. La vésicule ne contenait que peu de bile.

La rate était assez volumineuse ; elle se laissait aisément déchirer.

La vessie était réduite à un très petit volume, et presque vide.

L'utérus, très petit, présentait, dans l'épaisseur de sa paroi postérieure, une concrétion osseuse de la grosseur d'une noisette, et d'une forme globuleuse, assez rugueuse à sa surface. La cavité de cet organe contenait un liquide blanc, demi-transparent et comme glaireux. Son col était sain.

Obs. XXXI. *Tintement métallique dans une excavation tuberculeuse.* — N**, âgée de quarante ans, entra à l'hôpital Necker le 29 janvier 1818. Elle était affectée depuis cinq mois d'une toux devenue plus forte depuis sa dernière couche, qui avait eu lieu trois mois auparavant. Examinée le lendemain de son entrée, elle présentait les symptômes suivans : respiration courte et fréquente, oppression, face pâle, poitrine résonnant médiocrement dans le dos et à la partie antérieure gauche, mieux à la partie antérieure droite ; pectorilo-quie évidente vers l'union du sternum avec la clavicule du côté gauche, moins évidente vers la réunion du bras et de la poitrine du même côté ; le son des ventricules était obtus ; le cœur ne donnait presque aucune im-pulsion.

Le 2 février, les lèvres étaient livides, le ventre mou et non douloureux, la respiration courte.

Le 3, la joue gauche était plus rouge que la droite ; on entendait, à l'aide du stéthoscope, un bruit sem-blable à celui d'un flot de liquide dans le côté gauche de la poitrine quand la malade toussait ; lorsqu'elle par-lait, le tintement métallique se faisait entendre dans le même point. La succussion ne produisait pas le bruit de fluctuation. En conséquence de ces signes, je portai le diagnostic suivant : *Excavation tuberculeuse très vaste dans la partie moyenne du poumon gauche.*

contenant une petite quantité de matière très liquide.

Il n'y eut aucun changement remarquable les jours suivans. La malade succomba le 8.

Ouverture du corps faite vingt-quatre heures après la mort. — Face un peu violette, légère émaciation du tronc et des membres.

On trouva un peu de sérosité dans l'épaisseur de la pie-mère, dans les ventricules latéraux et à la base du crâne.

Le poumon droit offrait, dans toute son étendue, une quantité innombrable de tubercules d'un blanc jaunâtre, dont le volume variait depuis celui d'un grain de chenevis jusqu'à celui d'un noyau de cerise, et même d'une grosse aveline. Ces derniers étaient évidemment formés de la réunion de plusieurs petits qui, plus séparés vers la circonférence de ces masses, y formaient des découpures analogues à celle d'un trèfle de carte à jouer : les plus gros offraient, pour la plupart, une partie de leur substance déjà ramollie à divers degrés de consistance. Outre ce grand nombre de tubercules, le poumon droit offrait encore çà et là quelques excavations, dont les plus grandes auraient pu contenir une noisette : ces cavités étaient totalement remplies d'un liquide puriforme plus consistant que le pus d'un abcès, et leurs parois étaient tapissées d'une double membrane, dont l'interne, molle, blanchâtre et opaque, adhérait peu à l'externe ; celle-ci, blanche, légèrement demi-transparente et comme cartilagineuse, adhérait intimement au tissu du poumon. Elle n'existait pas partout, et, dans quelques points des parois des excavations, on voyait à nu, sous la membrane interne, le tissu pulmonaire grenu, et un peu grisâtre ou rougeâtre entre les excavations et les tubercules; ce tissu était d'ailleurs presque partout sain, crépitant et d'une couleur rose.

Le poumon gauche adhérait intimement à la plèvre costale et au péricarde. Ouvert dans le sens de sa longueur, il présentait, près de sa face antérieure et un peu latérale, trois excavations l'une au-dessus de l'autre, communiquant entre elles par deux larges ouvertures. De ces trois cavités, la supérieure, qui était la moyenne pour la grandeur, occupait le sommet du poumon, répondant à l'union du sternum avec la clavicule, et se portant en bas et en dehors pour se réunir à la seconde : elle eût pu contenir un œuf de pigeon. La seconde était la plus grande, et eût logé facilement un œuf de poule. Enfin l'inférieure, qui était la plus petite des trois, répondait à un pouce à peu près au-dessus de la base du poumon, et eût pu loger une noix. Ces excavations étaient tapissées par les deux membranes dont nous avons parlé plus haut : la cartilagineuse n'était pas non plus partout complète, et on voyait également en quelques points le tissu pulmonaire durci, à nu sous la membrane interne. Elles communiquaient avec plusieurs bronches, et contenaient un liquide puriforme, mêlé de bulles d'air, qui n'occupait guère que le quart de la capacité de l'excavation. Outre ces trois vastes cavités, le poumon gauche offrait encore quelques petites excavations et des tubercules crus. Son tissu n'était pas sain comme celui du droit; il résistait beaucoup plus au scalpel, et ne crépitait que par endroits; autour des cavernes, il était d'un rouge violet, infiltré de sérosité, dense, non grenu ; dans le reste de son étendue, il offrait çà et là quelques points rosés, hépatisés et grenus.

Le péricarde contenait un petite quantité d'un liquide jaune-citrin ; le cœur était un peu plus gros que le poing du sujet ; son ventricule droit offrait une cavité un peu dilatée, et qui s'étendait jusqu'à la pointe du cœur ; les parois en étaient amincies et un peu flasques ; le ventricule gauche offrait, au contraire, des parois un peu plus épaisses que dans l'état naturel (un demi-pouce partout, même à la pointe) ; elles étaient rouges et très fermes ; sa cavité était un peu grande ; tous deux contenaient un sang noir et coagulé.

La cloison des ventricules était d'un tiers moindre en épaisseur que les parois du ventricule gauche.

Le petit bassin contenait une assez grande quantité d'une sérosité citrine dans laquelle flottaient quelques flocons filamenteux blancs, d'une consistance pseudo-membraneuse, et analogue à celle du blanc d'œuf bouilli.

L'estomac et les intestins étaient très sains; ils offraient, dans quelques points de leur surface antérieure, une rougeur bien évidemment due à la seule injection des vaisseaux sous-péritonéaux.

Le foie était de grosseur moindre que dans l'état naturel ; son lobe gauche occupait à peine les deux tiers de l'épigastre ; sa surface extérieure offrait dans toute son étendue une couleur blanche due à ce que sa membrane péritonéale et sa membrane propre étaient épaissies et opaques ; son bord tranchant était arrondi ; sa face supérieure était lisse et sans rides ; l'inférieure, sur-

tout sur le lobe gauche, présentait des scissures naturelles, les unes longitudinales, les autres transversales,
entre lesquelles la surface du foie formait des tubérosités de la grosseur d'une cerise ou à peu près; la
partie brune de son parenchyme était dans l'état naturel; la partie jaune ou grise était plus pâle qu'elle
ne l'est ordinairement. Il graissait assez fortement le
scalpel.

La rate, les organes de la génération, l'appareil urinaire étaient dans l'état sain.

ARTICLE VI.

Symptômes et Marche de la Phthisie pulmonaire.

La phthisie, caractérisée en général par des symptômes saillans lorsqu'elle est arrivée à un haut degré,
est extrêmement variable dans son début; et dans beaucoup de cas elle est difficile à reconnaître par ses seuls
symptômes, jusqu'à la terminaison fatale de la maladie.
Nous diviserons les variétés qu'elle présente sous ce
rapport en cinq catégories, et nous examinerons successivement la phthisie régulière et manifeste, la phthisie
irrégulière manifeste, les phthisies latente, aiguë et
chronique.

I. *Phthisie régulière manifeste, ou phthisie des anciens.* — La phthisie manifeste commence souvent par
une petite toux sèche que l'on prendrait facilement pour
l'effet d'un simple catarrhe; et sans doute c'est d'après
cette observation que les anciens ont pensé que la phthisie, venant après ce catarrhe, en était l'effet. Cette
opinion devait paraître probable avant que les progrès

de l'anatomie pathologique eussent fait connaître l'existence des tubercules miliaires, ordinairement antérieure à tout symptôme local ou général de la maladie. Cette toux peut durer plusieurs mois, et quelquefois même plusieurs années, sans qu'aucun autre symptôme s'y joigne; et alors, si le malade vient à succomber à une maladie étrangère aux poumons, on trouve ces organes farcis de tubercules très petits et presque tous entièrement gris et demi-transparens encore. Cependant, lorsque les tubercules miliaires restent longtemps à cet état, il est beaucoup plus commun, ainsi que l'a remarqué Bayle, qu'ils produisent une abondante expectoration pituiteuse (1).

---

(1) La toux qui se lie à l'existence des tubercules pulmonaires ne se montre pas toujours sèche à son origine; il n'est pas très rare de rencontrer des phthisiques qui affirment que, dès qu'ils ont commencé à tousser, ils ont eu une expectoration muqueuse plus ou moins abondante. Cette toux sèche qui se manifeste ainsi dans les premiers temps de la phthisie n'est pas d'ailleurs plus nécessairement liée à une véritable bronchite que ne l'est la toux également sèche qui accompagne la pleurésie. De plus, il me paraît bien démontré que des tubercules peuvent se former dans le poumon longtemps avant qu'aucune toux n'ait jamais eu lieu, ce qui n'empêche pas que, dans un certain nombre de cas, les tubercules ne semblent se former qu'à la suite d'une bronchite qui a été remarquable ou par sa durée ou par son intensité. Dans le premier cas, aucune irritation appréciable des bronches ne précède la formation des tubercules; dans le second cas, cette irritation paraît être la cause occasionelle de leur développement.

Il est rare que la toux provoquée par la présence des tubercules dans le poumon ne présente pas certains intervalles pen-

Quelquefois la maladie commence, au milieu des apparences de la santé la plus florissante, ou après quelques incommodités dont la cause n'est pas évidente, par un catarrhe aigu auquel on est loin de soupçonner une

dant lesquels elle cesse complétement. Sans cesse, par exemple, on observe des individus qui sont certainement tuberculeux, et chez lesquels la toux se suspend ainsi pendant plusieurs mois de suite : elle reparaît l'hiver, et cesse au retour de la belle saison, pour reprendre lorsque se montrent les premiers froids. Il y a d'autres phthisiques chez lesquels la toux se reproduit à l'occasion des fortes chaleurs de l'été : elle est moins fréquente et moins pénible chez ces malades au mois d'octobre qu'au mois de juillet. Suspendue depuis un temps plus ou moins long, cette toux revient d'ailleurs avec une merveilleuse facilité, sous l'influence de la cause la plus légère : ainsi le plus léger refroidissement, l'action de parler à haute voix, les secousses morales, les fatigues, la rappellent sur le champ; et plus elle se reproduit sous l'empire de ces causes, moins ensuite elle disparaît facilement, jusqu'à ce qu'enfin arrive l'époque où elle s'établit d'une manière permanente, et où, quoi qu'on fasse, elle ne peut plus être détruite.

Il est beaucoup d'autres phthisiques chez lesquels la toux ne se montre pas ainsi d'une manière intermittente : elle est au contraire continue, et, une fois qu'elle a commencé, elle ne cesse plus. En pareil cas, la marche de la phthisie est en général beaucoup plus rapide.

Chez certains malades, la toux n'est jamais qu'un accident fort léger : ils s'en aperçoivent à peine. Quelques-uns même en sont si peu tourmentés qu'ils ne veulent pas convenir qu'ils toussent. Tout ce qu'ils remarquent chez eux, sous ce rapport, c'est une légère titillation du larynx qui les porte de temps en temps à faire un léger effort de toux, et ils affirment d'ailleurs

cause aussi grave que les tubercules. Assez souvent une hémoptysie plus ou moins intense est le premier signe qui la fasse soupçonner, et, d'après ce que nous avons dit de cette hémorragie, on peut voir que ce signe, quelque inquiétant qu'il soit, est toujours douteux. A

---

qu'ils n'ont pas et qu'ils n'ont jamais eu de rhumes : ils peuvent ainsi mourir, sans avoir eu presque jamais de toux, ou du moins sans que ce phénomène ait été jamais assez prononcé pour attirer particulièrement leur propre attention, ou celle même du médecin. Chez d'autres phthisiques, au contraire, la toux est un des phénomènes prédominans ; elle revient sans cesse sous forme de quintes des plus pénibles, ou bien c'est une petite toux sèche, incessante, qui fatigue beaucoup les malades. J'ai vu, entre autres, une jeune personne qui, regardée depuis longtemps comme phthisique, traînait cependant son existence sans qu'aucun danger immédiat parût exister chez elle. A l'issue d'un hiver qu'elle avait assez bien passé, elle fut prise tout-à-coup d'une toux sèche, qui, pendant trois mois, fut continuelle. Pendant ce long espace de temps, cinq minutes ne se passaient pas sans que cette toux reparût : elle était sonore, éclatante, et paraissait se passer entièrement dans le larynx. Ses caractères étaient tels que d'abord il ne fut pas déraisonnable d'espérer que cette toux était le produit d'une simple névrose, dont le siége probable était le larynx lui-même. D'après cette vue, on administra les différens moyens, soit narcotiques, soit antispasmodiques, qu'on employe en pareille circonstance ; tout fut inutile : les émissions sanguines n'eurent pas plus de résultats ; et peu-à-peu, sans que la toux cessât d'avoir le même caractère, on vit apparaître divers symptômes qui ne permirent plus de douter qu'une phthisie pulmonaire, presque latente jusque là, avait pris tout-à-coup une marche plus aiguë, et allait rapidement entraîner la malade au tombeau. *A suivre.*

cette époque de la maladie , plusieurs hémoptysies successives peuvent avoir lieu à des semaines ou à des mois d'intervalles, sans qu'on acquière encore la certitude de l'existence des tubercules (1).

---

(1) L'hémoptysie qui se lie à l'existence de tubercules dans le poumon peut se montrer à des époques bien différentes de l'affection de poitrine, et être accompagnée et suivie de symptômes bien divers. Il est d'abord des cas, et ils sont loin d'être rares, dans lesquels le crachement de sang survient à une époque où la santé paraît encore fort bonne, et où, tout au plus, d'après la constitution du malade, l'on pourrait vaguement soupçonner la présence de quelques tubercules au sein du parenchyme du poumon. A la suite de ce premier crachement de sang, il peut arriver que la santé se rétablisse, et que pendant longtemps les individus qui l'ont éprouvé ne présentent en apparence aucun signe de maladie grave : ils ne toussent même pas, et leur poitrine ne semble avoir conservé aucune atteinte de l'accident qu'ils ont éprouvé. Mais au bout d'un certain temps une seconde hémoptysie a lieu , puis une troisième, et entre ces hémorrhagies la santé peut encore rester bonne. Cependant, en observant attentivement les individus qui les présentent, on voit que peu-à-peu, et à mesure que les crachemens de sang se répètent, ils perdent leur embonpoint et leurs forces; leur figure prend une teinte pâle toute particulière; ils commencent à tousser et à se plaindre de s'enrhumer avec une facilité singulière ; souvent aussi ils s'étonnent de sentir leur respiration courte et comme embarrassée ; et enfin survient une nouvelle hémoptysie, à la suite de laquelle ils restent décidément plus malades; ou bien, sans qu'elle se soit renouvelée, ils contractent un dernier rhume plus fort que les précédens, qui les fatigue davantage, et qui les conduit insensiblement à un état de phthisie. J'ai connu un vieillard qui, après avoir eu ainsi pendant trente ans de très fréquentes hémoptysies, sans que sa

De quelque manière que la maladie ait commencé, une expectoration muqueuse plus ou moins abondante et une fièvre continue s'établissent peu à peu. Cette fièvre présente ordinairement deux redoublemens, l'un

---

santé, bien qu'habituellement faible, parût en être gravement compromise, finit par périr phthisique après avoir atteint sa soixante sixième année. J'en ai vu d'autres qui, après avoir eu dans leur première jeunesse une hémoptysie abondante, qui depuis ne s'était pas renouvelée, avaient traversé la vie sans autre accident sérieux du côté de la poitrine, jusque vers l'âge de 5o à 6o ans, et d'autres fois seulement jusqu'à celui de quarante; et alors les symptômes d'une phthisie pulmonaire se déclaraient chez eux. Enfin parlerai-je ici d'un autre vieillard qui, après avoir eu depuis l'âge de 20 ans jusqu'à celui de 8o des hémoptysies qui se répétaient sans cesse, succomba, peu de temps après avoir atteint ce dernier âge, à une maladie étrangère à l'appareil respiratoire : il avait toujours eu ce qu'on appelle dans le monde une santé délicate; peu d'hivers s'étaient passés depuis bien des années, sans qu'il contractât un rhume; sa respiration avait toujours été un peu courte; et cependant il avait pu ainsi remplir une longue carrière, ne suspendant pas même souvent ses occupations habituelles, lorsqu'il venait à être repris d'un nouveau crachement de sang. Ce vieillard (et ce n'est pas là une des circonstances les moins remarquables de cette observation) avait eu plusieurs enfans, qui tous étaient morts de la poitrine à un âge peu avancé, ayant tous aussi des hémoptysies. On trouva, à l'ouverture de son corps, un assez grand nombre de tubercules crétacés qu'entouraient des portions de tissu pulmonaire noires et indurées; il n'y avait nulle part de traces de cavernes, ni anciennes ni récentes.

A côté de ces cas, dans lesquels des hémoptysies peuvent ainsi se répéter longtemps sans qu'aucun accident grave ne survienne, toutes liées qu'elles sont à des tubercules, il y aurait à

Vers midi, et l'autre vers le commencement ou le milieu de la nuit. Quelquefois elle est accompagnée, au début, de frissons qui reparaissent sous les types tierce, double tierce ou quotidien ; et il n'est même pas rare de voir la maladie se développer à l'occasion et pendant la durée d'une fièvre intermittente (1). Vers le matin, il y a des sueurs qui deviennent quelquefois énormes, de manière que dans le cours d'une nuit le malade peut tremper deux ou trois matelas (2).

---

faire ressortir d'autres cas tout contraires, dans lesquels une première hémoptysie, survenue au milieu d'une santé bonne jusqu'alors, est immédiatement suivie des symptômes d'une phthisie pulmonaire que rien ne peut suspendre, et qui arrive rapidement à sa dernière période.   ANDRAL.

(1) Je doute qu'on ait vu aussi souvent que l'indique ici Laënnec, la phthisie se développer pendant le cours et à l'occasion d'une fièvre intermittente ; mais, ce qui me paraît être plus commun, c'est de voir des accès de fièvre, qu'on prend pour ceux d'une fièvre intermittente ordinaire, et qu'on attaque en conséquence par les préparations de quinquina, se montrer à l'occasion d'une affection tuberculeuse des poumons encore mal dessinée, et qui ne se traduit que par des symptômes locaux peu tranchés. Le ramollissement isolé d'une masse tuberculeuse donne souvent lieu à de semblables accès. En pareil cas, il arrive assez ordinairement que le quinquina fait disparaître le frisson par lequel chacun d'eux commence, mais il n'a pas de prise sur la fièvre elle-même, et l'on est bientôt obligé d'y renoncer.   ANDRAL.

(2) Bien qu'existant dans l'immense majorité des cas, les sueurs qui marquent la période la plus avancée de la phthisie pulmonaire peuvent manquer quelquefois ; et j'ai rencontré plus d'un malade dont le poumon était creusé de cavernes, et

Quelque intense que soit la fièvre hectique (et elle est quelquefois extrême, à en juger par la fréquence du pouls et la chaleur âcre de la peau), cette fièvre symptomatique n'est presque jamais accompagnée des symptômes graves qu'on observe souvent dans des fièvres essentielles beaucoup moins intenses sous ces deux rapports. La tête est libre ; la respiration est quelquefois à peine plus courte que dans l'état naturel; les fonctions digestives sont souvent dans un état d'intégrité parfaite; les forces musculaires même se conservent très longtemps, et leur diminution paraît due plutôt aux évacuations excessives qu'à l'intensité de la fièvre. Mais trop souvent aux sueurs colliquatives se joint bientôt une diarrhée également débilitante, et qui, due le plus ordinairement aux éruptions secondaires de tubercules qui se font dans les parois intestinales, a cependant quelquefois lieu sans cela, et même sans aucune ulcération ou inflammation des intestins. Chez les femmes, les règles se suppriment presque toujours peu de temps après l'établissement de la fièvre hectique, et quelquefois même avant qu'aucun signe n'annonce encore la phthisie. Dans ces derniers cas, le vulgaire, et même les médecins, appliquent encore l'axiôme *post hoc ergo propter hoc*, et attribuent la

---

qui jusqu'à sa mort n'avait présenté aucune augmentation de l'exhalation cutanée. Il peut aussi arriver, et ce cas est même assez commun, qu'après avoir été fort abondantes, ces sueurs diminuent, et même se suspendent complétement pour recommencer plus tard, sans qu'il soit toujours bien possible de dire quelles sont les circonstances qui tantôt les arrêtent et tantôt les ramènent. ANDRAL.

maladie à la suppression, qui n'est cependant, dans la plupart des cas, qu'un effet du développement des tubercules dans les poumons.

Dès que la fièvre hectique est établie, l'amaigrissement devient manifeste ; il fait des progrès d'autant plus rapides, que les sueurs, l'expectoration et les évacuations alvines sont plus abondantes. La peau, chez les femmes et les sujets lymphatiques, blanchit et devient blafarde, avec une très légère nuance de jaune-citron. Bientôt l'amaigrissement marche rapidement vers le marasme, et présente le tableau tracé par Arétée avec une effrayante vérité (1).

Alors le nez est effilé, les pommettes saillantes et colorées d'un rouge d'autant plus vif qu'il tranche sur la pâleur universelle ; les conjonctives luisantes et d'un léger bleu de perle, les joues caves ; les lèvres, rétractées, semblent exprimer un sourire amer ; le col paraît oblique et gêné dans ses mouvemens ; les omoplates sont aîlées ; les côtes deviennent saillantes, tandis que les espaces intercostaux s'enfoncent, surtout aux parties antérieures supérieures de la poitrine. Quelquefois même cette cavité tout entière paraît rétrécie, ainsi que l'a observé Bayle ; et dans les phthisies à marche lente surtout elle peut l'être effectivement, par suite du resserrement et de la tendance à la cicatrisation des grandes excavations tuberculeuses. Le ventre est aplati et rétracté ; les articulations des grands os et celles des doigts paraissent grossies, à raison de l'amaigrissement des

____

(1) *V.* Aretæi, *de Caus. et Sign. morbor. chron.*, lib. 1, c. 8.

parties intermédiaires ; et les ongles mêmes se recourbent par suite de l'amaigrissement de l'extrémité pulpeuse des doigts. Aucune maladie ne produit un amaigrissement égal à celui de la phthisie, si l'on en excepte le cancer et les fièvres continues de longue durée (1).

Le degré d'amaigrissement et les autres symptômes que nous venons de décrire ne sont pas toujours des preuves de l'existence d'un mal incurable à raison de son étendue. Nous avons cité plus haut deux exemples de guérison qui ont eu lieu après que le malade eut été réduit à un degré de marasme vraiment squelétique (obs. XXV et XXVI); d'un autre côté, la mort peut arriver longtemps avant que l'amaigrissement soit arrivé à ce point.

Après l'apparition de la fièvre hectique et de l'expectoration, la marche de la maladie varie en général assez peu ; et sa progression assez uniforme vers le terme fatal est seulement hâtée toutes les fois que les sueurs ou les évacuations alvines deviennent plus abondantes.

---

(1) Je crois qu'il est fort peu de cas dans lesquels le cancer, quel que soit son siége, produise un amaigrissement pareil à celui que détermine la phthisie pulmonaire, lorsqu'elle parcourt toutes ses périodes, et que les malades ne sont point prématurément enlevés par une affection intermittente, ce qui est très commun. Le cancer d'estomac est celui qui amène à la longue l'état de maigreur le plus considérable. Un certain degré d'embonpoint coïncide parfois, au contraire, avec le cancer de l'utérus ; et il n'est pas rare de voir, chez des femmes qui succombent à ce cancer, arrivé au point qu'il y a destruction complète du col utérin, la figure conserver jusqu'à la fin ses formes presque normales. ANDRAL.

Rarement des hémoptysies un peu abondantes se manifestent après cette époque de la maladie. Quelques filets de sang paraissent seulement de temps en temps dans les crachats ; et chez le plus grand nombre de malades, chez ceux même qui ont éprouvé au début les hémorragies les plus graves, on n'en aperçoit plus aucune trace.

Assez souvent, au moment où les signes stéthoscopiques annoncent qu'une excavation tuberculeuse se vide complétement, le malade éprouve une amélioration notable, l'expectoration diminue, la fièvre tombe, et pour peu que ce mieux se prolonge, l'amaigrissement diminue même quelquefois. Cette fausse convalescence n'est ordinairement que de quelques jours ou de quelques semaines ; mais elle peut durer quelques mois, et devenir en apparence parfaite : nous avons cité plus haut un exemple remarquable de ce genre (obs. XXIV). Nous verrons tout-à-l'heure qu'elle se prolonge quelquefois pendant des années dans les phthisies chroniques ; et enfin, comme nous l'avons prouvé dans l'un des articles précédens, elle peut, dans quelques cas rares, devenir parfaite, et sans aucun retour de la maladie (obs. XXV et XXVII). En suivant avec attention les progrès de la phthisie sur un certain nombre de sujets, on verra qu'il n'en est presque aucun qui ne présente quelques signes d'amélioration à l'époque où le rhonchus caverneux et le bruit respiratoire de même caractère indiquent la destruction à peu près complète des masses tuberculeuses primitives (1) ; et que le retour des sym-

____

(1) Un certain nombre de malades peuvent se trouver dans

ptômes généraux dans leur première intensité est plus ou moins rapide, selon que les tubercules produits des éruptions secondaires sont dans un état plus ou moins avancé. On verra également que les cas dans lesquels la convalescence se prononce, semble devenir parfaite et dure quelques mois, sont ceux où les éruptions secondaires ne se font qu'après le ramollissement complet des tubercules formés les premiers. Tous les faits que j'ai observés me portent à croire que le plus souvent ces éruptions se font beaucoup plus tôt, et principalement au moment où commence le ramollissement des tubercules primitifs. Les cas de guérison sont évidemment ceux où l'éruption secondaire n'a point lieu.

Les signes stéthoscopiques sont les seuls à l'aide desquels on puisse reconnaître sûrement le ramollissement de la matière tuberculeuse et son évacuation dans les bronches. Les symptômes locaux y ajoutent rarement quelque chose. Quelques filets de sang dans les crachats semblent seulement quelquefois indiquer le moment de la rupture d'une excavation dans les bronches. Il est extrêmement rare, comme nous le dirons tout-à-l'heure, de trouver des fragmens reconnaissables de matière tuberculeuse dans le produit de l'expectoration.

---

ce cas, et servir à justifier l'assertion de Laënnec ; mais, prise dans sa généralité, elle ne me paraît point exacte, et je crois pouvoir affirmer que dans la plupart des cas, au contraire, la formation définitive des cavernes coïncide avec une aggravation générale des symptômes ; et que les cas dans lesquels, parvenue à ce degré, la phthisie s'arrête ou se suspend, sont certainement les plus rares.   ANDRAL.

En général, rien n'est plus variable que les douleurs locales dans la phthisie : la plupart des malades en éprouvent peu ; beaucoup n'en éprouvent pas du tout ; quelques-uns en éprouvent de très vives, soit à raison de légères pleurésies ou pneumonies qui surviennent de temps en temps, soit par suite d'une simple névralgie, et sans aucun signe d'inflammation (1). Chez quelques-

---

(1) Les nombreuses adhérences celluleuses qui, chez les phthisiques, unissent entre elles les plèvres costale et pulmonaire se forment ordinairement sans douleur : quelquefois cependant on trouve de ces malades qui accusent en un point du thorax une douleur vive, continue, et qui dure souvent très longtemps, sans qu'on puisse par aucun moyen ni l'enlever, ni même la diminuer; d'autres fois cette douleur cède ou à une application de sangsues ou à des ventouses scarifiées, ou à l'application d'un vésicatoire volant. D'autres phthisiques accusent, en divers points des parois thoraciques, des douleurs vagues, mobiles, dont ils s'occupent peu en général, parce qu'ils les prennent pour des douleurs nerveuses ou rhumatismales. On voit un certain nombre de ces malades qui accusent précisément une sensation pénible, une sorte de gêne habituelle dans les parties du poumon où le stéthoscope fait reconnaître la lésion la plus avancée, et spécialement sous l'une ou sous l'autre clavicule. D'autres apprécient très bien le point principal d'où partent les crachats, ou celui d'où tire sa source le sang qu'ils expectorent. Ceux chez lesquels la bronchite est intense n'accusent souvent d'autre douleur qu'une sensation de brûlure ou de picotement plus ou moins pénible derrière le sternum. Il est, du reste, très exact de dire avec Laënnec que beaucoup de phthisiques n'éprouvent aucune espèce de douleur du côté de la poitrine pendant tout le cours de leur longue maladie; et c'est même là une des circonstances qui contribuent à entrete-

uns la sensibilité de relation est assez développée dans
le poumon pour qu'ils sentent le gargouillement de la

---

nir un grand nombre de ces malades dans la plus parfaite sécurité sur leur état.

Non seulement chez les phthisiques la lésion du poumon se
forme, se développe, arrive jusqu'à l'ulcération de l'organe,
et amène autour d'elle des inflammations aiguës ou chroniques, sans produire de douleur ; mais encore, chez ces mêmes
malades, beaucoup d'autres parties s'altèrent, s'enflamment et
se désorganisent aussi, sans que la douleur en avertisse. Ainsi
beaucoup de phthisiques dont la voix est entièrement éteinte,
et dont le larynx est parsemé d'ulcérations, n'ont accusé cependant, jusqu'à l'instant de leur mort, aucune sensation pénible du côté de cet organe. Ainsi, chez la plupart d'entre eux,
c'est également sans qu'il y ait manifestation d'aucune douleur, que la membrane muqueuse de l'estomac se ramollit, que
les intestins se remplissent de tubercules, et que de nombreuses et vastes ulcérations se dessinent à leur surface interne. Chez
d'autres phthisiques, c'est aussi sans production de douleur
que des myriades de tubercules soulèvent le péritoine, et que
de fausses membranes le recouvrent. Enfin, dans les cas où
la diathèse tuberculeuse a simultanément envahi un grand
nombre d'organes, aucun d'eux n'a, le plus ordinairement, traduit par de la douleur le travail morbide dont il était le siége. Il
y a toutefois à ces faits de déplorables exceptions. C'est ainsi que
plusieurs phthisiques sont tourmentés de douleurs abdominales
extrêmement pénibles, dès le moment ou s'établit chez eux la
diarrhée ; d'autres éprouvent dans le larynx des douleurs également très vives, et l'on en voit chez lesquels la déglutition
ne peut plus s'accomplir sans qu'il en résulte les plus cruelles
angoisses ; cela paraît avoir lieu surtout, lorsque l'épiglotte et
les parties qui contribuent à former l'ouverture supérieure du
larynx sont particulièrement altérées. ANDRAL.

matière tuberculeuse ramollie, et pour qu'ils indiquent parfaitement le point de départ des crachats; mais cela est assez rare, et on voit, au contraire, beaucoup d'autres malades qui indiquent comme points les plus souffrans les parties les plus saines du poumon.

Les crachats, malgré tous les efforts faits dans tous les temps pour y trouver des caractères pathognomoniques, et l'épreuve des anciens par l'eau et par le feu, ne donnent aucun résultat que l'on n'obtienne également des produits de l'expectoration dans les catarrhes chroniques. La chimie moderne ne nous a pas encore fourni plus de lumières à cet égard. Trois matières différentes peuvent entrer dans la composition des crachats des phthisiques : la mucosité catarrhale, la matière tuberculeuse plus ou moins ramollie, et quelquefois le pus sécrété par les parois des excavations tuberculeuses parfaitement vides. Or, l'analyse chimique ne nous a donné encore aucun moyen de distinguer l'une de l'autre ces trois substances (1). L'examen et l'inspection des caractères physiques ne sont pas plus sûrs. Quoique le pus soit en général plus opaque, moins lié et plus fétide que la mucosité catarrhale, rien n'est cependant plus com-

---

(1) Quand même on parviendrait à distinguer, par des caractères chimiques certains, le pus d'avec le mucus, on n'en serait pas plus avancé sur la question de savoir si le liquide analysé provient d'une excavation creusée dans le parenchyme du poumon, ou de la membrane muqueuse des bronches. En effet, l'on sait aujourd'hui que les diverses membranes muqueuses, frappées d'inflammation, peuvent sécréter une matière qui ressemble complétement à du pus.   ANDRAL.

mun que de voir des crachats tout-à-fait puriformes dans de simples catarrhes chroniques.

Il est extrêmement rare d'apercevoir la matière tuberculeuse d'une manière reconnaissable dans les crachats. Lorsqu'elle est complétement ramollie, elle se combine si intimement avec la mucosité puriforme sécrétée par les bronches, qu'il est absolument impossible de l'en distinguer. Elle ne peut d'ailleurs entrer que dans une très petite proportion dans les crachats, pour peu qu'ils soient abondans; et lorsque leur quantité va à plus d'une livre par jour, il n'est nullement probable, à en juger par la lenteur avec laquelle se vident les excavations, que la matière tuberculeuse entre dans ce poids pour une douzaine de grains, et par conséquent pour un millième.

Quelquefois, mais très rarement, on aperçoit dans les crachats de petits fragmens de matière tuberculeuse ramollie et très reconnaissable. J'ai même vu, chez un malade dont j'ai rapporté déjà l'histoire (obs. xxv), l'expectoration d'un fragment assez considérable de matière tuberculeuse auquel adhérait encore un morceau de tissu pulmonaire; mais on peut facilement être induit en erreur à cet égard. Les cryptes muqueux des amygdales sécrètent fréquemment une matière sébacée d'un blanc légèrement jaunâtre, demi-concrète et friable, qui ressemble tout-à-fait, au premier coup d'œil à la matière tuberculeuse; mais elle en diffère par deux caractères très tranchés : lorsqu'on l'écrase, elle répand une odeur fétide, et lorsqu'on la fait chauffer sur du papier, elle le graisse. Cette matière est souvent sécrétée en très grande quantité chez des personnes bien portantes. J'ai été trompé moi-même par un cas de cette nature. Un malade entra à l'hôpital Necker dans un état d'amaigrissement voisin du marasme : en examinant son crachoir, j'y vis une assez grande quantité de crachats muqueux puriformes, mêlés d'un grand nombre de fragmens de matière en apparence tuberculeuse, dont plusieurs étaient plus gros qu'un noyau de cerise. Je le regardai comme phthisique ; et, pressé par le temps, je remis au lendemain l'examen de sa poitrine. Il succomba dans la nuit suivante à une affection étrangère aux organes thoraciques. A l'ouverture du corps, on trouva les poumons tout-à-fait sains, et les follicules des amygdales remplis et dilatés par une matière sébacée semblable à celle qu'avait expectorée le malade.

En général, les crachats des phthisiques présentent les mêmes caractères que ceux des sujets attaqués de catarrhes chroniques : ils sont muqueux, opaques, peu solubles dans l'eau, peu mêlés de bulles d'air, jaunes pâles ou d'un blanc jaunâtre, quelquefois légèrement verdâtres ou cendrés. Ces caractères présentent quelques variétés, suivant les temps de la maladie. Dans les commencemens, les crachats *cuits* et jaunes sont mêlés, comme dans beaucoup de catarrhes aigus, à une pituite incolore et diffluente, dans laquelle ils se conservent séparés, à raison de leur peu de solubilité. Plus tard, quand l'expectoration pituiteuse a cessé, les crachats cuits se réunissent en masse, et en paraissent plus diffluens. Vers la fin de la maladie, les crachats deviennent ordinairement moins abondans ; ils prennent une couleur cendrée ou verdâtre sale. Leur viscosité moindre, leur opacité absolue et leur solubilité plus grande dans l'eau, doivent porter à croire qu'à cette époque ils sont mêlés d'une certaine quantité de matière noire pulmonaire et de pus sécrété par les parois des excavations à peu près vides. A toutes les époques de la maladie, on distingue quelquefois, dans les crachats, des portions cylindriques et vermiculaires qui paraissent avoir été moulées sur les petits rameaux bronchiques. En somme, on doit accorder peu de confiance à l'inspection des crachats dans la phthisie pulmonaire, parce que les plus caractéristiques même, tels que ceux qui sont cendrés ou puriformes et vermiculaires, se rencontrent fréquemment dans les catarrhes chroniques (1); et l'expectoration des phthisiques, d'après le calcul approximatif établi ci-dessus, n'est d'ailleurs, à un millième près, que le produit d'un catarrhe pulmonaire qui accompagne presque toujours l'affection tuberculeuse du poumon. La marche de ce catarrhe est sujette à de grandes variétés : tantôt l'expectoration muqueuse jaune commence avec les premiers symptômes apparens de la maladie; tantôt elle leur est postérieure; le plus souvent elle paraît commencer à l'époque du ramollissement des tubercules primitifs; et, dans quelques cas rares, au moment seulement où ces tubercules ramollis s'ouvrent dans les bronches (2). C'est même à la réunion

______

(1) MM. Andral et Louis, qui ont décrit minutieusement les divers crachats qu'on peut observer dans la phthisie, ne sont pas, au fond, arrivés à d'autre conclusion que celle-ci. (*V.* Andral, *Cliniq. méd.*, t. III, p. 118 et suiv., et Louis, *Rech. sur la Phthis.*, p. 187 et suiv.)   M. L.

(2) Non seulement, ainsi que le pense Laënnec, et comme

de ces deux circonstances, la rupture dans les bronches d'une vaste excavation tuberculeuse et un catarrhe muqueux très étendu et très abondant qui se développe en même temps, que l'on doit rapporter le plus souvent le cas connu par les praticiens sous le nom de *vomique*, et sur lequel j'entrerai ici dans quelques détails, quoiqu'il soit plus connu théoriquement qu'il n'est commun dans la pratique.

On entend communément par le nom de *vomique du poumon* une expectoration subite et abondante de matière puriforme, survenue à la suite d'un état de maladie qui, ordinairement, présente tous les symptômes de la phthisie commençante. Dans ces cas, on voit quelquefois, après une expectoration tellement abondante que la quantité des crachats rendus en vingt-quatre

---

je l'ai positivement établi moi-même dans ma *Clinique médicale*, les crachats des phthisiques ne peuvent pas, bien souvent, être distingués d'avec ceux qui sont le produit d'une simple bronchite chronique; mais, de plus, il ne faut pas oublier qu'il est des cas dans lesquels une phthisie pulmonaire parcourt toutes ses périodes, et arrive jusqu'à une terminaison fatale, sans que les malades aient jamais eu aucune espèce d'expectoration : jusqu'à la fin la toux est restée sèche, ou tout au plus s'accompagnait-elle de temps en temps du rejet d'une matière muqueuse transparente et incolore, semblable à celle qui est expectorée au début de la bronchite aiguë la plus simple. J'ai cité, dans la *Clinique médicale*, des cas de ce genre. Souvent aussi l'expectoration est en quelque sorte intermittente; ce n'est que par intervalles qu'une matière puriforme se mêle aux crachats, et vient servir à éclairer le diagnostic.   A̲NDRAL.

heures suffirait presque pour remplir un des côtés de la
poitrine, la toux diminuer progressivement au bout de
quelques jours, l'expectoration suivre la même marche, et le malade revenir peu à peu à une santé parfaite
et durable; mais le plus souvent, après une amélioration momentanée dans les symptômes, la phthisie suit
sa marche, devient même plus évidente, et conduit
bientôt le malade au terme fatal.

Ces cas, très remarquables lorsqu'ils sont caractérisés comme je viens de l'indiquer, avaient fixé l'attention des médecins dès l'origine de l'art. Hippocrate en
a longuement parlé dans plusieurs endroits de ses ouvrages. Il considérait les vomiques comme de véritables
abcès du poumon, et désignait, en conséquence, les
malades qui en étaient affectés sous le nom d'*empyi-
ques* ou *suppurés* (ἔμπυοι), nom qu'il applique également à tous ceux qui sont attaqués d'une suppuration
de quelque partie que ce soit, mais dont les chirurgiens
modernes ont restreint depuis la signification aux collections purulentes dans la plèvre. Il paraît d'ailleurs
regarder ce cas comme différent de la phthisie pulmonaire. Il pensait que l'abcès pouvait s'ouvrir soit dans
les bronches, soit dans la cavité de la plèvre. La première terminaison lui paraissait heureuse, et il cherchait
même quelquefois à la produire artificiellement en secouant fortement le tronc du malade (1). La seconde

____

(1) Ce procédé hardi n'a pas été compris de la même manière par tous les commentateurs d'Hippocrate; leurs réflexions
diverses sur le passage suivant en sont la preuve :

Ὅται παραφέρεται τῶν βορβορῶδες ἐρχεται καὶ δυσῶδες, ἀπόλλυνται δὲ τα-
χέως. FOES, *Coac.* (409), *ed. Franc.*

Houlier n'a pas jugé ce passage digne d'attention, et n'en dit

était, selon lui, la cause ordinaire de l'empyème pleurétique.

----

rien. Jacotius l'explique ainsi : « *Concuti autem ægrum dixit,*
« *cùm thoracem valido robore comprimit ad puris exclu-*
« *sionem* » Ce qui serait sans doute d'une témérité punissable.
(V. *Magni Hippocratis Coaca Præsagia, cum interp. et comm.*
J. Hollerii, nunc primùm D. Jacotii operi in lucem edit., etc.
Lugduni, 1576. In-fol.

Duret, qui lit ἐν σεισμοῖσιν au lieu de σειομένοισιν, commente ce
passage comme s'il s'agissait des secousses de la toux, du hoquet,
de l'éternuement ou du frisson. *Hippocratis Magni Coacæ*
Prænotiones, etc, interprete et enarratore Ludovico Dureto.
Lugduni, 1784. In-fol. *De pleuritide et Peripneumoniâ.* § 47.

Foës a mieux compris le sens d'Hippocrate, quoiqu'il exprime
encore quelque doute à cet égard. « *Illud* (σειομένοισι) *purulen-*
torum sectionem aut ustionem prodit. Quanam enim parte pus
decumbat ad sectionem aut ustionem concussione explorat Hip-
pocrates, lib. II *de Morbis. Aut certè validum thoracis motum*
indicat, dùm concutitur ad puris exclusionem, quo concussu
pus editur et virus suum exhalat. FOES., *loc. cit.* Le passage
dont il s'agit ne peut cependant présenter aucune difficulté,
si on le compare au suivant : ὅταν ἐκ περιπλευμονίης ἔμπυος γένηται...
κινῆσαι τόν ὤμον, καὶ, ἢν μὲν ὑπὸ τούτου τό πύον ῥαγῇ· εἰ δὲ μή, ἕτερον
ποιῆσαι. « Lorsque, par l'effet d'une péripneumonie, il s'est
« formé une collection purulente dans le poumon..., secouez
« l'épaule du malade; et si, par ce procédé, le pus s'écoule, *le*
« *malade s'en trouve bien ;* dans le cas contraire, il faut faire
« autre chose. » (*De Morbis*, lib. II, § 44. *ed. Vanderlinden.*

Il me semble incontestable, d'après ce passage, que la commotion de la poitrine, faite dans le dessein de procurer la rupture et l'évacuation d'une vomique, était pratiquée par les
Asclépiades, absolument de la même manière que lorsqu'ils
voulaient s'assurer de l'existence d'un empyème, c'est-à-dire,

Ces idées, fort inexactes sous plusieurs rapports, sont encore celles de beaucoup de médecins étrangers aux recherches modernes d'anatomie pathologique. Elles sont fausses sous un rapport très important, celui de l'origine : car, comme nous l'avons déjà dit en parlant de la péripneumonie, la formation d'un abcès ou d'une collection de pus dans le tissu pulmonaire, par suite de l'inflammation, est un cas des plus rares ; il l'est au moins cent fois plus que celui d'une vomique bien caractérisée, et mille fois plus que l'empyème ou épanchement dans la plèvre par suite de pleurésie.

Je regarde les vomiques, telles que les connaissent les praticiens et que je viens de les décrire, comme le produit du ramollissement d'une masse tuberculeuse d'un grand volume. L'abondante expectoration qui a lieu ordinairement pendant quelques jours à la suite de leur rupture ne peut pas être regardée comme formée uniquement par la matière tuberculeuse contenue dans l'excavation. J'ai vu un malade qui, après avoir éprouvé pendant plusieurs mois une toux sèche accompagnée de dyspnée (1), de fièvre hectique, et des autres sym-

---

en secouant fortement le malade par les épaules. Nous aurons, au reste, occasion de revenir ailleurs sur ce procédé, employé comme méthode d'exploration. *Note de l'auteur.*

(1) Dans l'énumération des symptômes qui accompagnent la phthisie pulmonaire, Laënnec n'a pas mentionné la dyspnée. Elle est effectivement peu considérable chez un grand nombre de phthisiques, et, si ce n'est dans quelques cas exceptionnels dont je vais parler tout-à-l'heure, elle n'est jamais comparable à celle qui résulte ou d'un emphysème du poumon un peu étendu, ou d'une affection organique du cœur. Cette dyspnée

ptômes propres à faire soupçonner l'existence de tubercules crus, expectora tout-à-coup, à la suite d'une violente quinte de toux, près d'un verre de crachats puriformes, opaques et presque diffluens. Pendant en-

---

toutefois peut donner lieu à quelques remarques. D'abord, il est des cas, et ils sont même assez nombreux, dans lesquels long-temps avant qu'aucun autre symptôme pût porter à soupçonner l'existence d'une phthisie, la gêne de la respiration était déjà assez prononcée : beaucoup d'individus, atteints manifestement de tubercules pulmonaires à l'époque où je les examinais, m'ont assuré que, depuis leur première enfance, ils avaient la respiration habituellement courte, et que jamais ils n'avaient pu ni courir, ni marcher vîte, ni lire à haute voix, sans éprouver un certain degré d'oppression. J'ai connu dans les mêmes familles plusieurs membres qui, tous, sont devenus tour-à-tour phthisiques, et dont la respiration avait aussi commencé par être courte dès l'enfance : ils regardaient cette dyspnée comme une sorte d'habitude de famille, et ils ne s'en inquiétaient pas; ils ne m'en eussent même pas parlé, si je n'avais pas appelé sur ce point leur attention. En général, à mesure que la phthisie pulmonaire avance, la gêne de la respiration augmente : elle devient en général assez considérable pendant les derniers jours de la vie. Il y a en outre un certain nombre de phthisiques chez lesquels, pendant tout le cours de leur maladie, le symptôme prédominant a été une dyspnée telle, que l'on est porté à admettre qu'elle a sa source dans une affection du cœur, et cependant l'auscultation ne révèle rien d'anormal du côté de cet organe. Les cas de ce genre ne sont pas ceux où l'on trouve les plus vastes cavernes, non plus que des masses tuberculeuses accumulées vers le sommet des poumons. Mais ce que l'on rencontre surtout en pareille circonstance, ce sont des tubercules miliaires qui criblent en quelque sorte le poumon, et qui partout semblent s'opposer à l'entrée de l'air dans les vésicules. ANDRAL.

viron huit jours, il rendit, toutes les vingt-quatre heures, environ trois livres d'une matière semblable. L'expectoration diminua ensuite graduellement, et cessa enfin totalement, ainsi que les symptômes qui l'avaient précédée, et le malade sortit de l'hôpital parfaitement guéri au bout d'un mois. Une expectoration aussi abondante ne peut s'expliquer que par une sécrétion, et on ne peut guère douter que celle dont il s'agit avait pour siége principal les parois d'une excavation tuberculeuse très vaste, et en outre les bronches irritées par l'éruption de la matière tuberculeuse ramollie; il est également probable que l'expectoration n'a cessé que par la cicatrisation de l'excavation.

Au reste, le cas de médecine pratique connu sous le nom de *vomique*, et que l'on regarde avec raison comme assez rare, ne diffère que par une intensité plus grande de cas très communs, et que l'on peut voir souvent si l'on examine d'une manière suivie et comparative les crachats d'un grand nombre de phthisiques, comme on peut le faire dans un hôpital.

Quelques autres affections ont été souvent confondues, sous le nom de *vomique*, avec celle dont il s'agit, et surtout l'abcès du poumon, dont nous avons déjà parlé, celui du foie ouvert dans le poumon à travers le diaphragme, et les épanchemens pleurétiques qui viennent à se faire jour dans les bronches (1).

---

(1) Une gangrène du poumon peut aussi donner lieu à l'expectoration subite d'une grande quantité de matière purulente. De plus, il est des cas singuliers dans lesquels la membrane muqueuse des bronches vient à sécréter tout-à-coup, et

Les symptômes généraux que nous avons exposés jusqu'ici, et qui caractérisent la phthisie manifeste, ne peuvent, même lorsqu'ils sont tous réunis, être regardés comme des signes certains de l'existence de tubercules dans le poumon. Une simple affection catarrhale peut produire les mêmes effets. J'ai vu mourir, il y a une vingtaine d'années, une femme encore jeune, avec tous les symptômes de la phthisie pulmonaire. A l'ouverture du corps, les poumons se trouvèrent tout-à-fait sains; mais le foie était gras : il n'y avait aucune autre lésion organique. Bayle rapporte deux exemples semblables (1). On ne doit, par conséquent, jamais affirmer l'existence de la phthisie pulmonaire quand on ne trouve aucun des signes physiques donnés par la percussion et l'auscultation. J'ai vu plusieurs fois en consultation, l'an dernier, avec mes confrères MM. Récamier et Richerand, une jeune dame qui semblait phthisique et fort avancée dans la maladie. J'affirmai constamment que ses poumons me paraissaient sains, et effectivement ils furent trouvés tels à l'ouverture de son corps. La

---

en très grand abondance, un liquide puriforme, qui, rapidement expectoré, peut faire croire à l'existence d'une collection purulente lentement formée dans le poumon, et évacuée ensuite en masse à travers les bronches. J'ai consigné dans ma *Clinique médicale* des observations de ce genre : aucune cavité accidentelle n'existait dans le poumon ; les plèvres étaient saines, et l'on trouvait encore dans les bronches, jusque dans leurs plus petites ramifications, un liquide purulent, semblable à celui dont l'expulsion rapide et continue avait pendant la vie simulé une *vomique*.   ANDRAL.

(1) *Rech. sur la Phth.*, obs. 48 et 49.

maladie était due à un squirrhe du pancréas, accompagné d'un simple catarrhe (1).

II. *Phthisie irrégulière manifeste.* — J'appelle ainsi la phthisie dans laquelle l'affection tuberculeuse paraît commencer dans un autre organe. Il est assez commun de voir les symptômes généraux et locaux de la phthisie pulmonaire précédés par une diarrhée chronique de longue durée; et dans ces cas on trouve, à l'ouverture des cadavres, un grand nombre d'ulcères dans les intestins, et dans la plupart d'entre eux de petits tubercules miliaires; dans d'autres, les tubercules sont déjà ramollis et complétement détruits.

Lorsque la perforation a lieu (*Voy.* page 63), une péritonite aiguë accompagnée de tympanite péritonéale se manifeste ordinairement tout-à-coup. On peut reconnaître cette double affection aux signes suivans : douleur subite aiguë et souvent atroce dans le ventre, affaissement des traits, prostration totale des forces, pouls misérable. La douleur abdominale augmente par la pression, mais pas toujours autant que dans la plu-

---

(1) J'ai cité dans ma *Clinique médicale* (3ᵉ édit.) l'observation d'une jeune fille chez laquelle se montrèrent tous les signes rationnels d'une phthisie pulmonaire : elle avait surtout les sueurs qui caractérisent si bien cette dernière affection arrivée à une certaine période; l'auscultation et la percussion ne fournissaient, à la vérité, que des renseignemens négatifs. Les poumons furent trouvés sains; la seule lésion qui existât, et à laquelle il fallut bien rapporter les symptômes constatés pendant la vie, était un abcès de la rate, affection très rare, et dont on ne possède encore qu'un petit nombre d'exemples bien avérés. ANDRAL.

part des péritonites aiguës. En palpant légèrement l'abdomen ou pressant d'un seul doigt dans les points les plus élevés, on sent une sorte de crépitation sèche. En percutant légèrement en même temps que l'on applique le stéthoscope dans le voisinage, on entend une résonnance argentine et moins sourde que celle de la tympanite intestinale.

Si l'agglutination de l'ulcère aux parties voisines (*Voy.* p. 63) a lieu sur-le-champ, ces signes n'existent le plus souvent à aucun degré.

La perforation des intestins par des ulcères tuberculeux peut avoir lieu également, mais plus rarement, dans les phthisies régulières, et lors même que les symptômes de l'affection intestinale ne se sont développés que fort tard.

Les phthisies qui sont précédées par une longue diarrhée sont ordinairement accompagnées d'une maigreur plus grande, d'une plus grande prostration des forces ; la peau est terreuse, et n'a point la finesse, le blanc blafard et l'aspect de cire qu'elle présente chez la plupart des phthisiques. La mort suit de près l'expectoration et les autres symptômes locaux de la phthisie pulmonaire ; mais avant cette époque les signes stéthoscopiques indiquent le plus souvent déjà l'existence de tubercules ramollis ou excavés dans les poumons.

Chez les sujets scrofuleux, et particulièrement chez les enfans, l'affection tuberculeuse commence assez souvent dans les glandes mésentériques ou cervicales, et les tubercules du poumon, quelquefois peu nombreux, sont le plus souvent évidemment le produit d'une éruption secondaire. Quelquefois même on ne trouve, dans ces sujets, de tubercules que dans les grosses glandes bronchiques placées à la racine des poumons : ces divers cas constituent la phthisie scrofuleuse des praticiens et des nosologistes.

Lorsque le développement de la phthisie tuberculeuse commence dans les glandes mésentériques, ce qui constitue l'affection vulgairement connue sous le nom de *carreau*, la mort arrive souvent par suite du défaut de nutrition, avant qu'aucun symptôme de phthisie pulmonaire ne se manifeste ; mais dans ce cas même on trouve presque toujours quelques tubercules miliaires dans les poumons.

III. *Phthisie latente*. — La phthisie est rarement latente pendant toute la durée de son cours; mais il n'est pas rare d'en voir qui ne se démasquent que quelques semaines, et même quelques jours avant la mort, et qui jusque là avaient été prises pour des maladies d'une nature tout-à-fait différente. Ce sont surtout celles qui surviennent pendant le cours d'une autre maladie chronique capable par elle-même de produire de l'amaigrissement et une fièvre lente; telles sont particulièrement les affections tuberculeuses qui se développent chez les sujets scorbutiques, chez ceux qui sont affectés de maladies vénériennes rebelles, ou qui ont fait un grand usage des préparations mercurielles les plus actives. Ces phthisies scorbutiques, vénériennes et mercurielles, comme on les appelle communément, n'ont d'ailleurs que cela de particulier; et rien ne prouve même qu'elles soient dues aux affections pendant le cours desquelles elles paraissent, puisque ces complications sont rares, et qu'au contraire il est très commun de voir des sujets périr, ou conserver pendant une longue suite d'années des infirmités incurables, par l'effet du scorbut, de la syphilis ou des préparations mercurielles, sans qu'il se développe chez eux de tubercules.

Quelques phthisies commençant par la diarrhée arrivent au terme fatal sans avoir jamais été accompagnées de toux ni d'expectoration, fait que M. Portal connaissait déjà lors de la publication de ses *Observations sur la Nature et le Traitement de la Phthisie pulmonaire;* mais alors ordinairement on ne trouve dans les poumons que des tubercules crus.

La phthisie peut être quelquefois masquée pendant longtemps par des symptômes nerveux. J'ai connu plusieurs malades chez lesquels une dyspepsie habituelle et d'autres symptômes d'hypochondrie ont caché pendant plusieurs années la phthisie pulmonaire. Un de ces sujets, regardé depuis dix ans comme hypochondriaque par plusieurs médecins qu'il avait successivement fatigués de ses plaintes sur sa santé, et qui avait d'ailleurs de l'embonpoint et des forces, fut pris un jour d'un catarrhe pulmonaire avec fièvre aiguë; cinq jours après, parut une expectoration muqueuse puriforme, mêlée d'un peu de sang : elle cessa avec la toux au bout de quelques jours; mais six mois après, les symptômes de la phthisie manifeste s'établirent peu à peu, et le malade succomba au bout de six semaines (1).

____

(1) J'ai vu quelquefois la phthisie pulmonaire survenir au milieu d'une affection chlorotique, et, en raison de cette circonstances, ses symptômes rester longtemps assez obscurs pour laisser quelque doute sur la réalité de l'affection du poumon. Tout

Le catarrhe pulmonaire est de toutes les affections du poumon celle qui peut masquer le plus souvent la phthisie; car il peut, lors même qu'il n'y a aucun tubercule dans les poumons, être accompagné d'hémoptysie (1), de fièvre hectique, d'un amaigrissement considérable, et d'une expectoration tellement semblable à celle des phthisiques, qu'il n'y a aucun moyen de l'en distinguer. Et, d'un autre côté, le catarrhe symptomatique de la phthisie pulmonaire peut exister pendant plusieurs mois sans amaigrissement ni fièvre notable. En général, la fièvre est d'autant moins sensible que les tubercules sont moins nombreux et plus isolés les uns des autres.

L'on peut dire que le plus grand nombre des phthi-

---

naturellement, en effet, on peut attribuer à la chlorose la dyspnée d'une part, et d'autre part la faiblesse qui va sans cesse en augmentant; cependant la persistance de la toux, les hémoptysies, le mouvement fébrile qui s'établit, donnent enfin l'éveil, et l'auscultation vient confirmer ces soupçons. Examinez donc attentivement la poitrine chez les chlorotiques, et n'oubliez pas que la débilitation qui marche avec la chlorose, qui en est un des élémens, prédispose singulièrement l'organisme à la création de la diathèse tuberculeuse. ANDRAL.

(1) Ce n'est que dans des cas très rares, en quelque sorte exceptionnels, qu'une simple bronchite chronique s'accompagne d'un crachement de sang assez considérable pour fixer l'attention. Toutes les fois donc que, pendant le cours d'une affection de poitrine sur la nature de laquelle on conserve quelque doute, on verra survenir une hémoptysie, il y aura de très fortes présomptions pour admettre qu'il existe des tubercules.

ANDRAL.

sies sont latentes, au moins dans le principe, car nous avons vu que rien n'est plus commun que de trouver de nombreux tubercules miliaires placés au milieu d'un tissu pulmonaire tout-à-fait sain, chez des sujets qui, d'ailleurs, n'avaient encore donné aucun signe de phthisie. D'un autre côté, d'après le grand nombre de phthisiques et d'autres sujets chez lesquels on trouve des cicatrices dans le sommet des poumons, il me paraît plus que probable que presque aucun phthisique ne succombe à une première attaque de l'affection tuberculeuse (1). Depuis que l'observation anatomique m'a amené à faire cette remarque, il m'a souvent paru évident, en comparant les renseignemens historiques recueillis avec soin sur beaucoup de phthisiques avec les résultats de l'ouverture des corps, que la plupart de ces premières attaques sont prises pour des rhumes, et souvent de courte durée, et que d'autres sont tout-à-fait latentes, c'est-à-dire sans toux et sans expectoration, au moins notables, et sans autres accidens dont les malades se puissent souvenir (2). L'observation xxii offre un exemple de ce genre, et très probablement le défaut de renseignemens sur les maladies qui ont déterminé la formation des fistules ou des cicatrices chez

---

(1) Il s'en faut qu'il soit démontré pour la plupart des hommes habitués aux recherches d'anatomie pathologique, et pour moi en particulier, que l'on rencontre aussi souvent dans le poumon que l'admet Laënnec, des cicatrices de cavernes.

ANDRAL.

(2) Cette assertion est des plus graves et demande à être confirmée par de nouveaux faits. ANDRAL.

les sujets dont j'ai rapporté plus haut les histoires
(obs. xixe, xxe, xxie, xxiiie, xxive, xxve) tient à ce que
chez eux les choses se seront passées ainsi, et que les
maladies qui ont eu ces conséquences n'ont eu ni une
durée assez longue, ni des symptômes assez graves au
jugement du malade, pour laisser dans sa mémoire une
certaine impression : car, à l'imitation de Corvisart, que
j'ai eu l'avantage d'avoir pour maître, je mets toujours
un soin particulier à interroger les malades sur les
maladies anciennes qu'ils peuvent avoir éprouvées, et
je tâche d'inculquer l'utilité de cette habitude aux élèves
qui m'aident dans mes recherches.

IV. *Phthisies aiguës.* — Les phthisies aiguës sont le
produit d'affections tuberculeuses du poumon, qui,
latentes d'abord pendant un temps plus ou moins long,
se démasquent ensuite tout-à-coup, et produisent une
fièvre très aiguë, un amaigrissement, et en général des
symptômes tellement graves, que le malade est emporté
au bout de six semaines, d'un mois, et quelquefois
d'un temps moindre. A l'ouverture des sujets chez lesquels la phthisie a suivi cette marche, on trouve ordinairement qu'un grand nombre de masses tuberculeuses
ou de tubercules isolés se sont ramollis à la fois, ou qu'il
existe des éruptions secondaires très abondantes, et
déjà avancées dans leur développement.

Il est une autre variété fort remarquable de la phthisie
aiguë : quelques malades succombent à l'intensité de la
fièvre et d'une affection qui n'a d'autres symptômes que
ceux d'un catarrhe muqueux très aigu, et la mort arrive avant que l'amaigrissement ait donné l'éveil sur la
nature de la maladie. On trouve ordinairement alors, à

l'ouverture, un grand nombre de tubercules jaunes crus, plus ou moins ramollis et assez volumineux, et rarement une éruption secondaire; de sorte qu'il est évident, dans ces cas d'exception, que l'éruption tuberculeuse primitive a été très nombreuse, et qu'elle est restée latente jusqu'au moment où le ramollissement des tubercules a déterminé un violent catarrhe pulmonaire. J'ai vu mourir à l'hôpital Cochin, il y a environ vingt ans, une jeune fille de dix-huit ans, d'une rare beauté : elle succombait en apparence à un catarrhe aigu et accompagné d'une fièvre violente, dont la durée n'avait pas été de plus d'un mois. L'amaigrissement était si peu sensible au moment de la mort, que le sujet n'avait encore rien perdu de la perfection de ses formes. A l'ouverture du corps, on trouva les poumons remplis de tubercules plus ou moins ramollis, et dont la grosseur, presque uniforme, ne variait qu'entre celle d'une aveline ou d'une amande (1).

____

(1) Il est une autre forme de phthisie aiguë dans laquelle le symptôme prédominant, celui qui frappe surtout l'attention et qui constitue le danger apparent de la maladie, c'est la gêne de la respiration : on la voit chaque jour devenir plus considérable, et ressembler à la dyspnée qui accompagne les affections organiques du cœur dont le développement est le plus rapide; les malades succombent alors dans une sorte d'état d'asphyxie, avant d'avoir notablement dépéri, et après n'avoir présenté, indépendamment de la dyspnée, d'autre accident vers l'appareil respiratoire qu'une toux, qui souvent n'est même remarquable, ni par son intensité ni par sa fréquence, et que n'accompagne aucune expectoration particulière. C'est là certainement un des cas dans lesquels la véritable nature de la

V. *Phthisies chroniques.* — On peut appeler ainsi les phthisies qui, sans cesser d'être plus ou moins manifestes, durent quelquefois cinq ou six ans, et même beaucoup plus, avec des recrudescences dans lesquelles la fièvre hectique reparaît et l'amaigrissement fait des progrès rapides, et des rémissions plus ou moins longues, et quelquefois tellement parfaites, que la fièvre, la toux et l'expectoration cessent tout-à-fait et l'embonpoint même renaît. Il résulte de tous les faits que nous avons exposés ci-dessus que cette marche de la maladie est due à des éruptions successives et ordinairement peu abondantes de tubercules. C'est surtout chez ces sujets que l'on trouve fréquemment des cicatrices et des fistules pulmonaires. Ce sont sans doute des cas de cette nature qui ont fait dire à Bayle que la phthisie pouvait quelquefois durer quarante ans. J'ai connu moi-même un homme qui, après avoir échappé d'une manière inespérée à une maladie dont il fut atteint à l'Ile de France en 1786, et qui présenta au plus haut degré tous les symptômes de la phthisie pulmonaire, éprouva ensuite tous les trois ou quatre ans des retours de la même affection, mais à un moindre degré. Rentré en France en 1800, les attaques se rapprochèrent, et presque tous les hivers il en avait une qui durait quel-

---

maladie pourrait être le plus facilement méconnue. Car aucune affection ne présente de tels caractères, sauf un emphysème de cet organe, et encore faudrait-il qu'il ait eu un développement très rapide. J'ai consigné dans ma *Clinique médicale* des observations propres à faire reconnaître cette forme toute particulière, et rare d'ailleurs, de phthisie aiguë.   ANDRAL.

ques mois. Dans les intervalles, il toussait et expectorait une matière muqueuse, quelquefois puriforme; en 1818, il succomba à une de ces attaques. Quelque temps avant la mort, on constata chez lui l'existence de la pectoriloquie au plus haut degré (1).

Après tout ce que nous venons de dire, il est, ce me semble, assez inutile de parler de la distinction de la phthisie en deux ou trois degrés, *phthisis incipiens*, *confirmata*, *desperata*. Cette distinction, fondée sur

---

(1) Bayle et M. Louis ont inséré dans leurs *Recherches sur la Phthisie* des tableaux dans lesquels figurent des phthisies de deux, quatre, six, dix, douze, quatorze, vingt, trente-deux, trente-cinq, et quarante ans. Celui de Bayle comprend deux cents phthisiques, dont soixante (un peu moins du tiers) sont morts dans les six premiers mois de la maladie, soixante-quatre (le tiers) du sixième au douzième mois, quarante-huit (un peu moins du quart) dans la seconde année, et vingt-huit (à peu près le septième) de la seconde à la quarantième année. Celui de M. Louis ne comprend que cent quatorze phthisiques, mais dont la durée de la maladie a été constatée aussi exactement que possible. Sur ce nombre, trente-trois (trois dixièmes) sont morts dans les six premiers mois de la maladie, trente-sept (le tiers) du sixième au douzième mois, vingt-cinq (moins du quart) dans la seconde année, et dix-neuf (moins d'un cinquième) de la seconde à la vingtième année. Ces deux tableaux, comme on voit, concordent aussi exactement que possible, et tendent à établir que dans les hôpitaux la durée moyenne de la phthisie est de moins d'un an; que chez les malades à domicile, et surtout chez ceux que l'on peut mettre dans les conditions de climat et d'alimentation les plus avantageuses, cette durée est nécessairement beaucoup plus longue et ne peut guère être calculée. M. L.

le plus ou le moins de développement des symptômes
généraux, n'a rien de fixe ni de constant. Les symptômes généraux de la maladie ne sont presque jamais
en rapport, ni avec l'état des crachats, ni avec l'étendue des désordres qui existent dans les poumons. La
fièvre hectique et l'amaigrissement existent assez souvent à un haut degré avant l'apparition des crachats
jaunes et opaques; et quelquefois même ces accidens,
joints à la dyspnée, déterminent la mort dans cette première période. D'autres fois, au contraire, l'embonpoint
et un état de santé supportable persistent encore assez
longtemps après l'apparition des crachats opaques et de
la pectoriloquie (1).

---

(1) On trouve dans l'ouvrage de Clarke, que j'ai déjà cité,
une table qui montre quelles sont, dans la phthisie, les lois
de la mortalité. L'auteur suppose 100 personnes chez lesquelles
cette maladie commence en même temps : la première colonne
de sa table indique le nombre de mois ou d'années écoulés
depuis l'invasion de la maladie; la deuxième, le nombre
d'individus décédés au bout de trois mois, de six mois, etc.;
la troisième, le nombre des malades qui ont survécu; la quatrième, enfin, fait ressortir combien d'individus succombent
dans les diverses périodes du temps parcouru par la maladie.

Temps écoulé depuis l'invasion.	Morts.	Survivans.	Nombre des individus qui succombent aux diverses époques.				
3 mois.	8	92	8	de 1 mois	à	3	inclusiv.
6 —	30	70	22	de 4 —	à	6	
9 —	52	48	22	de 7 —	à	9	
12 —	62	38	10	de 10 —	à	12	
15 —	72	28	10	de 13 —	à	15	
18 —	76	24	4	de 16 —	à	18	
24 —	85	15	9	de 19 —	à	24	
5 années.	94	6	9	de 5 années	à	5	
10 —	97	3	3	de 6 —	à	10	
40 —	85	0	3	de 11 —	à	40	

ANDRAL.

ARTICLE VII.

Traitement de la Phthisie pulmonaire.

Nous avons prouvé ci-dessus que la guérison de la phthisie tuberculeuse n'est pas au-dessus des forces de la nature ; mais nous devons avouer en même temps que l'art ne possède encore aucun moyen certain d'arriver à ce but. Il suffit, pour s'en convaincre, de jeter un coup d'œil sur les innombrables remèdes proposés contre la phthisie pulmonaire (1). On ne peut méconnaître une maladie incurable lorsque l'on voit tenter tour-à-tour contre elle presque toutes les subtances médicamenteuses connues, employer les remèdes les plus disparates, les médications les plus directement opposées; proposer chaque jour des remèdes nouveaux, exhumer des moyens qui, trop vantés autrefois, étaient restés longtemps dans un juste oubli : rien de constant enfin que l'emploi des palliatifs et des moyens propres à remplir des indications purement symptomatiques.

On a vanté tour-à-tour les acides et les alcalis, la diète sévère et l'alimentation animale succulente, l'air sec et l'air humide, l'air pur et l'air chargé de vapeurs fétides, l'oxygène, l'hydrogène et l'acide carbonique, les exercices et le repos, les émolliens et les toniques, le froid et le chaud, les anodins parégoriques et autres, et les stimulans, non-seulement tels que les aromatiques et les anti-scorbutiques, mais même tels que les prépa-

---

(1) *V.* Ploucquet, *Litteratura medica digesta*, au mot Phthisis.

rations les plus irritantes du mercure, le sulfate de cuivre, l'orpiment et l'arsenic (1).

Pour mettre quelque ordre dans une abondance aussi stérile, nous rechercherons d'abord quelles sont les indications qu'on peut se proposer dans le traitement de la phthisie. Nous examinerons ensuite si l'expérience a réellement fait connaître jusqu'ici quelques moyens évidemment efficaces contre la phthisie pulmonaire, et nous terminerons par l'exposition des moyens propres à remplir des indications symptomatiques.

D'après les faits par lesquels nous avons établi que la nature guérit quelquefois la phthisie pulmonaire, il est évident que l'indication la plus rationnelle serait, dès qu'on a reconnu la phthisie pulmonaire, de prévenir les éruptions secondaires de tubercules; car alors, à moins que les masses tuberculeuses primitives ne fussent extrêmement volumineuses ou nombreuses, ce qui est fort rare, la guérison aurait nécessairement lieu après leur ramollissement. La seconde indication serait de favoriser le ramollissement et l'évacuation ou l'absorption des tubercules existans.

Moyens propres à prévenir les éruptions secondaires de tubercules. — Quoique la première indication soit nouvelle comme les faits sur lesquels elle s'appuie, tous les moyens qui paraissent propres à la remplir ont été tentés de temps immémorial, puisqu'il n'est aucun médecin qui n'ait cherché à prévenir le développement de

---

(1) On peut voir dans le recueil de Ploucquet les titres des ouvrages où ces divers moyens sont recommandés.

Note de l'auteur.

la phthisie chez les sujets qui en paraissent menacés, soit par leur constitution première, soit à raison des symptômes actuels qu'ils présentent. Nous avons prouvé que, pour ces derniers, le mal est déjà fait, et qu'il ne s'agit plus d'une cure prophylactique, puisque les premiers symptômes généraux et locaux, les signes physiques même, ne se manifestent fort souvent que très longtemps après la formation des tubercules. Quoi qu'il en soit, nous allons exposer les moyens que l'on a tour-à-tour vantés comme propres à empêcher le développement des tubercules.

Les évacuations sanguines et les dérivatifs sont les principaux. Stoll (1), d'accord en cela avec les praticiens qui ont le plus recours à ce moyen, prescrit de faire de petites saignées, et de les réitérer fréquemment. Il recommande même de tirer, à chaque fois qu'on les répète, une moindre quantité de sang (2); et ce précepte est d'autant mieux fondé que les forces du malade vont toujours en diminuant ainsi que son embonpoint.

Les évacuations sanguines n'ont cependant jamais été regardées par la plupart des praticiens comme un moyen de guérir ou de prévenir la phthisie, mais seulement comme propres à calmer les accidens inflammatoires qui l'accompagnent quelquefois. Malgré l'opinion commune, qui voulait que la phthisie fût le résultat d'une maladie inflammatoire de quelqu'une des parties constituantes du poumon, M. Broussais est jusqu'ici,

---

(1) *Ratio medendi, pars prima*, pag. 210.

(2) *Ibidem, pars tertia*, pag. 271.

au moins à ma connaissance, le seul médecin qui ait élevé formellement cette prétention. Les expressions qu'il emploie ne laissent aucun doute à cet égard.

« En arrêtant ces trois phlegmasies (le catarrhe, la
« pneumonie peu intense et la pleurésie) par une mé-
« thode très active, au moment de leur explosion,....
« je rends.... la phthisie très rare, quelle que soit la dis-
« position constitutionnelle des individus à devenir
« victimes de cette cruelle maladie.... Lorsque le hasard
« m'a fait prendre la visite d'un médecin moins em-
« pressé d'enlever jusqu'aux moindres traces des phleg-
« masies de l'organe respiratoire, j'ai toujours rencontré,
« parmi ses convalescens, un bien plus grand nombre
« de phthisiques que parmi ceux que laissait un con-
« frère soigneux d'enlever promptement et d'une ma-
« nière complète les phlegmasies pulmonaires acciden-
« tellement provoquées (1). »

Ce passage me paraît être encore une preuve de la promptitude trop grande avec laquelle M. Broussais conclut d'après un premier aperçu (2). En effet, qui ne

---

(1) *Examen des Doctr. médic.*, t. 11, pag. 686.

(2) Je n'entends point attaquer ici le caractère de M. Broussais, pour lequel je fais profession de l'estime que l'on doit à
un confrère honorable ; je ne lui reporterai point l'accusa-
tion de *mauvaise foi médicale* qu'il a lancée contre moi (V.
Nouv. Examen, etc., t. 11, pag. 714); mais je remarque qu'il
tombe fréquemment dans des erreurs dont un peu de réflexion
eût pu le préserver. Ainsi, s'il eût pris la peine de tenir note de
ses succès et de ses revers, il n'eût pas avancé que sa pratique
fût plus heureuse que celle d'un autre, puisqu'on lui a prouvé,
par les registres du *Val-de-Grâce*, que pendant cinq années

sait, que quand une pneumonie ou une pleurésie ne se
termine pas franchement et promptement, il ne faut pas
en accuser la négligence des médecins à saigner? car
personne n'épargne les saignées dans ces maladies, et
dans toute l'Europe aucun médecin ne cesse de tirer du
sang que lorsque le malade est en convalescence, ou
lorsqu'il est bien évident qu'il ne peut plus supporter
la saignée. La plupart des praticiens pensent même aujourd'hui, lorsqu'ils voient une pleurésie qui ne se termine pas franchement après la période aiguë, que des
tubercules préexistans dans le poumon sont la cause

---

consécutives il a constamment perdu plus de malades que tous
ses confrères, médecins du même hôpital (*Revue médicale*,
1824). Il n'eût point non plus avancé que l'on s'apercevait
déjà dans le public des effets de la médecine physiologique
(*Nouv. Exam., passim*), puisque les *Tables statistiques de
Paris* montrent que depuis 1819, époque à laquelle l'influence
de la pratique de M. Broussais et de ses disciples a pu commencer à se faire sentir, la mortalité a augmenté dans cette
capitale.   *Note de l'auteur.*

Laënnec s'est trompé en disant que la mortalité avait augmenté à Paris depuis 1819 : les tables statistiques dont il parle
ici, prouvent précisément le contraire; car on y voit que la mortalité totale annuelle, qui de 1817 à 1821 a été de 1 sur $32\frac{73}{100}$
habitans, n'a plus été, de 1822 à 1826, que de 1 sur $36\frac{44}{100}$ habitans. Cette dernière proportion n'est peut être pas, il est
vrai, aussi exacte que la première, le chiffre de la population
n'ayant pas été, pour cette période, établi d'après un recense-
ment, mais seulement supputé approximativement d'après le
nombre des naissances; mais néanmoins la différence est assez
forte pour qu'on ne puisse mettre en doute la diminution réelle
de la mortalité de Paris de 1817 à 1826.   M. L.

qui fait passer la phlegmasie à l'état chronique. Quant au traitement, M. Broussais ne peut faire ni plus ni moins qu'eux, car sans doute il ne fait pas tirer de sang lorsqu'il s'est bien convaincu, par deux ou trois tentatives, que le malade n'en peut perdre sans éprouver des lipothymies, et que, loin d'en éprouver aucune amélioration, la fièvre augmente avec la faiblesse. On en peut dire autant de l'hémoptysie, dont M. Broussais ne parle pas dans le passage cité, et qui cependant paraît au moins cent fois plus souvent que la pleurésie et la péripneumonie au moment de l'explosion de la phthisie pulmonaire. Il n'est aucun médecin qui ne combatte cette hémorragie par des saignées portées jusqu'aux limites de la possibilité : or, quel est le résultat commun de cette pratique? on arrête l'hémoptysie, mais on n'empêche pas le développement de la phthisie pulmonaire. Reste donc le catarrhe : ici l'emploi des évacuations sanguines, répétées tant que dure la toux, est une pratique nouvelle, et qui appartient en propre à M. Broussais. Je n'ai qu'un petit nombre de faits pour l'apprécier : ils m'ont été fournis par des malades qui m'ont consulté après avoir été traités de la sorte par M. Broussais ou par quelques uns de ses disciples, moins réservés que lui encore sur l'emploi des évacuations sanguines. Ces sujets étaient devenus phthisiques, quoiqu'on eût combattu ainsi le catarrhe dès son apparition, avec une persévérance vraiment remarquable de la part du médecin et des malades. Je doute, d'ailleurs, qu'une semblable méthode puisse jamais recevoir une application bien étendue; car, d'après la théorie de M. Broussais, tout catarrhe peut déterminer la phthisie, et devrait être traité de cette manière. Or, je pense qu'il serait difficile de persuader, non-seulement au commun des malades, mais même à la plupart des médecins qui peuvent être partisans des opinions de M. Broussais, de se couvrir de sangsues et de se mettre à une diète exténuante chaque fois qu'ils s'enrhumeront.

En somme, la saignée ne peut ni prévenir le développement des tubercules, ni les guérir quand ils sont formés. Elle ne doit être employée dans le traitement de la phthisie pulmonaire que pour détruire une complication inflammatoire ou une congestion sanguine aiguë : hors de là elle nuit en diminuant en pure perte les forces du malade.

Cette proposition me paraît même devoir être appliquée à l'écoulement périodique des femmes. La suppression des règles est évidemment chez elles, au moins le plus souvent, l'effet et non la cause du développement des tubercules ; et, tant que ces derniers s'accroissent et se multiplient, tant que les symptômes généraux de la phthisie marchent sans se ralentir, il me paraît au moins fort inutile de chercher à rappeler l'évacuation périodique. Mais lorsqu'il se présente chez elles une indication évidente de tirer une petite quantité de sang, il y a souvent de l'avantage à faire appliquer des sangsues à la partie interne des cuisses plutôt que dans un autre lieu.

Les cautères et les exutoires sembleraient être les moyens les plus rationnels de prévenir le développement des tubercules, et d'empêcher une éruption secondaire lorsqu'on a déjà constaté l'existence de tubercules crus ou d'une excavation ulcéreuse. Cette méthode est fort ancienne. Hippocrate formait quatre escharres au-dessous de l'aisselle, sur la poitrine ou dans le dos, avec le fer rouge (1). Celse (2) recommande d'en faire six à la fois, une sous le menton, une à la gorge, une sous chaque mamelle, et une vers l'angle inférieur de chaque omoplate

J'ai beaucoup employé les cautères actuels et potentiels dans le traitement de la phthisie, et j'avoue que je n'ai vu guérir aucun des malades chez lesquels j'ai employé ce moyen. Je les fais appliquer ordinairement au-dessous des clavicules ou dans la fosse sus-épineuse; et chez quelques malades, j'ai réitéré jusqu'à douze fois l'application du fer incandescent; mais on trouve très peu de malades qui veuillent se soumettre à ce traitement horriblement douloureux. La cautérisation faite avec le cuivre rouge l'est un peu moins, parce que ce métal abandonne son calorique plus vite que le fer; mais, elle l'est encore beaucoup trop pour qu'un malade qui l'a soufferte une première fois se détermine à y recourir une seconde. De petits moxa d'une ligne de diamètre, appliqués successivement et deux ou trois à la fois, m'ont paru plus utiles que l'application des métaux incandescens; car j'ai vu quelquefois une suspension très marquée de tous les symptômes opérés par ce moyen. Quoi qu'il en soit, j'ai à peu près renoncé à tous les cautères actuels : des remèdes aussi douloureux ne doivent être employés que lorsqu'ils offrent, d'après

(1) *De Morbis internis*; et *de Morbis*, lib. ii.
(2) Lib. iii, cap. xxii.

l'expérience, une chance raisonnable de succès. En conséquence, je me borne aujourd'hui à faire appliquer, dans les mêmes points, de petits morceaux de potasse caustique, de manière à former des escharres de huit à dix lignes de diamètre ; et je renonce aisément à ce moyen pour peu que les malades y répugnent.

Quant aux vésicatoires et aux fonticules permanens, dont l'usage est très commun, tous les praticiens conviendront qu'on ne s'aperçoit pas beaucoup de leur utilité chez les sujets qui présentent déjà les signes de la phthisie, et que souvent ils sont très incommodes par l'irritation locale qu'ils occasionent. On doit éviter de les appliquer sur la poitrine : de cette manière ils produisent quelquefois un soulagement momentané, lorsqu'il y a des douleurs locales vives ; mais trop souvent ils déterminent, au contraire, un afflux sur les organes qu'elle renferme, et particulièrement des pleurésies.

Lorsque, pour céder aux désirs des malades ou à la coutume, je fais appliquer un vésicatoire, je le fais mettre ordinairement à la partie interne de la cuisse, parce que cette partie conserve plus longtemps que le bras une surface suffisante ; et chez les femmes, l'indication de rappeler les règles est une raison de plus de choisir ce lieu.

Quelques praticiens ont tenté depuis quelques années d'appliquer des cautères à la marge de l'anus, ou d'y établir même une fistule artificielle à l'aide d'un séton. Je n'ai rien vu ou appris qui me porte à croire que cette dérivation soit plus utile que les autres.

Les cas où une dérivation vers la peau paraît le mieux indiquée sont sans contredit ceux où des écoulemens habituels supprimés, ou un exanthème répercuté, ont paru être la cause occasionelle de la maladie.

Moyens propres à favoriser le ramollissement des tubercules. — Les moyens qui paraissent les plus propres à remplir cette indication ont été proposés et employés souvent dans d'autres vues, suivant les variations des théories, et en particulier dans le dessein de procurer la cicatrisation des ulcères internes, ou de favoriser l'expectoration, et ici la méthode alcaline fondante, dont nous avons déjà parlé plusieurs fois, a encore été fréquemment appliquée : l'eau de chaux, les eaux sulfureuses naturelles et artificielles en bains et en boissons, le sel ammoniac (l'hydro-chlorate d'ammoniaque), les sous-carbonates d'ammoniaque et de soude, le nitrate de potasse, l'hydro-chlorate de soude, etc. (1).

---

(1) L'iode et ses composés ont été, dans ces derniers temps, vantés comme moyens propres à favoriser l'absorption des tubercules crus, aussi bien qu'à en hâter le ramollissement. Le peu de succès des tentatives faites par Laënnec à l'hospice clinique de la Charité, et dont j'ai rendu compte dans la *Revue Médicale* (cahier de juin de 1825), le firent promptement y renoncer. Il ne paraît pas qu'aucun autre praticien ait eu plus à s'en louer; j'en connais même qui, loin de regarder les préparations d'iode comme un remède applicable au traitement des affections scrophuleuses, les banniraient volontiers de la matière médicale, comme étant propres à favoriser le développement des tubercules. Mon honorable maître et ami M. Récamier m'a dit avoir vu des sujets scrophuleux soumis à l'usage de l'iode devenir phthisiques avec une rapidité qui ne permettait pas de méconnaître l'influence désastreuse de la médication à laquelle on les avait soumis. Même remarque a été faite par mon ami M. Flandin, l'un des élèves les plus distingués de la clinique de la Charité. J'en dirai moi-même à peu près autant.   M. L.

On ne peut nier que ces moyens ne favorisent quelquefois l'expectoration, et qu'ils ne paraissent propres à hâter le ramollissement de la matière tuberculeuse. Cependant si l'on en juge par la lenteur ordinaire et l'inefficacité fréquente des mêmes moyens contre les tubercules des glandes, on a de la peine à croire qu'ils soient plus souvent utiles contre ceux du poumon. On peut en dire autant de l'hydro-chlorate de chaux, des préparations mercurielles, de l'hydro-chlorate de baryte, et même des préparations antimoniales, qui ne sont réellement utiles que pour faciliter l'expectoration, ou pour combattre une péripneumonie intercurrente.

C'est encore dans la vue de cicatriser les ulcères que l'on a conseillé les anti-scorbutiques, les plantes aromatiques, les purgatifs, les balsamiques, et en particulier les baumes de Tolu, du Pérou, de la Mecque, la térébenthine, le camphre, le soufre dissous dans les huiles volatiles (1).

On a cherché encore à atteindre le même but en mêlant à l'air que respire le malade des gaz ou des vapeurs diverses, et établissant ainsi autour de lui des *atmosphères artificielles*. Le peu d'usage que l'on a fait de chacun d'eux prouve assez le peu de confiance qu'ils méritent. On a vanté tour-à-tour les vapeurs de décoctions de plantes émollientes, celles des espèces carminatives (c'est-à-dire aromatiques), celles des plantes narcotiques, celles des balsamiques et des résines brûlées sur un fer rouge ou sur un brasier, et en particulier celles

______

(1) Sᴠᴅᴇɴʜᴀᴍ, *Processus integri*, etc., *in oper. medic.*, t. 1, p. 526.

de la myrrhe, du benjoin, du pétrole, du goudron, de
la résine unie à la cire, etc. ; celles des étables à vaches;
celles même qui résultent de la sublimation de certains
métaux ou corps combustibles, et spécialement du
zinc (1), du plomb (2) et du soufre (3).

On peut encore ranger dans la même catégorie l'inspiration des différens gaz, à l'aide d'un appareil convenable. On a tenté tour-à-tour l'oxygène (4), l'hydrogène (5), l'hydrogène sulfuré (6), l'acide carbonique (7).

---

(1) Darwin, *Zoonomia*, t. ii.

(2) Hufeland, *Journal*, 8 B. 4. st. p. 3.

(3) Clapier, *Journal de Médecine*, t. xviii, pag. 59.

(4) Caille, *Journal encyclopédique*, 1783. — Fourcroy,
Annales de Chimie, t. iv.

(5) Beddoes, liv. i.

(6) Kortum, *Journal d'Hufeland*, 4. B. p. 79.

(7) Beddoes, Girtanner, Percival. *V.* Ploucquet.—On a
renoncé complétement à faire respirer aux phthisiques l'oxygène
et les autres gaz mentionnés ici par Laënnec. Le chlore seul est
encore en usage, et jouit même d'une sorte de vogue depuis que
M. Gannal a démontré que ce gaz mêlé à une certaine quantité
de vapeur aqueuse pouvait être porté sans inconvénient dans
les voies respiratoires. C'est à Saint-Denis, et en 1817, que ce
chimiste distingué, témoin de quelques guérisons inespérées
chez des ouvriers qui travaillaient au blanchîment des toiles
par le chlore, conçut l'idée d'un appareil propre à reproduire
les circonstances dans lesquels se trouvaient ces ouvriers. Cet
appareil, tel qu'il l'a décrit dans deux mémoires lus à l'Académie des Sciences, dans ses séances des 7 janvier et 26 juillet
1828, consiste en un flacon de Wolf, dont l'une des tubulures
latérales est bouchée à l'émeri, ou plus simplement encore en
un flacon à large goulot et fermé par un bouchon de liège,

Il est plus que probable qu'un grand nombre des cas dans lesquels ces divers moyens ont paru efficaces n'étaient autre chose que des catarrhes chroniques ; et il est possible en outre que, par une idiosyncrasie par-

___

qui porte deux tubes de verre disposés comme ceux du flacon de Wolf. On introduit dans ce flacon assez d'eau pour que le tube droit y plonge de dix lignes, on élève la température de cette eau à trente-deux degrés centigrades, et l'on y verse quelques gouttes de chlore liquide. Ce chlore se vaporise dans l'eau chaude, et est aspiré par le tube courbe en même temps que la vapeur de l'eau à laquelle il est mêlé et que l'air atmosphérique qui pénètre dans le flacon par le tube droit.

Il est nécessaire que le flacon ait au moins un demi-litre de capacité, autrement le peu d'eau qu'on pourrait y mettre se refroidirait trop vite, et le chlore gazeux ne se trouverait pas mêlé à une assez grande quantité de vapeur aqueuse. Les tubes doivent avoir de quatre à cinq lignes de diamètre ; plus petits, il rendraient l'inspiration fatiguante. Le chlore doit être aussi pur que possible, et pour cela il est bon de ne se servir que de celui qu'on recueille dans le deuxième et troisième flacons de l'appareil de Wolf. Il convient de n'employer pour les premières fumigations que six gouttes au plus de chlore liquide ; on augmente ensuite d'une goutte à chaque fumigation nouvelle, jusqu'à ce qu'on soit arrivé à une quantité telle que le malade en ressente du malaise ; alors on descend brusquement à six gouttes, pour remonter progressivement comme auparavant. Il faut enfin, et ce précepte est de toute rigueur, faire au moins six ou huit fumigations par jour, faute de quoi le remède est tout-à-fait insuffisant.

Tels sont l'appareil de M. Gannal et les précautions à observer dans son emploi. Tout y est si simple que le charlatanisme n'a pas manqué de s'emparer aussitôt de cette ingénieuse application de la chimie à la médecine, et l'on trouve aujourd'hui

ticulière à quelques individus, les plus bizarres de ces
moyens aient pu être utiles au moins comme palliatifs,
en changeant momentanément le mode de sensibilité
des poumons, et faisant cesser quelques symptômes incommodes. J'ai vu souvent l'inspiration de vapeurs sti-

---

dans les officines une foule d'appareils pour l'administration
du chlore, dont aucun, suivant l'usage, ne porte le nom de
son véritable inventeur. La manière de s'en servir est fort
simple : Lorsque l'eau du flacon est à la température convenable
et qu'on y a versé le nombre de gouttes de chlore voulu, le
malade applique sa bouche à l'extrémité du tube courbe, as-
pire par la bouche, expire par le nez, et continue ainsi jusqu'à
ce qu'il ne sente plus le goût du chlore.

Les effets immédiats du chlore administré comme il vient
d'être dit, sont de déterminer d'abord une chaleur de poitrine
ordinairement assez douce, de rendre l'expectoration plus facile, de donner aux crachats un aspect plus muqueux et moins
puriforme, de relever l'appétit et les forces. Mais chez beaucoup
de malades, quelques précautions que l'on prenne, il ne tarde
pas à provoquer une toux plus fréquente, à occasioner des
douleurs de poitrine, de l'oppression, quelquefois de violentes
hémoptysies, à rendre la fièvre plus vive; et l'on est obligé d'y
renoncer.

Quant à ses effets secondaires et curatifs, ils sont encore tout-
à-fait problématiques. Les faits publiés par M. Gannal ne sont
rien moins que probans : la plupart de ses malades n'avaient
évidemment que des catarrhes chroniques, et toutes les fois que
la phthisie était incontestable, il n'y a pas eu guérison (V.
Revue médicale, février et août 1828. Ceux dont M. Bayle a
fait mention dans le même journal (novembre 1829) ne prouvent pas davantage; car sur douze malade un seul a guéri, et
M. Bayle convient lui-même ne l'avoir jugé phthisique que sur
les symptômes généraux. Je ne dis rien de quelques autres ob-

mulantes faire cesser les douleurs de poitrine ou la dyspnée, lorsque les vapeurs narcotiques et émollientes avaient été employées sans succès. En outre, il est probable que l'emploi des anti-scorbutiques, des balsamiques, du quinquina, et quelquefois même des vapeurs

---

servations de phthisies guéries publiées dans des journaux semi-médicaux : elles sont entachées d'un tel vernis de charlatanisme qu'il est impossible d'y avoir confiance. D'un autre côté, des observateurs scrupuleux et impartiaux, parmi lesquels je citerai entre autres mon frère M. Ambroise Laënnec, médecin de l'Hôtel-Dieu de Nantes, M. Toulmouche, médecin à Rennes, MM. Flandin et Miquel, médecins à Paris, ont administré le chlore gazeux à bon nombre de phthisiques, non seulement sans succès, mais quelquefois même sans inconvénient. Je l'ai moi-même employé un assez bon nombre de fois : je n'ai pas eu à m'en plaindre ; mais je n'ai pas eu non plus à m'en louer un seul instant. Tous mes malades, il est vrai, étaient pectoriloques, et M. Gannal prétend qu'alors la maladie est trop avancée ; mais qui ne voit que, si le chlore était capable de faire disparaître des tubercules crus, il serait tout aussi capable de provoquer la cicatrisation des excavations tuberculeuses ?

En somme, je crois, ainsi que je l'ai déjà dit (t. 1, p. 190), que le chlore n'est applicable avec succès qu'au traitement des catarrhes chroniques et surtout du catarrhe muqueux. Le seul bénéfice qu'on peut en attendre dans la phthisie, c'est de diminuer peut-être la sécrétion muqueuse et purulente opérée par les parois des excavations, de neutraliser en partie les effets de l'absorption de la matière tuberculeuse ramollie, et de ralentir ainsi pour quelque temps la marche de la maladie. Mais peut-être, à côté d'un effet utile, en a-t-il un autre très désastreux, celui de provoquer de nouvelles éruptions de tubercules miliaires.   M. L.

irritantes, peut concourir à hâter la production du cartilage accidentel qui doit former la cicatrice des ulcères.

Moyens empyriques. — Un grand nombre des remèdes que nous avons indiqués jusqu'ici peuvent bien être regardés comme tels, quoique nous ayons essayé de les rallier à une indication.

Nous ne ferons qu'énumérer plusieurs autres moyens dont l'inefficacité est suffisamment prouvée : tels sont la salivation mercurielle, les vomitifs répétés à doses évacuantes, ou longtemps continués à doses nauséabondes, le gland de chêne torréfié ou non, le chardon, diverses espèces de champignons, et entre autres le bolet odorant (*boletus suaveolens*), l'agaric poivré (*agaricus piperatus*), l'agaric délicieux (*agaricus deliciosus*), le chou rouge, les écrevisses, les huîtres et divers coquillages, les grenouilles, la vipère, le chocolat, la conserve et le sucre de roses à grandes doses, le vin et les boissons alcooliques, l'électricité, les sudorifiques, les cloportes, l'opium, la ciguë, l'aconit napel, le quinquina, les semences de *phellandrium aquaticum*, les préparations de plomb, l'acide hydro-cyanique, l'exercice de l'escarpolette, autrefois conseillé par Themison (1), et rappelé depuis par des modernes, etc.

De tous les moyens tentés jusqu'ici contre la phthisie, il n'en est aucun qui ait été suivi plus souvent de la suspension ou de la cessation totale de la phthisie, que le changement de lieu. Il est probable même que les bons effets des eaux minérales sont en partie dus à cette cause ; car, par elles-mêmes, elles n'ont qu'une

---

(1) V. Coelius Aurelianus, *Morbor. chron.*, lib II, c. 14.

efficacité au moins fort douteuse, et beaucoup de phthisiques se sont très bien trouvés de l'air des montagnes,
quoiqu'ils n'eussent pas pu supporter les bains et l'usage
interne des eaux. L'air des montagnes est cependant
loin d'être utile à tous les phthisiques, et il est probable
qu'il ne l'est qu'à ceux qui n'ont qu'un petit nombre de
tubercules ; car, s'il y a peu de phthisiques dans les
pays de montagnes, il est également constant que chez
eux la maladie marche avec une grande rapidité. L'air
de la campagne convient en général mieux que celui
de la ville, celui des pays chauds plus que celui des
pays froids.

Les bords de la mer, surtout dans les climats doux
et tempérés, sont sans contredit les lieux où l'on a vu
guérir un plus grand nombre de phthisiques. Le témoi-
gnage de l'antiquité s'accorde sur ce point avec celui
des modernes. Arétée conseille aux phthisiques la navigation et l'air des bords de la mer. Celse indique
comme un moyen convenable et commode les voyages
d'Italie et d'Egypte. Depuis un temps immémorial, les
médecins de presque toute l'Europe envoient leurs
phthisiques à Nice ou à Hyères ; les Anglais recomman-
dent en outre la côte du Devonshire et les îles Cana-
ries (1). J'ai rapporté plus haut les observations que
j'ai faites moi-même relativement à la rareté de la

---

(1) Le docteur Clarke, médecin anglais qui a longtemps habité l'Italie et le midi de l'Europe, a publié de fort bonnes
réflexions sur l'utilité des voyages pour les phthisiques, et sur
les lieux où il convient de les envoyer. Il préfère de beaucoup
les voyages par mer, et paraît regarder le climat de Madère

phthisie sur la côte méridionale de Bretagne : de six phthisiques que j'y ai vus, trois ont guéri.

Je suis convaincu que, dans l'état actuel de la science, nous n'avons pas encore de meilleurs moyens à opposer à la phthisie que la navigation et l'habitation des bords de la mer dans un climat doux, et je les conseille toutes les fois qu'ils sont praticables. J'ai essayé l'hiver dernier d'établir dans une petite salle de l'hospice de Clinique une atmosphère marine artificielle à l'aide du varec ou goëmon frais (*fucus verrucosus*). Douze phthisiques furent soumis à ce traitement pendant quatre mois. Chez tous la maladie est restée stationnaire ; et chez quelques uns l'amaigrissement et la fièvre hectique ont même sensiblement diminué. Neuf d'entre eux se croyant guéris n'ont pas voulu rester plus long-temps à l'hopital ; mais je dois avouer que dans ce nombre un seul donnait des espérances réelles de guérison. Le varec nous ayant manqué au printemps, à raison des difficultés de son transport, de ce moment la maladie a repris une marche rapide sur les trois malades

---

comme préférable à ceux de Hyères, Nice, Pise, Naples, etc.

J'ai donné, dans les notes des pages 164, 167, 170, des détails sur le climat de Madère, et sur les circonstances qui doivent rendre effectivement le séjour de cette île favorable aux personnes dont la poitrine est menacée. M. L.

Parmi les lieux que nomme M. M. L. dans cette note, tous ne présentent pas un avantage égal comme habitation pour les phthisiques. Ainsi, par exemple, Pise est sous ce rapport de beaucoup préférable à Naples, en raison de sa température beaucoup plus uniforme. Andral.

restés à l'hôpital, et les a conduits promptement au terme fatal (1).

Traitement palliatif des symptômes de la phthisie.— Si nous n'avons aucun moyen direct et efficace à opposer

---

(1) C'est au printemps et en automne que meurent le plus grand nombre des phthisiques; en hiver et pendant l'été, la maladie reste assez souvent stationnaire. C'est ainsi, je crois, que doit être expliqué le prétendu succès signalé ici par Laënnec. C'était d'ailleurs une idée assez peu heureuse que celle de vouloir que l'odeur du goëmon répandue dans une salle de malades y donnât à l'atmosphère les qualités de celle des bords de la mer. Toutefois il ne faut pas croire, ainsi que l'a écrit M. Richard (*Dict. de Méd.*, t. xxi, art. *Varec*), que Laënnec poussât l'absurdité jusqu'au point de faire *brûler* le varec, et de chercher à imiter l'atmosphère marine en remplissant de fumée la salle qui réunissait ses phthisiques : il se contentait de le faire étaler frais sur le plancher.

Laënnec avait eu aussi la pensée d'établir une atmosphère artificielle au moyen du chlore constamment répandu dans la salle qui aurait réuni les phthisiques, projet que M. Bourgeois a depuis proposé à l'Académie de Médecine (V. *Revue médicale*, mai 1828). Mais M. Gannal a fait observer avec raison dans son second mémoire (V. *Revue médicale*, août 1828), qu'il serait à peu près impossible de calculer la quantité de chlore nécessaire pour que l'atmosphère d'un appartement en fût toujours également chargée; que ce chlore y serait à l'état sec, et dès-lors très irritant : et que si, pour imiter plus complétement ce qui se passe dans les ateliers de blanchiment, l'on avait soin de remplir l'appartement de vapeurs d'eau en même temps que de chlore, il arriverait souvent, comme on l'observe dans ces ateliers, que la lumière décomposerait le mélange et donnerait lieu à la formation d'acide hydrochlorique, dont l'effet irritant n'est pas équivoque.   M. L.

à l'affection tuberculeuse, nous pouvons au moins, dans beaucoup de cas, adoucir les symptômes les plus incommodes : telles sont surtout la toux, la dyspnée, les sueurs excessives et la diarrhée.

Les boissons émollientes et les alimens mucilagineux ont été employés de tous temps comme propres à rendre la toux moins pénible.

Dans cette catégorie se rangent les laits de femme, d'ânesse, de vache, de chèvre, de jument; le salep, le sagou, la gomme, le lichen d'Islande, les fécules de pomme de terre et de cassave, l'orge, le riz, le sucre surtout; les infusions de plantes mucilagineuses ou inertes, convenablement édulcorées. Lorsque la toux est sèche et l'expectoration pénible, de même que lorsqu'il y a insomnie, on y ajoute avec avantage les préparations d'opium à petites doses, ou quelque autre extrait hypnotique : l'aconit, la belladone, le phellandrium, n'ont à cet égard aucune vertu particulière. L'acide hydro-cyanique réussit aussi quelquefois assez bien à calmer la toux et même la dyspnée; mais ses effets sont moins constans que ceux des préparations de l'opium. Les antimoniaux, quoiqu'ils aient été fort vantés à certaines époques et sous diverses formes, ne m'ont jamais paru avoir une grande efficacité, même pour faciliter l'expectoration, chez les phthisiques.

La diarrhée des phthisiques doit être combattue également par l'usage des mucilagineux et des préparations d'opium, parmi lesquelles on doit préférer les moins narcotiques, telles que la thériaque, le diascordium et les pilules de cynoglosse. Mais quand cette diarrhée dépend d'ulcères tuberculeux, comme il arrive presque toujours, on ne fait qu'en suspendre l'intensité, et souvent même cet effet n'est pas sensible. L'acétate de plomb paraît quelquefois modérer la diarrhée; plus constamment il diminue les sueurs, et c'est même à peu près le seul moyen qu'on puisse leur opposer.

La dyspnée des phthisiques doit être combattue par les préparations d'opium et les plantes vireuses que nous avons déjà plusieurs fois indiquées. L'acide hydro-cyanique et le musc calment aussi quelquefois chez eux la gêne de la respiration. Je ne parlerai point ici des affections qui naissent d'une congestion intercurrente vers le poumon, inflammatoire, hémorragique ou séreuse : je remarquerai seulement qu'il ne faut, dans ces cas, tirer de sang qu'autant qu'il est nécessaire pour apaiser les symptômes existans ; car les saignées trop abondantes ou trop répétées accélèrent évidemment la marche de la phthisie.

De tout ce qui précède, on doit, ce me semble, conclure, ainsi que nous l'avons dit au commencement de cet article, que, quoique la guérison de la phthisie tuberculeuse soit possible pour la nature, elle ne l'est point encore pour la médecine. L'indication de la dérivation, la plus rationnelle de toutes, est nulle si l'on consulte l'expérience. Ce n'est pas d'ailleurs la voie de la nature, car rarement une excavation quelconque coïncide avec la convalescence : le rétablissement des règles ou des hémorrhoïdes est plutôt l'effet que la cause de la guérison. Pour attaquer directement la maladie, il faudrait probablement pouvoir corriger une altération inconnue de l'assimilation ou de la nutrition, c'est-à-dire, au moins suivant toutes les apparences, une altération des liquides (1).

---

(1) La thérapeutique de la phthisie pulmonaire offre sur-tout cette grave difficulté, que sans cesse on y trouve en quelque sorte en présence deux élémens morbides, dont l'un réclame un traitement qui ne saurait convenir à l'autre. D'une part, en effet, à mesure que la phthisie pulmonaire parcourt ses diverses périodes, beaucoup d'organes présentent une disposition de plus en plus marquée à s'irriter, à se congestionner activement, à s'enflammer; et, dès le début même de la maladie, la cause quelconque qui produit des tubercules dans le poumon crée en même temps autour d'eux un travail phlegmasique qui augmente d'autant plus que ces corps grandissent et se multiplient. D'une autre part, la cause prochaine du développement des tubercules, celle sans laquelle toutes les autres resteraient sans influence, n'agit certainement pas à la manière des agens stimulaires; et c'est plus ordinairement dans des conditions générales d'hyposthénie que dans toute autre que les tubercules prennent naissance soit au sein du poumon, soit ailleurs. Il faut donc, dans le traitement, en même temps que l'on s'occupe de combattre l'élément phlegmasique toujours présent, ne pas accroître ou ne pas créer dans l'organisme un état d'asthénie singulièrement propre à favoriser le développement des tubercules. Tout cela posé, on conçoit que le traitement, soit préservatif, soit palliatif, soit même curatif dans quelques cas, de la phthisie pulmonaire, ne devra pas être toujours le même. Ainsi, il est des individus chez lesquels il y a surtout à combattre une disposition à l'inflammation, qui deviendrait, si elle prenait domicile, une cause occasionelle active de tuberculisation : chez ceux-là des moyens très doux, les antiphlogistiques employés avec une certaine mesure, sont le meilleur traitement à mettre en usage; chez ceux-là encore la diète lactée est utile, etc. Il est

CHAPITRE II.

DES KYSTES DÉVELOPPÉS DANS LES POUMONS.

J'entends par *kystes*, avec la plupart des anatomistes modernes, une membrane accidentelle formant une sorte de sac sans ouverture, ordinairement obrond,

---

d'autres individus chez lesquels des indications toutes différentes se présentent à remplir : chez eux une médication purement débilitante serait éminemment nuisible; ils se trouveraient très mal des saignées, qui au contraire, à la condition qu'elles ne sont pas trop répétées, sont avantageuses chez les premiers. C'est parmi eux que se trouvent ces individus qui, menacés de devenir phthisiques, ont vu leur maladie s'enrayer d'une manière notable sous l'influence des préparations sulfureuses, ferrugineuses, balsamiques, etc. Chez eux aussi la diète lactée est contr'indiquée; et, si on les y soumet, on est bientôt obligé d'y renoncer, parce qu'elle leur va mal, et que le moment arrive bientôt où ils ne peuvent plus la supporter. Ne nous étonnons donc pas si l'on a vu des phthisies pulmonaires à leur début s'améliorer et se suspendre sous l'influence de médications toutes contraires; car certainement le même mode de traitement ne saurait être suivi dans tous les cas.

On a cru trouver des remèdes contre la phthisie pulmonaire dans certaines substances qui ont été presque regardées comme ayant, dans cette maladie, une action spécifique. A ce titre l'on a essayé depuis un certain nombre d'années l'acide hydrocyanique, le chlore inspiré ou avalé, l'iode, et plus récemment la créosote. J'ai administré assez souvent ces diverses substances pour pouvoir établir qu'aucune n'a la vertu de guérir la phthisie, mais que toutes peuvent être employées pour combattre certains symptômes et remplir certaines indications.

quelquefois cependant irrégulier et anfractueux, et contenant une matière liquide ou demi-liquide, sécrétée par la membrane même qui forme le kyste.

Il est encore une autre espèce de kystes : ce sont ceux qui renferment des substances plus solides et étrangères à l'économie animale saine, comme la matière tuberculeuse et les diverses espèces de cancers, auxquelles ils servent seulement d'enveloppe. Je n'en-

---

Ainsi l'acide hydrocyanique, ou son succédané le cyanure de potassium, ont plus d'une fois, sous mes yeux, diminué la dyspnée et rendu les quintes de toux moins rapprochées et moins pénibles. Ainsi l'inspiration du chlore peut modifier avantageusement la sécrétion des bronches et celle des cavernes ; ainsi l'iode peut être employé chez les malades qui, en même temps qu'ils sont plus ou moins prochainement menacés de la poitrine, sont peu irritables, et présentent à un haut degré les signes de l'affection scrophuleuse.

On ne peut d'ailleurs qu'applaudir aux sages idées émises par Laënnec, dans le chapitre qu'on vient de lire, sur le traitement de la phthisie pulmonaire : il y a très bien apprécié en particulier l'utilité dont peuvent être, dans cette maladie, l'emploi des émissions sanguines et celle des révulsifs. On peut toutefois trouver singulier (pag. 262) que Laënnec donne comme une des indications à remplir, dans le traitement de la phthisie, de chercher à favoriser le ramollissement des tubercules : ne doit-on pas, au contraire, par tous les moyens possibles, s'efforcer d'éloigner le moment où ce ramollissement commence ; puisque, chez beaucoup de phthisiques, c'est seulement alors que la maladie prend un aspect décidément grave, ou que, latente jusque là, elle commence à révéler son existence par des symptômes qui ne permettent plus de la méconnaître.   ANDRAL.

tends parler dans cet article que des kystes de la première espèce. Ces kystes sont toujours formés par un
tissu naturel, c'est-à-dire semblable à quelques uns de
ceux qui existent naturellement chez l'homme sain. Le
plus ordinairement la membrane qui les constitue ressemble tout-à-fait aux membranes séreuses, telles que
la plèvre et le péritoine, ainsi que l'a observé Bichat (1);
quelquefois cependant elle se rapproche davantage des
membranes muqueuses, telles que celles de la vessie ou
des intestins. Assez souvent une couche de tissu fibreux
ou de tissu cellulaire condensé, plus ou moins épaisse,
et ordinairement incomplète, enveloppe extérieurement
les kystes, et les unit aux parties voisines.

Quelquefois même on trouve des kystes uniquement
formés par un mélange de ces deux derniers tissus,
auxquels se joignent alors assez ordinairement le tissu
cartilagineux, et même des lames osseuses plus ou
moins grandes. La surface interne de ces kystes composés n'offre presque jamais l'aspect lisse et poli des
kystes séreux et muqueux ; elle est au contraire inégale,
raboteuse, et souvent tapissée çà et là par une matière
albumineuse et fibrineuse demi-concrète, qui fait corps
avec les parois même du kyste et se confond insensiblement avec elles.

Les kystes sont, de toutes les productions accidentelles, celles qui se développent le plus rarement dans le
poumon de l'homme : Morgagni n'en donne qu'un seul
exemple (2). Mais il n'est pas rare d'en trouver dans

---

(1) *Anatomie générale*, t. 1, p. 198, éd. Béclard.
(2) *De Sed. et Caus. Morb.* Epist. LXIX. n° 18.

celui de certains animaux, et particulièrement chez
les bœufs et les moutons. Ces derniers sont ordinairement séreux, contiennent un liquide ténu et très limpide, et sont formés par une membrane mince. Chez
l'homme, au contraire, je n'ai jamais trouvé dans le
poumon que des kystes composés, de l'espèce de ceux
que j'ai décrits ci-dessus, et j'en ai rencontré tout au
plus trois ou quatre. Je suis porté à croire qu'ils avaient
contenu autrefois des vers vésiculaires comme ceux
dont nous parlerons dans le chapitre suivant. Dans l'un
de ces cas seulement, j'ai soupçonné que le kyste était
développé sur les parois de la cavité laissée par une
escharre gangréneuse du poumon. Quoi qu'il en soit,
le kyste le plus volumineux que j'aie vu dans le poumon eût été capable de contenir une pomme : il était
situé dans le lobe inférieur du poumon droit. Sa forme
était très irrégulière ; ses parois, inégalement épaisses
de deux à quatre lignes, étaient revêtues intérieurement par une substance d'un blanc jaunâtre, albumineuse ou fibrineuse, qui se rapprochait beaucoup, pour
l'aspect, de la tunique moyenne des artères, et dont la
surface inégale semblait en quelques points tomber en
détritus. Plus extérieurement, ce kyste présentait une
texture parfaitement fibreuse et semblable à celle d'un
tendon. Par endroits, il avait la consistance et l'aspect
des cartilages. On y voyait aussi plusieurs plaques ou
pointes osseuses, de longueur variable, dont les unes
étaient parallèles à la direction de ses parois, d'autres
la traversaient presque perpendiculairement, et venaient faire saillie, d'une part dans le kyste, de l'autre
dans le tissu pulmonaire, dont elles étaient séparées

par une couche fibreuse épaisse qui adhérait très fermement à l'ossification, et qu'il était également difficile de désunir du tissu pulmonaire, quoique la ligne de séparation entre ces deux tissus fût très marquée. Toutes les plaques osseuses avaient une gaîne semblable, lorsqu'elles étaient dans le tissu du kyste ou du poumon; mais les pointes qui pénétraient dans la cavité du kyste étaient à nu. Ce kyste contenait un liquide jaunâtre puriforme.

Il n'est pas douteux qu'un kyste de ce volume ne doive produire l'absence ou une diminution très notable du bruit de la respiration dans les points correspondans de la poitrine.

CHAPITRE III.

DES VERS VÉSICULAIRES DÉVELOPPÉS DANS LES POUMONS.

La seule espèce de vers vésiculaires que j'aie trouvée dans les poumons appartient au genre auquel j'ai donné le nom d'*acéphalocystes* (1). Ces vers, désignés par les observateurs anciens sous le nom d'*hydatides*, et longtemps confondus avec les kystes, se présentent sous la forme d'une simple vessie d'un volume très variable, molle, d'une consistance et d'un aspect tout-

---

(1) Ces vers se trouvent décrits dans un Mémoire qui fait partie de ceux de la Faculté de Médecine, imprimés en 1806, mais que des circonstances particulières ont forcé de laisser inédits jusqu'à ce jour. On trouve dans le Bulletin de la même Faculté (an XIII, 1804, n° 10) un extrait du Mémoire dont il s'agit. *Note de l'auteur.*

a-fait analogues à ceux du blanc d'œuf à demi cuit, et de forme sphéroïde ou ovoïde. Leurs parois sont diaphanes ou demi-transparentes, incolores ou d'une couleur laiteuse, un peu rougeâtre, jaunâtre, verdâtre ou grisâtre. Quelquefois elles présentent des épaississemens irréguliers; mais souvent elles sont d'une épaisseur uniforme.

La cavité de ces vessies renferme un liquide plus ou moins abondant, ordinairement séreux et limpide, quelquefois trouble et souillé de jaune ou d'une teinte sanguinolente.

Quelquefois une grande acéphalocyste en renferme dans sa cavité plusieurs petites; d'autres fois on en trouve de plus petites encore adhérentes à la surface externe ou interne de leur mère, dont elles ne paraissent se détacher que lorsqu'elles ont acquis une certaine grosseur.

Les acéphalocystes n'ont d'ailleurs aucun organe distinct, et présentent le type de l'animal le plus simple que l'on puisse imaginer : c'est sans doute ce qui a porté M. Rudolphi à leur refuser cette qualité, et à penser que je m'étais trompé en la leur accordant (1).

Il serait trop long d'exposer toutes les raisons par lesquelles je pourrais soutenir ma manière de voir, et ce n'est pas ici le lieu. Je me contenterai seulement de dire que le professeur Percy a vu des hydatides de ce genre se mouvoir d'une manière très distincte, et que

____

(1) *Entozoorum sive vermium intestinalium Historia naturalis*, auct. *C. A. Rudolphi*. Amstel., 1810, *vol. II, pars II, pag.* 367 *, in addit.*

j'ai observé tous les degrés de la reproduction de ces vers, qui se fait, comme chez certains polypes, par des espèces de bourgeons qui, nés dans l'épaisseur des parois du ver, se prononcent à l'une ou l'autre de ses surfaces, deviennent creux, prennent une forme arrondie en grossissant, et finissent, comme je viens de le dire, par se détacher de leur mère. Quelquefois ces bourgeons, sphéroïdes dans l'origine, nombreux, contigus et plus opaques que leur mère, ressemblent parfaitement à des œufs.

Les acéphalocystes sont toujours renfermées dans un kyste qui les sépare entièrement des parties environnantes. Ces kystes sont ordinairement fibreux; mais assez souvent on y trouve en outre des points cartilagineux ou osseux. Leur surface interne est rarement lisse; souvent même elle est tellement inégale qu'elle paraît comme déchirée. Quelquefois elle est tapissée par une matière albumineuse opaque, demi-concrète, d'un jaune d'ocre un peu fauve, et en partie réduite en détritus.

Quand il y a plusieurs acéphalocystes dans un même kyste, on y trouve en outre un liquide tantôt limpide, tantôt trouble, jaunâtre ou sanguinolent, dans lequel nagent les vers; mais lorsque le kyste n'en renferme qu'une seule, elle le remplit quelquefois en entier, et tapisse immédiatement ses parois.

Les acéphalocystes peuvent se développer dans presque tous les organes du corps humain. On les a rencontrées souvent dans le poumon; ou au moins toutes les observations d'*hydatides* trouvées dans cet organe me paraissent devoir se rapporter à ce genre de vers. Les plus remarquables sont celles qui ont été publiées par Johnson (1), Collet (2), Malloët (3), M. Baumes (4) et M. Geoffroy (5).

Je crois devoir donner ici un extrait de cette dernière, parce qu'on pourra reconnaître clairement qu'il eût été facile de suivre les progrès de la maladie à l'aide du stéthoscope, et qu'il eût peut-être même été possible d'arriver à un diagnostic assez exact pour se déterminer à tenter la guérison par l'ouverture de la poitrine.

Un jeune homme, né de parens sains, avait eu à dix-huit ans, une péripneumonie qui avait été guérie parfaitement. Les deux années suivantes, sa santé avait été notablement dérangée par des excès vénériens, par les fatigues de la guerre, et par plusieurs affections syphilitiques négligées. A vingt-quatre ans, il avait éprouvé un rhume très violent et très opiniâtre, accompagné de vives douleurs au côté gauche, qui l'empêchaient de pouvoir se coucher sur ce côté. Ces douleurs cessèrent avec le rhume; mais la cause la plus légère les faisait reparaître.

Au mois de juillet 1800, ce jeune homme fut affecté d'un ictère qui se dissipa au bout de trois mois. A cette époque, il rendit de très petits morceaux de ténia.

(1) *Abrégé des Transact. philosoph.*, part. VII, pag. 180.

(2) *Commentarii de rebus in scient. natural.*, vol. XIX, pag. 222.

(3) *Mémoires de l'Académie des Sciences*, ann. 1782.

(4) *Annales de Montpellier*, tom. I.

(5) *Bulletin de l'École de Médecine*, an XIII, n° 12, 1805.

Quelque temps après, la douleur de côté et une toux sèche reparurent, et avec tant de violence que le malade ne pouvait faire le moindre mouvement. Bientôt cette douleur et cette toux diminuèrent; mais, peu de temps après, le malade se plaignit d'une petite tumeur dont le siége était, selon lui, dans l'hypochondre droit. Cette tumeur, peu sensible d'abord, le devint bientôt davantage et fut parfaitement reconnue. A cette époque, la toux sèche reparut accompagnée d'étouffemens momentanés.

Au rapport du malade, il y eut déplacement de la tumeur, qui, à mesure qu'elle augmentait de volume, se rapprochait de la région ombilicale : le point de côté disparut, et fut remplacé par de violentes coliques et des maux de tête très fréquens. Au mois de mai 1803, le malade se présenta à M. Andry et à M. Geoffroy, qui le trouvèrent dans l'état suivant : il était fort maigre; il avait le *facies* des personnes sujettes aux obstructions : s'étant couché pour faire palper sa tumeur, elle parut d'un volume si considérable que la main pouvait à peine en embrasser la moitié; sa dureté était telle qu'elle ne cédait point sous le doigt; sa surface semblait être très lisse : elle était mobile, et pouvait être facilement déplacée d'un pouce, soit à droite, soit à gauche. La peau qui la recouvrait ne présentait aucun changement de couleur. Les muscles droits paraissaient dans un état de contraction spasmodique. Les battemens du cœur étaient si violens dans la région épigastrique qu'ils étaient sensibles même à l'œil.

Le malade se plaignait d'un étouffement continuel et d'une espèce d'étranglement lorsqu'il montait un es-

calier. Cet étouffement lui occasionait un mouvement
des mâchoires qui ressemblait assez à un bâillement
répété. Il éprouvait des faiblesses assez fréquentes,
toussait de temps en temps, crachait par fois un peu
de sang, et avait un tremblement presque continuel.
Ces symptômes étaient plus prononcés dans les temps
froids; ils diminuaient notablement lorsque la température était douce. Cependant l'appétit était toujours
resté assez bon; quelquefois même il était excessif. Le
sommeil, quoique agité, avait toujours procuré un peu
de repos. Le pouls n'offrait point de dérangement notable. Les urines étaient peu chargées, et les selles avaient
besoin d'être provoquées par des lavemens.

Cet état fut à peu près le même jusqu'au mois de
janvier 1804, époque à laquelle la gêne de la respiration augmenta considérablement, ainsi que tous les
autres symptômes déjà détaillés. Il eut encore quelques
alternatives de mieux jusqu'au mois de mai; enfin, vers
le commencement de juin, il éprouva deux accès très
violens, à un jour de distance, qui faillirent le suffo-
quer. Il revint à Paris pour consulter M. Geoffroy. Il
avait fait dix lieues en voiture. Rendu chez lui, il se
trouva assez bien, et soupa légèrement. Quelques heures
après, il fut pris d'un nouvel accès de strangulation
dans lequel il périt.

L'ouverture fut faite par Dupuytren et M. Geoffroy.
Ils trouvèrent dans le lobe gauche du foie un kyste en
partie caché dans la substance de ce viscère, en partie
saillant dans la cavité abdominale, et semblable à une
vessie qu'on pouvait mouvoir et déplacer à volonté.
Les parois du kyste étaient minces et cependant fibreu-

ses ; elles semblaient retirées sur elles-mêmes et comme racornies. Sa cavité contenait : 1° une certaine quantité d'un liquide de couleur brune ; 2° un grand nombre de petites hydatides, la plupart de la grosseur d'un pois : on en remarquait une ou deux qui pouvaient avoir celle d'un jaune d'œuf.

La partie du kyste hydatique qui était placée hors du foie adhérait fortement à la petite courbure de l'estomac, et cependant il n'existait aucune trace de cicatrice sur la membrane interne de cet organe.

La poitrine avait une dimension considérable, et était si exactement remplie, que le cœur, repoussé en bas, correspondait, comme M. Geoffroy l'avait remarqué sur le vivant, à la partie supérieure de l'épigastre. Les deux poumons, comprimés, aplatis et réduits à un feuillet très mince, étaient refoulés vers la partie antérieure de la poitrine, derrière les cartilages des côtes. Le reste des cavités des plèvres était occupé par deux tumeurs très volumineuses, étendues l'une et l'autre depuis le sommet de la poitrine jusqu'au diaphragme : elles adhéraient intimement aux côtes et à la totalité du médiastin, et avaient repoussé le cœur hors de la cavité de la poitrine. Les deux tumeurs, également tendues et fluctuantes, avaient une enveloppe blanche, fibreuse, assez mince, quoique fort résistante, et renfermaient chacune une énorme hydatide. Ces hydatides remplissaient exactement chaque kyste, et semblaient y adhérer à l'aide d'une matière glutineuse. Le liquide parfaitement limpide qu'elles contenaient fut évalué à cinq pintes et demie pour chacune. Leur longeur était d'environ onze pouces.

La description des rapports des kystes n'est pas assez détaillée dans cette observation pour qu'on puisse assurer absolument qu'ils fussent situés dans le tissu pulmonaire, plutôt que sous l'un ou l'autre feuillet de la plèvre. Cependant il me paraît probable qu'ils s'étaient développés primitivement dans le poumon, et qu'en se développant ils se sont portés à sa partie externe, et l'ont refoulé contre le médiastin.

Une considération plus importante paraît avoir frappé l'auteur : il demande, à la suite de son observation, si, dans un cas de cette nature, en supposant que, par un grand nombre d'observations, on pût trouver des signes propres à l'indiquer, on ne pourrait pas tenter la ponction. Je pense que l'auscultation médiate résoudrait facilement la première partie de cette question : car l'augmentation progressive de la surface dans laquelle on n'entendrait pas la respiration indiquerait parfaitement le lieu et le développement du kyste. Mais comme on ne pourrait jamais savoir si la tumeur qui comprime le poumon est un corps solide ou liquide, je pense qu'on devrait préférer l'opération de l'empyème (qui, dans tous les cas, ne peut avoir un grand inconvénient) à la simple ponction, qui pourrait en avoir si la tumeur était un corps solide placé dans la plèvre ou dans le poumon.

M. Cayol a présenté depuis, à la Société de la Faculté de Médecine, une observation à peu près semblable à celle de M. Geoffroy; mais elle n'a point encore été publiée. Dans le cas observé par M. Cayol, le kyste hydatique était situé entre la plèvre et les côtes.

On trouve dans le *Journal de Médecine* par MM. Corvisart, Leroux et Boyer (tom II, cahier de prairial an IX, 1801), l'histoire d'un homme qui a rendu pendant plusieurs mois, par l'expectoration, des pellicules obrondes, qu'il est facile de reconnaître pour des débris d'acéphalocyste, et dont quelques-unes paraissent être des acéphalocystes entières, mais affaissées.

J'ai vu un cas semblable à l'Hôtel-Dieu de Nantes, en 1798 ; M. Ribes m'en a fait voir un second il y a quelques années. Ces deux malades ont guéri, ainsi que le sujet de l'observation insérée dans le *Journal de Médecine*; et, par conséquent, on n'a pas pu vérifier quel était le siége des acéphalocystes ; mais il n'est guère probable qu'il fût ailleurs que dans le poumon (1).

Il serait cependant possible qu'un kyste hydatique développé dans le foie se fît jour à travers le diaphragme dans les bronches, puisque des abcès du foie se sont quelquefois vidés de cette manière. Dans ce cas, je pense que tous les phénomènes des excavations pulmonaires, c'est-à-dire le râle caverneux, la respiration

---

(1) M. Andral a consigné dans sa *Clinique médicale* (tom. III) six observations d'acéphalocystes développées dans les poumons. Deux de ces observations sont des cas semblables à ceux indiqués ci-dessus par Laënnec, c'est-à-dire des cas d'acéphalocystes rejetées par l'expectoration, entières ou par fragmens. Une autre offre un exemple d'acéphalocystes coexistant avec des tubercules, complication que nous avons vu être très commune chez les animaux ; une autre, enfin, est un exemple peut-être unique d'acéphalocystes du poumon ayant leur siége non dans le tissu même de cet organe, mais dans les veines pulmonaires.   M. L.

et la toux caverneuses, et même la transmission de la voix à travers le tube du stéthoscope, pourraient se manifester à la région du foie (1).

J'ai été consulté, il y a environ quinze ans, pour une jeune personne qui éprouvait une grande dyspnée, avec toux, expectoration abondante et amaigrissement notable. L'ensemble des symptômes qu'elle présentait annonçait, en un mot, la phthisie pulmonaire. Un jour, elle éprouva des douleurs très vives dans la région épigastrique, et, quelques heures après, elle rendit par les selles une quantité considérable d'acéphalocystes, dont la grosseur variait depuis celle d'une aveline jus-

---

(1) J'ai pu m'assurer, par l'observation, d'un fait que Laënnec regarde ici seulement comme possible.

Un homme de moyen âge entra à la Pitié dans un état de dépérissement déjà fort avancé; il avait une légère teinte ictérique, et son foie, volumineux, dépassait de deux travers de doigts le rebord cartilagineux des côtes droites; il se plaignait d'éprouver depuis longtemps une douleur sourde vers l'hypocondre droit, il toussait, et son pouls présentait de la fréquence; du reste la respiration ne paraissait point être gênée, et l'auscultation, non plus que la percussion, ne faisaient reconnaître rien d'insolite dans l'appareil respiratoire. Tout devait porter à penser qu'il existait chez ce malade une maladie chronique du foie, dont il était d'ailleurs bien difficile de déterminer la nature. Après être resté dans le même état pendant une vingtaine de jours environ, il fut pris tout-à-coup de quintes de toux violentes et prolongées, au milieu desquelles il expectora des débris d'acéphalocystes encore très reconnaissables, et qui étaient remarquables par leur couleur jaune. Dès le moment où cette expectoration commença à avoir lieu, le malade s'af-

qu'à celle d'un œuf de pigeon. Dès ce moment, la fièvre
hectique, le catarrhe et la dyspnée cessèrent, et peu
de temps après la malade avait repris son embonpoint
et ses forces. Ne peut-on pas penser que, chez cette
malade, un kyste placé dans le poumon gauche se sera
ouvert, à travers le diaphragme, dans l'estomac ou le
colon transverse ? Quoi qu'il en soit, dans ce cas,
comme dans celui des hydatides crachées, le stéthoscope
donnerait certainement des lumières que l'on ne pourrait obtenir par aucun autre moyen. Le siége de la maladie serait reconnu par des phénomènes analogues à
ceux que présentent les excavations pulmonaires. On
mesurerait d'une manière même certaine l'étendue du

---

faiblit rapidement, la respiration devint gênée, et il ne tarda
pas à succomber.

A l'ouverture du cadavre, nous constatâmes ce qui suit :

Le foie, vers sa partie supérieure, était creusé d'une vaste
poche au milieu de laquelle étaient logées un grand nombre d'a-
céphalocystes, les unes encore entières, les autres rompues et
déchirées ; un liquide purulent les entourait. Tout autour de
cette poche, qui était située à droite du grand ligament suspen-
seur du foie, cet organe avait contracté d'intimes adhérences
avec le diaphragme. En rompant ces adhérences, on pénétrait
dans une sorte de vaste clapier, rempli de pus et d'hydatides,
et qui comprenait à la fois la poche creusée dans le foie, dont
nous avons déjà parlé, et une autre formée aux dépens du tissu
même du poumon droit : ces deux poches communiquaient
ensemble à travers le diaphragme perforé. Des bronches, d'un
calibre considérable, s'ouvraient dans ce clapier; et, en pous-
sant de l'air par la trachée, on l'y voyait entrer en bouillonnant.

Dans ce cas, les acéphalocystes expectorées étaient donc ve-
nues du foie, où elles s'étaient formées.   ANDRAL.

kyste hydatique, et peut-être serait-il possible de reconnaître sa nature avant qu'il fût ouvert dans les bronches. L'un de mes anciens élèves, M. le docteur Beaugendre, aujourd'hui médecin à Quimperlé, m'y a fait
voir, en 1821, une dame convalescente d'une affection
de poitrine, dans laquelle elle avait craché un grand
nombre d'acéphalocystes. On reconnaissait encore un
reste de ronchus caverneux dans le point occupé par le
kyste, et M. Beaugendre me dit avoir entendu plusieurs
fois un léger gargouillement indépendant des mouvemens respiratoires, et qui paraissait dû à la contraction
automatique des vers vésiculaires (1).

---

(1) MM. Briançon et Piorry paraissent avoir retrouvé le
frémissement dont il s'agit dans des tumeurs hydatiques abdominales, c'est-à-dire dans des cas où on ne pouvait être induit
en erreur par le bruit respiratoire. Ils ont obtenu dans ces
mêmes cas, par la percussion médiate ou directe, un son mat
qui avait lui-même quelque chose de frémissant, d'oscillatoire.
La réunion de ces deux phénomènes leur paraît en conséquence
un indice assez sûr de la présence des acéphalocystes (V. PIORRY,
de la Percussion médiate, p. 158). Mon frère, M. Ambroise
Laënnec, a observé, dans un cas de tumeur abdominale ayant
tous les caractères d'une hydropisie enkystée de l'ovaire, un
mouvement d'expansion et de concentration sans isochronisme
aucun avec les mouvemens du pouls, très probablement dû
aux contractions automatiques d'une acéphalocyste, et qui serait encore un assez bon signe si on le retrouvait constamment
(V. *Revue médicale*, octob. 1828). Mais ces observations, pré-
cieuses pour le diagnostic des hydatides abdominales que l'on
peut palper, ne sauraient s'appliquer aux hydatides du poumon, pour lesquelles il n'est encore de signe certain que celui
fourni par l'expectoration.   M. L.

Traitement. Les signes d'un vaste kyste hydatique situé près de la surface du poumon, ou entre la plèvre costale et les parois thoraciques, étant les mêmes que ceux de l'empyème, l'opération de l'empyème serait nécessairement indiquée, et elle offrirait peut-être plus de chances de succès que celle qui se ferait pour vider un épanchement pleurétique. Nous donnerons quelques vues sur cette opération en parlant de la pleurésie, et par conséquent nous ne nous étendrons pas ici davantage sur ce sujet.

Lorsque l'expectoration des hydatides vient attester leur existence dans le poumon, ou dans une cavité quelconque qui s'est mise en communication avec lui, et dans le cas même où les signes donnés par le stéthoscope et la percussion permettent seuls de soupçonner la présence de ces vers, de tous les moyens par lesquels on a tenté jusqu'ici de les détruire, le sel commun (hydrochlorate de soude) est celui dont les bons effets semblent le plus confirmés par l'expérience. La *pourriture* et le *tournis* des moutons sont dus au développement de deux espèces de vers vésiculaires, le cysticerque fibreux (*cysticercus lineatus, cyst. tenuicollis,* RUDOLPHI) et le polycéphale granuleux (*cœnurus cerebralis,* RUDOLPHI), qui se développent, l'un dans le foie et les autres organes abdominaux, l'autre dans les ventricules du cerveau. Les moutons qui paissent dans les prés salés sont exempts de ces maladies ; et en conduisant les moutons malades dans les mêmes pâturages, on les guérit le plus souvent. J'ai employé plusieurs fois avec succès les bains salés chez des personnes qui avaient rendu des acéphalocystes ou qui portaient des tumeurs qu'on pouvait soupçonner être dues à ces vers. J'ai vu plusieurs fois des tumeurs volumineuses s'affaisser sous l'influence de ce moyen. Dans un de ces cas, un kyste hydatique se fit jour dans les intestins, et la malade, qui présentait des symptômes propres à faire craindre une mort prochaine, rendit par les selles un grand nombre d'acéphalocystes, après avoir pris trois ou quatre bains qui contenaient chacun six livres d'hydrochlorate de soude. Cette évacuation fut suivie de la guérison de la maladie.

La guérison, au reste, peut avoir lieu sans que les acéphalocystes soient expulsées au dehors : il suffit que ces vers meurent. Le liquide qu'ils contiennent, et celui dans lequel ils nagent quelquefois, sont alors absorbés ; le kyste se resserre sur lui-même, et se réduit à une très petite masse, dans laquelle on trouve, en l'incisant, les hydatides tout-à-fait aplaties, pressées les unes sur les autres, et quelquefois stratifiées avec des couches de la matière albumineuse jaunâtre et plus ou moins friable dont j'ai parlé ci-dessus. Dans cet état, les tumeurs hydatiques ne paraissent plus avoir aucune influence fâcheuse sur l'économie, et c'est sans doute à ce cas qu'il faut rapporter les exemples rares de tumeurs externes ou internes regardées comme squirreuses, et que l'on voit, contre toute espérance, disparaître spontanément.

CHAPITRE IV.

DES CONCRÉTIONS CARTILAGINEUSES, OSSEUSES, PÉTRÉES ET CRÉTACÉES DU POUMON.

Des concrétions cartilagineuses, osseuses, pétrées ou crétacées se voient assez fréquemment dans les poumons, et elles y ont été rencontrées par presque tous les anatomistes qui se sont livrés à l'examen des altérations pathologiques, depuis le seizième siècle. Pour mettre quelque ordre dans ce que nous avons à en dire, nous décrirons d'abord les formes assez variées sous lesquelles elles peuvent se présenter ; nous parlerons ensuite des accidens qu'on leur a attribués, et de leur origine.

Nous avons déjà parlé de diverses productions fibreuses ou cartilagineuses accidentelles qui peuvent se développer dans le poumon, et entre autres de celles qui accompagnent quelquefois la dilatation des bronches, de celles qui forment des kystes renfermant des tubercules, des vers vésiculaires, ou des liquides de nature variable, et de celles qui constituent les fistules et les cicatrices pulmonaires qui succèdent aux tubercules.

On trouve encore quelquefois dans le poumon des kystes cartilagineux qui renferment des concrétions osseuses ou crétacées de l'espèce de celles qui seront décrites plus bas, et des productions cartilagineuses informes, ordinairement d'un médiocre volume, et qui présentent souvent çà et là quelques points d'ossification commençante.

L'ossification accidentelle qui se développe, soit dans ces cartilages, soit sans leur formation préalable, et dans le tissu pulmonaire lui-même, n'est jamais parfaite, ou au moins je n'ai jamais vu dans le poumon de productions de ce genre qui présentassent la texture fibreuse et la cohérence solide de la partie moyenne des os longs, et encore moins la substance spongieuse qui remplit l'extrémité de ces os ou le centre des os courts (1). Il semble que, dans le développement de ces ossifications accidentelles, la nature emploie une plus grande quantité de phosphate calcaire et une quantité beaucoup moindre de gélatine que dans celui des os ; d'où il résulte que ces ossifications présentent plus souvent l'aspect d'une petite pierre que celui d'un os ; et c'est sans doute pour cette raison qu'elles ont été nommées *calculeuses* ou *tophacées* par plusieurs auteurs.

Quelquefois même il semble qu'aucun atome de gélatine ne s'y trouve mêlé, et alors le phosphate calcaire se présente sous l'apparence de craie à demi-sèche ou fortement imbibée d'eau (2).

Nous décrirons successivement ces diverses variétés sous les noms d'*ossifications imparfaites* ou *pétrées*, et de *concrétions crétacées*.

---

(1) Cette remarque n'est pas seulement applicable au tissu osseux accidentel qui vient à se développer dans le poumon ; elle l'est encore à celui qui se forme ailleurs. Je ne sache pas, en effet, que l'on ait jamais observé dans les ossifications morbides la texture toute particulière qui appartient aux os véritables : elles ne s'en rapprochent même qu'imparfaitement sous le rapport de leurs propriétés chimiques. Quant à leur conformation, jamais non plus elle n'est exactement la même : ce sont ou des granulations, ou des lamelles, ou des espèces de membranes, ou des masses amorphes, qui ne rappellent en aucune façon la forme naturelle des os, pas plus celle des os longs, que celle des os plats ou courts. ANDRAL.

(2) Les concrétions calculeuses qu'on trouve dans le poumon ne contiennent pas seulement du phosphate de chaux uni à une quantité variable de matière animale, on y a encore ren-

Les ossifications imparfaites sont enkystées ou non enkystées. Les premières sont fort rares dans le poumon;

---

contré d'autres élémens, ainsi que le montre l'analyse suivante faite par le docteur Sgazzi de Bologne :

Phosphate de chaux. . .	1,56	
Carbonate de chaux. . .	0,39	
— de magnésie. .	0,06	
Matière animale.. . . .	0,84	Composée de : Matière grasse *sui generis*, soluble dans l'éther, insoluble dans l'alcool. . . 0,06 — Cholestérine. . . . . . . 0,66 — Mucus. . . . . 0,09 — Substance jaune brune, non caractérisée, analogue au mucus ou à l'albumine altérée. 0,03
Oxyde de fer..	0,09	
Silice	0,03	
Perte.	0,03	
	30,00	

Dans toutes les concrétions ossiformes du corps humain, on retrouve une composition analogue, quant à la présence des phosphates et des carbonates de chaux, excepté toutefois dans les concrétions qui se forment autour et à l'intérieur même des articulations des goutteux. Celles-là forment une classe à part, et sont spécialement constituées par de l'urate de soude, circonstance bien remarquable, et qui établit un lien tout particulier entre l'affection goutteuse et la gravelle : on sait, en effet que, dans l'immense majorité des cas, les graviers sont composés d'acide urique. Ajouterai-je que, dans la goutte, ce n'est pas seulement autour des articulations malades qu'on a trouvé des dépôts d'acide urique; mais que, pour ma part, j'en ai également rencontré en masses plus ou moins volumineuses dans le tissu cellulaire des membres, soit profondément, soit immédiatement au-dessous de la peau, dans l'épaisseur du pavillon de l'oreille, et jusque dans les extrémités spongieuses des os longs, et tout cela sur un même individu. ANDRAL.

elles forment de petites masses rondes, dont le volume varie depuis celui d'un grain de chenevis jusqu'à celui d'une noisette, et qui sont enveloppées d'un kyste cartilagineux, d'une demi-ligne à une ligne d'épaisseur, qui leur adhère intimement.

Les productions osseuses non enkystées du poumon sont d'une forme extrêmement irrégulière. Leur surface est anfractueuse et hérissée d'aspérités, à peu près comme celle de la pierre meulière. Leur centre est blanc, opaque, d'une apparence tout-à-fait calculeuse, et il est facile à réduire en poussière par la trituration. Leurs parties les plus extérieures, au contraire, sont un peu jaunâtres, offrent une demi-transparence légère et comme cornée, sont plus difficiles à réduire en poudre sous le marteau, et paraissent être dans un état d'ossification un peu plus parfaite.

Ces ossifications se trouvent quelquefois plongées dans le tissu pulmonaire, auquel elles adhèrent intimement; d'autres fois elles se développent, comme nous l'avons dit, au milieu d'une masse cartilagineuse. Enfin on les trouve très fréquemment au centre d'une masse tuberculeuse, et particulièrement de celles qui se développent dans les glandes bronchiques. Dans ce dernier cas, lorsque le tubercule vient à se ramollir, la concrétion osseuse reste libre et flottante au milieu de l'excavation qui lui succède (obs. XXI); et, lorsque son volume ne s'y oppose pas, elle passe dans les bronches qui communiquent avec l'excavation tuberculeuse, et est rejetée au dehors par l'expectoration.

Les concrétions crétacées se présentent, comme nous l'avons dit, sous l'apparence de la craie légèrement humide ou mêlée d'une assez grande quantité d'eau pour la délayer entièrement. Dans ce dernier état, elles sont toujours enkystées; dans le premier, elles peuvent ne pas l'être, quoiqu'elles le soient ordinairement. Lorsqu'on écrase entre les doigts cette matière crétacée, elle paraît quelquefois réduite en poudre impalpable; mais assez souvent elle contient quelques petits fragmens d'ossification pétrée, qui donnent la même sensation que des grains de sable mêlés à la craie plus ou moins mouillée.

Les kystes qui renferment la matière crétacée sont ordinairement cartilagineux. Ils sont sphéroïdes ou informes : j'en ai vu un qui présentait assez exactement la forme d'une pyramide à quatre pans inégaux.

Les kystes arrondis sont quelquefois osseux, mais d'une ossification imparfaite, ou tout-à-fait semblable à la croûte extérieure et demi-transparente des concrétions ostéo-terreuses décrites ci-dessus. J'ai trouvé assez souvent des concrétions de ce genre formées par plusieurs kystes osseux ou cartilagineux concentriques, s'enveloppant les uns les autres, et séparés par des couches de matière crétacée humide.

Il est beaucoup plus commun de trouver la matière crétacée à demi-liquide placée au centre d'un tubercule, et particulièrement de ceux qui se développent dans les glandes bronchiques. Quoique aussi humide que la matière tuberculeuse elle-même, il est facile de l'en distinguer à son opacité plus grande, et sa blancheur, qui contraste avec la couleur jaune pâle des tubercules. Si on laisse sécher cette matière crétacée, elle devient plus blanche que lorsqu'elle était humide, et acquiert une cohésion qui ne permet pas de la réduire en poudre en la pressant entre les doigts.

Les concrétions osseuses ou crétacées du poumon sont ordinairement fort petites. Je n'en ai jamais trouvé de plus grosses qu'une amande.

Je n'ai jamais vu non plus la transformation complète d'une portion du poumon en une substance ostéo-pétrée ; j'ai seulement trouvé quelquefois, autour des cicatrices pulmonaires imparfaites, une petite quantité de matière crétacée disséminée et comme infiltrée dans le tissu pulmonaire (1).

On trouve dans la plupart des pathologistes des opinions assez singulières sur la cause et origine des con-

---

(1) Pas plus que Laënnec, je n'ai jamais vu une grande portion du poumon transformée en matière calcaire, et il y a lieu de penser que les dégénérations de ce genre que l'on trouve décrites dans d'anciens auteurs n'existaient pas réellement, mais qu'elles doivent être rapportées à ces cas, qui ne sont pas très rares, dans lesquels des fausses membranes, passées à l'état cartilagineux et osseux, enveloppent plus ou moins complétement le poumon, le séparent des côtes, et le dérobent à la première vue.

J'ai eu occasion de rencontrer un cas dans lequel une transformation ossiforme toute particulière existait au sein des poumons : elle avait pour siége les parois des bronches qui, depuis leurs troisièmes ou leurs quatrièmes divisions jusqu'à leurs ramifications les plus fines représentaient des canaux inflexibles, dont les parois étaient complétement osseuses. J'ai observé ce cas sur un vieillard octogénaire mort à Bicêtre, et dont je n'ai vu que les poumons. ANDRAL.

crétions osseuses et crétacées du poumon. J'examinerai seulement celles qui sont le plus spécieuses, ou qui ont été émises par des hommes dont le nom fait le plus autorité. *Cullen*, après beaucoup d'autres, les regarde comme une cause fréquente de l'asthme, et pense qu'elles peuvent être dues aux émanations pulvérulentes mêlées dans l'air et que respirent habituellement les hommes voués à certaines professions, comme les amidonniers, les lapidaires, les chaufourniers, les voituriers, etc. (1).

La nature chimique des concrétions dont il s'agit, mieux connue depuis les belles analyses de Schéele, rend aujourd'hui, comme nous l'avons déjà dit (tom 1, page 3a3), cette étiologie ridicule, quoiqu'elle ait été longtemps universellement adoptée, et dispense de la réfuter.

Je n'entends pas nier, d'ailleurs, qu'une certaine quantité de poussière introduite chaque jour dans les bronches avec l'air que l'on respire ne puisse occasioner une dyspnée momentanée, et à la longue, peut-être, devenir la cause occasionelle d'une maladie quelconque du poumon; mais le séjour de cette espèce de corps étrangers dans les bronches n'est jamais très long; et il suffit d'examiner l'expectoration d'un homme qui a passé la nuit dans une atmophère épaissie par la fumée d'une lampe, ou la journée sur une grande route couverte de tourbillons de poussière, pour se convaincre que, dans l'espace de vingt-quatre heures, ces corps

______

(1) CULLEN, *Élémens de l'éd. prat.* trad. de l'angl. par Rosquillon. t. II. p. 3a3.

étrangers sont expulsés à l'aide du mucus bronchique qui les enveloppe.

Si, d'ailleurs, ils pouvaient séjourner dans le poumon, ce serait sans doute dans les bronches qu'ils s'accumuleraient, et on y trouverait un amas considérable de matières diverses, suivant la nature des émanations au milieu desquelles vivrait le malade : or, cela ne s'est jamais vu, que je sache ; et, pour mon compte, je n'ai rencontré rien de semblable.

Je n'affirmerai pas non plus que l'existence d'un grand nombre de concrétions osseuses dans les poumons ne puisse produire une dyspnée habituelle et d'une certaine intensité ; mais je puis assurer que j'ai trouvé des concrétions osseuses ou terreuses assez nombreuses chez des sujets qui avaient la respiration parfaitement libre ; et surtout, d'après les ouvertures de cadavres contenues dans les recueils des observateurs, ainsi que d'après celles que j'ai faites moi-même, il me parait certain qu'on n'a jamais trouvé dans le poumon des concrétions osseuses ou crétacées d'un assez grand volume, ou assez nombreuses et assez rapprochées, pour qu'on pût, en aucun cas, leur attribuer un degré de dyspnée aussi intense que celui qui caractérise l'*asthme* des praticiens.

Bayle a émis sur les effets de ces concrétions une opinion d'autant plus extraordinaire qu'il n'a pas même cherché à l'établir par l'exposition de quelques raisonnemens ou de quelques analogies, et que les faits qu'il apporte à l'appui sont plutôt propres à la renverser qu'à la confirmer. Il a rangé les productions osseuses parmi les causes de la phthisie pulmonaire, et il décrit leurs symptômes de la manière suivante : « La plupart des

« sujets affectés de cette maladie rendent par l'expec-
« toration de petits débris calculeux blanchâtres ou
« grisâtres, souvent fort nombreux; la plupart d'entre
« eux ont eu pendant fort longtemps une toux sèche(1).»

Il est à remarquer que Bayle ne met ni l'expectoration, ni la gêne de la respiration, ni l'amaigrissement,
ni la fièvre hectique, au nombre des symptômes de la
maladie ; et par conséquent on ne conçoit pas quel motif
a pu le porter à la classer parmi les espèces de la phthisie. Les deux exemples qu'il en donne n'éclaircissent pas
davantage cette question. Le premier (2) est celui d'un
homme attaqué d'une toux avec expectoration glaireuse,
mêlée de crachats puriformes, et dans lesquels se trouvaient quelquefois de petits calculs crétacés. Au bout de
neuf mois, la fièvre hectique se joignit à ces symptômes;
et, dans l'espace de six semaines, le malade fut réduit
au marasme et succomba. A l'ouverture du corps, on
trouva dans les poumons un grand nombre de petites
concrétions crétacées, sèches ou humides, enkystées ou
non enkystées. Le tissu pulmonaire, légèrement durci
autour de ces concrétions, était d'ailleurs sain.

Il est évident que, dans ce cas, la consomption et la
mort ont été dues à un catarrhe chronique; et je ne vois
aucune raison d'attribuer ce dernier aux concrétions
existant dans les poumons, puisqu'on en trouve souvent en aussi grand nombre sans qu'il en résulte rien de
semblable.

______

(1) BAYLE, *Recherches sur la Phthisie pulmonaire*.
pag. 34.
(2) *Même ouvrage*, obs. 39.

La seconde observation de Bayle (1) est celle d'un homme mort d'une fièvre essentielle avec pleuropéripneumonie. Cet homme éprouvait depuis un an de la dyspnée, une toux fréquente, suivie de crachats muqueux; il n'avait presque pas maigri. Ce fait ne me paraît pas beaucoup plus propre à établir l'opinion de l'auteur, car on ne voit ici presque rien de ce qui caractérise, à proprement parler, la phthisie.

En comparant les observations de concrétions osseuses ou crétacées du poumon contenues dans Morgagni, dans le *Sepulchretum* de Bonet, et dans divers autres recueils, il est facile de voir que, dans le plus grand nombre des cas, l'existence de ces productions n'était accompagnée d'aucun symptôme grave qu'on pût lui attribuer; et que, quoiqu'on ait observé assez souvent chez ces sujets une toux sèche ou avec une expectoration glaireuse ou filante, ces symptômes, très vagues d'ailleurs de leur nature, ne peuvent être regardés comme constans.

Les ouvertures de cadavres que j'ai faites moi-même me donnent un résultat semblable. J'ai trouvé souvent des concrétions de l'espèce de celles dont il s'agit chez des sujets qui n'avaient présenté aucun signe de gêne ni d'embarras dans les organes respiratoires. D'autres avaient éprouvé une toux sèche ou accompagnée d'une expectoration de nature variable, avec ou sans dyspnée; mais ces derniers avaient presque tous quelqu'autre altération du tissu pulmonaire, à laquelle on pouvait at-

----

(1) *Rech. sur la Phth. pulmon.*, obs. 34.

tribuer, avec autant ou plus de fondement, les symptômes existans.

Il est surtout très commun de rencontrer, en même temps que les concrétions osseuses ou crétacées, les indices intérieurs et extérieurs de cicatrices qui ont été décrites dans le chapitre des tubercules pulmonaires (*Voy.* ci-dessus, pag. 124 et suiv.), et de trouver en outre le tissu du poumon flasque, durci et infiltré d'une grande quantité de matière noire pulmonaire autour des concrétions et dans les interstices qui les séparent des cicatrices cellulaires, fibreuses ou cartilagineuses.

D'après ces faits, je suis porté à croire que, dans le plus grand nombre des cas, les concrétions osseuses et crétacées du poumon se développent à la suite d'une affection tuberculeuse guérie, et sont le produit des efforts de la nature, qui, cherchant à cicatriser les excavations pulmonaires, a déposé avec trop d'exubérance le phosphate calcaire nécessaire à la formation des cartilages accidentels qui constituent le plus souvent les fistules et les cicatrices pulmonaires.

Plusieurs des observations que j'ai rapportées (obs. XXI et XXIV) présentent des faits propres à appuyer cette opinion, et l'on en trouvera quelques autres dans le cours de cet ouvrage (1).

----

(1) J'ai rapporté également, dans ma Clinique médicale, des faits qui viennent entièrement à l'appui de l'opinion de Laënnec. Un de ces faits, par exemple, est relatif à un individu qui, après avoir présenté, quelques années avant sa mort, tous les signes rationnels d'une phthisie pulmonaire, de celle que produisent ordinairement les tubercules, guérit cependant. A

Je ne veux pas nier cependant qu'il ne puisse se développer primitivement, et indépendamment de l'existence antérieure des tubercules, des concrétions osseuses ou crétacées, dans le poumon ; mais je regarde ce cas comme très rare : et il me paraît à peu près certain que c'est surtout alors que l'existence de ces concrétions ne produit aucune espèce de trouble dans les fonctions (1).

---

l'ouverture de son corps, on ne trouva pas de tubercules dans les poumons, mais à leur place existaient, vers le sommet de ces organes, des concrétions crétacées. Ce fait et plusieurs autres, dans lesquels j'ai pu suivre la transformation successive des tubercules en matière calcaire, m'ont conduit à établir, comme mode possible de guérison de l'affection tuberculeuse du poumon, le passage de la matière tuberculeuse à l'état calcaire. Ainsi la phthisie pulmonaire, en prenant cette expression dans le sens que lui donne Laënnec, pourrait se terminer favorablement de trois manières, ou par la résorption de la matière tuberculeuse, ou par la transformation de cette matière en une substance calcaire, ou par la cicatrisation des cavernes. Le premier mode de terminaison n'est encore que probable, les deux autres me semblent prouvés.   ANDRAL.

(1) Les cas dans lesquels on trouve dans les poumons des concrétions calculeuses, sans que ces organes contiennent en même temps des tubercules, ou sans que l'on puisse au moins soupçonner qu'ils en ont jadis contenu, me paraissent être effectivement très rares : j'en ai cependant vu quelques exemples. Ainsi, tout récemment encore, j'ai trouvé à la Charité dans les poumons d'un homme d'une soixantaine d'années, qui n'avait jamais présenté aucun signe d'affection de poitrine, plusieurs calculs, d'une dureté pierreuse, et offrant plusieurs embranchemens comme en offrent souvent les calculs rénaux. En

Les concrétions osseuses et crétacées des poumons n'ayant jamais un grand volume, leur existence ne peut être ni connue ni même soupçonnée par le stéthoscope, à moins qu'elles ne se trouvent dans une portion du poumon devenue flasque et imperméable à l'air par l'effet de la cicatrisation d'une excavation tuberculeuse.

CHAPITRE V.

DES MÉLANOSES DU POUMON.

Les anciens chirurgiens et, à leur imitation, les anatomistes modernes ont confondu sous les noms de *squirrhe*, de *cancer* ou de *carcinôme*, des productions accidentelles qui n'ont aucun caractère commun entre

---

raison de leur forme, ces calculs. qui avaient, terme moyen, le volume d'une noisette. ne devaient-ils pas être considérés comme ayant pris naissance plutôt dans les ramifications bronchiques que dans le parenchyme pulmonaire lui-même ; ce parenchyme d'ailleurs était partout très sain.

Mais le cas le plus remarquable de ce genre que j'aie eu occasion d'observer est relatif à une femme de moyen âge chez laquelle, en même temps qu'un grand nombre de concrétions calculeuses remplissaient les deux poumons, dont le tissu n'offrait du reste aucune autre altération, j'en trouvai, en grand nombre aussi, dans la plupart des ganglions lymphatiques du corps, à savoir dans les ganglions bronchiques, dans les ganglions de l'aisselle, et enfin dans ceux du mésentère, où elles formaient par leur réunion de véritables tumeurs. L'appareil respiratoire n'avait présenté, pendant la vie, aucun trouble particulier. Andral.

elles, si ce n'est de n'avoir aucun analogue dans les tissus *naturels*, ou dans ceux de l'économie animale saine, de naître dans un état de dureté ou de *crudité*, et de tendre à se détruire en se ramollissant (1).

Convaincu que cette confusion est une des causes qui ont le plus nui aux progrès de l'anatomie pathologique, dès le moment où j'ai commencé à me livrer à l'étude de cette science, je me suis attaché à rechercher les caractères distinctifs des diverses espèces de productions dont il s'agit, afin d'arriver ensuite à une connaissance plus exacte de leurs effets.

J'ai réussi à en distinguer plusieurs espèces très tranchées : celle dont je vais parler est la plus facile à reconnaître dans tous les organes, excepté dans le poumon, où, par la ressemblance de sa couleur, elle est quelquefois très difficile à distinguer de la matière noire pulmonaire, comme nous le dirons plus bas.

J'ai décrit les mélanoses dans un mémoire lu il y a plusieurs années à la Société de la Faculté de médecine (2); mais comme il est resté inédit, il est nécessaire de donner ici une description abrégée de ces productions.

Dans l'état de *crudité*, les mélanoses offrent une consistance égale à celle des glandes lymphatiques, une couleur noire foncée, un tissu homogène un peu

---

(1) Voyez *Dictionnaire des Sciences médicales*, au mot *Anatomie pathologique ; Journ. de méd.* de Corvisart, Le Roux et Boyer, t. IX, p, 360, janv. 1805.

(2) *Bulletin de la Faculté de Médecine de Paris*, 1806, n° 11.

humide, opaque, d'un aspect fort semblable à celui du tissu des glandes bronchiques chez l'adulte. Lorsque ce tissu commence à tendre au ramollissement qui est ordinaire aux substances morbifiques de cette classe, il laisse suinter par la pression un liquide roussâtre, ténu, mêlé de petits grumeaux noirâtres, quelquefois assez fermes, d'autres fois friables, mais qui, lors même qu'ils sont friables, présentent encore quelque chose de flasque au toucher. A une époque plus avancée du ramollissement, ces grumeaux, et bientôt tout le reste de la masse dont ils font partie, deviennent tout-à-fait friables, et ne tardent pas à se convertir en une sorte de bouillie noire.

Les mélanoses peuvent exister sous quatre formes différentes, savoir : 1° sous celle de masses renfermées dans des kystes ; 2° sous celle de masses non enkystées ; 3° sous celle de matière infiltrée dans le tissu d'un organe ; 4° sous celle de matière déposée à la surface d'un organe.

1ʳᵉ SORTE. *Mélanoses enkystées.* — Les kystes qui renferment des mélanoses sont assez régulièrement arrondis, leur volume varie depuis celui d'une petite aveline jusqu'à celui d'une noix : au moins n'en ai-je pas vu de plus petits ni de plus volumineux. Ils ont une épaisseur assez égale, mais peu considérable, et qui ne va guère au-delà d'une demi-ligne. Le tissu cellulaire paraît être le seul élément qui entre dans leur composition. Ils adhèrent, au moyen d'un tissu cellulaire très fin, à l'organe dans lequel ils se développent, et l'on peut les en séparer facilement par la dissection. Leur face interne est assez lisse ; mais elle adhère cependant à la matière morbifique qu'elle revêt. Le moyen de cette union m'a paru être un tissu cellulaire imparfait, et tellement fin qu'on ne le distingue pas toujours, surtout quand les mélanoses sont un peu ramollies.

Je n'ai trouvé jusqu'à présent de mélanoses enkystées que dans le foie et dans le poumon : encore n'ai-je rencontré dans ce dernier organe qu'une seule masse de cette sorte.

2ᵉ SORTE. *Mélanoses non enkystées.* — Cette sorte de mélanoses est beaucoup moins rare que la précédente. Je l'ai rencontrée dans le poumon, dans le foie, dans la glande pituitaire et dans les nerfs. On l'a trouvée depuis dans presque tous les organes.

Le volume des mélanoses non enkystées n'offre rien de constant : il varie depuis celui d'un grain de millet jusqu'à celui d'un œuf, et peut même quelquefois être plus considérable. Leur figure est aussi fort irrégulière. Elles adhèrent ordinairement très étroitement aux parties dans lesquelles elles se sont développées; quelquefois cependant elles leur sont unies par un tissu cellulaire visible, quoique fin, et qui permet de les détacher sans rien rompre. Dans ce dernier cas, elles ont ordinairement une forme arrondie.

3ᵉ SORTE. *Infiltration des organes par la matière des mélanoses.* — Il arrive assez souvent que la matière des mélanoses, au lieu d'être rassemblée en masses plus ou moins considérables, se trouve disséminée dans le tissu d'un organe, et placée dans les interstices de ses molécules intégrantes. L'aspect et la couleur des parties attaquées de cette sorte d'infiltration peuvent présenter un assez grand nombre de variétés, qui dépendent de la texture de l'organe affecté, de la quantité de matière morbifique déposée, et de l'état de ramollissement ou de crudité dans lequel se trouve cette matière.

Lorsque l'infiltration a commencé depuis peu, et que la matière morbifique n'est pas encore très abondante, l'aspect de la partie altérée ne diffère de celui qui lui est naturel que par de petits points ou des stries noires qui s'y trouvent mêlées, et dans les intervalles desquelles le tissu de l'organe affecté présente encore son aspect naturel; mais à mesure que la maladie fait des progrès, les stries formées par la matière des mélanoses augmentent en nombre et en volume; le tissu naturel intermédiaire s'amoindrit, au contraire, chaque jour, et bientôt il disparaît entièrement.

Ce n'est ordinairement qu'à cette époque que la matière infiltrée commence à se ramollir; mais si le ramollissement commence avant que la destruction et l'absorption de l'ancien tissu de l'organe soient complètes, il arrive assez souvent que ce tissu lui-même se ramollit et se mêle à la matière des mélanoses, dont il change alors la couleur noire en une couleur brunâtre, jaunâtre ou grisâtre (1).

---

(1) Laënnec a omis de décrire ici la quatrième sorte de mélanoses, les mélanoses déposées à la surface d'un organe. Je pense que c'est à dessein, et parce qu'il en parle plus bas, au chapitre des productions accidentelles de la plèvre.

MM. Breschet et Andral admettent encore une autre sorte de mélanoses, à savoir, des mélanoses primitivement liquides. **M.** Andral (*Précis d'Anatomie patholog.*, t. 1, p. 456) cite comme des exemples de cette dernière sorte, 1° quelques cas

Les mélanoses, comme toutes les matières accidentelles qui n'ont point d'analogues dans les tissus et les
liquides de l'économie animale, produisent des effets
généraux et des effets locaux. Parmi les premiers, le
plus constant est la diminution graduelle des forces
vitales, et une altération très marquée dans la nutrition,
d'où résultent un amaigrissement considérable et l'hydropisie du tissu cellulaire, quelquefois même celles des
membranes séreuses. Les sujets que j'ai vu mourir par
suite du développement de mélanoses dans un organe
quelconque, et ceux même chez lesquels cette matière
occupait une grande partie du poumon, n'avaient pas
de fièvre continue et bien marquée : les deux observations de mélanoses du poumon sans complication contenues dans l'ouvrage de Bayle (obs. xx et xxi) donnent
le même résultat. Si ce caractère est constant, comme
je suis porté à le croire, il pourra servir à faire distinguer, pendant la vie, la consomption produite par les
mélanoses du poumon de la phthisie tuberculeuse, qui,
comme l'on sait, est constamment accompagnée pendant presque toute sa durée d'une fièvre hectique assez
ordinairement caractérisée par deux exacerbations, dont
l'une a lieu vers le milieu du jour et l'autre dans la nuit.

---

de péritonite chronique observés par lui, et dans lesquels le
péritoine renfermait un liquide très noir ; 2° un cas d'urine
noire observé par M. Proust, et dans laquelle ce savant chimiste a cru reconnaître un acide nouveau qu'il a nommé *acide
mélanique* ; 3° un cas de kyste fibreux contenant un liquide
noir, et trouvé sur un cheval par MM. Trousseau et Leblanc ;
4° enfin, ces cas de vomissemens noirs ou chocolacés si fréquens
dans le cancer de l'estomac.   M. L.

Les effets locaux les plus constans des mélanoses développées dans le tissu du poumon sont une dyspnée proportionnée à l'étendue de l'affection, et une toux souvent sèche, quelquefois accompagnée d'une expectoration pituiteuse, mêlée assez ordinairement de quelques crachats puriformes.

Les mélanoses du poumon peuvent se ramollir quelquefois complétement, et, après avoir versé dans les bronches la matière qui les formait, donner lieu à des excavations semblables à celles que produit le ramollissement des tubercules. Je n'ai jamais trouvé moi-même, dans le poumon, d'excavations occasionées par ce genre de productions; mais j'en ai trouvé dans le foie, et l'ouvrage de Bayle contient deux observations qui prouvent incontestablement la possibilité de leur formation dans le poumon (obs. xx et xxi). Dans ces deux cas, le tissu pulmonaire, infiltré par la matière des mélanoses au point d'avoir acquis une densité égale ou supérieure à celle du foie, et de crier sous le scalpel, présentait une multitude de petites cavités évidemment formées par le ramollissement de quelques portions de la même matière (1).

---

(1) Les deux observations de Bayle ne prouvent pas du tout, ainsi que l'a justement remarqué M. Andral (*Dict. de Méd.*, t. xiv, art. *Mélanose*), que les excavations pulmonaires qui y sont décrites fussent dues au ramollissement de mélanoses. Il n'y avait point eu, pendant la vie, d'expectoration noire; on ne trouva point, après la mort, de matière noire liquide ou demi-liquide dans les bronches; il n'y en avait même pas dans les excavations, qui étaient, dit l'auteur, tapissées par une membrane enduite de pus *blanc*. Il est donc plus que probable que

Il est évident que, dans des cas de cette nature, la pectoriloquie existerait du moment ou une semblable cavité viendrait à communiquer avec les bronches.

Il est également clair que le stéthoscope ferait reconnaître l'imperméabilité du poumon dans l'infiltration de ce viscère par la matière des mélanoses, mais qu'il ne pourrait faire distinguer ce cas de la péripneumonie chronique.

Les mélanoses sont une des espèces de cancer les moins communes, et il est extrêmement rare surtout d'en rencontrer dans le tissu pulmonaire. Cette assertion pourra paraître singulière, d'après l'assertion contraire de Bayle (*ouv. cit.*, pag. 28), et les observations rapportées dans son ouvrage sous le nom de *phthisies avec mélanoses*. Quelque défiance que j'aie de moi-même toutes les fois que je me trouve en contradiction avec cet excellent observateur, dont j'ai été à portée plus que personne de connaître l'extrême exactitude, je ne puis m'empêcher de penser qu'il s'est trompé sur le point dont il s'agit, et qu'il a quelquefois confondu

---

ces excavations n'étaient que des excavations tuberculeuses entourées d'un tissu pulmonaire infiltré de mélanose.

M. Andral regarde, au reste, comme fort rare, et paraît même disposé à rejeter complétement, le ramollissement des mélanoses (art. cité et *Précis d'Anal. pathol.*, t. 1, p. 450). Suivant lui, ce ramollissement dépend, dans certains cas, de celui des tissus naturels ou accidentels auxquels la mélanose était unie et comme combinée ; et, dans d'autres cas, on a pu croire à un ramollissement, tandis qu'on avait affaire à une mélanose primitivement liquide, et déposée telle dans la trame des tissus ou à leur surface.   M. L.

avec les mélanoses la matière noire pulmonaire. J'avoue que ces deux substances se ressemblent beaucoup par leurs caractères extérieurs, et que je ne sais pas trop si l'œil le plus exercé pourrait distinguer une mélanose détachée du tissu du foie ou de tout autre organe, et une glande bronchique tout-à-fait noire, comme on en trouve souvent dans des poumons très sains. On pourrait tout ou plus soupçonner quelque différence entre les deux substances dont il s'agit, d'après les caractères suivans :

Les mélanoses ramollies, et même la matière qui suinte par la pression de celles qui sont encore fermes, teignent la peau en noir ; mais cette couleur tient peu et s'enlève très facilement en lavant, caractère par lequel les mélanoses diffèrent beaucoup des glandes bronchiques; car la matière que l'on exprime de ces dernières tient tellement à la peau, qu'elle y reste attachée pendant plusieurs jours si on la laisse sécher avant d'essayer de l'enlever. L'analyse chimique indique aussi des différences très essentielles entre ces glandes et les mélanoses. Les glandes bronchiques contiennent, ainsi que l'a dit Fourcroy, une grande quantité de carbone et d'hydrogène, principes qui ne se rencontrent point dans les mélanoses : ces dernières sont presque entièrement composées d'albumine, et leur matière colorante est d'une nature particulière (1).

____

(1) Mon ami M. Clarion, professeur à la Faculté de Médecine et à l'École de Pharmacie de Paris, a fait, il y a quelques années, à ma prière, l'analyse de ce genre de productions morbifiques; mais les notes qu'il en avait prises ayant été perdues.

Les mélanoses, au reste, malgré leur ressemblance presque exacte avec une glande bronchique noire, sont évidemment une production morbifique et très délétère; car elles produisent tous les effets locaux et généraux

---

je ne puis donner ici que ce qu'il m'en a dit verbalement. M. le docteur Breschet à fait faire depuis une autre analyse de mélanoses trouvées en grande quantité dans plusieurs organes; et il a paru résulter de cet examen que les principes constituans des mélanoses ont beaucoup d'analogie avec ceux du sang.

Note de l'auteur.

L'analyse rapportée par M. Breschet (*Considér. sur une altér. organ.*, etc. *Journal de physiolog.*, octob. 1821) est de M. Barruel, et par conséquent mérite une grande confiance. Seulement il ne faut pas trop tenir compte des trois matières grasses distinctes dont il est question, parce que ces matières appartenaient sans doute au tissu avec lequel la mélanose était combinée, et non à la mélanose elle-même. A ces matières grasses près, deux autres analyses de mélanoses, faites par MM. Lassaigne et Foy, concordent presque de tous les points avec celle de M. Barruel. Le premier y a trouvé de la fibrine, une matière colorante noire particulière, un peu d'albumine, et divers sels, parmi lesquels figurent le phosphate de chaux et l'oxyde de fer; le second y a trouvé beaucoup d'albumine, peu de fibrine, une très forte proportion d'un principe éminemment carboné et qui lui a paru n'être que du cruor altéré; enfin, quelques sels, parmi lesquels figurent aussi l'oxyde de fer et le phosphate de chaux. Il est évident, d'après cela, que les principes constituans des mélanoses sont à peu près les mêmes que ceux du sang, que seulement le carbone y domine notablement, et par conséquent qu'il n'y a point, comme le dit Laënnec, de différences chimiques essentielles entre les mélanoses et les ganglions bronchiques devenus noirs.　　　M. L.

des autres cancers, lorsqu'elles sont développées en
certain nombre dans nos organes; et on les trouve souvent réunies à une ou plusieurs autres espèces de productions morbifiques dans les tumeurs cancéreuses
composées.

Lorsque les mélanoses forment des masses un peu
volumineuses, ou lorsqu'elles infiltrent le tissu pulmonaire assez fortement pour lui donner une couleur d'un
noir foncé et une consistance égale à celle du foie, il est
difficile de ne pas reconnaître cette espèce de production
accidentelle; mais lorsqu'elle existe sous la forme d'infiltration commençante et est trop peu abondante pour
durcir notablement le tissu du poumon, on peu difficilement la distinguer de la matière noire pulmonaire.

Nous avons déjà parlé plusieurs fois de cette dernière
matière, à laquelle les anatomistes ont fait peu d'attention,
mais qui existe si communément dans les poumons, et
dans ceux même des hommes les mieux portans, qu'il
est difficile de ne pas la regarder comme naturelle. On
la trouve plus ou moins abondamment dans les poumons
de presque tous les adultes, et elle paraît devenir plus
abondante à mesure que l'on avance en âge. Dans la
première enfance, au contraire, on n'en aperçoit ordinairement aucune trace, et les poumons sont d'une couleur
rose aussi pure que les poumons des bœufs et de plusieurs
autres animaux. Peut-être la matière noire n'existe-t-elle
que chez l'homme et les animaux carnivores; mais je
me suis trop peu livré à l'anatomie comparée pour pouvoir rien assurer à cet égard. J'ai quelquefois soupçonné
que cette matière noire pouvait provenir, au moins en
partie, de la fumée des lampes et des corps combustibles

dont nous nous servons pour nous chauffer et nous
éclairer ; car on rencontre quelques vieillards dont les
poumons contiennent très peu de matière noire, et dont
les glandes bronchiques ne sont qu'incomplétement
teintes de cette couleur, et il m'a semblé que j'ai fait
surtout cette rencontre chez des villageois qui n'avaient
jamais eu l'habitude de veiller. Cependant je dois avouer
que la même chose se voit quelquefois chez d'autres
sujets qui ont eu probablement cette habitude, et on en
verra un exemple dans l'une des observations rapportées à la fin de ce chapitre (1).

(1) Il me paraît incontestable que la teinte noire que prend
le tissu pulmonaire à mesure que l'on avance en âge est le
plus ordinairement le résultat d'une sécrétion morbide analogue a celle qui a lieu normalement chez l'homme dans d'autres
parties du corps ; comme, par exemple, à la face interne de la
sclérotique. C'est cette même matière colorante qui, différem-
ment nuancée, a été répandue avec une sorte de profusion
dans tout le règne organisé, soit animal, soit végétal. Toutefois des observations récemment faites en Angleterre ne permettent pas de douter que, dans un certain nombre de cas, la
couleur noire du poumon ne soit due à l'inspiration habituelle
et prolongée d'un air chargé de molécules détachées de corps
également colorés en noir, par exemple du charbon. On a trouvé
effectivement les poumons fortement teints en noir, tant à leur
périphérie que dans leur profondeur, chez des ouvriers qui
avaient travaillé dans des mines de charbon de terre et de
houille. Parmi ces ouvriers, les uns sont morts d'affections complétement étrangères à la poitrine ; et il ne paraît pas que, malgré la présence dans les poumons d'une aussi grande quantité
de matière noire, ces organes ayent souffert. D'autres ont succombé avec les symptômes d'une maladie de poitrine : à

Lorsque cette matière existe en petite quantité, elle donne seulement au poumon une teinte légèrement

---

l'ouverture de leurs corps, on a trouvé dans le poumon des traces de phlegmasies chroniques, des ulcérations semblables à des cavernes ; dans ce dernier cas on peut présumer que les désordres trouvés dans le poumon étaient indépendans de l'existence de la matière noire. Voici du reste quelques uns de ces faits ; et d'abord je citerai ceux dans lesquels il y a eu en même temps affection de poitrine.

Obs. 1. (*a*). Le nommé Couveu, âgé de cinquante huit ans, travaillant aux mines de houille depuis son enfance, a joui d'une bonne santé jusqu'à ces sept dernières années, pendant lesquelles il a éprouvé de la toux, avec de la dyspnée : ces deux accidens augmentaient pendant l'hyver. Vers la fin, expectoration purulente, dépérissement ; symptômes de phthisie pulmonaire. En mars 1833, la matière de l'expectoration commença à présenter une couleur noire comme celle de l'encre : la quantité de cette matière expectorée était considérable, et montait quelquefois jusqu'à deux pintes en vingt-quatre heures. Le stéthoscope fit reconnaître du râle caverneux au-dessous de de la clavicule droite, et l'absence de tout bruit respiratoire dans le côté gauche. De la diarrhée eut lieu dans les derniers temps.

A l'ouverture du cadavre, on trouva les deux poumons transformés en masses noires, dans lesquelles on ne voyait plus aucun vestige de leur couleur naturelle. Ils étaient, de plus, creusés de vastes cavernes, qui contenaient en grande abondance un liquide noir comme de l'encre, semblable à celui qu'avait expectoré le malade. Les autres liquides que l'on faisait sortir du poumon par la pression avaient la même couleur.

Obs. 11. Duu, âgé de soixante deux ans, doué primitivement

(*a*) Publiée par le docteur Marshall, *Gazette médicale*, 1834.

grise. A la surface du poumon, elle est disséminée sous la forme de petits points noirs, qui, plus nombreux et

d'une bonne constitution, travaillant depuis son enfance dans les mines de charbon de terre, et sujet à des douleurs rhumatismales, éprouvait des accès de dyspnée particulièrement pendant les temps froids ou variables. En janvier 1833, il fut pris de toux et de palpitations, avec oppression plus considérable; peu à peu tous les symptômes de la phthisie se déclarèrent. La matière qu'il expectorait était d'un gris noirâtre, semblable à du mucus qu'on aurait mêlé à du noir de fumée.

A l'autopsie, on trouva dans le poumon gauche une vaste caverne remplie d'une matière noire : cette même matière infiltrait les poumons et remplissait les bronches.

D'autres observateurs, et en particulier le docteur Graham (*Edinb. med. and surgic. journ.*), ont publié plusieurs cas, relatifs surtout à des mineurs morts à la suite de chutes ou autres violences extérieures, chez lesquels on n'avait jamais observé aucun signe d'affection de poitrine, et dont les poumons furent trouvés, comme ceux des précédens malades, colorés en noir.

Pour démontrer que cette matière noire n'est point un produit de sécrétion, M. Christison l'a soumise à l'analyse chimique. Elle provenait des poumons d'un mineur de houille chez lequel M. Gregory avaient trouvé ces organes colorés en noir dans leur totalité. Il a reconnu que les acides hydrochlorique et nitrique, qui détruisent toutes les matières organiques, n'attaquent point cette matière noire : d'où il a conclu qu'elle ne pouvait provenir d'une sécrétion. M. Graham est arrivé à la même conséquence. Il a aussi établi que cette matière venait du dehors, en s'appuyant, entre autres preuves, sur ce qu'elle différait, par ses propriétés, de toutes les autres matières noires d'origine organique : ainsi traités par le chlore, les divers pigmenta noirs qu'on trouve chez les animaux se décolorent, et prennent une teinte blanche; au contraire, la matière noire dont il est ici question ne s'altère point par le chlore, et, mal-

plus rapprochés le long des intersections des lobules pulmonaires, y forment des stries, de petites taches ou des lignes ponctuées. Ces points, plus rapprochés encore çà et là, soit à la surface, soit dans l'intérieur du poumon, forment des taches plus ou moins nombreuses et étendues : quelquefois elles le sont assez pour donner une teinte noire à des portions très grandes du poumon ; mais elles n'altèrent en rien la souplesse et la perméabilité de son tissu ; et c'est en quoi elles diffèrent de l'infiltration produite par la matière des mélanoses.

C'est surtout dans les glandes bronchiques que se trouve en grande abondance la matière noire pulmonaire. On sait que chez l'adulte, et particulièrement chez les vieillards, ces glandes sont, comme nous l'avons dit plus haut, souvent teintes en totalité d'un noir d'encre ; et que, chez d'autres sujets, elles sont teintes en partie seulement de la même couleur, qui semble avoir été appliquée irrégulièrement avec un pinceau. Un état aussi commun ne peut être regardé comme une disposition morbifique, d'autant qu'il existe chez une foule

gré la présence de cet agent, sa couleur reste intacte. (*Encyclographie des Sciences médicales ;* tom. 1, p. 60).

Ces faits avaient appelé déjà mon attention, lorsque M. Béhier, élève interne à l'hôpital de la Charité, me communiqua le dessin, fait par lui, d'un poumon entièrement coloré en noir comme ceux dont parlent les auteurs Anglais, et trouvé de même chez un individu qui respirait habituellement un air chargé de poussière de charbon. Cette observation intéressante sera placée à la fin du troisième volume de cet ouvrage, avec la planche qui représente le poumon coloré en noir et comme charbonné.   ANDRAL.

de sujets qui n'ont jamais éprouvé ni toux , ni dyspnée,
ni aucun accident qu'on pût y rapporter. Cette couleur
des glandes bronchiques paraît seulement être la cause
de la couleur grise du mucus bronchique qu'expectorent beaucoup d'individus sains d'ailleurs , et des petits
points noirs qui se trouvent souvent dans cette matière
transparente.

Ce caractère du mucus bronchique établit encore une
différence entre la matière noire pulmonaire et celle
des mélanoses; car le développement de cette dernière
dans le poumon, même à un haut degré , ne donne pas
lieu à une expectoration noire (*V.* Bayle, obs. xx et
xxi), si ce n'est au moment où la matière des mélanoses,
ramollie, s'évacue dans les bronches (1).

Le développement des tubercules dans le poumon et
surtout la cicatrisation des excavations tuberculeuses ,
donnent souvent lieu , comme nous l'avons dit, à une
sécrétion plus abondante de la matière noire pulmonaire. Quelquefois cette abondance est telle que , jointe
à l'état de compression dans lequel se trouve le tissu
pulmonaire par suite du développement des tubercules,
et par celui des cicatrices cartilagineuses et de la matière crétacée qui les accompagne, il en résulte l'imperméabilité à l'air de la partie affectée du poumon, et une

____

(1) Les observations de Bayle citées ici pour la troisième fois
ne prouvent rien dans l'espèce, ainsi que je l'ai dit ci-dessus ; et
l'expectoration noire, indiquée comme phénomène caractéristique du ramollissement des mélanoses du poumon et de leur
évacuation dans les bronches, n'a été vue, que je sache, par
aucun observateur.   M. L.

flaccidité de son tissu jointe à une dureté bien marquée, mais due plutôt au mélange des productions cartilagineuses et osseuses accidentelles qu'à la matière noire. Cependant j'avoue que, dans les cas extrêmes de ce genre, il est difficile de reconnaître si la couleur et la densité de la partie affectée sont dues à l'infiltration de la matière noire pulmonaire ou à celle de la matière des mélanoses ; mais dans la plupart des cas, cette distinction est facile à faire, et la règle que l'on doit suivre à cet égard est la suivante :

On ne doit admettre l'existence des mélanoses dans le tissu pulmonaire que lorsqu'on y rencontre des masses de cette nature d'un certain volume et déjà ramollies, ou au moins placées et configurées de telle manière qu'on ne puisse nullement les confondre avec les glandes bronchiques.

On ne doit admettre l'infiltration du tissu pulmonaire par la matière des mélanoses que lorsqu'elle est portée au point de donner à ce tissu une densité égale à celle du foie, et dure ; mais lorsque cette densité est flasque et que la dureté qui s'y mêle est due à des points osseux ou cartilagineux, on doit regarder la couleur noire comme produite par la matière noire pulmonaire (1).

---

(1) Les efforts que fait ici Laënnec pour établir une différence entre les mélanoses et la matière noire pulmonaire, n'ont pas empêché que cette distinction n'ait été généralement repoussée. Pour la plupart des anatomistes aujourd'hui, les mélanoses ne sont point une production accidentelle dans le sens attaché par Laënnec à cette expression : on ne doit y voir qu'une sorte d'imprégnation d'un tissu normal ou accidentel.

Pour rendre cette distinction plus facile, je joins ici deux observations. La première est un exemple de mélanoses développées dans les poumons et dans plusieurs autres parties du corps. Je la choisis, parce qu'elle montre la maladie dans un grand degré de développement, et parce qu'elle n'a été recueillie ni par moi ni sous

sain ou malade par une matière colorante particulière. Il n'y a par conséquent, il ne peut y avoir aucune différence entre la matière noire pulmonaire et les mélanoses proprement dites, si ce n'est que dans le premier cas la matière colorante est déposée dans un tissu sain, tandis que dans le second elle imprègne un tissu malade ou un tissu accidentel; on ne doit par conséquent aussi ne voir dans le ramollissement des mélanoses qu'un ramollissement des tissus avec lesquels la matière noire est combinée. Qu'est-ce maintenant que cette matière noire? Est-ce du sang altéré, comme le veut M. Breschet, et comme l'analyse chimique tend à le faire croire, ou bien est-ce le produit d'une sécrétion morbide particulière, comme M. Andral paraît le penser? En d'autres termes, la matière mélanique se sépare-t-elle du sang encore contenu dans ses vaisseaux, ou est-elle le résultat d'une résorption incomplète de ce liquide préalablement épanché dans les tissus vivans? Cette dernière opinion a pour elle le fait des caillots apoplectiques, et spécialement de ceux qui sont soutenus par une trame cellulaire comme dans le poumon, que l'on voit assez souvent, ainsi que nous l'avons dit précédemment (t. 1, p. 461), se transformer en une masse compacte et noire comme du jais; mais d'un autre côté, il est difficile de supposer une extravasation préalable du sang dans les ganglions bronchiques et dans le tissu pulmonaire sain colorés en noir. On peut donc admettre, comme très probable, que la mélanose se produit de l'une et de l'autre manière.   M. L.

mes yeux : je l'ai extraite des registres d'observations des élèves des hôpitaux de Paris, pour l'année 1816, conservés dans les archives de l'administration. La seconde observation est un exemple d'un des cas dans lesquels il est le plus difficile de distinguer des mélanoses la matière noire pulmonaire.

Obs. XXXII (1). *Mélanoses développées dans un grand nombre d'organes.* Alexandrine Gautier, cuisinière, âgée de cinquante-neuf ans, d'une assez bonne constitution, entra à l'hôpital Saint-Louis le 27 août 1816, pour une affection qui s'était manifestée deux mois auparavant, à la suite de chagrins violens. La maladie avait débuté par une lassitude universelle, tellement forte que la malade ne pouvait se soutenir sur ses jambes ; elle éprouvait en même temps une sorte d'engourdissement dans presque tous les muscles, et, quelques jours après elle fut obligée de s'aliter : bientôt elle perdit l'appétit et le sommeil : il survint une diarrhée accompagnée de vomissemens, et de petites tumeurs noires se développèrent dans l'épaisseur de la peau en diverses parties du corps.

Au moment de son entrée, elle était dans l'état suivant. Un grand nombre de tumeurs de la grosseur, de la forme et surtout de la couleur d'un grain de cassis, occupaient la partie antérieure du thorax, où quelques uns des espaces qui existaient entre elles étaient remplis de petites taches ressemblant assez bien à des piqûres

_____

(1) Recueillie par M. Jannin, élève interne à l'hôpital Saint-Louis.

de puces. Ces tumeurs étaient tellement rapprochées sur les seins, qu'elles y formaient une large plaque. On en voyait aussi quelques unes sur l'abdomen, et la plus large de celles-ci avait deux pouces de circonférence. Les bras et les cuisses en présentaient également, surtout à leur partie interne ; les avant-bras et les jambes n'en offraient pas. La malade était dans un état de faiblesse extrême, avait tout-à-fait perdu l'appétit et le sommeil, et vomissait le peu d'alimens qu'elle prenait ; la diarrhée continuait ; la respiration était difficile ; il y avait une toux fréquente ; le pouls était extrêmement mou, et disparaissait facilement sous les doigts.

Les jours suivans, ces symptômes continuèrent en augmentant progressivement d'intensité. Ils furent bientôt aggravés par un œdème général, qui donnait à la peau une teinte blanche, luisante, sur laquelle ressortait encore davantage la couleur noire des tumeurs. La malade succomba le 25 septembre, sans avoir éprouvé d'agonie.

Ouverture. — Les tumeurs dont la peau était parsemée offraient, à l'incision, une substance homogène, d'un noir plus ou moins foncé et d'une densité tantôt très considérable, tantôt comme pulpeuse. Cette substance, toujours renfermée dans un kyste celluleux, nous parut être évidemment celle qui a été décrite sous le nom de *mélanoses* (1).

Dans presque toutes les parties du tissu cellulaire sous cutané, on trouvait de ces mêmes tumeurs, mais

______

(1) *Bulletin de la Faculté de Médecine de Paris*, 1806, n° 11.

beaucoup moins aux membres qu'au tronc, et surtout qu'au-dessous des parois abdominales : elles étaient moins régulièrement arrondies et plus molles. Le tissu cellulaire qui entoure les vaisseaux et les glandes lymphatiques en était, pour ainsi dire, surchargé : elles y formaient, par leur agglomération, des paquets de la grosseur du poing, qui enveloppaient les nerfs et les vaisseaux qui se rendent aux extrémités. Les nerfs étaient encore sains ; mais les vaisseaux se confondaient déjà avec les masses noires, dont ils ne pouvaient être séparés sans rupture.

Dans le parenchyme même de la glande thyroïde, on trouvait également de pareilles tumeurs parfaitement distinctes des lobules de la glande.

Les poumons, dont la couleur était rosée, présentaient quelques petites tumeurs de même nature : mais, vers leur base et autour des glandes bronchiques, on en trouvait un grand nombre et de beaucoup plus grosses ; les glandes elles mêmes n'étaient pas noires. Dans l'épaisseur du médiastin et au-dessous des plèvres costales, on voyait également des mélanoses, dont le volume variait depuis celui d'une aveline jusqu'à celui d'une noix.

Dans les épiploons et le mésentère, ces tumeurs étaient accumulées en grand nombre. Les duplicatures de ces membranes en étaient comme farcies : elles y étaient plus petites que partout ailleurs, et les plus grosses n'avaient guère que le volume d'un noyau de cerise. On en rencontrait encore autour de tous les organes renfermés dans l'abdomen, dont aucun n'était altéré, excepté le foie, qui était graisseux, et la vésicule du fiel, qui contenait dans l'épaisseur de ses parois cinq à six des mêmes tumeurs.

Le cœur et le cerveau étaient sains.

Les os n'étaient pas plus cassans que ceux des cadavres d'individus morts de maladies aiguës qui se trouvaient dans l'amphithéâtre (1).

Obs. XXXIII. *Cicatrices imparfaites dans les poumons, mêlées de productions cartilagineuses et crétacées, avec accumulation de matière noire pulmonaire.* — Un homme de soixante ans entra à l'hôpital Necker le 29 octobre 1817, dans un état cachectique assez prononcé. Il avait une légère toux ; et expectorait des crachats gris, demi-transparens et un peu filans, ce qui fit croire d'abord que ses poumons pouvaient contenir des tubercules miliaires. Examiné à cette époque, au moyen du stéthoscope, il offrit les phénomènes suivans : la contraction des ventricules était assez sonore et tout aussi courte que celle des oreillettes. On sentait quelque impulsion à la région précordiale. Les batte-

---

(1) L'observation que l'on vient de lire ne serait-elle point un exemple d'apoplexie de presque tous les organes, principalement de la peau et du tissu cellulaire sous-cutané, et ne peut-on considérer ces innombrables tumeurs mélaniques comme autant de foyers sanguins dans lesquels il n'était resté, par suite de la résorption du sérum, que la partie fibrineuse et carbonisée du sang ? Je pencherais d'autant plus pour l'affirmative, qu'on y lit que là ou des vaisseaux apparens avoisinaient les masses noires, ils se confondaient déjà avec elles, et ne pouvaient en être séparés sans rupture.　　　　M. L.

mens du cœur s'entendaient dans le dos assez bien à gauche et un peu à droite. On porta en conséquence le diagnostic suivant : *Cœur assez volumineux, à cavités un peu dilatées, avec une légère hypertrophie de ses parois.*

Le malade resta dans le même état jusqu'au 28 janvier 1818, époque à laquelle la toux parut augmenter un peu, et où la poitrine, percutée, parut ne pas résonner très bien en avant et en haut à gauche. L'inspiration s'entendant aussi moins bien dans ce point que partout ailleurs, l'idée que cet homme était affecté de phthisie, et que ses poumons contenaient des tubercules miliaires, dut se réveiller, et on ajouta au diagnostic précédent : *tubercules commençans.*

Le 20 mars, la toux avait cessé depuis quelque temps ; la poitrine résonnait bien de toutes parts ; mais l'abdomen était météorisé, et il était survenu une légère tympanite. L'abdomen resta ainsi distendu pendant quelques jours, sans que le malade y ressentît aucune douleur, et sans que la pression y en développât. Le 24 mars, on sentit assez évidemment de la fluctuation dans l'abdomen. Le malade n'éprouvait aucune douleur, et voyait seulement avec chagrin *son ventre enfler* de jour en jour. L'amaigrissement, déjà assez considérable, devint plus marqué encore : les extrémités inférieures s'œdématièrent, et le malade mourut le 13 avril.

Ouverture. — Cadavre bien conformé ; muscles peu volumineux et légèrement infiltrés.

La plèvre droite contenait une pinte d'une sérosité fauve et limpide. Le poumon, libre dans presque toute

son étendue, adhérait en un seul point, vers son sommet, à la plèvre costale par un faisceau de tissu cellulaire accidentel formant une membrane irrégulièrement
plissée sur elle-même dans le sens de sa longueur, et
dont la consistance très forte se rapprochait par endroits,
et surtout vers ses attaches, de celle du tissu fibreux.
Ce faisceau, fixé par une extrémité à la plèvre costale,
à la hauteur de la seconde côte, venait de l'autre se
rendre à la partie antérieure externe du sommet du
poumon. Au point même où il était implanté, la surface
du poumon était fortement déprimée, et de cet enfoncement partaient sept ou huit sillons irréguliers et tor-
tueux qui présentaient tout-à-fait l'aspect de cicatrices
profondes venant se réunir à un centre commun. Les
intervalles de ces sillons formaient des espèces de nodosités irrégulières.

La partie de la surface pulmonaire qui présentait cet
aspect était à peu près de la grandeur d'une pièce de
cinq francs ; elle était déprimée et très dure au toucher,
et la partie voisine du bord antérieur du poumon, parfaitement crépitante et attirée en haut par le froncement
de cette partie dure et déprimée, arrivait jusqu'au
niveau du sommet du poumon. On sentait évidemment
en cet endroit, dans l'épaisseur du lobe supérieur, une
tumeur très dure, irrégulière, ayant à peu près la grosseur d'un œuf de pigeon. Le lobe moyen et le lobe supérieur étaient entièrement unis entre eux par un tissu
cellulaire très court et très ferme.

Le poumon ayant été incisé dans le sens de sa longueur, on vit que la tumeur sentie intérieurement dépendait d'un endurcissement non circonscrit de son

tissu. Le lobe supérieur, d'un quart moins volumineux que dans l'état naturel, était partout infiltré d'une telle quantité de matière noire, qu'à l'exception de son bord antérieur, qui était seulement grisâtre, les portions crépitantes même offraient une couleur aussi foncée que l'ardoise, et par endroits que l'encre la plus noire. Tout le centre et les parties postérieure et supérieure du lobe supérieur étaient compris dans l'endurcissement dont nous avons parlé. Cet endurcissement dépendait du développement d'une matière grise, demi-transparente, ayant la consistance et la texture des cartilages, et qui ne formait pas une masse pleine, car elle était presque partout irrégulièrement entremêlée de tissu pulmonaire flasque et très noir. On y trouvait aussi, par endroits, de petites excavations entièrement remplies d'une matière terreuse blanche et humide, semblable à de la craie délayée dans un peu d'eau. La même matière était évidemment infiltrée, dans quelques points peu étendus, dans le tissu pulmonaire, et alors plus ou moins souillée par la matière noire. Les productions accidentelles et la grande quantité de matière noire infiltrée dans le tissu du poumon donnaient au lobe supérieur de cet organe un aspect assez semblable à celui d'un morceau de savon noir.

On trouvait aussi, dans les interstices que laissaient entre elles les masses de substances cartilagineuses, quelques petites excavations tout-à-fait vides ou capables de contenir un grain de chenevis.

Plusieurs tuyaux bronchiques venaient aboutir à cette partie endurcie du poumon. Ils étaient remarquables par leur grand développement; un, entre autres, avait la grosseur d'une plume d'oie immédiatement avant de pénétrer dans la tumeur. En y entrant, il se rétrécissait tout-à-coup de manière à égaler seulement le diamètre d'une plume de corbeau ; et, après un trajet d'environ un demi-pouce, dirigé vers le centre du froncement observé à l'extérieur du poumon, il se terminait tout-à-coup en cul-de-sac sans fournir aucune branche. La portion ainsi endurcie n'allait jusqu'à la surface du poumon que dans le point où existait la dépression extérieure ; partout ailleurs elle était entourée d'un tissu pulmonaire très crépitant, quoique fortement imprégné de matière noire.

Les lobes moyen et inférieur du poumon étaient sains, mais un peu flasques et médiocrement crépitans. Ils étaient assez peu marbrés de matière noire tant intérieurement qu'extérieurement, surtout comparativement au lobe supérieur. Quelques tubercules miliaires d'un gris presque incolore, transparens et plus petits que des grains de millet, se trouvaient disséminés de loin en loin dans le tissu pulmonaire.

Le sommet du poumon gauche offrait le même aspect que celui du poumon droit, mais à un degré bien plus marqué. Il présentait un enfoncement de plusieurs lignes de profondeur et d'un pouce carré de surface, inégal et sillonné comme celui du poumon droit. Le bord postérieur du poumon, parfaitement crépitant, dépassait de plusieurs lignes le niveau de cet enfoncement, et, se portant en avant, en recouvrait une petite partie. Le reste était presque entièrement recouvert par le bord antérieur du poumon, également crépitant, entraîné en haut et en arrière par suite du froncement de cette espèce de cicatrice, et se recourbant sur elle de manière à imiter le cimier d'un casque. Du centre de cette dépression partait un lien membraneux moins large que celui du poumon droit, mais plus long, plus épais, plus ferme et d'une consistance presque fibreuse : il allait adhérer à la plèvre costale vers la partie moyenne de la première côte. La surface de la portion déprimée présentait çà et là quelques petites plaques cartilagineuses et d'une couleur gris de perle due à leur transparence et à la couleur noire du tissu pulmonaire subjacent.

Cette dépression de la surface du poumon répondait également à un endurcissement de la substance pulmonaire, qui occupait tout le sommet de l'organe, jusqu'à la hauteur du troisième espace intercostal. Cette partie endurcie présentait absolument le même aspect que du côté droit : on y trouvait seulement un peu plus de matière crétacée ou ostéo-terreuse, et quelques petites ossifications de la grosseur d'un noyau de cerise, enchatonnées dans la substance du poumon. Dans le reste de son étendue et autour même de l'endurcissement, le tissu pulmonaire était crépitant et seulement infiltré d'une sérosité sanguinolente. On y remarquait aussi quelques tubercules miliaires, et un ou deux un peu plus gros, déjà opaques et en partie ramollis. Les bronches, à leur entrée dans le poumon, étaient ossifiées.

Le péricarde adhérait au cœur, dans presque toute son étendue, au moyen d'un tissu cellulaire bien organisé et assez ferme, ayant une longueur de deux ou trois lignes à la face postérieure du cœur, où l'adhérence était interrompue par endroits ; mais très court et très

serré sur la face antérieure, où l'adhérence était complète.

Le cœur avait un volume un peu supérieur à celui
du poing du sujet. Son ventricule droit offrait une
cavité très vaste, et des parois médiocrement épaisses
et très flasques. Son ventricule gauche offrait également une cavité assez vaste, des parois minces et un
peu flasques. La chair de ces deux cavités était peu
vermeille, et sa couleur tirait un peu sur celle de feuille
morte.

L'origine des gros vaisseaux et l'aorte pectorale
étaient entourées d'un tissu cellulaire assez fortement
infiltré de sérosité.

La cavité abdominale contenait une très grande
quantité de liquide d'un jaune verdâtre assez limpide.
Le péritoine offrait dans toute son étendue un aspect
fort remarquable : il était d'une couleur grise sale , et
parsemé d'une quantité innombrable de petits points
rouges, gris ou noirs. Les points rouges, rassemblés
par plaques de grandeur variable, présentaient tous les
caractères d'une inflammation chronique. Les autres
formaient sur la surface du péritoine de petites tumeurs, dont quelques unes avaient le volume d'un
gros grain de chenevis, et paraissaient être de petits
tubercules encore gris et demi-transparens. Ceux qui
étaient noirs et opaques étaient évidemment formés par
la matière des mélanoses. Ces deux sortes de granulations étaient plus répandues sur la partie du péritoine
qui enveloppe le tube intestinal. La piqueture en rouge
était plus marquée, au contraire, sur les mésentères et
sur l'épiploon. Ce dernier était froncé sur lui-même, et

formait une sorte de tumeur dure et irrégulière dans l'hypochondre gauche. Le péritoine semblait plus épais et
beaucoup plus mou que dans l'état naturel : ce qui provenait d'une exsudation albumineuse molle et comme
glutineuse, interposée entre les granulations, et formant une couche mince sur toute la surface de cette
membrane.

La face convexe du foie était recouverte par une
fausse membrane mince, jaunâtre, et si molle qu'elle
offrait un aspect presque semblable à celui d'une couche
de pus. La muqueuse de l'estomac présentait quelques
piquetures d'un rouge assez foncé. Les intestins étaient
distendus par des gaz, et contenaient des matières extrêmement liquides et jaunes. Dans quelques endroits des
intestins grêles, la couleur des matières fécales avait
transsudé à travers les parois du tube intestinal, dans
une étendue assez grande.

La rate était fort petite et saine. Le foie, très petit aussi,
était d'une couleur plus pâle que dans l'état naturel.

Les muscles abdominaux étaient infiltrés de sérosité.

Dans la première de ces observations, il ne peut
exister aucun doute sur la nature des tumeurs noires
observées dans le poumon. La coexistence de tumeurs
semblables dans diverses parties du corps, et l'absence
de la couleur noire dans les glandes bronchiques elles-
mêmes, lèvent à cet égard toute espèce de difficulté.
Mais dans la seconde observation, au contraire, plusieurs circonstances se réunissent pour qu'il soit difficile
de décider si la couleur noire de la portion endurcie
du poumon dépendait de l'accumulation de la matière

noire pulmonaire ou de l'infiltration de la matière des mélanoses.

On peut dire, en faveur de la première opinion, que le développement des productions fibreuses, cartilagineuses, ostéo-pétrées et crétacées, dans le poumon, ainsi que les enfoncemens en forme de cicatrices observés à la surface de cet organe, annoncent la préexistence de tubercules qui, après s'être excavés, ont été remplacés par des cicatrices cartilagineuses dont le propre est, comme nous l'avons vu, de déterminer autour d'elles une sécrétion considérable de matière noire pulmonaire. Quelques tubercules crus restés encore dans les poumons, et une péritonite tuberculeuse, servent en quelque sorte de témoins de l'existence antérieure de l'excavation tuberculeuse ; et, d'un autre côté, on peut remarquer que l'endurcissement du tissu pulmonaire autour des cicatrices et entre elles était dû principalement aux productions ostéo-terreuses ou crétacées ; car, dans les points où il n'y en avait pas, le tissu pulmonaire, quoique fortement noirci et privé d'air, était simplement flasque et non pas durci.

On peut dire, en faveur de la seconde opinion, qu'il y avait quelques mélanoses mêlées aux tubercules développés sur le péritoine, et que, par conséquent, la couleur noire du tissu pulmonaire pouvait bien être due à l'infiltration de la même matière. Je crois que les motifs qui appuient la première opinion sont beaucoup plus forts que ceux dont pourrait s'étayer la seconde. Cependant j'avoue que le cas est un peu douteux de sa nature ; mais il est très rare de trouver des cas où le doute puisse être aussi bien fondé que dans celui que je viens de rapporter ; et il n'en reste pas moins constant que, quoique difficile à distinguer de la matière noire du poumon, dans quelques cas particuliers, les mélanoses ne sont pas moins des productions tout-à-fait différentes de cette matière.

D'après plusieurs des observations contenues dans son ouvrage, Bayle paraît n'avoir pas toujours bien distingué ces deux matières. Il a fait une espèce particulière de phthisie des cas dans lesquels on rencontre dans le poumon des mélanoses en masses distinctes ou l'infiltration du tissu pulmonaire par la même matière morbifique, et il me paraît évidemment avoir confondu avec ce dernier cas celui où il y a simplement accumulation de matière noire pulmonaire.

La classification des mélanoses parmi les espèces de la phthisie me paraît aussi mal fondée sous le rapport pratique que sous celui de l'anatomie pathologique. En effet, au lieu de l'amaigrissement progressif et de la fièvre hectique, qui sont les symptômes les plus constans des tubercules développés dans le poumon, les mélanoses ont pour effets principaux la tendance à la cachexie et à l'anasarque, et le plus souvent elles donnent la mort avant d'avoir déterminé un amaigrissement bien notable.

Si l'on se déterminait à classer les maladies d'après d'aussi faibles analogies, il faudrait également ranger parmi les espèces de phthisies, les pleurésies, péripneumonies et catarrhes chroniques, plusieurs espèces de maladies du cœur, ou plutôt toutes les maladies qui peuvent quelquefois produire de la dyspnée et de l'amaigrissement.

On trouve dans les recueils des observateurs très peu de cas que l'on puisse rapporter aux mélanoses : cela prouve sans doute la rareté de cette espèce de production accidentelle ; car ses caractères sont si tranchés, surtout hors des poumons, qu'il est impossible de la confondre avec aucune autre.

Haller est l'auteur dans lequel on trouve les faits les plus reconnaissables à cet égard. «J'ai vu, dit-il (*Opusc. pathol.*, obs. xvii), une horrible espèce de phthisie « pulmonaire : un homme avait un des poumons rem- « pli non pas de pus, mais d'une matière noire comme « de l'encre. J'ai trouvé depuis, chez un autre sujet, « une matière semblable dans la cavité de la poitrine. »

Quelque abrégées que soient ces observations, on ne peut guère méconnaître dans la première l'infiltration du tissu pulmonaire par la matière des mélanoses portée jusqu'au ramollissement ; et dans la seconde, une sécrétion de même nature dans la plèvre (1).

---

(1) Je n'ai jamais trouvé de matière noire accumulée dans la cavité même de la plèvre ; mais j'ai vu souvent de petites masses mélaniques disséminées, en nombre plus ou moins considérable, sur les membranes séreuses, ou plutôt au-dessous d'elles, dans le tissu cellulaire qui les unit aux tissus subjacens. Le péritoine m'a paru être celle de ces membranes où l'on rencontre le plus souvent des mélanoses, que l'on prendrait d'abord pour de petits épanchemens de sang ; et effectivement, dans quelques cas, il semble qu'il en soit réellement ainsi : dans quelques points la matière épanchée, au lieu d'être d'un noir d'encre, a une teinte rouge semblable à celle du sang ; en d'autres points, cette teinte est un peu plus foncée ; ailleurs encore, elle est tout-à-fait noire, et à mesure que cette dernière teinte se pro-

CHAPITRE VI.

DES ENCÉPHALOÏDES DU POUMON.

Cette espèce de production accidentelle, qui a été décrite pour la première fois dans le Dictionnaire des Sciences médicales (1), est encore une de celles que l'on a confondues sous les noms de *squirrhes* et de *cancers*, et c'est même une des plus communes. J'ai cru devoir lui donner ce nom, à raison de la ressemblance frappante qu'elle présente avec la substance du cerveau (2). C'est la seule espèce de cancer que Bayle et moi ayons trouvée dans le poumon (3).

---

nonce, la matière épanchée se montre de plus en plus solide et consistante. Ce fait, que j'ai plus d'une fois constaté, pourrait être donné comme preuve à l'appui de l'opinion de ceux qui pensent que la mélanose n'est autre chose que du sang sorti de ses vaisseaux, et qui, dans les trames organiques où il se dépose, subit ensuite des transformations diverses. ANDRAL.

(1) Art. *Encéphaloïde.*

(2) Cette ressemblance est loin d'être aussi grande que l'admet ici Laënnec. Tant que la matière encéphaloïde est encore dure, personne ne serait certainement tenté de la confondre avec la pulpe qui constitue les centres nerveux : elle n'a avec elle aucune sorte d'analogie. Elle s'en rapproche un peu plus, lorsqu'elle est déjà ramollie : elle n'en a pas alors la texture, elle n'en représente pas non plus la forme; mais elle en a jusqu'à un certain point la couleur et la consistance, et son aspect rappelle surtout celui d'un cerveau de fœtus déjà ramolli par la putréfaction. ANDRAL.

(3) Dans presque tous les cas d'encéphaloïdes du poumon,

Bayle a encore fait de cette maladie une espèce de phthisie, sous le nom de *phthisie cancéreuse*. Je ne

---

soit ceux que j'ai recueillis, soit ceux dont j'ai lu la description, ce produit accidentel n'existait pas seulement dans l'appareil respiratoire; mais d'autres organes en étaient aussi le siége, et en général il était plus avancé dans ces organes que dans les poumons. C'était ailleurs que dans les poumons que l'encéphaloïde avait révélé son existence par quelque symptôme, et ce n'était le plus souvent qu'après la mort qu'on en reconnaissait l'existence au sein du parenchyme pulmonaire. L'encéphaloïde semble donc procéder, dans la manière dont il envahit les organes, à l'inverse du tubercule. Celui-ci en effet, dans l'immense majorité des cas, se montre d'abord dans les poumons, et delà va atteindre d'autres organes; l'encéphaloïde, au contraire, n'établit presque jamais son siège dans le poumon, qu'après s'être d'abord développé dans d'autres parties. Il n'est pas très rare de voir le tissu pulmonaire atteint par ce produit accidentel, chez les individus qui succombent peu de temps après qu'on leur a enlevé une tumeur cancéreuse située à l'extérieur, à la mamelle ou au testicule, par exemple. Il est vraisemblable que, dans le plus grand nombre des cas de ce genre, l'encéphaloïde n'a commencé à se former dans le poumon, qu'à la suite de l'ablation du cancer externe ; comme si, en pareille circonstance, la matière cancéreuse ne trouvant plus dans la partie enlevée l'espèce de matière où elle se déposait, allait alors plus facilement se déposer dans d'autres organes, qui peut-être en fussent restés préservés, si le cancer primitif n'eût pas été détruit. C'est là du moins une des manières de se rendre compte de ces morts rapides qui suivent parfois l'ablation des tumeurs cancéreuses accessibles aux moyens chirurgicaux, bien que la tumeur enlevée ne récidive pas. Ajoutons qu'en pareil cas on trouve souvent, à l'autopsie, des masses encéphaloïdes non seulement dans le poumon, mais dans la plupart des organes internes.   ANDRAL.

répéterai pas ici les raisons qui me portent à rejeter
cette espèce : elles sont à peu près les mêmes que celles
que j'ai données en parlant de la *phthisie avec mélanoses*
du même auteur. Je puis ajouter que, dans tous les cas
dans lesquels j'ai trouvé des encéphaloïdes dans le
poumon, la mort est arrivée par suffocation ou par
une autre affection, avant l'époque où ces productions
auraient probablement pu produire la mort par suite
de consomption. Les observations particulières de cancers du poumon sans complication de tubercules
contenues dans l'ouvrage de Bayle, et la description
générale même qu'il donne de cette affection, se rapportent également à ce que nous venons de dire (1).

---

(1) La matière encéphaloïde peut, tout en respectant le poumon, se produire dans la cavité thoracique elle-même, et s'y
développer en masses considérables : le siége qu'elle choisit
alors est spécialement le médiastin antérieur.

J'ai recueilli, il y a quelques années, à l'hôpital de la Charité, l'observation d'un homme, âgé d'environ cinquante ans,
qui succomba avec tous les symptômes d'un cancer d'estomac,
et qui effectivement en était atteint, comme le montra la né-
cropsie ; mais de plus, à la place du tissu cellulaire qui remplit
ordinairement chez l'adulte l'espace qu'en s'adossant les deux
plèvres laissent entre elles, derrière le sternum, on trouva une
masse cancéreuse, qui avait d'ailleurs laissé complétement intacts et le cœur, et les poumons, et le sternum.

Dans d'autres cas semblables qui ont été publiés, la tumeur
cancéreuse avait compromis quelques-unes des parties en rapport avec elle. Ainsi M. Bouillaud a cité un cas de ce genre
dans lequel la tumeur, qui pressait sur la veine cave supérieure, l'avait complétement oblitérée (art. *Cancer du Dict.
de Médecine et de Chirurgie pratiques*).

Dans le cas suivant, le cancer également développé dans

La matière cérébriforme peut exister sous trois formes différentes : elle est enkystée, rassemblée en masses

---

le médiastin antérieur, fut accompagné de quelques symptômes qui rappelèrent ceux auxquels donne lieu un anévrysme de l'aorte :

Ce cas, dont on doit la connaissance à M. le docteur Martin-Solon, est relatif à un individu, âgé de trente-et-un ans, qui, vers le mois de juin 1830, commença à ressentir des douleurs dans la région précordiale. Le 28 juillet, époque à laquelle il fut examiné pour la première fois, on reconnut chez lui l'état suivant :

Matité de la région précordiale plus grande et plus étendue que dans l'état normal ; douleurs déterminées par la percussion de cette région ; *souffle* et *bruit cataire* perçus par l'auscultation ; aucune gène dans la respiration. Plus tard la matité s'étend davantage ; le souffle et le bruit cataire de la région précordiale sont plus obscurs ; on cesse d'entendre la respiration d'une manière distincte dans le poumon gauche ; on croit de plus en pius à l'existence d'une tumeur anévrysmale qui, comprimant la bronche gauche, empêche l'entrée de l'air dans le poumon de ce côté. Bientôt les alimens et les boissons ne peuvent plus pénétrer dans l'œsophage.

Au commencement du mois de septembre, le visage du malade était pâle et blafard, le pouls faible et régulier, la respiration courte et pénible ; le thorax était mat dans toute son étendue, excepté vers les parties latérales droites. On n'entendait plus les bruits que l'auscultation avait fait reconnaître antérieurement dans la région du cœur. Le malade ne tarda pas à succomber dans le dernier degré de marasme, ne pouvant plus ni respirer ni avaler.

Examen du cadavre :

Matité presque générale des parois thoraciques... Le médias.tin antérieur est occupé par une tumeur cancéreuse, pesant à

irrégulières et sans kyste, ou infiltrée dans le tissu de l'organe. Quel que soit celui de ces trois états sous

---

peu près trois livres. La forme de cette tumeur se rapproche de celle d'un cœur dont la base serait dirigée en haut ; son diamètre longitudinal présente sept à huit pouces ; les diamètres transversal et antéro-postérieur en ont six à sept. La tumeur, dure en certains points, ramollie en d'autres, présente tous les caractères de la matière cérébriforme. A gauche, elle comprime fortement le poumon gauche, qui n'est plus perméable à l'air, et avec lequel elle a contracté des adhérences. A droite, le poumon est légèrement refoulé vers les côtes, mais il est encore perméable à l'air. La face postérieure de la tumeur, unie au péricarde, a fait contracter des adhérences intimes entre ce sac, la face antérieure et les bords du cœur. La face postérieure de celui-ci est libre d'adhérences. — Le cœur, refoulé vers la colonne vertébrale, a tout au plus les deux tiers du volume qu'on lui trouve sur un sujet adulte. Les parois de ses différentes cavités (ventricules et oreillettes) sont très minces. — Dans aucun autre organe on ne trouve de trace de cancer. (Observation lue à l'Académie royale de Médecine, et rapportée dans la Gazette médicale).

Un autre cas de cancer du médiastin antérieur a été recueilli à l'Hôtel-Dieu (service de M. Bally), et publié par le docteur de Laberge. Cette observation, dans laquelle, comme dans la précédente, apparurent quelques-uns des symptômes des anévrysmes de l'aorte, diffère de celle de M. Martin-Solon, en ce que le cancer s'était étendu au sternum, et l'avait en partie détruit.

Le sujet de l'observation de M. de Laberge avait soixante neuf ans lorsqu'il mourut. Le sternum offrait sur sa face externe un certain nombre de tumeurs molles, dépressibles, soulevées régulièrement à chaque contraction du cœur : en les comprimant, le doigt pénétrait à travers le sternum perforé. On trouva

lequel la matière cérébriforme existe, elle présente dans
son développement trois périodes distinctes : celle de sa
formation ou de *crudité* (1) ; celle de son *état*, dans
lequel surtout elle offre la ressemblance avec le tissu
cérébral, qui la caractérise spécialement ; et celle de
son *ramollissement*.

Je vais exposer d'abord les caractères qu'elle présente
au point de son entier développement. Cette époque
est celle où les trois sortes d'encéphaloïdes que nous
venons d'indiquer ont le plus de ressemblance entre
elles : avant et après ce temps elles présentent souvent
des caractères très variés.

La matière cérébriforme, parvenue à son entier développement, est homogène, d'un blanc laiteux, à peu
près semblable à la substance médullaire du cerveau ;
elle offre ordinairement, par endroits, une légère teinte
rosée ; coupée par tranches minces, elle a une légère
demi-transparence ; elle est opaque quand on en examine une masse un peu épaisse. Sa consistance est
analogue à celle du cerveau humain ; mais son tissu est
ordinairement moins liant ; il se rompt et s'écrase plus
facilement entre les doigts. Suivant que cette matière
morbifique est plus ou moins ramollie, elle présente une
ressemblance plus exacte avec telle partie du cerveau

---

derrière ces os une masse cancéreuse à peu près semblable à celle
qui a été décrite dans l'observation de M. Martin-Solon : mais,
de plus, il existait chez ce malade des masses cancéreuses dans
l'estomac, dans le foie, et jusque dans le péritoine (*Journal
universel et hebdomadaire*, tome 3 ; page 488). ANDRAL.

(1) Voy. *Dictionn. des Scienc. médic.* ; au mot *Anatomie
pathologique.*

qu'avec telle autre. Le plus souvent elle offre l'aspect
et la consistance de la substance médullaire d'un cerveau un peu mou, comme celui d'un enfant(1). Lorsque
la matière cérébriforme est réunie en masses plus ou
moins volumineuses, ces masses présentent ordinairement un assez grand nombre de vaisseaux sanguins,
dont les troncs parcourent leur superficie et s'enfoncent
dans leurs scissures, tandis que leurs ramifications
pénètrent le tissu même de la matière morbifique. Les
tuniques de ces vaisseaux sont très minces et peu con-
sistantes, aussi sont-elles fort sujettes à se rompre. Le
sang qui s'extravase alors forme des caillots, souvent
assez volumineux, au milieu de la matière cérébriforme,
qui dans ces cas, retrace quelquefois d'une manière
frappante les lésions que l'on observe dans le cerveau
d'un homme mort d'apoplexie sanguine.

Ces épanchemens peuvent quelquefois être très considérables, et envahir la totalité de la masse cérébriforme, dont quelques points restés intacts indiquent
seuls alors la nature. Cet accident survenu dans des tumeurs cancéreuses placées à la surface du corps me
paraît avoir donné lieu à la dénomination de *fongus
hœmatodes*, par laquelle quelques chirurgiens modernes
ont désigné des cancers qui, après s'être ulcérés, présentent une surface boursoufflée et répandent une

______

(1) C'est sans doute cette ressemblance qui a fait donner par
les médecins anglais le nom de *medullary tumor* à cette espèce
de production, qu'ils avaient aussi distinguée des autres productions accidentelles, à une époque où il n'existait aucune communication entre eux et la France.   *Note de l'auteur.*

grande quantité de sang ; mais il me paraît également qu'ils ont confondu sous le même nom des tumeurs d'espèces différentes, particulièrement celles que l'on nomme communément *variqueuses*, et qui consistent dans le développement d'un tissu accidentel fort analogue à celui des corps caverneux de la verge.

Je n'ai pas aperçu de vaisseaux lymphatiques dans les tumeurs formées par la matière cérébriforme ; mais il est probable que le système de la circulation y est complet, car j'ai vu ces tumeurs fortement teintes en jaune chez des sujets affectés d'ictère.

La matière cérébriforme ne reste pas longtemps dans l'état que je viens de décrire ; elle tend sans cesse à se ramollir, et bientôt sa consistance égale à peine celle d'une bouillie un peu épaisse. Alors commence la troisième période : bientôt les progrès du ramollissement deviennent plus prompts, et la matière cérébriforme arrive peu à peu à un état de liquidité semblable à celle d'un pus épais ; mais elle conserve toujours sa teinte blanchâtre ou d'un blanc rosé. Quelquefois, à cette époque du ramollissement, ou même un peu avant, le sang extravasé des vaisseaux qui parcourent la masse cérébriforme se mêle à cette matière et lui donne une couleur d'un rouge noir et un aspect semblable à celui des caillots de sang pur. Bientôt le sang ainsi extravasé se décompose : la fibrine se concrète, et se combine, ainsi que la partie colorante, avec la matière cérébriforme, tandis que la partie séreuse est absorbée. Cette matière cérébriforme ainsi mêlée de sang n'a plus aucune ressemblance avec la substance cérébrale; elle présente une couleur rougeâtre ou noirâtre, et une consistance analogue à celle d'une pâte un peu sèche et friable. Quelquefois le mélange est si intime que l'on pourrait être tenté de regarder les masses cérébriformes ainsi infiltrées de sang comme des matières morbifiques d'une espèce particulière : mais ordinairement quelques portions de la tumeur exemptes de l'infiltration sanguine indiquent, comme je l'ai dit, sa nature. Dans d'autres cas, il existe en même temps, chez le sujet qui offre une tumeur ainsi altérée, d'autres masses de matière cérébriforme pure, de sorte qu'il est rare qu'avec un peu d'habitude on ne reconnaisse pas, au premier coup d'œil, l'espèce d'altération de la matière cérébriforme que nous venons de décrire.

Tels sont les caractères que présente la matière cérébriforme dans les deux dernières périodes de son développement. Ces caractères étant absolument les mêmes dans les trois variétés ci-dessus, je vais maintenant décrire ceux que chacune de ces variétés présente dans sa première période.

1re SORTE. *Masses cérébriformes enkystées.* — La grosseur des masses cérébriformes enkystées et très variable : j'en ai vu d'aussi petites qu'une aveline, et de plus volumineuses qu'une pomme de moyenne grosseur. J'en ai trouvé de ce volume dans le poumon.

Les kystes dans lesquels elles sont contenues ont des parois assez égales et dont l'épaisseur n'est guère de plus d'une demi-ligne ; leur couleur est d'un blanc grisâtre, argenté ou laiteux ; ils ont une demi-transparence plus ou moins marquée, suivant leur épaisseur. Leur texture ressemble absolument à celle des cartilages, et n'a le plus souvent rien de fibreux ; mais elle est beaucoup plus molle et ne se rompt pas comme ces derniers lorsqu'on les plie. On doit par conséquent ranger ces kystes parmi les cartilages imparfaits (1).

La matière cérébriforme contenue dans ces kystes n'y adhère pas tellement qu'on ne puisse l'en détacher avec assez de facilité. Elle est ordinairement séparée en plusieurs lobes par un tissu cellulaire très fin, et qui, sous ce rapport, pourrait être comparé à la pie-mère, à laquelle il ressemblerait encore beaucoup par le grand nombre de vaisseaux sanguins qui le parcourent. Ces vaisseaux, dont les parois sont, comme nous l'avons dit, très minces eu égard à leur volume, pénètrent dans l'intérieur de la matière cérébriforme même, et s'y divisent en ramuscules déliés, qui lui donnent l'aspect rosé ou légèrement violacé qu'elle offre par endroits. Ce sont eux qui forment, en se rompant, les caillots de sang dont il a été parlé. Quelquefois les troncs situés dans les intervalles des lobes de la tumeur se rompent d'eux-mêmes; le sang qu'ils contiennent s'épanche dans le tissu cellulaire délié qui les accompagne, et lui donne, en le refoulant et le détachant de la tumeur, la forme d'une membrane.

C'est principalement dans leur première période, ou période de crudité, que les tumeurs cérébriformes enkystées présentent des lobes très marqués. Ces lobes sont surtout prononcés à la surface extérieure de la tumeur, où leurs divisions représentent quelquefois assez bien les circonvolutions du cerveau. La membrane du

---

(1) Voy. *Dictionn. des Scienc. médic.*, art. *Cartilages accidentels.*

kyste ne s'insinue pas dans leurs interstices, qui sont, en général, très étroits. Elle ne laisse pas même paraître à l'extérieur les bosselures que forment ces lobes réunis et rapprochés les uns des autres.

Dans cette même période, la matière cérébriforme, d'une fermeté assez grande, et souvent même supérieure à celle de la couenne du lard coupée en tranches minces, offre une légère demi-transparence; sa couleur est d'un blanc terne, gris de perle ou même jaunâtre. Si on incise en deux parties une tumeur cérébriforme à cette époque de son développement, son tissu paraît subdivisé en lobules beaucoup plus petits que ceux que l'on voit à sa surface extérieure. Ces lobules, intimement appliqués les uns aux autres, ne laissent aucun intervalle entre eux. Leurs divisions sont seulement indiquées par des lignes rougeâtres, traces du tissu cellulaire injecté de petits vaisseaux qui les sépare. Ces lignes s'entrecroisent rarement; elles se suivent plutôt, en traçant des espèces de volutes et d'autres courbes irrégulières.

Lorsque les tumeurs cérébriformes enkystées ont passé à leur second état, à celui dans lequel elles présentent la plus grande analogie avec le tissu du cerveau, leur texture devient plus homogène; on n'y voit plus de traces des lobules que l'on y distinguait dans le premier état; mais les divisions des grands lobes sont toujours très marquées, surtout à la surface des tumeurs. Les vaisseaux qui se trouvent dans les scissures que laissent entre eux ces lobes, et dans le tissu cellulaire ténu qui revêt la tumeur, sont beaucoup plus développés que dans le premier état : ce n'est que dans cette période, ou même à l'époque où elle approche de la troisième, que les épanchemens sanguins ont lieu.

La troisième commence, ainsi que nous l'avons dit plus haut, quand la matière cérébriforme a acquis une consistance analogue à celle de la bouillie ou d'un cerveau extrèmement humide et ramolli par un commencement de putréfaction. Dans cet état, elle présente encore souvent beaucoup d'analogie avec la substance cérébrale. Je n'ai pas observé que les tumeurs cérébriformes enkystées ou non enkystées se ramollissent beaucoup davantage, et que la matière qu'elles contiennent soit absorbée ou évacuée de manière à laisser à leur place un kyste vide ou une excavation, comme il arrive pour les tubercules ; et par conséquent il n'est pas probable que, dans aucun cas, on puisse trouver la pectoriloquie par suite d'un cancer cérébriforme du poumon.

Je n'ai rencontré, jusqu'à présent, de tumeurs cérébriformes enkystées que dans les poumons, dans le foie et dans le tissu cellulaire du médiastin.

2ᵉ SORTE. *Masses cérébriformes non enkystées.* — On rencontre très souvent les encéphaloïdes sous cette forme. Le volume des masses cérébriformes non enkystées est extrèmement variable : j'en ai vu d'aussi grosses que la tête d'un fœtus à terme, et d'aussi petites qu'un grain de chenevis. Leur forme, ordinairement sphéroïde, est quelquefois aplatie, ovoïde ou tout-à-fait irrégulière ; leur surface extérieure, divisée en lobes que séparent des scissures plus ou moins profondes, est cependant moins régulièrement bosselée

que celle des tumeurs enkystées de même nature : leur
structure intérieure est d'ailleurs absolument la même
dans les deux dernières périodes ; la membrane cellulaire qui les enveloppe est plus ou moins marquée,
suivant qu'elles sont placées dans un tissu cellulaire
lâche, ou dans la substance d'un organe dont la texture est serrée : dans le dernier cas, la membrane
dont il s'agit est beaucoup plus mince et moins prononcée.

Dans leur premier état, ou dans leur période de crudité, les masses cérébriformes non enkystées présentent
un tissu plus demi-transparent que par la suite, presque
incolore, et offrant d'une manière très légère *un œil
bleuâtre*; il est assez dur et divisé en lobules nombreux ; son aspect est alors gras et assez semblable à
celui du lard. Mais, dans cet état même, la matière cérébriforme ne graisse pas le scalpel, et elle se coagule
par l'action de la chaleur sans donner un atôme de
graisse. Quelquefois aussi elle présente un aspect plutôt humide que gras, ce qui me paraît avoir lieu lorsque les tumeurs cérébriformes commencent déjà à passer à leur second état. Ce passage se fait de la manière
suivante : le tissu de la tumeur devient plus opaque,
plus mou ; il blanchit ; la plupart des intersections qui
indiquaient sa division en lobules s'effacent ; les parties voisines des grandes intersections où se trouvent
les gros vaisseaux de la tumeur sont celles qui conservent le plus longtemps leur texture primitive. J'ai
trouvé en ces endroits des portions encore dures et
lardacées dans des tumeurs déjà passées à leur troisième
période.

Toutes les observations que j'ai pu faire jusqu'à présent me portent à croire que les tumeurs cérébriformes enkystées ne diffèrent pas, dans leur première période et dans leur mode de développement, de celles qui viennent d'être décrites.

Les tumeurs cérébriformes non enkystées peuvent se développer dans toutes les parties du corps humain ; mais c'est surtout dans le tissu cellulaire lâche et abondant des membres et des grandes cavités que l'on en rencontre plus communément. J'en ai trouvé dans le tissu cellulaire de l'avant-bras, de la cuisse, du cou et du médiastin ; on en rencontre plus souvent encore au milieu du tissu cellulaire qui entoure les reins et la partie antérieure de la colonne vertébrale, dans l'abdomen ; et assez ordinairement les tumeurs cérébriformes situées dans ces parties acquièrent un volume énorme.

Quoiqu'on trouve aussi assez fréquemment des tumeurs cérébriformes dans les organes intérieurs, elles y sont cependant plus rares que dans le tissu cellulaire.

3ᵉ SORTE. *Infiltration des organes par la manière cérébriforme.* — Je n'ai jamais trouvé l'infiltration cérébriforme dans les poumons : c'est pourquoi je ne la décrirai point ici. Je me contenterai de dire qu'on la distingue des encéphaloïdes non enkystées en ce qu'elle forme des masses non circonscrites, et dans lesquelles la matière cérébriforme se montre d'autant plus voisine de l'état de crudité, qu'on l'examine plus loin du centre de ces masses. Elle présente en outre un aspect très varié par son mélange en diverses pro-

portions avec les différens tissus organiques dans lesquels elle se développe (1).

------

(1) L'histoire anatomique des encéphaloïdes, telle que Laënnec vient de l'exposer, a été, comme celle des tubercules,
contestée presque de tous points. Pour beaucoup d'anatomo-
pathologistes, le squirrhe et l'encéphaloïde ne sont point des
productions accidentelles, des tissus de formation nouvelle
développés de toutes pièces au sein des organes, et y jouissant
d'une sorte de vie propre : ce sont des modifications, des altérations de l'un des tissus naturels, du tissu cellulaire ou cel-
lulo-fibreux, altérations qui affectent des formes différentes,
suivant la manière dont ce tissu élémentaire se trouve com-
biné dans la composition des organes. On ne doit voir dans le
squirrhe qu'une simple hypertrophie du tissu cellulaire, hypertrophie portée au point que les cellules de ce tissu se sont ef-
facées, et que les cloisons se sont confondues par leur rapprochement en une masse homogène et d'apparence lardacée.
L'encéphaloïde n'est autre chose que ce même tissu cellulaire
plus ou moins hypertrophié ou altéré d'une manière quelconque, et dans lequel s'est déposée, par une véritable sécrétion
morbide, une matière inorganique, que l'on en fait sortir par
une forte pression, qui a quelque ressemblance avec la substance
cérébrale à cause de sa couleur et de sa demi-liquidité, et
qui n'offre d'apparence d'organisation que parce qu'il est resté
au milieu d'elle quelques débris de cellules ou de vaisseaux ap-
partenant au tissu dans lequel elle s'est épanchée (V. Broussais,
Phlegmas. chron., t. 1, p. 22 et suiv. 1822.- Andral, *Cliniq.
médic.*, t. IV, p. 404. — Cruveilhier, *Nouv. biblioth. méd.*,
janv. et fév. 1827, etc.). Ce n'est pas ici le lieu de rapporter
les faits sur lesquels s'appuie cette théorie extrêmement spécieuse, et dont la vraie place ne saurait être que dans un livre
d'anatomie : il suffit de l'avoir mentionnée.   M. L.

Pendant la plus grande partie de l'existence des encéphaloïdes, il n'y a pas de fièvre sensible ; et, dans beaucoup de cas même, la mort arrive sans que le pouls du malade ait jamais présenté d'altération notable. Quand il existe un mouvement fébrile bien marqué, il paraît ordinairement dû à des circonstances accidentelles plutôt qu'au développement des encéphaloïdes en lui-même. Ainsi, lorsque ces tumeurs, à raison de leur position, gênent des organes essentiels, ou occasionent une inflammation locale plus ou moins étendue ; lorsque l'irritation produite par leur présence déterminent un flux abondant d'un liquide quelconque, la fièvre se développe assez souvent et peut même devenir continue et très forte. Mais ce n'est guère qu'aux approches de la mort que l'on voit paraître la fièvre, sans qu'on puisse l'attribuer à autre chose qu'à l'action délétère de la matière morbifique sur l'économie animale.

Les encéphaloïdes peuvent exister pendant longtemps sans produire un amaigrissement notable. Mais ce symptôme est constant vers l'époque de la terminaison de la maladie, et il marche alors d'une manière très rapide. Les seuls cas où la mort arrive sans qu'il y ait eu d'amaigrissement sont ceux où elle est déterminée par la situation même des tumeurs morbifiques, et par la pression qu'elles exercent sur des organes essentiels, comme le cerveau ou le poumon. Les cas, au contraire, où l'amaigrissement commence de bonne heure et presque dès l'origine de la maladie, sont ceux où la matière morbifique, à raison du lieu où elle s'est développée, occasione un flux colliquatif, propre par lui-même à

causer l'amaigrissement, comme il arrive dans les squirrhes de la matrice (1).

L'hydropisie n'est point un effet nécessaire du développement de la matière morbifique dont il s'agit ; mais
elle survient cependant assez fréquemment aux approches de la mort, surtout lorsque la matière cérébriforme s'est développée dans le foie ou dans la matrice (2).

De ce qui précède, comparé à ce qui a été dit plus
haut (p. 7), il résulte que le stéthoscope doit indiquer
l'existence des encéphaloïdes du poumon lorsqu'ils
forment des masses volumineuses, ce qui est assez ordinaire à cette espèce de production accidentelle. L'ouvrage de Bayle (obs. xxxvi) contient une observation de
ce genre que je lui avais communiquée : je n'en donnerai point ici d'autres, parce que les encéphaloïdes
sont très faciles à distinguer de toute autre espèce de
cancer.

---

(1) Il me paraît impossible d'admettre que la cause de l'a-
maigrissement qui accompagne le cancer de la matrice doive
être cherchée dans le flux qui l'accompagne ; car ce flux est
souvent peu considérable, et l'amaigrissement dépend bien
plutôt du trouble que jette dans l'ensemble du mouvement nutritif la profonde altération de texture qu'a subie l'utérus.

ANDRAL.

(2) L'hydropisie qui accompagne assez fréquemment les cancers du foie ou de la matrice ne dépend pas de l'existence
même de la matière cancéreuse, mais bien de l'obstacle tout
mécanique que trouve le sang veineux, dans certains de ces
cancers, à retourner vers le cœur.

Dans le cancer de l'utérus, l'hydropisie se montre surtout

CHAPITRE VII.

AFFECTIONS DES VAISSEAUX DU POUMON.

Les altérations organiques des vaisseaux du poumon sont extrêmement rares. La texture molle et élastique des rameaux de l'artère pulmonaire est sans doute ce qui les préserve de l'anévrysme ; je n'y ai jamais trouvé d'ossification, et je n'en connais aucun exemple. Il en est de même des artères bronchiques, qui, par leur petit diamètre, paraissent d'ailleurs à l'abri de l'une et l'autre lésion.

Les veines pulmonaires sont également peu sujettes à des lésions organiques au moins notables ; je ne les ai jamais rencontrées dans l'état variqueux observé par Riolan (1) et par deux ou trois autres observateurs.

---

aux membres inférieurs, soit à un seul, soit aux deux, et on peut presque toujours l'expliquer par la compression que subit les vaisseaux qui rapportent le sang à la veine cave inférieure.

Dans le cancer du foie, l'hydropisie commence presque toujours par le péritoine, et ce n'est que consécutivement qu'elle s'étend aux membres. Elle est le résultat de la compression qu'exercent les masses cancéreuses sur les ramifications de la veine porte. Du reste, le cancer du foie lui donne beaucoup moins souvent naissance qu'une autre affection de cet organe connue sous le nom de *cirrhose* ; et les altérations que subit le foie dans le cancer et dans la cirrhose rendent très bien raison de cette différence de fréquence de l'hydropisie dans l'un et dans l'autre de ces états morbides.   ANDRAL.

(1) *Sepulchretum*, t. II, sect. III, obs. 7. — CALDANI, *Me-*

La seule lésion organique que j'aie rencontrée dans les veines pulmonaires, et cela très rarement, est un infarctus produit par la concrétion du sang, et dont je parlerai en traitant des maladies des organes de la circulation.

Nous avons déjà remarqué que les vaisseaux de différens ordres qui parcourent le poumon, et particulièrement les vaisseaux sanguins, sont souvent comprimés et entièrement aplatis au voisinage et dans les interstices des masses tuberculeuses. Cette remarque doit s'étendre à tous les engorgemens pulmonaires, quelle qu'en soit la nature. Dans la péripneumonie arrivée au degré d'hépatisation, dans l'engorgement hémoptoïque même, lorsqu'il est devenu tout-à-fait dur, en quelque sens que l'on incise la partie engorgée, on n'y aperçoit qu'un très petit nombre de vaisseaux sanguins, et quelquefois même on ne voit à la surface d'incisions étendues de plusieurs pouces carrés aucun vaisseau béant. Les injections faites dans l'artère ou les veines pulmonaires ne pénètrent que très incomplètement dans les parties hépatisées, et un peu seulement dans les plus gros troncs, ainsi que l'a remarqué M. Cruveilhier. Nous avons vu que la compression des vaisseaux produite par l'infarctus tuberculeux du poumon amenait souvent l'oblitération complète ou la destruction des artères et des veines comprises dans les masses tuberculeuses ou dans les parois des excavations qui leur

---

morie di *Fisica della Società ital. in Modena*, t. XII, part. secund. — HARLES, cité par PLOUCQUET, *Litterat. medic. digest.* Supplém. I; art. *Pulmo.*

succèdent. Il doit en être de même à la suite de la péripneumonie chronique, et particulièrement de celle qui succède aux escharres gangréneuses du poumon. L'oblitération du plus grand nombre des vaisseaux pulmonaires est évidente dans ce cas, et nous avons remarqué que la sécheresse ou le défaut d'humidité du tissu engorgé était un des caractères essentiels de cette altération organique.

Les vaisseaux sanguins pulmonaires sont aussi plus ou moins complétement comprimés et aplatis toutes les fois que le poumon est fortement refoulé vers la colonne vertébrale par un épanchement pleurétique: mais dans ce cas, de même que dans celui de péripneumonie aiguë ou d'infarctus hémoptoïque de même nature, lorsque la cause de compression a cessé, le sang pénètre de nouveau dans les vaisseaux comprimés, dont les parois n'ont pas eu le temps de s'agglutiner entre elles, et la circulation se rétablit.

La connaissance de cet état de compression des vaisseaux pulmonaires, dans tous les cas où il existe un engorgement quelconque du poumon, doit encourager à pratiquer avec plus de hardiesse qu'on ne le fait communément l'opération de l'empyème. On sait que plusieurs fois d'habiles chirurgiens, après avoir incisé les muscles intercostaux, n'ont osé pénétrer plus loin, arrêtés par un corps dense qui le plus souvent n'était qu'une fausse membrane épaisse, qu'ils on craint d'inciser, de peur que ce ne fût le poumon lui-même. Un pareil doute ne peut plus avoir lieu aujourd'hui que dans quelques circonstances très rares, comme nous le montrerons en traitant des signes de la pleurésie. Mais à part même ces signes, on peut être assuré que dans tous les cas où le bruit respiratoire et la résonnance thoracique manquent tout-à-fait, et depuis un certain temps, dans un des côtés de la poitrine, il n'y a aucun inconvénient grave à redouter d'une ponction explorative; car lorsque ces deux signes existent, on a nécessairement affaire ou à un épanchement pleurétique, ou à un engorgement chronique du poumon; et dans ce dernier cas même, il n'y a pas d'hémorrhagie dangereuse à craindre, à raison de la compression des vaisseaux pulmonaires (1).

(1) Je n'oserais pas affirmer aussi hardiment que le fait ici Laënnec qu'aucune hémorrhagie dangereuse n'est à craindre, lorsqu'on porte un instrument piquant ou tranchant dans un poumon qui est le siége d'un engorgement chronique. Il a beau alléguer la compression que les vaisseaux subissent en pareil cas : ne faut-il pas qu'il en reste encore un certain nombre de perméables au sang , pour que le tissu pulmonaire ne vienne pas à être frappé de gangrène!　　　　ANDRAL.

AFFECTIONS NERVEUSES DU POUMON.

CHAPITRE PREMIER.

DES NÉVRALGIES PULMONAIRES.

Quoique le poumon reçoive un grand nombre de filets nerveux du pneumo-gastrique, la sensibilité de relation y est très peu développée, même dans l'état pathologique. Dans la péripneumonie la plus aiguë, dans l'engorgement hémoptoïque, la douleur est obtuse et souvent nulle, à moins que la plèvre ne soit en même temps enflammée. Nous avons vu que les phthisiques et les sujets affectés de catarrhes sentent bien rarement le point de départ des crachats.

Mais, d'un autre côté, il n'est pas rare de trouver des sujets qui, sans présenter aucun signe physique ou autre d'une maladie organique quelconque du poumon, et souvent avec une santé florissante d'ailleurs, éprouvent dans l'intérieur de la poitrine des douleurs vives, quelquefois même très aiguës, passagères ou de longue durée, intermittentes ou continues. La douleur est tantôt bornée à un point, tantôt étendue, tantôt fixe, tantôt mobile ; quelquefois elle se répand par momens sur les parois de la poitrine et les parties environnantes, en suivant le trajet des nerfs intercostaux, des nerfs thoraciques antérieurs, du plexus brachial et des diverses branches qui en naissent. Assez souvent ces douleurs se fixent profondément entre la colonne épinière et l'omoplate, et s'irradient de manière à faire croire qu'elles ont leur siège dans le grand sympathique. J'ai été consulté par des personnes qui éprouvaient de semblables douleurs depuis plusieurs années. J'ai vu, dans des cas où elles étaient récentes, des médecins, qui ne manquaient pas d'ailleurs d'instruction, en concevoir trop d'inquiétude, craindre le développement d'une péripneumonie ou de tubercules pulmonaires, et fatiguer leurs malades par des saignées qui les affaiblissaient plus qu'elles ne les soulageaient (1).

Il me semble qu'aux caractères de ces douleurs, on ne peut guère méconnaître des névralgies : affections dont le siège est bien certainement dans les nerfs, puisqu'elles en suivent le trajet ; mais dont l'anatomie pathologique ne nous a point encore révélé la nature, puisque l'autopsie a donné jusqu'ici des résultats variables. Souvent l'on n'a trouvé aucune lésion notable du nerf affecté ; quelquefois on l'a trouvé atrophié, d'au-

---

(1) Je ne nie pas que de semblables douleurs ne puissent être purement nerveuses ; mais souvent aussi elles se montrent dans le cas où le parenchyme pulmonaire commence à se tuberculiser. J'ai vu un assez grand nombre d'individus chez lesquels les premiers accidens qui avaient lieu du côté de la poitrine étaient des douleurs, soit profondes et qui semblaient partir du centre même du poumon, soit superficielles et qui paraissaient avoir leur siège dans la plèvre : ces malades conservaient plus ou moins longtemps de semblables douleurs ; c'était pour s'en délivrer, qu'ils réclamaient d'abord les secours de l'art, puis ils commençaient à tousser, à sentir de l'oppression, et peu à peu ils devenaient phthisiques.   ANDRAL.

tres fois plus volumineux que dans l'état naturel. Dans quelques cas rares, on a vu le névrilème rougi par l'injection de ses vaisseaux; on l'a trouvé entouré d'une matière gélatiniforme transparente, sans aucun caractère d'inflammation; et enfin quelquefois, mais très rarement, on l'a vu infiltré de pus. Des lésions aussi variables doivent, ce me semble, faire soupçonner qu'elles sont dues à l'affection douloureuse qui constitue la névralgie, loin d'en être la cause (1).

---

(1) Nul doute qu'à la suite d'une névralgie qui n'a entraîné d'abord aucune lésion appréciable dans la partie qui en est le siége, diverses altérations secondaires ne puissent prendre naissance; les hypérémies, en particulier, peuvent ainsi se développer, comme conséquence de la vive exaltation de sensibilité qui a eu lieu dans un organe. En voici un exemple frappant, que j'ai eu tout récemment l'occasion d'observer.

Une dame, qui avait eu dans le cours de sa vie plusieurs affections nerveuses, fut prise, en juin 1836, à la suite de contrariétés qui avaient fortement agi sur elle, d'une véritable névralgie de toute la peau. Il lui semblait que, dans tous les points de cette membrane, on lui enfonçait sans cesse des milliers d'aiguilles : elle éprouvait à la face supérieure de la langue la même sensation. De temps en temps certaines parties de la peau devenaient le siége d'une douleur plus aiguë, qui était assez vive pour lui arracher des cris. Cette douleur persistait quelques minutes à ce haut degré d'intensité, puis, là où elle s'était montrée, on voyait apparaître une rougeur violacée de la peau avec notable gonflement de son tissu. Cette sorte d'érythème durait lui-même douze à quinze minutes, puis il s'effaçait par degrés : dès qu'il paraissait, la douleur diminuait d'intensité. Cette singulière affection dura environ pendant une douzaine de jours.   ANDRAL.

Les moyens qui m'ont le mieux réussi contre les affections douloureuses de la poitrine que je viens de décrire sont diverses préparations mercurielles , et particulièrement les frictions faites sur une partie quelconque du corps, que l'on varie à chaque fois, avec le sublimé corrosif (deuto-chlorure de mercure), à la dose de quatre à neuf grains incorporés dans un demi-gros d'axonge, et faites tous les deux jours, en continuant quelquefois plusieurs mois de suite. Lorsqu'il y a lieu de craindre l'action trop irritante du sublimé sur les organes de la digestion ou de la respiration, je lui substitue le calomel (proto-chlorure de mercure) à la même dose.

J'ai tenté aussi quelquefois l'usage des balsamiques, et particulièrement du baume de Copahu, et de la térébenthine aromatisée avec le baume de Tolu, d'après les observations qui prouvent que ces médicamens employés à une dose un peu forte sont utiles dans d'autres névralgies , et particulièrement dans la goutte sciatique. Ce moyen a l'inconvénient de purger avec une sorte d'angoisse; et les malades s'en dégoûtent promptement, s'ils n'en éprouvent pas sur le champ du soulagement.

Lorsque la névralgie pulmonaire est fixe, j'ai souvent réussi à la calmer, ou au moins à la modérer par l'application longtemps continuée de deux plaques aimantées disposées de manière à ce que le courant magnétique existe entre elles et traverse la partie affectée. Je reviendrai sur ce moyen en traitant de l'*angina pectoris*.

Quand la douleur se jette sur les nerfs intercostaux, et plus encore quand elle envahit les rameaux qui , nés des plexus brachial et cervical , vont se répandre à la

face antérieure de la poitrine, l'application d'un vésicatoire, dont on entretient longuement la suppuration,
au-dessous du sein ou sur la partie inférieure du sternum, m'a souvent paru utile.

On ne doit pas confondre les douleurs névralgiques
dont nous venons de parler avec d'autres douleurs dont
le caractère est évidemment sympathique : telles sont
les douleurs du dos si communes chez les femmes délicates attaquées de leucorrhée, et qui souvent leur font
croire qu'elles deviennent phthisiques; telles sont encore
les sensations de douleur âcre, brûlante, et quelquefois
aiguë, que déterminent dans divers points de la poitrine
des digestions pénibles, l'ingestion de certains alimens
nuisibles pour l'individu qui les a pris, ou le développement d'une grande quantité de gaz dans les diverses
parties du canal intestinal. On peut encore ranger dans
la même catégorie les sensations d'âpreté, d'une
chaleur brûlante ou d'un poids incommode sous le
sternum, qui ont lieu dans certains catarrhes.

CHAPITRE II.

DES DYSPNÉES NERVEUSES.

Corvisart a remarqué avec raison que les anciens
confondaient sous le nom d'*asthme*, et regardaient à
tort comme des affections nerveuses, des dyspnées dues
à diverses affections organiques. Les dyspnées produites par les maladies organiques du cœur et des gros
vaisseaux avaient surtout fixé son attention. Nous avons
fait remarquer nous-même que la cause la plus com-

mune de la dyspnée portée au degré qui caractérise l'asthme, est un catarrhe sec, latent ou manifeste, et l'emphysème du poumon qui en est la suite.

L'œdème pulmonaire peut quelquefois, mais rarement, avoir une marche assez chronique pour que ses symptômes présentent le même caractère.

Les épanchemens thoraciques doivent à peine être comptés au nombre des causes qui peuvent produire l'asthme ; ou au moins la dyspnée, souvent extrême, qui en résulte, ne pourrait être confondue avec l'asthme spasmodique des pathologistes que par un observateur aussi peu attentif que peu éclairé ; car, outre les signes physiques de l'épanchement, la marche de la maladie, qui commence d'une manière plus ou moins brusque, et dure au plus quelques mois, n'a presque rien de commun avec le développement insensible et la longue chronicité des asthmes nerveux.

On peut regarder encore souvent comme due à un trouble organique l'anhélation qui accompagne les attaques d'apoplexie, d'épilepsie, d'hystérie et de syncope ; car, dans la plupart de ces cas, il est évident que le trouble de la circulation est la cause de celui de la respiration, et que ce dernier n'est que l'effet de la congestion sanguine momentanée qui a lieu dans les vaisseaux du poumon. Mais assez souvent aucun signe d'une semblable congestion n'existe dans les affections dont il s'agit, et cependant elles sont accompagnées d'une dyspnée extrême et d'une oppression évidente. Il me semble que, dans ces cas au moins, on ne peut se refuser à reconnaître que la gêne de la respiration dépend du trouble de l'influence nerveuse.

La même proposition me paraît encore plus incontestable pour un grand nombre d'autres cas.

Beaucoup de personnes d'une constitution délicate et mobile, et qui d'ailleurs ne sont sujettes à aucune des affections nerveuses caractérisées que nous venons d'indiquer, ne peuvent éprouver une émotion physique ou morale un peu vive sans qu'il survienne sur-le-champ une dyspnée intense et avec anhélation ; et c'est même en cela, et en cela seul, que consiste chez beaucoup de femmes ce qu'elles appellent une *attaque de nerfs* : or, dans ce cas, la circulation souvent ne semble nullement altérée.

La dyspnée qui a si facilement lieu par le moindre exercice chez les sujets surchargés d'embonpoint, est encore en grande partie nerveuse, et doit être attribuée principalement à la dépense d'action nerveuse nécessaire pour mouvoir une masse énorme relativement à la puissance ordinaire des organes destinés à la mouvoir. Il est vrai qu'ici une cause accessoire, je veux dire l'accélération de la circulation sanguine par le mouvement, contribue sans doute à augmenter la dyspnée.

Il est très probable que, dans quelques cas rares, une paralysie incomplète du diaphragme et des autres muscles inspirateurs est la cause de dypsnées plus ou moins graves. Cela est même incontestable pour les paralysies dont la cause est la compression de la moelle épinière au-dessus de la quatrième vertèbre cervicale. On voit, en outre, certaines douleurs *rhumatismales* des parois thoraciques qui dégénèrent en torpeur, comme celles des hémiplégiques, et qui dans l'un et l'autre état produisent une grande oppression.

J'ai vu souvent la gêne de la respiration, quelle qu'en fût la cause, diminuer notablement dans l'obscurité, ou lorsque le malade fermait les yeux, plus rarement j'ai vu l'effet contraire. J'ai fait la même remarque dans un grand nombre d'autres affections de diverses parties du corps, et entre autres dans beaucoup de cas de douleurs d'estomac ou des intestins que l'on eût plus facilement prises pour des gastrites ou des entérites, et que les malades faisaient cesser ou reparaître à volonté en fermant ou en ouvrant les yeux, en fixant une lumière vive ou en détournant la vue. Il est évident que ces effets ne peuvent dépendre que de la stimulation que le cerveau reçoit de la lumière, ou de la privation de ce stimulus; et que, par conséquent, un trouble dans l'influence nerveuse peut, à part toute lésion organique, produire les effets dont il s'agit, et en particulier la dyspnée.

Parmi les dyspnées assez graves et assez durables pour mériter le nom d'*asthme*, nous en distinguerons de deux sortes auxquelles on ne peut assigner pour cause aucune altération évidente dans les organes, et que nous regardons en conséquence comme nerveuses : nous désignerons la première sous le nom d'*asthme avec respiration puérile ;* la seconde est l'*asthme spasmodique* des praticiens.

ARTICLE PREMIER.

De l'Asthme avec respiration puérile.

Le besoin de respirer peut être mesuré exactement par l'intensité du bruit respiratoire. Nous avons dit, en parlant de l'exploration de la respiration (tome 1ᵉʳ, p. 64), que ce besoin, variable suivant une multitude de circonstances, l'était particulièrement suivant les âges, et qu'il était beaucoup plus grand dans l'enfance que dans l'âge adulte. Un homme étranger à la connaissance des phénomènes stéthoscopiques pourrait peut-être douter de l'exactitude de cette proposition, en pensant que les enfans courent plus volontiers que les adultes. Le fait est certain, et l'on peut en donner plusieurs raisons : les enfans inspirent plus vite et avec moins d'efforts ; l'inspiration puérile se fait en un clin d'œil et avec une dilatation peu apparente des parois thoraciques ; à cet âge, les articulations sont souples, et les muscles prennent facilement toutes sortes d'habitudes ; les enfans sont d'ailleurs spécifiquement moins pesans que l'adulte, et ont, en général, une moindre quantité de graisse, et un volume relativement moindre des parties propres à retarder le mouvement par leur poids. D'un autre côté, il est vrai qu'un enfant de douze à quatorze ans, dispos et vigoureux, court mieux qu'un homme de quarante-cinq, obèse et inexercé ; mais il court beaucoup moins bien qu'un jeune homme de vingt à trente ans, qui a conservé l'habitude de cet exercice. On peut remarquer, en outre, que jusqu'à l'âge que nous venons d'indiquer, les enfans courent assez mal et ne soutiennent pas longtemps cet exercice ; et c'est aussi vers cette époque que le bruit respiratoire commence à perdre chez eux quelque chose de cette énergie, qui est d'autant plus marquée que l'enfant est en plus bas âge.

Aucun cas pathologique ne se présente avec des

caractères plus évidens d'une affection due au simple trouble de l'influence nerveuse, que la dyspnée avec respiration puérile dont nous avons déjà parlé (tom. 1er, pag. 64). Le bruit respiratoire a repris toute l'intensité qu'il avait dans la première enfance ; on entend manifestement sous le stéthoscope l'expansion pulmonaire se faire avec cette égale perfection et avec la *promptitude puérile* dans toutes les vésicules aériennes, et cependant le malade est oppressé, ou, en d'autres termes, il éprouve continuellement le besoin d'une respiration plus ample encore. Ses poumons, dilatés d'une manière extraordinaire pour l'adulte, n'ont pas la capacité nécessaire pour contenir tout l'air dont il aurait besoin. Cette affection est assez commune chez les personnes attaquées de catarrhes chroniques muqueux avec expectoration abondante et facile. La dyspnée chez eux est souvent très intense ; elle augmente quelquefois tellement au moindre exercice, que le malade, quoique d'ailleurs assez bien portant, se trouve condamné à une vie inactive, ou même à une immobilité presque absolue. Cependant les attaques d'asthme sont plus rares chez ces sujets que chez ceux qui sont affectés de catarrhes secs. Chez ces derniers, l'imperfection et le peu d'étendue de la respiration expliquent parfaitement l'oppression; mais chez les premiers, lorsqu'on explore la respiration dans les momens mêmes où ils souffrent le plus, on est étonné de la perfection avec laquelle cette fonction s'exécute : le bruit respiratoire est tout-à-fait puéril ; et, de même que chez un enfant sain et vigoureux, on sent les cellules pulmonaires se dilater de toute leur capacité et dans tous les points du poumon. Cependant le malade étouffe ; et , comme nous venons de le dire , il aurait besoin d'une respiration plus étendue que celle que permet son organisation ; ou , en d'autres termes , la respiration est très parfaite , le besoin seul de respirer est augmenté. Ce n'est pas dans le poumon qu'il faut chercher la cause de la maladie ; et , lors même qu'adoptant en entier la théorie chimique de la respiration, on voudrait supposer qu'un besoin extraordinaire d'oxygénation du sang est la cause de la dyspnée , il faudrait encore remonter plus haut et reconnaître que le mal est dans l'innervation même.

Si , par momens, un peu de mucosité accumulée dans les bronches nuit à la pénétration de l'air dans une partie même assez peu étendue du poumon , le malade éprouve une oppression extrême ; mais cet accident est rare et ordinairement de courte durée , parce que , comme nous l'avons dit , l'expectoration est ordinairement très facile chez les asthmatiques à respiration puérile. Je n'ai jamais rencontré cette espèce d'asthme que chez des sujets attaqués de catarrhe muqueux chronique ; et je ne crois pas même que la dyspnée qui résulte d'une simple augmentation du besoin de respirer puisse jamais , sans complication d'un catarrhe , arriver au degré qui constitue l'asthme. J'ai déjà dit que le besoin de respirer varie suivant les âges , et même dans les individus du même âge. Les adultes et les vieillards qui conservent la respiration puérile sans avoir de catarrhe ne sont pas, à proprement parler , asthmatiques , mais ils ont l'haleine courte , et l'anhélation est facilement déterminée chez eux par un léger exercice ;

dans l'état de repos, au contraire, ils n'éprouvent souvent aucune gêne dans la respiration.

La dyspnée qui a lieu dans plusieurs espèces d'affections nerveuses, et en particulier dans les attaques d'hystérie, a souvent le caractère dont nous parlons, c'est-à-dire, celui de l'asthme avec respiration puérile.

L'augmentation du besoin de respirer n'a pas lieu seulement dans les cas dont nous venons de parler; elle survient aussi quelquefois chez des sujets asthmatiques par une ou plusieurs autres causes. Ainsi l'on voit souvent commencer et cesser une attaque d'asthme chez un sujet affecté de catarrhe sec, sans que la respiration, examinée à l'aide du stéthoscope, présente aucune différence avant, pendant et après l'attaque: elle est également faible et imparfaite dans ces divers temps; et, quand l'attaque n'est pas déterminée par une congestion sanguine vers le poumon, ou par la survenance d'un nouveau catarrhe, il me semble qu'on ne peut alors y voir autre chose qu'une augmentation du besoin de respirer, due probablement à des modifications inconnues de l'innervation.

ARTICLE II.

De l'Asthme spasmodique.

Dans l'enfance de l'anatomie pathologique, toutes les dyspnées qui n'étaient pas liées à un état inflammatoire évident des organes thoraciques étaient regardées comme des asthmes spasmodiques. Les nosologistes du dernier siècle qui tentèrent de diviser les maladies en espèces caractérisées par l'agrégation de leurs symptômes, et en particulier Sauvages et Cullen, définirent l'asthme spasmodique, une dyspnée revenant par attaques, dans l'intervalle desquelles la respiration est quelquefois tout-à-fait libre. Chaque attaque présente des redoublemens quotidiens, qui commencent ordinairement vers le soir ou dans la nuit, et diminuent le matin à l'aide d'une expectoration plus ou moins forte.

Aujourd'hui beaucoup de médecins, parmi ceux qui ont le plus cultivé l'anatomie pathologique, nient formellement la possibilité de l'existence d'une dyspnée spasmodique, et la plupart des autres sont assez disposés à embrasser la même opinion.

Il est certain que les symptômes que nous venons de décrire se rencontrent dans beaucoup de dyspnées dues évidemment à des affections organiques, et en particulier dans celles qui dépendent de catarrhes chroniques secs, pituiteux ou muqueux, de l'hypertrophie ou de la dilatation du cœur (1). Quelquefois même l'oppression

---

(1) Aux nombreuses lésions appréciables sur le cadavre qui donnent lieu à l'asthme, les médecins allemands viennent d'en ajouter une, qui a son siége dans le thymus : ils ont décrit la maladie qui en résulte sous le nom d'*asthme thymique*. Cet asthme est produit, suivant eux, par une hypertrophie du thymus, et on ne doit par conséquent l'observer que dans la première enfance. Les docteurs Kopp et Hirsch, qui ont particulièrement appelé l'attention sur ce genre d'affection, lui assignent pour symptôme caractéristique, une dyspnée qui revient sous forme d'accès, pendant lesquels il y a comme suspension de la respiration. Ces accès se montrent surtout dans trois circonstances principales, savoir : lorsque les enfans

qui accompagne les épanchemens thoraciques présente un redoublement nocturne bien marqué. Pour éclaircir la question dont il s'agit, nous l'examinerons d'abord sous les rapports d'anatomie et de physiologie, et nous exposerons ensuite les faits pathologiques qui peuvent servir à la décider.

Tout spasme suppose au moins contraction d'un organe contractile : c'est là le *spasme tonique*. Le *spasme clonique* suppose contraction et relâchement alternatifs. Plusieurs physiologistes admettent, en outre,

---

viennent à crier, pendant qu'ils avalent leurs alimens, ou à l'instant de leur réveil.

L'asthme thymique, disent les auteurs qui l'ont décrit, attaque les enfans depuis l'âge de trois semaines jusqu'à dix-huit mois : toutefois c'est le plus souvent de l'âge de quatre mois à celui de dix mois qu'on le voit commencer. Il peut durer assez longtemps, augmenter graduellement d'intensité, et se terminer plus ou moins promptement par la mort. Il peut aussi se terminer par la guérison : dans ce cas, les accès diminuent peu à peu de fréquence et d'intensité, et vers l'âge de quatre ans ils disparaissent complétement. A l'invasion de l'accès, les enfans cessent tout-à-coup de respirer : il est évident que malgré leurs efforts, ils ne peuvent plus, pendant quelques instans, faire pénétrer l'air à travers l'ouverture de la glotte, qui, par sa contraction spasmodique, lui ferme le passage. Lorsque l'accès est moins violent, les petits malades continuent à pouvoir introduire l'air dans leurs poumons, mais d'une manière incomplète et comme convulsive ; chaque inspiration est sifflante, très courte, avortée en quelque sorte, et, soit au commencement de l'accès, soit vers sa fin, c'est-à-dire dans les deux instans où il est le moins violent, elle est accompagnée d'un cri aigu, qu'on ne retrouve dans aucune autre maladie, et sur laquelle M. Kopp

que, pour certains organes, et les organes creux en particulier, la contraction alterne non point avec un véritable relâchement, résultat d'une intermission de l'action contractile, mais avec une expansion active. Examinons si les bronches et les vésicules pulmonaires paraissent jouir de l'une et l'autre propriété.

M. Reisseissen (*de Fabricâ pulmonum*) a reconnu, comme nous l'avons dit, un plan de fibres circulaires complètes autour des ramifications bronchiques, à commencer du point où les cerceaux cartilagineux

---

appelle l'attention, comme sur un signe caractéristique. On observe d'ailleurs, pendant la durée de l'accès, tous les accidens d'asphyxie qui se lient nécessairement à la suspension plus ou moins complète et plus ou moins prolongée de la respiration. Dans les intervalles des accès, les enfans paraissent jouir d'une bonne santé; ils sont gais et jouent volontiers. Ils meurent souvent pendant un accès; souvent aussi la maladie, simple d'abord, se complique plus tard d'accidens épileptiques, et c'est alors que les enfans succombent. A l'ouverture du corps, on trouve le thymus beaucoup plus développé que de coutume, dans le double sens de sa longueur et de sa largeur; il comprime et refoule les poumons, ainsi que les différens conduits qui se rendent soit à ces organes, soit au cœur. Le thymus ne présente d'ailleurs, dans ce cas, aucune altération de texture, aucun indice d'état phlegmasique ancien ou nouveau : il est seulement hypertrophié.

On trouvera sur cette maladie des détails étendus, extraits des ouvrages originaux, dans la *Gazette méd.* (ann. 1836, n° 1).

Je ne crois pas, du reste, qu'il faille accepter, sans prendre ses réserves, les travaux des allemands sur ce qu'ils appellent l'*asthme thymique*; ces travaux ont besoin d'être vérifiés par de nouvelles recherches; je n'ai voulu dans cette note qu'appeler sur eux l'attention.   ANDRAL.

disparaissent. Nous avons nous-même vérifié son observation sur des rameaux bronchiques de moins d'une ligne de diamètre ; et, quoiqu'il nous ait paru difficile de suivre plus loin les fibres musculaires, l'analogie doit porter à croire qu'elles existent également dans les petites ramifications, et peut-être dans les vésicules elles-mêmes.

Or, on conçoit très bien que la contraction spasmodique de ces fibres puisse être portée assez loin pour étrangler les conduits aériens et empêcher la pénétration de l'air dans une grande partie du poumon.

Le spasme tonique des bronches, et peut-être même des vésicules pulmonaires, ne peut par conséquent être regardé, d'après l'organisation du poumon, comme impossible ; car tous les muscles sont susceptibles de spasme, et il n'est pas d'ailleurs démontré que la fibre musculaire soit le seul tissu contractile de l'économie ; on peut même affirmer la proposition contraire, puisque des animaux presque mucilagineux se contractent d'une manière évidente. Quant à l'expansion, phénomène évident dans plusieurs organes, et entre autres dans le pénis et le mamelon, et plus ou moins manifeste dans le cœur, la rétine, l'utérus, et peut-être même dans le tissu cellulaire et le cerveau, le mécanisme de ce phénomène est si peu connu que les physiologistes dont il a le plus fixé l'attention admettent pour l'expliquer une propriété vitale à laquelle ils ont donné le nom d'*expansibilité* ou de *force d'expansion* (1). Sans re-

---

(1) Dans un opuscule remarquable par l'exactitude du raisonnement, et par des rapprochemens ingénieux de faits, M. le

chercher ce que cette théorie a de probable, nous nous contenterons d'examiner en fait si le poumon est capable d'une expansion active et indépendante de celle qu'il subit en suivant, par l'effet de la pression atmosphérique, la dilatation des parois thoraciques dans l'inspiration.

Si l'on ouvre chez un chien un des côtés de la poitrine, et que l'on soulève le sternum en écartant les côtes, le poumon s'affaise d'abord de manière à ne plus occuper qu'un quart au plus de l'espace qu'il remplissait auparavant; mais, dans cet état même, on le voit encore se gonfler et se resserrer alternativement, ainsi que l'a observé M. le professeur Roux (*Mélanges de Chir. et de Physiol.*), qui remarque, en outre, qu'on ne peut concevoir que par une expansion active l'issue d'une portion du poumon à travers une plaie pénétrante de la poitrine. J'ajouterai que, dans le cas pathologique dont il s'agit, on a vu la portion du poumon formant hernie se dilater dans l'inspiration, et alors on ne peut plus attribuer cette dilatation à la pression atmosphérique.

On peut remarquer encore, en faveur de la proba-

docteur Prus a attribué cette propriété à beaucoup d'autres tissus ou organes, et en particulier aux bronches (*De l'Irritation et de la Phlegmasie*, Paris, 1825, p. 35 et suiv.). Quoique nous soyons très porté, comme on le verra, à partager son opinion, nous ne pouvons regarder tous les faits qu'il apporte à l'appui comme probables; et la dilatation des bronches en particulier, qu'il cherche à expliquer par l'expansibilité augmentée de ces canaux, nous paraît au contraire, ainsi que nous l'avons dit, une affection passive et due à des causes en partie mécaniques.   *Note de l'auteur.*

bilité de l'existence d'une expansion et d'une contraction pulmonaires actives, que, chez les vieillards dont les côtes sont soudées aux vertèbres et les cartilages ossifiés, la respiration ne laisse pas que de se faire, et que souvent même il n'y a pas de dyspnée notable. Il n'est pas probable que le diaphragme soit, dans ces cas, la seule puissance inspiratrice et expiratrice.

L'étude de la respiration par l'auscultation présente en outre, soit dans l'état normal, soit dans divers cas pathologiques, une foule de phénomènes qui ne permettent guère de douter que le poumon ne jouisse d'une action propre et indépendante des autres puissances inspiratrices et expiratrices. Nous avons déjà dit que, par aucun effort inspiratoire, un adulte sain ne peut rendre à sa respiration le caractère puéril ; que ce caractère reparaît, au contraire, même dans les inspirations les plus faibles, quand une grande partie du poumon est devenue imperméable à l'air par une lésion organique (tom 1ᵉʳ, pag. 66) ; que l'inspiration commandée, surtout lorsque le malade s'imagine qu'on lui demande quelque chose d'extraordinaire, ne donne presqu'aucun bruit respiratoire, et est par conséquent très incomplète (tom. 1ᵉʳ, pag. 59) ; que l'inspiration convulsive et sifflante qui a lieu dans les quintes de la coqueluche n'est accompagnée d'aucun bruit d'expansion pulmonaire, et qu'il paraît qu'elle ne fait point pénétrer l'air dans les vésicules aériennes (tom. 1ᵉʳ, pag. 224). J'ai remarqué la même chose, mais non pas constamment, dans le sanglot et dans le bâillement. Je n'ai pas eu occasion d'examiner le bruit respiratoire dans le soupir. Une inspiration faite volontairement à plusieurs reprises et sans expiration intermédiaire, ne donne que très peu de bruit respiratoire, ou n'en donne point du tout. Il me semble que tous ces faits sont inexplicables autrement que par l'action propre du poumon. Ainsi le retour de la respiration puérile dans une partie du poumon ne peut se comprendre qu'autant qu'on admet une expansion active de cet organe ; car il n'est pas accompagné, au moins constamment, d'une inspiration plus étendue qu'à l'ordinaire, et souvent même la respiration, presque nulle dans des inspirations énormes, devient immédiatement après puérile dans une inspiration beaucoup plus faible, ainsi qu'on peut s'en assurer par une expérience dont nous parlerons tout-à-l'heure.

D'un autre côté, les grandes inspirations qui ne font point pénétrer l'air dans les vésicules aériennes ne peuvent (sauf les cas d'infarctus pulmonaire quelconque, dont il ne s'agit point ici) être attribuées qu'à un spasme des vésicules pulmonaires elles-mêmes, ou au moins des petits rameaux bronchiques. L'expérience m'ayant amené à reconnaître que l'inspiration qui précède et celle qui suit la toux font souvent pénétrer l'air dans les vésicules aériennes, et donnent un bruit respiratoire assez fort, tandis que les autres, quelque étendues qu'elles soient, n'en donnent qu'un peu sensible (tom. 1er, pag. 117), je pensais d'abord que la toux, dans ces cas, déplaçait quelques globules de mucosité : mais, ayant observé depuis la même chose chez des sujets qui ne toussaient pas, et qui, dans l'intervalle des attaques d'asthme, ne présentaient aucun signe de catarrhe sec, je commençai à soupçonner que le spasme des bronches pouvait être la cause de ces phénomènes : je cherchai

à produire les mêmes effets en augmentant artificiellement le besoin de respirer, et j'y suis parvenu également.
Ainsi, lorsque je rencontre un sujet dont le bruit respiratoire est très faible ou même nul dans des points
donnés du poumon, sans signes de catarrhe sec et d'aucune autre affection organique qui puisse produire cet
effet, je lui fais lire quelques phrases à haute voix, en
lui recommandant de soutenir la lecture autant qu'il le
pourra sans respirer, de s'arrêter seulement quand le
besoin deviendra extrême, et de faire alors posément
une grande inspiration. Cette inspiration détermine toujours un bruit respiratoire marqué, et quelquefois très
énergique. Bien plus, il arrive souvent que le malade,
oubliant la recommandation qui lui est faite, cède sans
s'en apercevoir au besoin de respirer dès qu'il se fait
sentir, et fait une petite inspiration, au milieu de la période. Fort souvent cette inspiration, quoique très brève,
en quelque sorte furtive, et qui n'est accompagnée d'aucune dilatation apercevable des parois thoraciques et
abdominales, fait reparaître pour un instant le bruit
respiratoire puéril là où des inspirations forcées n'en
faisaient entendre aucun. Chez les personnes qui ne savent pas lire, on peut faire la même expérience en leur
faisant réciter à haute voix quelque chose qu'elles savent
par cœur, comme des prières, ou même en leur recommandant de retenir leur respiration le plus longtemps
qu'elles peuvent, et de respirer ensuite à leur aise. Ces
faits me paraissent inexplicables autrement que par un
spasme des vésicules aériennes et des petits rameaux
bronchiques, qui cède momentanément à l'augmentation du besoin de respirer.

J'ai exploré quelquefois la respiration d'hommes obèses qui arrivaient haletans au haut d'un escalier, et celle de jeunes gens sains, vigoureux, et de diverses constitutions, au moment où ils venaient de courir jusqu'à en perdre haleine. Le bruit respiratoire est très peu marqué dans cette circonstance, et souvent il est insensible dans la plus grande partie du poumon. Il ne redevient bien manifeste que lorsque le sujet est reposé et que les inspirations sont revenues à leur fréquence naturelle. Sans doute la congestion sanguine qui se fait alors vers le poumon contribue pour quelque chose à ces effets; mais elle n'en est pas la principale cause, puisque la poitrine reste parfaitement sonore.

En faisant ces expériences et celles dont j'ai parlé ailleurs (t 1, p. 43 et suiv.), je suis resté convaincu non-seulement que les vésicules pulmonaires et les ramifications bronchiques peuvent se contracter spasmodiquement, mais même que la volonté a un certain empire sur cette contraction, puisque les hommes sains peuvent faire des inspirations qui ne donnent aucun bruit respiratoire; ils n'y manquent même presque jamais, comme je l'ai déjà dit, lorsqu'ils s'imaginent qu'on leur demande une inspiration extraordinaire et beaucoup plus forte que de coutume.

Je n'ai rencontré que chez un très petit nombre d'asthmatiques les signes du spasme pulmonaire sans aucune complication de catarrhe; mais je puis cependant affirmer que le fait existe.

D'un autre côté, j'ai rencontré un grand nombre d'asthmatiques avec catarrhe sec, pituiteux ou muqueux, trop léger ou trop peu étendu pour qu'on pût regarder ces affections comme la véritable cause de l'asthme. Chez plusieurs d'entre eux, le son donné par la percussion était très médiocre, quoiqu'il n'y eût aucun signe d'*infarctus* pulmonaire quelconque; et je suis très porté à croire que la longue habitude d'une médiocre distension des vésicules aériennes, rendant le tissu pulmonaire plus compacte, peut produire cet effet.

Il est difficile d'éclairer par l'anatomie pathologique la question qui nous occupe. Une attaque d'asthme purement nerveux donne rarement la mort, et surtout ne l'amène presque jamais sans avoir déterminé des congestions sanguines et d'autres effets du trouble de la respiration et de la circulation, dans lesquels des esprits prévenus pourraient chercher la cause de la maladie, en les supposant antérieurs à la dyspnée. Cependant on trouve quelques observations dont il serait déraisonnable de ne pas conclure la possibilité d'un asthme purement nerveux. Je ne parlerai point de celles qui ont été recueillies à une époque où cette possibilité était généralement regardée comme un fait incontestable, et l'asthme spasmodique comme une maladie très commune et très bien connue. Mais actuellement même que l'attention des médecins est très éveillée sur ce point, et où beaucoup d'hommes instruits doutent qu'il puisse exister une affection grave qui dépende du simple trouble de l'influence nerveuse, sans lésions primitives et graves des organes, j'ai vu bien des cas où il m'a été impossible, malgré les recherches les plus minutieuses, de trouver une lé-

sion organique à laquelle on pût attribuer l'asthme (1).

___

(1) Je ne nie pas que les bronches, dans leurs petites ramifications, ne soient susceptibles de se resserrer ou de se dilater
activement : tout ce que vient de dire Laënnec sur ce point est
très plausible et très digne d'attention ; mais ce qui me parait
important de faire remarquer ici, c'est que l'existence des dyspnées nerveuses n'est pas liée à la démonstration du phénomène du spasme dans les parois des conduits bronchiques, ou
dans celles des vésicules auxquelles ils aboutissent. Il suffit en
effet, pour admettre la possibilité de ces dyspnées nerveuses,
que l'on n'oublie pas que des expériences physiologiques ont mis
au jour l'influence exercée dans l'état normal par le système
nerveux sur les fonctions du poumon. Un trouble de ce système
peut donc gêner la transformation du sang veineux en sang
artériel. Or, toutes les fois que cette gêne a lieu, la respiration
doit instinctivement s'accélérer, et par suite un état de dyspnée
doit prendre naissance.

Que si maintenant de cette vue théorique nous descendons à
l'observation des faits, il nous sera impossible de ne pas admettre l'existence d'un assez grand nombre de cas dans lesquels
la respiration devient difficile, sans qu'on puisse s'en rendre
compte par aucune des lésions, appréciables sur le cadavre,
auxquelles les auteurs qui ne veulent pas admettre de dyspnée
dite nerveuse ont cherché à rapporter constamment l'asthme.

Et d'abord quel médecin n'a pas observé de ces difficultés
de respirer souvent très pénibles, soit continuelles, soit revenant à de certains intervalles, chez des individus jeunes, pléthoriques, qui n'offrent d'ailleurs aucun signe d'affection organique, soit du poumon, soit du cœur? Ces dyspnées coïncident
d'une manière frappante avec un état d'hypérémie générale ;
on les observe fréquemment chez les filles mal réglées, et qui
sont en même temps pléthoriques ; souvent aussi elles existent

On trouve un cas semblable dans la *Clinique médicale* de M. Andral (t. II, obs. 20) : c'est celui d'une

---

chez les jeunes garçons un peu avant ou après l'établissement de la puberté. Il semble qu'en pareil cas, un sang trop riche ou trop abondant venant à traverser le poumon, il devienne nécessaire que, dans un temps donné, plus d'air soit mis en contact avec lui : de là la manifestation du sentiment de dyspnée, lié au besoin qu'éprouve l'économie d'une hématose plus active. Des émissions sanguines, ou, ce qui revient au même en pareil cas, un régime moins substantiel d'une part, et d'autre part un exercice plus soutenu, qui occasione au sang plus de dépense, suffisent ordinairement pour rendre à la respiration sa liberté accoutumée.

Il est d'autres dyspnées que produit, au contraire, un sang trop pauvre, ainsi qu'on peut s'en assurer tous les jours dans l'anémie et la chlorose. On en comprend le mécanisme aussi facilement que dans le cas précédent : ici c'est le sang qui ne fournit plus à l'air les matériaux convenables d'une bonne hématose ; et la souffrance qui en résulte pour l'organisme se traduit encore par le sentiment de la dyspnée. Telle est aussi vraisemblablement la cause de la gêne de la respiration qu'éprouvent les scorbutiques, à un degré avancé de leur maladie.

Enfin l'observation nous montre d'autres cas dans lesquels la difficulté de respirer a évidemment son point de départ dans un trouble primitif du système nerveux, sans que le sang ait d'abord été modifié dans sa composition. J'ai connu, par exemple, un homme, d'une grande susceptibilité nerveuse, qui ne pouvait pas voir une autre personne se plaindre d'oppression, sans ressentir lui-même une dyspnée très pénible : cet homme n'avait d'ailleurs aucun signe d'affection de poitrine. Les grandes secousses morales produisent souvent dans la respiration une gêne instantanée, qui se prolonge ensuite plus ou moins longtemps. Les femmes hystériques, ainsi que le remar-

suffocation mortelle survenue à la suite de la suppression
de la suppuration d'un ulcère de la jambe. Les poumons
étaient sains, excepté dans un point hépatisé, qui n'équi-
valait pas à la dixième partie du lobe inférieur gauche, où
il était situé (*pneumonie des agonisans* suivant toutes
les apparences). Le cœur et les autres organes étaient
également sains.

M. Guersent a vu aussi deux enfans succomber en peu
de jours à une dyspnée rémittente avec toux sèche et
anxiété précordiale. A l'ouverture des corps, il ne trouva
aucune lésion notable (*Dictionn. de méd.*, art. *Asthme
aigu*).

Je suis convaincu que, chez le plus grand nombre des

---

que Laënnec, présentent souvent des accès de suffocation, au
nombre des accidens variés qui révèlent chez elles un trouble
profond de l'innervation. Enfin j'ai été consulté plusieurs fois
par des individus qui me racontaient qu'à des intervalles plus
ou moins rapprochés , soit sous l'influence d'émotions, soit
sans cause connue , ils étaient pris d'une difficulté extrême de
respirer, avec sentiment d'angoisse inexprimable, constriction
très pénible de la poitrine , etc. Cet état, pendant la durée duquel ils craignaient de mourir faute de pouvoir respirer , se
prolongeait pendant un certain nombre d'heures , puis il cessait, soit brusquement, soit graduellement, et ces individus revenaient ensuite à toute l'intégrité de leur santé. Dans les intervalles de leurs accès, ils ne toussaient jamais, ils ne ressentaient
pas la moindre gêne de la respiration. J'ai examiné ces malades avec la plus grande attention , et je n'ai trouvé chez eux
ni trace d'affection soit du cœur, soit des gros vaisseaux , ni
indice d'aucune maladie de l'appareil respiratoire, et en particulier d'un emphysème pulmonaire, que j'ai cherché en pareil
cas , et que je n'ai point trouvé.   ANDRAL.

asthmatiques par catarrhe sec et emphysème du poumon, l'attaque d'asthme peut être également déterminée, soit par un nouveau catarrhe latent ou manifeste qui survient, soit par un trouble de l'influence nerveuse qui détermine le spasme pulmonaire ou l'augmentation du besoin de respirer, et quelquefois les deux choses à la fois. En somme, il y a peu d'asthmes dus à une seule de ces causes; et souvent, chez les vieillards surtout, plusieurs autres y concourent encore : tels sont l'affaiblissement, l'ossification des cartilages et la soudure des côtes, des rhumatismes occupant les parois de la poitrine, et peut-être même la ténuité qu'acquièrent les parois des vésicules et de tous les ordres de vaisseaux pulmonaires, à cet âge.

Si l'on en excepte les diverses sortes de catarrhes, les causes occasionelles des attaques d'asthme et de dyspnée sont presque toutes de telle nature que leur effet immédiat est évidemment un trouble subit dans l'influence nerveuse. Tels sont les émotions vives de l'ame, les excès vénériens, l'influence de la lumière et de l'obscurité, la rétrocession de la goutte, affection que sa mobilité et la variété de ses effets ne permettent guère de considérer que comme une affection nerveuse; certaines odeurs, comme celles de la tubéreuse, de l'héliotrope, des pommes entassées, etc.; les variations de l'électricité atmosphérique, certaines dispositions moins appréciables encore de l'atmosphère. Ainsi la plupart des asthmatiques ne peuvent rester impunément dans un appartement bas et bien fermé, malgré qu'il contienne beaucoup plus d'air qu'ils n'en consommeraient en vingt-quatre heures, et que le renouvellement par les cheminées et les portes en soit continuel, quoique presque insensible. Plusieurs ne peuvent souffrir, sans éprouver un sentiment de suffocation, que l'on passe devant eux ou que l'on approche un corps quelconque de leur figure; d'autres, au contraire, ne sont jamais plus disposés à l'oppression que lorsqu'ils se trouvent au milieu d'une vaste plaine. Le fait suivant, qui m'a été communiqué par un de mes confrères, offre un exemple curieux d'une affection nerveuse semblable chez un sujet qui d'ailleurs n'était pas asthmatique. Un homme de quarante ans, légèrement hypochondriaque, mais d'ailleurs bien portant, monte à cheval avec le dessein d'aller faire une visite à quelques lieues de chez lui. En sortant de la ville, située au milieu d'une vaste plaine, la première impression du grand air lui occasione une oppression qui augmente peu à peu. Il méprise d'abord cet accident; mais la dyspnée redouble, un sentiment de défaillance s'y joint, et il se détermine à revenir chez lui. A peine a-t-il tourné brides qu'il se sent mieux; quelques instans après, il reprend haleine et sent renaître ses forces. Ne soupçonnant aucun rapport entre cette incommodité passagère et son voyage, il se détermine à le poursuivre; mais bientôt la dyspnée et la défaillance reparaissent. Il se tourne vers la ville, et les accidens cessent encore. Après plusieurs essais successifs, qui eurent toujours le même résultat, il rentra chez lui, et y arriva aussi bien portant qu'il en était parti. J'ai eu occasion de voir dernièrement un cas qui a beaucoup d'analogie avec le précédent, à cela près de la gravité plus grande des accidens et de la cause, qui est évidemment la privation de la lumière et de la libre circulation de l'air. M. le comte d'H......, âgé de quatre-vingt-deux ans, homme d'une constitution robuste et encore doué d'une vigueur peu commune chez un homme de soixante ans, est sujet depuis sa première jeunesse à des attaques d'asthme, et a habituellement la respiration un peu courte. Depuis l'âge de cinquante ans seulement, il tousse habituellement un peu, et expectore, au matin, une matière pituiteuse mêlée, par momens, de quelques crachats jaunes. Les attaques d'asthme ont toujours été très rares chez lui; mais elles n'ont jamais manqué d'avoir lieu quand quelqu'un vient à fermer par hasard la porte de la chambre où il couche, ou quand la lampe qui y brûle toute la nuit vient à s'éteindre. Dès que l'un ou l'autre accident arrive, il se réveille avec une oppression suffocante, et au bout de quelques minutes il perd connaissance. J'ai exploré sa poitrine, et je n'y ai trouvé d'autres signes que ceux d'un léger catarrhe pituiteux; le bruit respiratoire médiocre, comme il doit l'être chez l'adulte, n'est mêlé que dans quelques points peu étendus d'un léger rhonchus sibilant ou muqueux. Lorsque l'accident que je viens de décrire arrive, on le fait cesser en ouvrant les fenêtres et les portes, rallumant les lumières, et portant le malade au grand air; mais il conserve encore de l'oppression pendant quelques heures.

Les oxydes de plomb volatilisés, dont les effets sur le système nerveux sont incontestables, produisent assez souvent l'asthme, ainsi que plusieurs auteurs anciens et modernes l'ont observé (1). On peut remarquer, en outre, que la plupart des attaques d'asthme sont accompagnées d'un développement extraordinaire de gaz dans les intestins, circonstance qui a également lieu dans d'autres affections nerveuses. D'autres symptômes nerveux plus ou moins graves, se joignent aussi fréquemment à l'asthme, et, en particulier, des mouvemens convulsifs des diverses parties du corps.

Enfin, si l'on étudie avec attention et pendant un certain temps les catarrhes secs, latens ou manifestes, qui accompagnent presque constamment l'hypochondrie et les fièvres continues, on ne peut s'empêcher de reconnaître que le catarrhe, affection organique, est sous l'influence directe de l'affection nerveuse, et n'a probablement pas d'autre cause ; car il acquiert plus d'intensité toutes les fois que, par suite d'une émotion vive ou de toute autre circonstance, le trouble de l'influence nerveuse augmente.

De ces faits et de ces rapprochemens je crois pouvoir conclure que la plupart des attaques d'asthme, quoique dues à plusieurs causes réunies, le sont principalement à une altération primitive et momentanée de l'influence nerveuse.

Traitement de l'asthme nerveux.—Puisque, comme nous venons de le dire, l'asthme périodique dépend ordinairement de plusieurs affections organiques et nerveuses réunies, il faut dans chaque cas étudier avec soin

____

(1) *Voy*. PLOUCQUET, *Litterat. medic. digest.*, art. *Dyspnœa.*

tous les élémens de la maladie, et le résultat de cette étude donnera les indications les plus rationnelles que l'on puisse obtenir. Nous ne répéterons point ici ce que nous avons dit du traitement des catarrhes : c'est à l'indication que leur existence fournit que se rapporte l'usage des vomitifs répétés, du savon médicinal, des sels avec prédominance alcaline, du kermès, de la scille, de l'ipécacuanha à doses insuffisantes pour produire le vomissement, et, vers la fin de l'accès, des aromatiques, des anti-scorbutiques et des spiritueux, tous moyens qui ont été vantés d'une manière trop vague contre l'asthme en général, et qui ne sont réellement applicables qu'autant que l'asthme est accompagné de catarrhe.

Beaucoup de moyens peuvent être opposés aux troubles de l'influence nerveuse qui constituent principalement l'asthme ; mais ici, comme dans toutes les affections nerveuses, rien n'est si variable que l'action des médicamens : les remèdes qui réussissent le mieux chez un grand nombre de sujets sont sans efficacité pour beaucoup d'autres ; et chez le même individu, tel moyen qui avait produit d'abord des effets héroïques et d'une promptitude surprenante, devient tout-à-fait inefficace au bout d'un petit nombre de jours. Il faut successivement en essayer plusieurs, et souvent de très disparates : nous allons, en conséquence, parcourir les diverses séries de moyens dont on a tiré le plus d'avantages dans l'asthme.

Nous avons déjà parlé des narcotiques comme moyens de diminuer le besoin de respirer (tom. 1, pag. 189), et de l'influence du sommeil sur la dyspnée. A ce que nous avons dit à ce sujet, on peut ajouter que, chez les

animaux qui passent l'hiver dans l'état d'engourdissement léthargique, la quantité d'air qu'ils respirent en
cet état est à peu près cent fois moindre que dans l'état
de réveil (comme 14 est à 1500), ainsi qu'on peut s'en
assurer par l'expérience de *Mangili*, qui consiste à placer
une marmotte sous une cloche de verre que l'on entoure
ensuite d'eau (1). Cette observation, qui se lie à celles
que nous venons de rappeler, rend facilement raison de
l'état de santé assez parfait, et de l'absence même de
toute dyspnée, chez une multitude d'individus dont la
respiration, examinée au stéthoscope, est trois ou quatre
fois moindre que dans l'état naturel. Il suffit, en effet,
que ces sujets soient habituellement dans un état qui se
rapproche un peu des conditions dans lesquelles vivent
les animaux dormeurs. Cette théorie me paraît d'autant
plus sûre qu'elle consiste dans le rapprochement et
l'analogie parfaite de plusieurs faits trouvés isolé-
ment par des observations presque toutes fortuites, et
qui semblaient d'abord très disparates; savoir, la cessation du sentiment d'oppression pendant le sommeil,
et quelques minutes après le réveil, chez la plupart des
asthmatiques (tom. 1, p. 211), la diminution au moins
momentanée de la gêne de la respiration, à quelque
cause qu'elle soit due, par l'usage des narcotiques et
les effets même du repos et de l'obscurité. Je peux
ajouter que la plupart des sujets attaqués de catarrhes

---

(1) V.-J. MUELLER, *de Respirat. fœtus Comm. physiolog.
in Acad. Borrussico-Rhenaná præmio ornata.* Lipsiæ, in-8°,
1823.

secs étendus , que j'ai trouvés sans gêne habituelle de la respiration, mangent peu et dorment beaucoup. Au reste , nous ne pouvons nous étonner qu'il existe une grande différence dans le besoin de respirer entre un homme et un autre, puisque nous voyons tous les jours que, de deux hommes vivant à peu près dans les mêmes conditions, l'un mange quatre fois plus que l'autre. La différence dans l'usage des boissons est souvent bien plus grande encore.

Les narcotiques peuvent être également utiles comme moyen de diminuer le besoin de respirer , et comme propres à vaincre le spasme pulmonaire ; et l'on doit , en conséquence, les tenter toutes les fois que l'exploration de la poitrine fait reconnaître l'une ou l'autre de ces altérations de l'innervation. L'expérience a depuis longtemps conduit les médecins à faire un grand usage de cet ordre de médicamens dans le traitement de l'asthme, et l'on a vanté surtout l'opium, la belladone, la pomme épineuse (*datura stramonium*), le *phellandrium aquaticum* , l'aconit-napel , le colchique (*colchicum autumnale*), le tabac fumé ou même pris intérieurement , la ciguë (*conium maculatum*), la douce-amère (*solanum dulcamara*), la jusquiame (*hyoscyamus niger*). Tous ces moyens peuvent être utiles. On est quelquefois obligé de les tenter tour-à-tour ; et les meilleures règles à suivre pour leur emploi sont de commencer par une faible dose, et d'augmenter graduellement, d'employer les plantes en substance , bien conservées et pulvérisées extemporanément. Si l'on emploie les extraits, il faut qu'ils aient été préparés récemment et conservés avec beaucoup de soin.

Aucun moyen ne semblerait plus propre à combattre la dyspnée qui provient d'une augmentation du besoin de respirer, que la respiration de l'oxigène pur. Je ne l'ai jamais employé. La difficulté de se procurer en temps utile un appareil convenable m'a empêché d'y avoir recours. On sait d'ailleurs que, malgré les éloges donnés à ce moyen par Fourcroy et Beddoës (1), il n'a pas répondu aux espérances qu'on en avait conçues.

Outre les narcotiques, plusieurs auteurs ont vanté des substances végétales qui ont une action tout aussi énergique sur le système nerveux, et entre autres l'eau distillée de laurier-cerise, la noix vomique (2), la fève de Saint-Ignace (3), le *boletus suaveolens* (4), et le narcisse des prés (*narcissus pseudo-narcissus*).

On a même tenté des substances également irritantes pour l'estomac et pour le système nerveux, et entre autres la teinture de cantharides à l'intérieur (5), la teinture arsenicale de Fowler et l'arsenic en vapeur (5), le sulfate de zinc (1) et le muriate de baryte (2).

---

(1) *Annales de Chimie*, tom. iv.

(2) Hahnemann, *Journal de Hufeland*, B. iv, pag. 755.

(3) Hein., *Dissert. de Fabá Sancti-Ignatii*. Erlang. 1793.

(4) Eslin, *de Boleto suaveolente*. Manheim, 1785.

(5) Brisbane, *Select. cases*, pag. 13.

(6) *V.* Ploucquet, art. *Dyspnœa*.

(7) *Journal de Hufeland*, liv. iv, pag. 114.

(8) *Ibid.* pag. 719.

De ces divers moyens, les seuls dont j'aie fait l'expérience sont l'eau distillée de laurier-cerise et l'acide hydro-cyanique étendu. Ils calment assez souvent la gêne de la respiration, mais moins constamment cependant que les narcotiques. Il en est de même des éthers nitrique, sulfurique et acétique.

Après les narcotiques, aucun ordre de médicamens n'a été plus recommandé, et n'est plus constamment utile contre les dyspnées nerveuses, que les résines et les gommes-résines fétides. Le musc et le castoréum surtout produisent fréquemment un soulagement très prompt; la gomme ammoniaque, l'assa-fœtida, le camphre seul ou dissous dans l'huile de pétrole, la myrrhe, diminuent aussi assez souvent la dyspnée, et favorisent en outre l'expectoration, quand il y a complication de catarrhe. L'odeur même de ces substances, et en général des substances fétides ou très odorantes, produit souvent un soulagement momentané; quelquefois cependant elle nuit.

Quand les attaques d'asthme ont une périodicité très marquée, le quinquina en diminue souvent l'intensité, et les arrête quelquefois entièrement.

Un médecin anglais, le docteur Bree, a vanté dernièrement le sous-carbonate de fer (safran de Mars apéritif) et le café, comme propres, non-seulement à dissiper une attaque d'asthme actuelle, mais à en prévenir le retour. Le dernier moyen avait déjà été proposé par un de ses compatriotes (1). J'ai vu plusieurs

____

(1) PERCIVAL, *Essays*, 1, p. 269.

asthmatiques auxquels le café a été réellement utile. Le sous-carbonate de fer, donné à des doses graduées, depuis un scrupule jusqu'à un gros, m'a paru aussi avoir une efficacité réelle pour éloigner les attaques et en diminuer l'intensité chez les sujets blafards et lymphatiques, et chez ceux dont la constitution était amollie par une longue habitude d'oisiveté. Ce moyen m'a réussi également dans des cas où l'asthme avait pour élément principal un catarrhe sec, et dans d'autres où il était presque entièrement nerveux, mais plus souvent dans cette dernière circonstance.

L'électricité, vantée autrefois par Sigaud de Lafond (1), a été tentée de nouveau, et particulièrement à l'aide de la pile galvanique, dans ces derniers temps. On a assez souvent réussi à modérer ainsi l'intensité de la dyspnée. Dans d'autres cas, au contraire, elle a augmenté sous l'influence du galvanisme. J'ai obtenu des effets analogues, mais en général moins rapides, de l'application de l'aimant.

Les vomitifs paraissent agir assez souvent dans les attaques d'asthme, non-seulement comme évacuans dérivatifs et à raison de leur influence sur l'expectoration, mais encore par une action directe sur le système nerveux; car leur effet est souvent suivi d'un soulagement immédiat.

Quelles que soient les causes occasionelles ou les élémens de l'asthme, on ne doit pas négliger de tirer du sang toutes les fois que la lividité de la face, la force de la constitution du malade, et l'énergie trop

____

(1) *De l'Électricité médicale*, p. 250.

grande des mouvemens du cœur, annoncent une congestion sanguine vers le poumon; mais il ne faut pas abuser de ce moyen, qui ne produit, en général, dans cette affection, non plus que les autres, qu'un soulagement momentané. La saignée est rarement utile, dans les attaques d'asthme, après les premiers jours; et, si on la répète trop souvent, on court risque, en affaiblissant trop le malade, de compromettre sa vie, ou de prolonger de beaucoup l'attaque.

AFFECTIONS DE LA PLÈVRE.

Les affections de la plèvre consistent presque toutes dans des altérations variées de la sérosité qu'elle sécrète dans l'état naturel. Nous en commencerons la description par la pleurésie, comme l'affection la plus commune et la mieux connue de toutes.

CHAPITRE PREMIER.

DE LA PLEURÉSIE.

La pleurésie, ou l'inflammation de la plèvre, tire son nom de la douleur de côté qui en est ordinairement le symptôme principal. Le mot πλευριτις, dans le sens que lui donne Hippocrate, signifie même, à proprement parler, toute espèce de douleur de côté, et surtout celles qui sont un peu fortes, persistantes, et accompagnées de fièvre aiguë. Cette circonstance, et le peu de progrès qu'avait fait l'anatomie pathologique jusqu'à la fin du dernier siècle, ont permis beaucoup de controverses sur les caractères propres et le siége de la pleurésie. On s'est longtemps demandé si la pleurésie avait pour cause l'inflammation de la plèvre ou celle du poumon, si ces deux organes étaient affectés à la fois dans cette maladie, ou si elle était placée tantôt dans l'un et tantôt dans l'autre; on a même cherché la cause de la pleurésie dans les adhérences cellulaires qui unissent si fréquemment la plèvre et le poumon. À une époque très rapprochée de nous, on trouve encore ces questions longuement discutées et assez mal résolues par Morgagni (1), que l'on peut regarder comme le créateur de l'anatomie pathologique, et par Sarcone (2), qui fut peut-être le praticien le plus remarquable du dernier siècle. Plus récemment encore, un des plus anciens et des plus célèbres praticiens de nos jours les a traitées en partant du même point de vue (3).

Ces questions sont aujourd'hui oiseuses, au moins en France, où, depuis la publication de l'ouvrage de Pinel, les médecins n'emploient plus le mot *pleurésie* que pour indiquer l'inflammation de la plèvre. Il est certain, au reste, que très souvent la pleurésie et la péripneumonie existent simultanément ; que, dans des cas où la plèvre seule est enflammée, le point de côté, qui fait le caractère principal de la πλευρῖτις des anciens et de la plupart des praticiens modernes, est à peine marqué, et par momens seulement ; que quelquefois même il ne se manifeste à aucune époque de la maladie ; que dans d'autres cas, au contraire, où il y a à la fois une péripneumonie très forte, et une pleurésie très légère et très peu étendue, il peut y avoir un point de côté des plus violens : mais il est également constant

---

(1) *De Sedib. et Caus. morbor.* Epist. xx, n° 38 ; Epist. xxi, n° 37.

(2) *Istoria ragionata de mali osservati in Napoli, nell' intero corso dell' anno* 1764, scritta da Michele Sarcone. Napoli, 1765, in-8°, parte secunda, § 131 *et seq.*

(3) *Mém. de l'Acad. des Sciences* pour 1789. *Observation qui prouve que la pleurésie n'est pas une maladie essentiellement différente de la péripneumonie*, par M. Portal.

que l'inflammation de la plèvre peut exister sans celle du poumon, *et vice versâ* : il y a même des constitutions épidémiques dans lesquelles on les trouve communément isolées.

Dans tous les cas, notre nomenclature, basée sur la différence des organes, et non sur celle des symptômes, ne peut permettre aucune confusion. Le mot *pleurésie* signifiera toujours pour nous l'inflammation de la plèvre, lors même qu'elle existerait sans douleur ; le mot *péripneumonie* ou *pneumonie* désignera l'inflammation du poumon, même avec douleur de côté aiguë ; et le mot *pleuropneumonie* l'inflammation des deux organes à la fois.

Nous diviserons de la manière suivante les principaux cas d'anatomie pathologique et de médecine pratique que présente l'étude de la pleurésie, et nous décrirons successivement :

1" La pleurésie aiguë, franche ou légitime.

2° La pleurésie hémorrhagique aiguë.

3" Les pleurésies chroniques.

4" Les rétrécissemens de la poitrine à la suite de la pleurésie.

5" Les pleurésies *circonscrites* ou *partielles*.

6" Les pleurésies latentes.

7" L'empyème des chirurgiens.

8" Les pleuropneumonies.

ARTICLE PREMIER.

De la Pleurésie aiguë, franche ou légitime.

Les caractères anatomiques de la pleurésie se tirent de l'état de la plèvre elle-même, et du produit de la sécrétion augmentée et altérée qui accompagne toujours l'inflammation de cette membrane et de toutes les membranes séreuses.

La plèvre, dans l'état d'inflammation aiguë, présente une rougeur ponctuée ; et il semble que l'on ait formé avec un pinceau, à la surface de cette membrane, un grand nombre de petites taches de sang très irrégulières et très rapprochées les unes des autres. Ces points rouges pénètrent toute l'épaisseur de la membrane, et laissent entre eux des espaces dans lesquels on distingue encore très bien la couleur blanche de la plèvre. Ils forment, par leur réunion, des groupes dans l'intervalle desquels la plus grande partie de la plèvre paraît saine. Il n'y a pas de doute que, pendant la vie, la rougeur ne doive être uniforme ; et que les intervalles que l'on y observe après la mort, et qui la rendent ponctuée, ainsi que l'absence de toute coloration contre nature dans la plus grande partie de la membrane, ne doivent être comparés, ainsi que le faisait Bichat pour des dispositions anatomiques analogues, à la disparition presque totale de la rougeur que l'on observe souvent dans les cadavres des sujets morts d'érysipèle.

Outre cette rougeur ponctuée, et lors même qu'elle est très peu considérable, on trouve toujours les vaisseaux sanguins qui rampent à la surface de la plèvre beaucoup plus rouges et plus apparens que dans l'état naturel, et comme injectés.

Quelques médecins regardent l'épaississement de la plèvre comme un effet assez ordinaire de son inflammation. Ce caractère ne m'a jamais paru bien évident, et il est certain que, dans la plupart des cas où l'on a cru

trouver cette disposition, on a pris pour un épaississement des tubercules miliaires très nombreux développés
à la surface interne ou externe de la plèvre, des incrustations cartilagineuses placées entre cette membrane et
les parties qu'elle revêt, ou de fausses membranes plus ou
moins denses, intimement adhérentes à sa surface interne.

L'inflammation de la plèvre est toujours accompagnée
d'une exhalation à sa surface interne ; cette exhalation,
qui est, à proprement parler, le mode de suppuration
propre des membranes séreuses, paraît commencer dès
les premiers instans de l'inflammation, et produit, au
moins ordinairement, et à mon avis toujours, deux
matières de nature différente, l'une demi-concrète,
l'autre aqueuse et très liquide. La première est connue
sous le nom de *fausse membrane ;* la seconde sous celui
de *sérosité* ou d'*épanchement séro-purulent.* L'une et
l'autre présentent beaucoup de variétés.

Les *fausses membranes* sont formées par une matière d'un blanc plus ou moins jaune, opaque et demi-
transparente, dont la consistance, quelquefois à peine
supérieure à celle du pus, est, dans d'autres cas, égale
à celle du blanc d'œuf cuit, ou de la couenne inflammatoire du sang, à laquelle les fausses membranes ressemblent beaucoup par tous leurs caractères physiques.
Cette matière, étendue sous forme de nappe sur toute
la partie enflammée de la plèvre, en suit, quand cette
inflammation est générale, tous les contours, tant sur
les poumons que sur les parois externes du thorax, et
lui forme une sorte de doublure intérieure et complète.
Dans les cas où l'inflammation est bornée à la plèvre
pulmonaire ou à la plèvre costale, la partie enflam-

mée est seule recouverte d'une fausse membrane.

Lorsque l'inflammation est générale, assez souvent les portions de la fausse membrane qui revêtent le poumon et la plèvre costale sont réunies entre elles par des lames de même nature qui se rendent de l'une à l'autre, en traversant le liquide séreux épanché dans l'espèce de sac formé par l'exsudation pseudo-membraneuse. Dans cet état, les fausses membranes adhèrent très peu à la plèvre, et on peut aisément les enlever en râclant avec le manche du scalpel.

L'épaisseur ordinaire des fausses membranes varie d'une demi-ligne à deux lignes : elle est, en général, assez uniforme ; quelquefois cependant elle est plus considérable dans certains points, et surtout à la face inférieure du poumon et sur la partie correspondante du diaphragme. Quelquefois la fausse membrane présente dans toute son étendue des épaississemens répandus çà et là sous la forme de lignes qui s'entrecroisent et forment une sorte de réseau irrégulier ; d'autres fois, au contraire, ces épaississemens très rapprochés les uns des autres, forment des espèces de petites tubérosités irrégulières qui donnent à la fausse membrane un aspect granulé. Dans l'un et l'autre cas, les portions intermédiaires étant ordinairement fort minces, et paraissant transparentes et incolores, par opposition aux parties plus épaisses, qui conservent leur couleur et leur opacité, les fausses membranes présentent alors un aspect fort analogue à celui d'un épiploon un peu chargé de graisse. Cette ressemblance est surtout frappante quand déjà il s'est développé des vaisseaux sanguins dans la fausse membrane.

Quelquefois, et surtout quand la sérosité épanchée est abondante, les fausses membranes se détachent de la plèvre en tout ou en partie, et flottent librement dans la sérosité. Il arrive même de trouver dans le liquide des masses assez considérables d'exsudation albumineuse concrète, dont la forme globuleuse et irrégulièrement ovoïde semblerait annoncer qu'elles n'ont jamais été adhérentes à la plèvre, ce qui me paraît cependant impossible à concevoir. Il est probable que ces sortes de masses se forment dans les parties anguleuses que présente la cavité de la plèvre vers les attaches du diaphragme et la racine des poumons; et qu'en nageant ensuite dans le liquide, elles se roulent en quelque sorte sur elles-mêmes.

L'épanchement séreux qui accompagne la formation des fausses membranes se présente ordinairement sous la forme d'une sérosité de couleur citrine ou légèrement fauve, dont la transparence n'est troublée que par de petits fragmens du pus concret ou pseudo-membraneux, ou par quelques filamens de même nature. Elle ressemble alors assez bien à du petit-lait non clarifié, et cette ressemblance est même telle qu'elle a fait tomber dans une erreur grossière quelques praticiens qui ont cru reconnaître le lait dans l'épanchement séro-purulent de la péritonite des femmes en couches; et effectivement l'erreur serait pardonnable si la même chose ne s'observait pas dans l'inflammation de toutes les membranes séreuses, et chez les hommes comme chez les femmes.

L'épanchement pleurétique est communément inodore dans la pleurésie aiguë. Je ne l'ai trouvé fétide

que chez un homme mort de pleuro-péripneumonie à
la suite d'un empoisonnement par l'opium. Chez ce sujet, l'épanchement séreux et les fausses membranes exhalaient une odeur vineuse aigrelette extrêmement nau-
séabonde.

Les proportions relatives de la sérosité épanchée et de
l'exsudation albumineuse n'ont rien de constant. Quelquefois on trouve une quantité énorme de sérosité et peu
de fausses membranes ; dans d'autres cas, le contraire a
lieu. Plus le caractère inflammatoire de la maladie est
prononcé, et plus les fausses membranes sont épaisses
et étendues. Chez les sujets faibles et lymphatiques, au
contraire, on trouve, à la suite des pleurésies, une
grande quantité de sérosité limpide et des fausses membranes peu épaisses, souvent flottantes dans la sérosité.
La pleurésie semble alors se confondre, par des degrés
insensibles, avec l'hydro-thorax, ainsi que nous aurons
lieu de le montrer en parlant de cette dernière maladie.
En général, dans l'épanchement pleurétique, la sérosité
est d'autant plus limpide qu'il y a moins de fausses
membranes ; et cela se conçoit facilement, puisque les
petits fragmens d'albumine concrète qui la troublent
proviennent de cette exsudation.

Dans quelques cas rares, on trouve une exsudation
pseudo-membraneuse unissant les surfaces contiguës
de la plèvre sans épanchement séreux. Ce cas serait fort
commun si on rangeait dans la même catégorie les
pleurésies dont la guérison commence à s'opérer, et
dans lesquelles, comme nous le verrons tout-à-l'heure,
le premier effort de la nature pour le rétablissement de
l'état naturel des parties consiste dans l'absorption de

la partie séreuse de l'épanchement. Dans le cas dont je veux parler, on trouve, à la suite d'une pleurésie peu intense et ordinairement partielle, qui compliquait une maladie plus grave à laquelle le malade a succombé, une exsudation d'un blanc presque incolore et presque transparente, qui, quand elle est encore récente, permet de séparer les parties qu'elle réunit, et reste sur la surface de chacune d'elles, absolument comme de la colle de farine un peu épaisse et encore humide qui réunirait deux feuilles de papier.

Dans les péripneumonies, et même dans celles qui sont légères et partielles, on trouve aussi quelquefois la plèvre pulmonaire, au voisinage de la partie enflammée, recouverte dans une petite étendue par une fausse membrane qui, suivant qu'elle est plus ou moins récente, est jaune, opaque, et peu adhérente aux parties contiguës, ou ferme, demi-transparente, rougie par un grand nombre de petits vaisseaux, et déjà divisée en feuillets membraniformes. Dans certains cas, on ne trouve en même temps aucun épanchement séreux ; et j'ai observé des pleurésies partielles de ce genre dans lesquelles le stéthoscope n'avait donné aucun signe d'épanchement, quoiqu'il fasse reconnaître d'une manière évidente des quantités de sérosités très peu considérables épanchées dans la plèvre.

La même chose s'observe aussi assez fréquemment chez les phthisiques ; et il paraît que les adhérences intimes, soit celluleuses, soit cartilagineuses, du sommet du poumon, que l'on rencontre si souvent chez ces sujets, se forment ordinairement de cette manière.

Au reste, ces pleurésies partielles, et qu'on pourrait

appeler *sèches* , par opposition à celles qui sont accompagnées d'épanchement séro-purulent , sont ordinairement des complications très peu considérables, qui se
joignent à une maladie beaucoup plus grave. Souvent le
médecin et le malade lui-même ne s'en aperçoivent à
aucun symptôme bien caractéristique : une sensation
locale d'ardeur ou quelques douleurs pongitives légères
et fugaces sont ordinairement le seul qu'elles présentent
chez les phthisiques.

Depuis la publication de la première édition de cet
ouvrage, il me semble qu'on a donné trop d'importance
à ces *pleurésies sèches* , dans quelques ouvrages récens,
recueils périodiques , ou dissertations soutenues par les
élèves de la Faculté de Paris. Je doute même qu'il existe
des pleurésies *sèches* de leur nature , c'est-à-dire dans
lesquelles il y ait simple sécrétion d'une fausse membrane sans tendance simultanée à l'exhalation d'un
liquide séreux. Tous les cas que nous venons d'examiner peuvent se réduire à deux , celui où la sérosité
épanchée a été complétement absorbée avant la mort,
et celui où l'exhalation de la sérosité a été empêchée
totalement ou en partie par l'obstacle mécanique qu'opposait à son épanchement dans la plèvre le tissu pulmonaire durci.

Pour le premier , on sait avec quelle rapidité se fait
l'absorption dans certaines circonstances. M. Guersent
m'a dit avoir trouvé plus fréquemment chez les enfans
qu'on ne le trouve chez l'adulte , des fausses membranes pleurétiques sans épanchement notable ; et cela
se conçoit encore par la facilité plus grande de l'absorption à cet âge.

Pour le second cas, on sait que la compression est un des meilleurs moyens de rendre l'absorption plus active; et quand, dans une péripneumonie qui a déjà *hépatisé* la presque totalité du poumon, l'inflammation vient à gagner la plèvre, une fausse membrane légère se forme en ce point; une augmentation de l'exhalation aqueuse accompagne probablement sa formation; mais le liquide, ne pouvant comprimer le poumon durci, est absorbé immédiatement. Il en est de même quand le tissu pulmonaire est durci par des tubercules, et même lorsque les plèvres costale et pulmonaire sont unies par des adhérences anciennes et un peu courtes. Dans toutes ces circonstances, si l'on trouve, outre les fausses membranes, de la sérosité, elle est toujours en petite quantité.

M. Andral rapporte (*Cliniq. médic.*, t. II, p. 391 et suiv.) trois cas dans lesquels il pense qu'il existait une pleurésie sèche; mais ces sujets ayant tous guéri, on ne peut être certain qu'ils n'aient pas été affectés d'une simple pleurodynie (1).

---

(1) M. Andral pense que l'on pourrait reconnaître la pleurésie sèche à une moindre énergie du bruit respiratoire, à cause de l'obstacle que la douleur met à la dilatation du thorax (*ouv. cité*, p. 568). Mais, outre que cet obstacle n'aurait pas lieu si la pleurésie existait sans point de côté, il se rencontrerait également dans la pleurodynie rhumatismale; et de plus, nous avons rapporté beaucoup de faits dont il résulte que l'intensité du bruit respiratoire n'est pas toujours, à beaucoup près, proportionnée à l'intensité de la dilatation du thorax.

Note de l'auteur.

Il est bien clair que je n'ai pu entendre parler que des cas

Je crois devoir relever ici une erreur assez répandue relativement à l'époque à laquelle se fait l'épanchement dans la pleurésie. Beaucoup de médecins pensent qu'il n'a lieu qu'au bout d'un certain temps et même de plusieurs jours. De cette opinion est née l'expression assez commune parmi les praticiens, de *pleurésie terminée par épanchement*. J'ai plusieurs fois rencontré tous les signes physiques de l'épanchement, c'est-à-dire l'égophonie et l'absence de la respiration et de la résonnance thoracique, une heure après l'apparition du point pleurétique et l'invasion de la maladie ; j'ai vu le côté manifestement dilaté au bout de trois heures. D'un autre côté, je ne me rappelle pas avoir vu de cas où l'épanchement fut douteux (sous le stéthoscope) le premier et le second jour, et manifeste les jours suivans. Il est seulement vrai de dire que pendant quelques jours l'épanchement s'accroît, et que ce n'est qu'au bout de ce temps qu'il devient manifeste pour tous les yeux par la dilatation de la poitrine et la nullité absolue de la résonnance. Mais il me paraît certain que l'épanche-

---

dans lesquels la pleurésie s'accompagnait de douleur ; or, je soutiens que, dans des cas de ce genre où la persistance de la sonoréité des parois thoraciques ne permet pas d'admettre l'existence d'un épanchement, le bruit respiratoire s'entend d'une manière beaucoup plus obscure que du côté sain, ce qui ne peut s'expliquer que par une diminution d'ampliation du poumon, par suite de la douleur plus vive qu'éprouvent les malades, toutes les fois qu'ils veulent dilater un peu fortement leur poitrine. Il est du reste évident que ce seul signe ne serait pas suffisant pour distinguer une pleurésie d'avec une simple pleurodynie.　　　　　　　　　　　ANDRAL.

ment séreux commence dans toutes les membranes séreuses en même temps que l'inflammation.

Les fausses membranes pleurétiques tendent essentiellement, et toutes les fois que le travail de la nature n'est pas troublé par une cause quelconque, à se convertir en tissu cellulaire, ou plutôt en un véritable tissu séreux analogue à celui de la plèvre. Cette conversion s'opère de la manière suivante : le liquide séreux qui accompagnait l'exsudation pseudo-membraneuse est absorbé ; le poumon comprimé par l'épanchement se développe, et n'est plus séparé des parois thoraciques que par les fausses membranes, qui s'unissent alors entre elles et ne forment plus qu'une seule masse. Bientôt cette couche informe se divise en feuillets assez épais et encore opaques, séparés par une très petite quantité de sérosité.

C'est à cette époque que l'on commence ordinairement à y apercevoir des vaisseaux sanguins. Les rudimens de ces vaisseaux se présentent d'abord sous la forme d'une traînée de sang tout-à-fait irrégulière, et beaucoup plus volumineuse que les vaisseaux qui doivent lui succéder. Ce sang semble avoir pénétré dans le tissu de la fausse membrane, comme s'il y eût été poussé par une forte injection ; et si l'on examine les points de la plèvre correspondans à l'origine de cette traînée, on les trouve plus rouges que partout ailleurs et comme maculés de sang. Bientôt les feuillets pseudo-membraneux deviennent plus minces et moins opaques; les traînées de sang prennent une forme cylindrique, et se ramifient à la manière des vaisseaux sanguins, mais en conservant toujours un diamètre considérable. Si on les examine à cette époque, on trouve que ces vaisseaux, très rouges, présentent une couche extérieure molle et formée de sang à peine concrété à laquelle ils doivent leur couleur. Après avoir incisé cette couche, on en retire une sorte de moule ou de faisceau arrondi, blanchâtre, fibrineux, formé évidemment par de la fibrine concrète, et dont le centre paraît perforé et perméable au sang, que l'on y reconnaît à sa couleur. Quelque petit que soit le canal, c'est ce faisceau fibrineux qui doit, en s'amincissant, former les tuniques des vaisseaux sanguins.

Plus tard, les feuillets de la fausse membrane deviennent tout-à-fait transparens et à peu près aussi minces que des lames de tissu cellulaire. Leurs vaisseaux deviennent absolument semblables à ceux qui rampent à la surface interne de la plèvre. Mais ce tissu accidentel n'a pas encore le même degré de consistance que le tissu cellulaire naturel; il est souvent même assez mou pour pouvoir être rompu lorsqu'on veut le soulever avec le doigt pour l'examiner; ses vaisseaux, plus volumineux encore jusque dans leurs plus petites ramifications, présentent l'aspect d'une injection anatomique très fine. Ce n'est qu'au bout d'un certain temps que les lames qui le composent ont entièrement la consistance et les caractères du tissu cellulaire ou plutôt du tissu séreux : car ces lames ne sont jamais uniques; elles sont toujours continues et repliées sur elles-mêmes, ou adossées l'une à l'autre, de manière qu'elles présentent, comme la plèvre même, à laquelle elles adhèrent par leurs extrémités, une surface exhalante, lisse et lubrifiée par une légère humidité, et une surface extérieure ou adhérente, par laquelle elles se réunissent entre elles, et sur laquelle rampent les vaisseaux sanguins dont nous venons de parler.

J'ai trouvé quelquefois des lobules de graisse développés dans les duplicatures de ces lames; mais cela est fort rare.

Ces lames accidentelles sont ordinairement dirigées perpendiculairement à la direction de la plèvre, de manière qu'une de leurs extrémités étant fixée à un point quelconque de la plèvre costale, diaphragmatique ou médiastine, l'autre va s'insérer au point opposé du poumon en faisant un angle à peu près droit.

Parvenues à cet état, les lames séreuses accidentelles, quelque nombreuses qu'elles soient, ne nuisent plus en aucune manière à la santé; la respiration même ne se ressent nullement de leur existence, excepté dans quelques cas particuliers dont nous aurons occasion de parler plus bas. Ces lames jouissent de toutes les propriétés du tissu séreux naturel : elles sont, comme lui, susceptibles d'exhalation et d'absorption; et, chez les hydropiques, on trouve souvent une assez grande quantité de sérosité épanchée entre elles.

Quelquefois même elles s'enflamment, et alors leur surface est recouverte de fausses membranes tout-à-fait semblables à celles qui leur ont donné naissance, et leurs intervalles sont remplis de sérosité; mais ce cas est très rare, et il semble qu'une forte pleurésie qui s'est terminée par des adhérences nombreuses rende le retour d'une semblable maladie beaucoup plus difficile que dans l'état naturel des parties. Je n'ai pas vu plus de huit ou dix fois l'inflammation des lames séreuses accidentelles que je viens de décrire, quoiqu'il n'y ait rien de plus commun que de voir des poumons adhérens de toutes parts à la plèvre costale. Il est même à remarquer que, lorsqu'il survient une pleurésie chez un sujet dont le poumon adhère, dans une certaine étendue, à la plèvre costale, par suite d'une pleurésie antérieure, l'inflammation, l'exsudation albumineuse et l'épanchement séro-purulent s'arrêtent au point où commence l'adhérence : en sorte que l'on pourrait poser en principe que plus une pleurésie a été grave et moins son retour est à craindre dans la suite de la vie.

La conversion du pus concret ou pseudo-membraneux en tissu cellulaire n'a été connue que fort tard, et l'on a longtemps entrevu cette vérité avant d'en acquérir une pleine connaissance. Hippocrate avait déjà vu les adhérences du poumon (1); Diemerbroeck avait soupçonné qu'elles ne pouvaient avoir lieu que par inflammation et ulcération (2); Boerhaave les regardait comme une suite de la pleurésie (3). Quelques observations de Stoll (4) indiquent une connaissance plus positive de la transformation des fausses membranes. Cependant, vers la même époque, Morgagni, après avoir recueilli les témoignages et pesé les opinions, est encore incertain, et semble pencher pour l'opinion ridicule de Vernojus,

---

(1) Voyez *de Morbis*, *lib. II* : *Pulmo ad latus prolapsus;* et au livre *de Locis.*

(2) *Anatom., lib. II, cap. XIII.*

(3) *Prælect. ad Instit.*, § 606.

(4) *Ratio medendi, pars V*, pag. 5, 16, 228 *et seq.* 243, 255, 261, 397; *pars VII*, pag. 210.

qui attribue les adhérences du poumon au rire (1). A
une époque plus récente, l'un des professeurs les plus
distingués de la Faculté de Médecine de Paris pensait
encore que les adhérences du poumon étaient le produit
d'une sorte de destruction de la plèvre (2).

Les nombreuses recherches d'anatomie pathologique
faites dans toute l'Europe, et particulièrement en France,
depuis une trentaine d'années, rendent aujourd'hui la
question très claire; et, quoique plusieurs des faits exposés ci-dessus puissent encore passer pour nouveaux ,
il n'est plus aucun médecin instruit qui doute de l'origine des adhérences contre nature qui se forment non-
seulement entre les plèvres costale et pulmonaire, mais
encore entre beaucoup d'autres organes.

Un fait très remarquable, c'est que le pus concret,
quoique identique en apparence, sur quelque organe
qu'il se forme, prend toujours, en se transformant , la
texture de la membrane qui l'a sécrété : ainsi, dans une
capsule synoviale, le pus concret se transforme en
membranes qui ont absolument la texture des membranes synoviales naturelles; à la surface des membranes
muqueuses, il se transforme en lames de même nature ;
sur les membranes séreuses, il se forme de petites membranes séreuses accidentelles; et dans le tissu cellulaire
seul, il prend réellement le caractère de ce tissu.

Les portions de pus concret isolées au milieu de la
sérosité, et sans contact avec la membrane qui les a

____

(1) *De Sed. et Caus. morbor.* Epist. xv , lib. ii , § 16.
(2) *Journal général de Médecine*, tom. xx, p. 68.

sécrétées, ne sont peut-être pas toujours pour cela privées de la vie. J'ai trouvé quelquefois, dans des cas qui tenaient le milieu entre la pleurésie franche et l'hydro-thorax aigu, de longs filamens de lymphe coagulée qui déjà avaient commencé à subir la transformation en tissu séreux accidentel, quoiqu'ils flottassent librement et sans aucune adhérence au milieu d'une grande quantité de sérosité, et que rien n'indiquât qu'ils eussent été primitivement adhérens. Au reste, les liquides vivent comme les solides, ainsi qu'on peut le conclure de ces faits et de beaucoup d'autres; et en particulier, il me semble difficile de ne pas voir une grande analogie entre le développement de l'œuf et celui qui du pus concret forme un organe de même nature que celui qui a sécrété ce pus (1).

Lorsque la pleurésie est simple, on ne trouve aucun signe d'inflammation dans le tissu du poumon, même au voisinage des points où la plèvre pulmonaire est le plus violemment enflammée : seulement, à raison de la compression que ce tissu a éprouvée par l'épanchement,

---

(1) Il ne me paraît pas exact d'appeler pus la matière spontanément coagulable, qui, déposée à la surface des séreuses ou ailleurs, constitue les fausses membranes. Ce sont là deux matières qui n'ont de commun que d'être toutes deux émanées du sang, mais qui d'ailleurs diffèrent l'une de l'autre sous une foule de rapports très importans. Rien, par exemple, ne révèle dans le pus l'existence de la vie : la fausse membrane, au contraire, est une partie essentiellement vivante; elle est susceptible de devenir le siége d'une circulation des plus manifestes; elle exhale de la sérosité; elle s'enflamme, et tous les produits accidentels peuvent s'y développer. ANDRAL.

il devient plus dense et moins crépitant que dans l'état naturel. Si l'épanchement a été très considérable, le poumon s'aplatit et devient tout-à-fait flasque ; il ne contient plus du tout d'air, et par conséquent ne crépite plus sous la pression ; ses vaisseaux sont aplatis et presque entièrement exsangues ; ses bronches, et quelquefois même les plus gros troncs, sont évidemment rétrécis, mais sa texture est encore très reconnaissable ; il ne présente aucune trace d'engorgement analogue à celui qui a lieu dans la péripneumonie ; et, si on insuffle de l'air dans les bronches, on voit le tissu pulmonaire se développer plus ou moins parfaitement.

Lorsque la plèvre est saine et libre de toute ancienne adhérence au moment où se forme l'épanchement pleurétique, le liquide se répand d'une manière régulière sur toute la surface du poumon, mais reste toujours en plus grande quantité en bas et sur les côtés (1). A mesure que l'épanchement augmente, le poumon est refoulé de dehors en dedans, et un peu d'avant en arrière, et de

----

(1) Je ne saurais admettre que, toutes les fois qu'un liquide s'épanche dans la plèvre, il se répande d'une manière uniforme sur toute la surface du poumon. S'il en était ainsi, on n'entendrait pas, dans les cas d'épanchemens qui ne sont pas trop considérables, le bruit respiratoire aussi fortement au-dessous de la clavicule du côté de l'épanchement qu'au-dessous de celle du côté opposé, et le son ne se maintiendrait pas égal au-dessous de ces deux os. De plus, sur le cadavre, on ne trouverait pas, lorsque l'épanchement est médiocre, le liquide accumulé seulement entre le poumon et la partie postérieure des côtes, tandis qu'en avant cet organe est resté en contact immédiat avec les parois thoraciques. ANDRAL.

bas en haut sur la colonne vertébrale et le médiastin,
où il finit par s'aplatir de manière à occuper moins d'espace que la main du sujet, si l'épanchement devient très
considérable. Des adhérences anciennes seules, et un
autre cas dont nous parlerons en traitant des pleurésies
partielles, peuvent changer cette marche du refoulement. Ainsi, s'il existe des adhérences dans la partie
supérieure du poumon seulement, ce qui est assez
commun, le refoulement se fera de bas en haut ; s'il
n'en existe qu'à la partie inférieure, ce qui est rare, le
poumon sera refoulé en bas ; si le poumon est adhérent
aux côtes et libre du côté du médiastin, ce qui est plus
rare encore, le refoulement se fera de dedans en dehors et d'avant en arrière. Les pleurésies partielles présentent souvent, comme nous le verrons, des dispositions plus bizarres encore.

ARTICLE II.

Pleurésie hémorragique aiguë.

J'appelle *pleurésie hémorragique aiguë* la réunion
d'une hémorragie ordinairement légère à l'inflammation de la même membrane. Ce cas, qui n'est pas très
rare, diffère de la pleurésie aiguë franche, non-seulement sous le rapport de l'anatomie pathologique, mais
même, comme nous le verrons, sous ceux de la marche
et du traitement de la maladie. Dans ce cas, la sérosité
épanchée est plus ou moins teinte de sang ; ordinairement elle n'en contient qu'une petite quantité, et quelquefois l'on trouve en outre quelques petits caillots.

Rarement il y a assez de sang pour que le liquide épanché ressemble plutôt à un sang très liquide qu'à un mélange de sang et de sérosité. Il est également rare de trouver des caillots volumineux ou en grande quantité (1). Dans ce cas, où l'hémorragie prédomine évidemment sur l'inflammation, ce qui constitue l'*empyème de sang* des anciens chirurgiens, le pus concret est sécrété en beaucoup moindre quantité que dans une pleurésie légitime, et les fausses membranes, peu épaisses, ne recouvrent quelquefois qu'une partie de la plèvre (2).

Dans les cas les plus ordinaires, c'est-à-dire dans ceux où la sérosité épanchée est seulement teinte de sang, les fausses membranes qui revêtent la plèvre restent ordinairement blanches, jaunâtres ou incolores, dans une grande partie de leur étendue, à leur face adhérente : seulement elles sont souvent fortement imprégnées de sang çà et là, ainsi que les points corres-

---

(1) On peut voir un exemple de ce genre dans la *Clinique médicale* de M. Andral, t. 11, obs. xv.   *Note de l'auteur.*

(2) Toute inflammation peut donner lieu sans doute à une exhalation sanguine, et celle-ci n'est alors que la terminaison d'une autre maladie, dont elle forme seulement une variété particulière. Mais, dans les membranes séreuses comme ailleurs, l'hémorragie peut exister indépendamment de toute inflammation antécédente, et constituer en quelque sorte le seul fait morbide. Ainsi j'ai vu des cas où, soit dans l'arachnoïde, soit dans la plèvre, soit dans le péritoine, je trouvais pour toute lésion l'épanchement du sang lui-même ; la membrane séreuse ne présentait aucune autre sorte d'altération. Dans cet ordre de membranes, comme dans les muqueuses, les hémorragies peuvent

pondans de la plèvre, qui, en général, est partout
beaucoup plus rouge que dans une pleurésie franche.
Il est très rare que les taches de sang dont nous venons
de parler pénètrent au-delà de la surface externe ou
adhérente de la fausse membrane ; quelquefois cependant elle est teinte dans toute son épaisseur, mais non
pas dans une grande étendue.

Il est beaucoup plus commun, et dans des cas même
où la sérosité épanchée est à peine teinte de sang, de
trouver toute la surface interne de la fausse membrane
colorée d'un rouge écarlate ou tirant sur le violet,
quoiqu'il y ait comparativement peu de points rouges
à la surface adhérente, et que le milieu de l'épaisseur
de la fausse membrane ait conservé sa blancheur naturelle. Nous devons, au reste, faire remarquer relativement à l'intensité de ces teintes, et surtout de celles
qui se remarquent à la surface interne des fausses membranes, qu'elle est certainement augmentée par la trans-

---

donc être toute la maladie. Indépendamment des cas où elles
existent seules, et sans que nulle part ailleurs il y ait aucun
autre désordre, on voit d'autres cas dans lesquels elles ne sont
en quelque sorte qu'un des nombreux élémens d'une affection
beaucoup plus générale. C'est ainsi que j'ai rencontré de ces
épanchemens de sang, et dans la plèvre, et dans le péritoine,
chez des individus qui avaient succombé pendant le cours de
varioles graves : le plus souvent, en pareil cas, il y avait eu pendant la vie d'autres hémorragies ; les pustules varioliques s'é-
taient, par exemple, remplies de sang ; des pétéchies s'étaient
formées dans les intervalles qu'elles laissaient entre elles ; des
exhalations sanguines avaient eu lieu à la surface de plusieurs
membranes muqueuses, etc.   ANDRAL.

sudation cadavérique du sang, dont nous parlerons en traitant des maladies de l'aorte.

Il me paraît certain, d'après le rapprochement d'un grand nombre d'observations particulières qu'il serait trop long de mentionner ici, que la pleurésie hémorragique, qui souvent est telle dès le premier jour, peut aussi quelquefois ne le devenir qu'au bout d'un certain temps, et particulièrement à l'époque où les vaisseaux sanguins commencent à se développer dans les fausses membranes : alors l'hémorragie n'est que l'aberration ou l'excès du travail de la nature médicatrice. Ces deux cas peuvent quelquefois être distingués d'après la marche de la maladie, la pleurésie hémorragique primitive étant remarquable dès les premiers jours par l'intensité des signes de l'épanchement, tandis que celle dont nous parlons en ce moment présente plus ou moins subitement une augmentation de ces signes après une fausse convalescence.

En général, le liquide épanché dans la pleurésie hémorragique est toujours plus abondant que dans la pleurésie franchement inflammatoire ; la tendance à l'absorption, au contraire, est beaucoup moindre, et la guérison, quand elle a lieu, se fait longtemps attendre : ce cas est celui qui constitue le plus souvent l'empyème aigu dont nous parlerons plus bas.

C'est principalement, et peut-être uniquement après la pleurésie hémorragique, que se rencontre une transformation particulière des fausses membranes toute différente de celle que j'ai décrite précédemment. Dans ces cas, et peut-être dans quelques autres où l'épanchement a également duré très longtemps, les fausses membranes qui recouvraient la plèvre et le poumon acquièrent une dureté particulière, une demi-transparence bleuâtre, et un commencement d'organisation fibreuse, ou analogue, à la souplesse près, à celle des cartilages. Dès-lors elles ne sont plus susceptibles de se transformer en tissu séreux accidentel. Lorsque l'épanchement vient enfin à être résorbé, le poumon, depuis longtemps comprimé, et maintenu d'ailleurs dans cet état par la membrane épaisse que nous venons de décrire et qui l'enveloppe de toutes parts, ne peut se dilater assez promptement pour suivre les progrès de la résorption du liquide épanché ; les côtes se rapprochent alors et la poitrine se resserre ; la partie costale et la partie pulmonaire de l'exsudation pseudo-membraneuse se trouvent en contact, et ne tardent pas à contracter ensemble une adhérence tout-à-fait intime, et telle que l'on croirait qu'elles ne forment qu'une seule et même membrane, dont le tissu devient de jour en jour plus ferme, et finit, au bout de quelques mois, par acquérir la consistance et tous les caractères d'une membrane fibreuse ou fibro-cartilagineuse.

Dans cet état, si on dissèque avec attention la membrane accidentelle, ou même si on l'incise dans toute son épaisseur, on voit qu'elle adhère intimement à la plèvre costale et à la plèvre pulmonaire, mais qu'on peut cependant la séparer presque partout, et surtout la distinguer très clairement de l'une et de l'autre.

Dans cette coupe transversale on reconnaît également que la membrane accidentelle présente trois couches distinctes : deux sont extérieures, opaques, blanches, et presque entièrement fibreuses, quelquefois cartilagineuses, et même osseuses dans certains points ; elles sont réunies par une couche moyenne , demi-transparente , qui ressemble parfaitement aux parties centrales et les plus transparentes des cartilages inter-vertébraux.

Cette lame intermédiaire est évidemment le moyen d'union employé par la nature pour souder en quelque sorte et réunir en une seule membrane la couche costale et la couche pulmonaire de l'exsudation albumineuse. Quoiqu'elle soit certainement le produit d'un travail secondaire, qui ne peut avoir lieu qu'à une époque où l'organisation des fausses membranes est déjà très avancée, je ne crois pas que ce travail soit , à proprement parler, une inflammation : je le comparerais plutôt à l'exsudation gélatiniforme et demi-transparente par laquelle commence la réunion dans les fractures des os et des tendons. Un fait assez remarquable vient à l'appui de cette opinion : j'ai trouvé , chez un sujet mort quelque temps après la guérison d'une pleurésie chronique, le poumon gauche adhérent dans toute son étendue, au moyen d'une fausse membrane semblable à celle que je viens de décrire. Cette fausse membrane avait une épaisseur assez uniforme , de trois ou quatre lignes dans toute son étendue ; mais, à la hauteur des cinquième et sixième côtes sternales , elle présentait un renflement qui lui donnait en cet endroit environ huit lignes de largeur. Cet épaississement était dû à une matière transparente , presque incolore, mais de consistance un peu plus ferme que la gelée de viande. Cette matière était beaucoup plus consistante à sa circonférence , et acquérait insensiblement l'aspect et la fermeté des fibro-cartilages, dans les points par lesquels elle se continuait avec la couche moyenne ou intermédiaire de la membrane accidentelle. Les couches costale et pulmonaire de cette membrane étaient tout-à-fait fibreuses et opaques, et n'avaient qu'une épaisseur d'environ une ligne ou une ligne et demie au point du renflement.

L'épaisseur ordinaire de ces fausses membranes fibro-cartilagineuses varie de deux à cinq lignes. Elle est d'autant moindre qu'on les examine à une époque plus éloignée de leur formation : elle doit être nécessairement proportionnée à celle de la couche albumineuse qui leur a donné naissance, et elle est toujours beaucoup moins considérable.

Quelques faits me portent à croire que, dans certains cas de pleurésie chronique partielle, il peut se former sur la plèvre une exsudation albumineuse assez étendue, d'un à six pouces carrés, par exemple, sans épanchement séreux notable. J'ai rencontré de semblables exsudations qui étaient évidemment assez récentes, car elles avaient encore une couleur très jaune et une consistance à peine égale à celle du blanc d'œuf durci. Cette exsudation unissait les plèvres costale et pulmonaire, et il n'existait en même temps aucune trace d'épanchement séreux : par endroits seulement, quelques gouttes de sérosité séparaient en feuillets une portion de l'exsudation. Il se peut cependant que, dans ces cas, il ait existé un épanchement séreux qui ait été promptement absorbé. Quoi qu'il en soit, une exsudation aussi épaisse suffisant pour comprimer le poumon et l'empêcher de se développer facilement de nouveau, il me semble probable qu'alors l'exsudation albumineuse doit avoir une plus grande tendance à se changer en une membrane dense qu'en tissu cellulaire; et c'est peut-être de cette manière que se forment certaines fausses membranes fibro-cartilagineuses ou cartilagineuses, rares il est vrai, qui n'offrent pas d'une manière bien évidente la distinction en trois lames décrites ci-dessus, et qui souvent sont incomplètes, de manière que le poumon, quoique adhérent de toutes parts, l'est dans certains points d'une manière intime : ce sont ceux où cette adhérence a lieu au moyen de la fausse membrane fibro-cartilagineuse ; tandis que, dans d'autres points, l'adhérence a lieu seulement au moyen d'un tissu lamineux très-condensé, mais que l'on peut encore déchirer avec le doigt.

Il est encore possible que ces sortes de calottes cartilagineuses qui embrassent quelquefois le sommet du poumon et l'unissent à la plèvre costale, dans les cas d'excavation tuberculeuse ou de fistule pulmonaire, soient formées de la même matière.

Je pense cependant que ce n'est pas là le mode de formation le plus commun des membranes fibro-cartilagineuses, et particulièrement de celles qui présentent d'une manière très évidente la division en trois couches dont nous venons de parler. Il me paraît certain qu'elles sont le produit d'une pleurésie hémorragique ou d'une irrégularité dans le travail de la nature lors du développement des vaisseaux sanguins dans la fausse membrane. C'est ce même travail irrégulier qui, comme nous l'avons vu, produit la rougeur uniforme et intense de la surface interne de cette fausse membrane, et qui en même temps mêle du sang liquide ou caillé à la sérosité qu'elle renferme. Il paraît qu'au moment où se fait cette exhalation de sang nécessaire au développement des vaisseaux accidentels, une certaine quantité de fibrine se mêle à l'albumine qui composait primitivement la fausse membrane, et la dispose par là à se changer en un tissu fibreux ou cartilagineux.

Cette origine des fausses membranes fibro-cartilagineuses est démontrée, pour moi, par le rapprochement de beaucoup de cas dans lesquels je les ai trouvées à tous les degrés de consistance. Dans toutes les pleurésies aiguës, devenues chroniques par suite de l'exhalation sanguine et de la rubéfaction de la fausse membrane que j'ai eu occasion de voir, j'ai trouvé la couche profonde ou adhérente des fausses membranes beaucoup plus dense que leurs couches superficielles, et dans un état plus ou moins avancé de transformation en fibro-cartilage. Lors même que cette couche profonde était plus molle, elle présentait un aspect en quelque sorte moyen entre celui de la fibrine du sang, de la tunique fibrineuse des artères, et des fausses membranes ordinaires ou albumineuses (1).

La possibilité de ce mélange de la fibrine du sang ou

---

(1) On a reproché à Laënnec, et, je crois, avec raison, d'avoir attaché trop d'importance à la pleurésie hémorragique, et surtout d'avoir regardé les fausses membranes fibro-cartilagineuses comme un produit presque exclusif de cette sorte de pleurésie. Il est certain, comme le dit M. Chomel (*Dict. de méd.*, t. xvii, art. *Pleurésie*), que l'on trouve quelquefois des fausses membranes de cette espèce coïncidant avec un liquide purement séreux ; et il paraît prouvé, par l'analyse chimique,

du sang lui-même à l'albumine pseudo-membraneuse, pour la formation des membranes accidentelles dont il s'agit, me paraît d'ailleurs démontrée par plusieurs analogies. On rencontre, non-seulement sur la plèvre, mais encore sur d'autres membranes séreuses, des ex-sudations pseudo-membraneuses fortement souillées de sang, ou même formées par une stratification d'albumine demi-concrète et de sang caillé. Les fausses membranes souillées de violet, de brun, de jaune d'ocre, que l'on trouve quelquefois à la suite des péritonites chroniques, ne me paraissent pas avoir une autre origine ; et si l'on rapproche la nature de l'exsudation qui détermine la formation du cal, dans les fractures, de plusieurs faits analogues d'anatomie pathologique, il paraîtra très probable que l'exhalation de la fibrine est aussi néces-saire à la formation d'un tissu osseux, fibreux ou carti-lagineux accidentel, que celle de l'albumine au dévelop-pement du tissu séreux qui forme les adhérences *séreuses* à la suite de la pleurésie ou des autres inflammations des membranes séreuses.

Les fausses membranes fibro-cartilagineuses ont été communément désignées, par les observateurs qui en ont rencontré, sous le nom d'*épaississement de la plè-*

---

que les fausses membranes dites *albumineuses* contiennent de la fibrine (ANDRAL, *Précis d'Anat. pathol.*, t. 1, p. 479). Cet ar-ticle n'en est pas moins d'un haut intérêt comme dissertation anatomique, et la manière dont on y suit en quelque sorte pas à pas la formation des adhérences pleurales fibro-cartilagi-neuses est, à mon sens, un modèle d'analyse et de description.

M. L.

vre. Il est, en effet, facile de commettre cette erreur, si l'on s'en tient aux apparences que présentent au premier coup d'œil ces membranes accidentelles ; mais en disséquant avec soin, on parvient toujours, comme nous l'avons dit, à séparer la plèvre, qui n'a que son épaisseur naturelle.

On ne doit pas confondre les membranes accidentelles fibro-cartilagineuses avec les incrustations de même nature qui se forment quelquefois à la surface extérieure ou adhérente de la plèvre, et dont nous avons donné ailleurs la description (1).

ARTICLE III.

Gangrène de la plèvre et des fausses membranes pleurétiques. — Perforations de la plèvre.

La gangrène de la plèvre est une altération très rare. Presque jamais elle n'est générale, ou même un peu étendue. Il est également rare qu'elle soit primitive, et je n'ai vu aucun cas dans lequel elle parût être un effet de la violence d'une inflammation aiguë. Le plus souvent elle n'a lieu qu'à la suite de la rupture dans la plèvre d'un abcès gangréneux du poumon ; quelquefois aussi elle survient dans les pleurésies chroniques, et lorsque la maladie a déjà eu une certaine durée.

La gangrène de la plèvre se reconnaît à des taches d'un vert brunâtre ou noirâtre, tantôt rondes, tantôt

----

(1) *Dictionnaire des Sciences médicales,* art. CARTILAGES ACCIDENTELS.

irrégulières, qui souvent ne comprennent que l'épaisseur de la membrane. Les points ainsi affectés sont ramollis et tombent facilement en détritus. Lors même que, par suite de ce ramollissement, la tache gangréneuse a été entièrement détruite, le contour de l'ulcération qu'elle laisse à sa place reste encore noirâtre pendant fort longtemps. Quelquefois les parties subjacentes sont également frappées de gangrène, mais à une petite profondeur; et même, dans presque tous les cas, le tissu cellulaire qui environne la plèvre est d'un vert ou d'un brun noirâtre plus ou moins marqué, et infiltré de sérosité jusqu'à une certaine distance de l'escharre. Quelquefois les muscles intercostaux ou le tissu pulmonaire participent à cette affection, et les côtes, dénudées dans une petite étendue par l'infiltration séreuse, présentent çà et là quelques points de carie. Les parties ainsi affectées exhalent toujours l'odeur propre à la gangrène.

Une inflammation générale de la plèvre, et par suite la formation de fausses membranes étendues et d'un épanchement abondant, suivent toujours le développement des escharres gangréneuses de la plèvre, lorsqu'elles ne sont pas consécutives elles-mêmes à une pleurésie déjà ancienne. Dans tous les cas, les fausses membranes anciennes ou nouvelles contractent ordinairement l'odeur propre de la gangrène, et quelquefois même elles prennent une teinte grisâtre, brunâtre ou verdâtre sale, et une consistance putrilagineuse, qui annoncent qu'elles sont elles-mêmes frappées de gangrène. Cela se voit surtout quand un abcès gangréneux du poumon s'est ouvert dans la cavité de la plèvre.

Une seule fois, j'ai vu une affection des fausses membranes pleurétiques chez un sujet qui avait en même temps dans le poumon trois excavations gangréneuses à demi-pleines d'un putrilage grisâtre et horriblement fétide. Aucune de ces excavations ne communiquait avec la plèvre, et cependant la cavité de cette membrane contenait environ une demi-pinte d'un liquide absolument semblable et seulement un peu plus ténu. Ce liquide était rassemblé dans la partie inférieure de la cavité droite de la poitrine, et renfermé dans une fausse membrane molle, presque putrilagineuse, d'un gris brunâtre et d'une odeur gangréneuse très fétide. La plèvre elle-même était intacte au-dessous de cette fausse membrane. Il est évident que, dans ce cas, la gangrène de la fausse membrane était l'effet d'une diathèse générale.

Lorsqu'à la suite d'une pleurésie chronique il se forme une escharre gangréneuse sur la plèvre, il peut arriver que l'épanchement s'infiltre par ce point à travers les muscles intercostaux, et vienne former sous la peau un abcès, dont l'ouverture, naturelle ou artificielle, a procuré quelquefois la guérison de l'empyème. Ces abcès, connus dès l'origine de l'art, ont été observés de temps en temps par les chirurgiens, et leur ouverture constitue ce que l'on appelle communément l'*empyème de nécessité*. Ce cas est fort rare : mon ami M. Récamier m'a dit l'avoir observé deux fois : je ne l'ai rencontré qu'une seule.

La gangrène de la plèvre n'est pas le seul moyen que la nature emploie pour porter à l'extérieur le liquide séro-purulent épanché dans la plèvre : elle atteint quelquefois le même but par le développement d'un abcès qui, formé entre les deux couches des muscles inter-costaux, ou entre ces muscles et la peau, s'ouvre à la fois à l'extérieur du corps et dans la plèvre. Je n'ai vu encore ce cas qu'une seule fois. M. Andral en rapporte deux exemples, un d'après sa propre observation (*Clinique médicale*, etc., tom. II, obs. XVII), l'autre observé en Angleterre, et extrait des *Archives de médecine* (tom. III, p. 616). La guérison a peut-être plus souvent suivi l'ouverture de ces sortes d'abcès que l'opération de l'empyème; mais elle n'est pas toujours parfaite : souvent l'abcès dégénère en fistule incurable, et cela se conçoit d'autant plus facilement, que les côtes sont ordinairement cariées, dans ce cas comme dans le précédent.

Les épanchemens pleurétiques s'évacuent encore plus rarement dans les bronches qu'à l'extérieur. Les médecins asclépiades regardaient l'ouverture d'un abcès du poumon dans la plèvre comme une cause commune de l'empyème, et ne paraissaient pas avoir soupçonné la possibilité du cas contraire : je crois que Bayle est le premier qui l'ait constaté d'une manière positive. Il n'a guère lieu que dans des pleurésies chroniques : cependant M. Andral en rapporte un exemple remarquable dans une pleurésie aiguë (*Ouv. cit.*, t. II, obs. XXXVI). Le malade, atteint d'abord d'un rhumatisme aigu, fut pris bientôt après d'une pleurésie. Au bout de peu de jours, l'épanchement s'ouvrit à la fois dans les bronches et dans un espace intercostal, et versa une grande quantité de pus semblable à celui des phlegmons. Le malade ayant succombé, on trouva, outre l'épanchement pleurétique, une péritonite semblable, c'est-à-dire avec épanchement purulent et fausses membranes à la fois. On trouva en outre, en plusieurs endroits et sous la peau, une suppuration mêlée d'infiltration séreuse; et dans les environs, les muscles présentaient *un commencement de ramollissement pultacé* (1).

ARTICLE IV.

Des Signes, des Symptômes et des Causes de la Pleurésie aiguë.

Signes physiques. — Dès que l'épanchement est formé, la résonnance que devrait donner la poitrine

---

(1) J'ai eu récemment occasion d'observer un cas assez curieux d'épanchement pleurétique ouvert dans les bronches.

Un homme de moyen âge, assez fortement constitué, n'avait jamais présenté, dans le cours de sa vie, de signes d'affection de poitrine un peu grave. Vers l'hiver de l'année 1836, il contracta un rhume auquel il ne fit pas d'attention, et qui ne l'empêcha pas de continuer à se livrer à ses occupations habituelles. Rien n'avait fait soupçonner chez lui une maladie tant soit peu sérieuse, lorsque tout-à-coup il rendit, par l'expectoration, plus d'une pinte d'un liquide purulent et d'une grande fétidité. Les jours suivans une pareille expectoration continua à avoir lieu. Appelé en consultation près de ce malade par le docteur Dufour, je constatai chez lui tous les signes d'un épanchement pleurétique : dilatation des parois thoraciques d'un côté, et de ce même côté son très mat, et absence complète du bruit respiratoire. Pendant un mois les mêmes phénomènes persistèrent. Au moment où j'écris ces détails, le malade vient de partir pour les eaux sulfureuses des Pyrénées.   ANDRAL.

percutée manque dans toutes les parties de cet organe où il existe. On ne pourrait, il est vrai, affirmer, d'après ce seul signe, si l'absence du son est due à une pleurésie ou à une péripneumonie ; mais les symptômes locaux et généraux peuvent déjà aider à faire cette distinction. J'ai vu quelques médecins essayer d'obtenir un signe distinctif entre ces deux maladies, en plaçant le malade dans différentes positions ; j'ai répété moi-même cette expérience sans obtenir aucun résultat satisfaisant, et cela est facile à concevoir : les liquides ne changent de place par la position que dans un vase vide, et la poitrine est pleine dans l'état naturel; le liquide épanché ne se fait place qu'en comprimant le poumon. Il est vrai que, quand l'épanchement est peu considérable, le liquide, comme plus pesant que le poumon, tend à occuper les parties postérieure et inférieure de la poitrine, si le malade est couché sur le dos ; et le poumon, comme plus léger, tend, au contraire, à se porter en avant et en haut. Mais pour peu que l'épanchement soit considérable, le liquide se répand sur toute la surface du poumon, et l'écarte des parois thoraciques, à moins qu'il n'y ait des adhérences anciennes dans quelques points.

A ces considérations il faut ajouter que le poumon comprimé par l'épanchement devient beaucoup moins mobile ; que les adhérences anciennes ou les fausses membranes récentes le fixent le plus souvent d'une manière invariable dans la même position ; et qu'en supposant même qu'il en pût changer ou qu'il y eût quelque vide dans la poitrine, ce qui ne peut être (hors le cas de pneumo-thorax, dans lequel la percussion ne dirait plus rien de sûr), la péripneumonie qui accompagne souvent la pleurésie , empêcherait encore d'obtenir des résultats de la méthode dont il s'agit (1).

La grande étendue dans laquelle le son manque est un indice plus sûr et plus pratique ; car assez souvent, au bout de peu d'heures de maladie , le son est mat dans tout le côté affecté ou dans sa moitié inférieure , ce qui n'arrive jamais ou presque jamais dans la péripneumonie.

L'auscultation médiate donne des moyens de distin-

---

(1) M. Piorry (*de la Percuss. médiate*, p. 80 et suiv.) s'est efforcé de trouver une contradiction entre ce que dit ici Laënnec et ce qu'il a dit précédemment (t. 1, p. 94) de la mutabilité que présente quelquefois l'égophonie. Mais, il est évident que cette contradiction n'existe pas : car Laënnec ne nie pas la possibilité d'un changement de niveau dans les épanchemens pleurétiques, il dit seulement que ce changement ne saurait avoir lieu *pour peu que l'épanchement soit considérable* ou que d'anciennes adhérences rendent le poumon immobile. Or, dans ces deux derniers cas, où il n'y a point d'égophonie, ou ce phénomène ne change point de place. L'attaque de M. Piorry porte donc à faux complétement ; et sa prétention d'établir plus facilement et plus sûrement par le plessimètre que par le stéthoscope le diagnostic d'un épanchement pleurétique est également assez mal fondée. Il ne peut y avoir une diminution notable du son de la poitrine par suite d'un épanchement liquide dans la plèvre, sans qu'il y ait en même temps égophonie ; et si le liquide épanché est assez peu abondant pour pouvoir changer de niveau, l'égophonie l'indiquera tout aussi sûrement que la matité du son obtenu par la percussion.

M. L.

guer d'une manière plus certaine encore ces deux maladies, et fait reconnaître sûrement, non-seulement l'existence de l'épanchement pleurétique, mais même son abondance plus ou moins grande.

Une grande diminution ou l'absence totale du bruit de la respiration, l'apparition, la disparition et le retour de l'égophonie, sont les signes par lesquels le stéthoscope annonce l'existence de l'épanchement pleurétique et en indique la mesure. Nous allons examiner successivement ces deux espèces de signes.

Lorsque, comme il arrive souvent, l'épanchement pleurétique est très abondant dès les premiers instans de sa formation, l'absence de la respiration est dès-lors totale, et on ne l'entend plus du tout dans tout le côté affecté, excepté le long de la colonne vertébrale, où elle s'entend encore dans une largeur d'environ trois doigts, quoique avec moins de force que du côté opposé. Cette absence totale de la respiration après quelques heures de maladie est un signe tout-à-fait pathognomonique de la pleurésie avec épanchement abondant, lors même que le point pleurétique n'existe pas : on peut dans ce cas prononcer, sans crainte de se tromper, qu'il existe un épanchement dans la plèvre ; car, comme nous l'avons dit, l'absence de la respiration dans la péripneumonie est en quelque sorte graduelle ; elle est plus ou moins forte dans divers points de la poitrine ; elle n'existe presque jamais sous la clavicule ; et, dans ce cas même, les parties supérieures du poumon ne sont envahies qu'au bout de plusieurs jours ou même de plusieurs semaines de maladie. L'absence totale du bruit de la respiration dans la péripneumonie est d'ailleurs toujours

précédée, pendant vingt-quatre ou trente-six heures,
par l'apparition d'un râle *crépitant* et tout-à-fait caractéristique (1). Dans la pleurésie avec épanchement abondant, au contraire, l'absence de la respiration est non-
seulement subite, mais égale, uniforme, et si complète
que l'on n'entend absolument rien, quelle que soit la
force avec laquelle les efforts de l'inspiration soulèvent
les parois du thorax.

La persistance de la respiration dans une étendue
d'environ trois travers de doigt tout le long de la colonne vertébrale, vers la racine du poumon, n'est pas
un signe moins constant de la pleurésie. Il existe même
dans les pleurésies chroniques dans lesquelles l'épanchement est le plus considérable, et le poumon tellement comprimé contre la partie postérieure des côtes
et la colonne vertébrale, qu'à l'ouverture de la poitrine
il faut le chercher pour le trouver. Ce signe s'explique,
au reste, très bien par le refoulement du poumon vers
sa racine, par l'effet de l'épanchement.

Chez beaucoup de sujets, la respiration s'entend
encore assez bien immédiatement au-dessous de la
clavicule, quoique tous les autres signes annoncent

-----

(1) Il faut ajouter que presque toujours, dans la pneumonie,
dès que le son commence à devenir notablement mat, la *respiration bronchique* remplace la respiration vésiculaire; dans
l'épanchement pleurétique, au contraire, on l'entend beaucoup
plus rarement, et dans les cas seulement où l'épanchement
n'est pas très considérable; dans ce dernier cas même elle manque très souvent, et l'on entend seulement le bruit respiratoire
plus faible que de l'autre côté.　　　　　ANDRAL.

un épanchement considérable et formé tout-à-coup, comme nous venons de le dire. On peut, dans ces cas, être certain que le sommet du poumon est uni à la plèvre costale par des adhérences d'ancienne date. Mais, dans les épanchemens médiocres, on doit seulement inférer de ce signe que l'épanchement ne monte pas jusque là, ou ne forme qu'une couche très mince sur le lobe supérieur (1).

Cette cessation totale et subite du bruit de la respiration, dans les épanchemens abondans et formés tout-à-coup, ne doit pas faire croire que, dans ces cas, l'épanchement soit sur-le-champ aussi considérable qu'il l'est dans les pleurésies chroniques ou devenues telles, dans lesquelles la respiration est également nulle, et où l'on trouve, à l'ouverture de la poitrine, le poumon tout-à-fait aplati contre le médiastin. Il paraît que, lorsque, dès le premier instant de la maladie, l'épanchement devient tout-à-coup aussi abondant, le pou-

---

(1) S'il en est ainsi, j'ai donc eu raison dans une des notes précédentes de ne pas vouloir admettre que, dans tout épanchement pleurétique, le liquide se répand d'une manière *uniforme* autour du poumon : le fait indiqué ici par Laënnec est précisément celui que j'ai invoqué pour combattre son opinion. Je ne pense même pas qu'il y ait eu, en pareil cas, une couche mince de liquide interposée entre le sommet du poumon et les parois thoraciques; car la sonoréité serait alors un peu diminuée, et le bruit respiratoire serait ou affaibli ou modifié. Or, c'est ce qui n'a certainement pas lieu dans un grand nombre de cas, dans ceux même où aucune adhérence ancienne n'unit le poumon aux côtes : ainsi que je m'en suis assuré par l'autopsie, dans plus d'un cas de ce genre.   ANDRAL.

mon est d'abord suffoqué en quelque sorte, et cesse d'admettre l'air et de se dilater, quoiqu'il ait à peine perdu un quart de son volume, et que la compression qu'il éprouve ne soit pas très forte. Souvent alors, au bout de quelques jours, le poumon s'habitue à ce degré de compression; et quoique l'épanchement n'ait point diminué, et qu'il ait même quelquefois un peu augmenté, on recommence à entendre ou au moins à soupçonner le bruit de la respiration dans plusieurs points. J'ai constaté plusieurs fois ce fait par l'autopsie, et par la comparaison des signes donnés par l'auscultation médiate, et du résultat de la *mensuration* de la poitrine, dont il sera parlé tout-à-l'heure.

L'épanchement abondant et subit que nous venons de décrire a surtout lieu dans les pleurésies qui attaquent les vieillards ou les adultes disposés à la cachexie séreuse, ainsi que dans les pleurésies hémorragiques; et, lorsque la cessation du bruit de la respiration est totale, absolue et subite, le pronostic doit, en général, être fâcheux. On peut être assuré d'avance que la transformation des fausses membranes en tissu cellulaire et la résorption de l'épanchement ne se feront pas ou se feront mal, et que la pleurésie passera promptement à l'état chronique.

Chez les enfans et chez les sujets doués d'une bonne constitution, l'épanchement n'est presque jamais aussi promptement abondant. Après quelques heures ou même quelques jours de maladie, la respiration s'entend encore dans tout le côté affecté, et même mieux que le peu de son donné par la percussion ne le ferait espérer. Cependant le bruit de la respiration est beaucoup moindre que du côté sain : il est d'ailleurs sans mélange de râle, à moins qu'il n'y ait en même temps un catarrhe pulmonaire, ce qui est rare. Dans ce cas, comme dans le précédent, la respiration s'entend toujours mieux vers la racine du poumon que partout ailleurs.

Si l'épanchement augmente, le bruit de la respiration devient moins fort encore; le frémissement qui l'accompagne cesse d'avoir lieu ; il semble qu'on n'entende plus la respiration que de loin ; bientôt on ne fait plus que la soupçonner, et enfin on ne l'entend plus du tout, si ce n'est vers la racine du poumon, où elle existe toujours un peu, lors même qu'on n'en trouve plus de traces autre part.

La diminution du son donné par la percussion ne suit pas à beaucoup près cette progression croissante; et ordinairement même le son est tout aussi mat à l'époque où l'on entend encore assez bien la respiration, qu'à celle où l'on cesse de pouvoir la distinguer.

Lorsque l'épanchement pleurétique est un peu considérable, la respiration devient ordinairement *puérile* dans le côté sain. Il arrive même quelquefois que le bruit de cette respiration puérile se transmet à travers l'épanchement dans toute l'étendue du côté affecté, de manière que l'on pourrait croire que la respiration s'y fait encore. Pour éviter cette illusion, il faut écouter le bruit respiratoire dans toute l'étendue du côté affecté, et l'on verra qu'il devient d'autant plus intense que l'on se rapproche du côté sain. La qualité du bruit respiratoire, sa profondeur et sa pureté, peuvent aussi servir à le faire reconnaître pour celui que donne le poumon sain. On peut quelquefois le faire cesser en comprimant momentanément le côté sain de manière à y borner l'inspiration. Les autres signes donnés par l'égophonie, la percussion, et la dilatation de la poitrine, ne permettent pas d'ailleurs de méconnaître l'épanchement. Ce cas, au reste, est assez rare, et n'a guère lieu que quand l'épanchement est devenu chronique. Mon confrère M. Cayol m'a fait voir un sujet chez lequel la même transmission du bruit respiratoire puéril avait eu lieu à travers un épanchement aériforme assez considérable.

Lorsque l'épanchement commence à diminuer par l'effet de l'absorption, on s'en aperçoit d'abord à l'intensité plus grande du bruit de la respiration dans la partie du dos où il n'avait jamais cessé entièrement de se faire entendre; bientôt on commence à l'entendre également à la partie antérieure supérieure de la poitrine et sur le sommet de l'épaule; quelques jours après, on l'entend sous l'omoplate, et enfin il reparaît peu à peu et successivement dans le côté et les parties inférieure-antérieure et postérieure-inférieure de la poitrine.

Cet ordre successif est quelquefois dérangé par des adhérences anciennes existant vers le bord antérieur du poumon ou dans toute autre partie. Dans tous les cas, les points où une adhérence un peu étendue a lieu font toujours entendre plus ou moins la respiration, au plus fort même de l'épanchement; et c'est toujours dans ces points, ainsi que dans les parties du sommet et du bord antérieur du poumon qui n'ont été que peu ou point atteintes par l'épanchement, que la respiration commence à se faire entendre avec plus de force quand l'épanchement diminue.

Le retour du bruit de la respiration est beaucoup plus long dans la pleurésie que dans la péripneumonie; et chez les sujets cachectiques surtout il se passe quelquefois des semaines et même des mois entre le moment où l'on a commencé à entendre de nouveau la respiration sous la clavicule, et celui où l'on peut commencer à l'entendre dans les parties inférieures de la poitrine. Souvent , plusieurs mois après la convalescence du malade, la respiration a encore une intensité de moitié moindre dans le côté affecté que dans le côté sain (1). Je pense que ce phénomène est dû à une conversion très lente des fausses membranes en tissu cellulaire, et en même temps à une diminution de l'action propre du poumon, par suite de la longue compression qu'il a éprouvée.

La résonnance thoracique reparaît plus lentement encore, et même , dans beaucoup de cas , ne redevient jamais ce qu'elle était avant la maladie, à raison du rétrécissement de la poitrine qui succède à l'absorption de l'épanchement. Cependant on voit quelquefois le son reparaître avant le bruit respiratoire, quand la pleurésie est survenue après un catarrhe chronique, la mucosité qui engoue les bronches empêchant alors pendant long-temps l'air d'y pénétrer. La percussion, dans ces cas, donne encore un son tout-à-fait mat très longtemps

---

(1) J'ai vu même plusieurs individus chez lesquels la respiration continuait à s'entendre moins fortement du côté où, un grand nombre d'années auparavant, ils avaient eu une pleurésie.　　　　　　　　　　　　ANDRAL.

après l'époque à laquelle le stéthoscope a recommencé à faire entendre la respiration.

L'augmentation et la diminution successive de la quantité de l'épanchement sont encore indiquées par un signe beaucoup moins sensible, moins constant et moins sûr , mais qui ne laisse pas cependant que d'être assez souvent utile : si on fait déshabiller un malade attaqué de pleurésie avec épanchement abondant , on reconnaît facilement, dans la plupart des cas , que le côté affecté est plus dilaté que le côté sain. Cette remarque a déjà été faite par tous les auteurs qui ont traité de l'empyème, depuis Hippocrate jusqu'à nous ; mais je puis assurer que la même chose a lieu dans les épanchemens pleurétiques même récens. J'ai trouvé souvent cette dilatation très marquée après deux jours de maladie. Elle l'est beaucoup plus chez les sujets maigres que chez ceux qui ont beaucoup d'embonpoint ; elle l'est fort peu chez les femmes dont les mamelles sont volumineuses. Si l'on mesure avec un ruban le côté dilaté , on trouve sa circonférence plus grande que celle du côté sain ; mais la différence n'est jamais aussi grande qu'elle le paraît à l'œil : une différence d'un demi-pouce dans la mesure de la circonférence est extrêmement sensible à la vue de la poitrine. A mesure que l'épanchement diminue, la dilatation de la poitrine disparaît insensiblement ; et quelquefois même , après la guérison, le côté affecté devient plus étroit qu'il ne l'était avant la maladie , ainsi que nous le verrons tout-à-l'heure (1).

---

(1) La simple application de la main sur les parois de la poitrine peut, comme la mensuration de cette cavité, fournir

A ces signes , il faut encore joindre , comme nous l'avons dit , l'*égophonie* , signe tout-à-fait pathognomonique lorsqu'il existe , et qui indique constamment un épanchement d'une médiocre abondance. Nous ne répéterons point ici ce que nous en avons dit (tom. 1, p. 88

---

quelques données utiles dans la pleurésie. On a vu précédemment (t. 1, p. 20) que le frémissement imprimé par la parole aux parois thoraciques cessait d'être sensible à la main aussitôt que , par l'effet d'une maladie quelconque, *le poumon avait cessé d'être perméable à l'air*, *ou se trouvait séparé des parois thoraciques par un liquide épanché*. M. Reynaud a cherché à tirer parti de cette observation, et l'on peut, suivant lui, en tenant compte du lieu et de l'espace dans lesquels manque le frémissement pectoral, arriver à reconnaître et dans quel côté de la poitrine il existe un épanchement, et la hauteur à laquelle cet épanchement s'élève, et les variations de niveau qu'il peut présenter. Il est facile ensuite de savoir si l'absence de ce frémissement tient bien à un épanchement pleurétique et non à un engorgement inflammatoire du poumon ; il suffit pour cela de constater par l'auscultation la présence de l'égophonie, et de s'assurer en mettant le malade dans la position indiquée par M. Reynaud (*V*. t. 1, p. 94), qu'il n'y a ni râle crépitant ni bronchophonie morbide. C'est ici le lieu de rappeler que le même M. Reynaud a observé, dans la pleurésie, *le bruit de frottement ascendant et descendant* (*V*. t. 1, p. 146), et a reconnu que ce bruit était le signe d'une pleurésie sans épanchement. J'ai dit déjà (t. 1, p. 418) combien mes propres observations tendaient à confirmer ce point de séméiotique. M. Andral, dont l'autorité en pareille matière est bien autre encore que la mienne, dit avoir vérifié toutes les observations de M. Reynaud, et en avoir constaté l'exactitude (V. *Clinique méd.*, 2ᵉ édit., t. 11).   M. L.

et suiv.); nous nous contenterons de rappeler que l'égophonie paraît vers l'époque où l'épanchement commence à devenir un peu notable, le son mat, et la respiration moins sensible dans le côté affecté ; qu'elle disparaît quand l'épanchement devient très abondant, qu'elle peut persister pendant plusieurs mois quand l'épanchement reste longtemps au même point ; qu'elle reparaît de nouveau quand il commence à diminuer ; et que, lorsqu'il est réduit à très peu de chose, elle disparaît entièrement et pour toujours. Nous rappellerons également qu'elle paraît indiquer la partie supérieure de l'épanchement, ou celle où il a le moins d'épaisseur ; que, dans les points où elle a lieu, on obtient souvent le phénomène de la respiration trachéale ou bronchique (c'est-à-dire que le malade semble respirer par le tube du stéthoscope) et celui de la bronchophonie ; enfin, que, quand elle existe dans toute ou presque toute l'étendue d'un côté de la poitrine, on peut affirmer que l'épanchement est médiocre et uniformément répandu sur toute la surface du poumon. Dans ce cas, on entend encore presque partout un reste de respiration, parce que la couche de liquide ne comprime pas assez le poumon pour empêcher l'air d'y pénétrer : et si les choses restent en cet état pendant toute la durée de la maladie, on peut affirmer que le poumon est maintenu à une petite distance des côtes par des adhérences disposées çà et là sur sa surface.

L'égophonie ne manque jamais, à l'apparition de la pleurésie, chez un sujet dont la plèvre était jusque là intacte. La seule circonstance qui la fasse quelquefois manquer sont des adhérences anciennes d'une grande partie du poumon. Elle ne manque jamais de reparaître, quand la maladie marche rapidement, lorsque l'épanchement diminue, et elle est alors d'autant plus marquée qu'il a duré moins longtemps. Mais dans les pleurésies chroniques, et dans les aiguës dont l'épanchement se résout très lentement, cette *égophonie de retour (œgophonia redux)* est beaucoup moins sensible et quelquefois nulle, ce qui se conçoit facilement d'après la théorie que nous avons donnée de l'égophonie (tom. 1ᵉʳ, p. 96); car ce phénomène dépendant de plusieurs causes, dont la principale est un état de demi-compression des bronches, on conçoit que la compression très forte, la perte de ressort qui s'ensuit, et la difficulté longuement persistante de l'introduction de l'air dans ces canaux, doit annuler ce phénomène. Aucun signe, au reste, n'est plus caractéristique : aussi a-t-il été facilement distingué par tous les médecins qui se sont occupés de vérifier mes recherches. M. Andral a noté l'égophonie dans la plupart de ses observations de pleurésie, quoique beaucoup d'entre elles aient été recueillies à une époque où il avait évidemment peu de connaissance et d'expérience de l'auscultation (1) ; il a observé également plusieurs fois le retour de l'égophonie au moment où l'épanchement diminue (2).

Quand l'épanchement est excessivement abondant, aux signes physiques exposés ci-dessus, il faut ajouter l'abaissement du foie, par suite de la distension de la

____

(1) *Clinique médicale*, t. 11, obs. 4, 5, 7, 8, 9, 12, 15, 16, 21, 26, 30, 32, 33.

(2) Obs. 5, 7, 15, 16.

poitrine. Stoll a même vu un cas dans lequel la rate avait été sensiblement abaissée par un épanchement semblable du côté gauche ; mais pour que son abaissement soit sensible à la main, il faut que cet organe soit plus volumineux que dans l'état naturel.

Il arrive quelquefois que les deux plèvres sont enflammées à la fois, cas rare si l'on met de côté les *pleurésies doubles* légères qui se forment peu d'heures avant la mort, et dans l'agonie de toutes les maladies aiguës et chroniques, dans les temps où règne une constitution inflammatoire. Il n'est point rare alors de rencontrer de légers épanchemens pleurétiques doubles accompagnés de quelques fausses membranes minces, molles et évidemment récentes. Il ne l'est pas beaucoup non plus de voir une légère pleurésie envahir, dans les dernières heures de la maladie, le côté resté jusque là sain, dans une pleurésie ou pleuro-pneumonie grave ; mais il l'est beaucoup de voir les deux plèvres prises à la fois d'une inflammation aiguë intense, accompagnée de fausses membranes nombreuses et d'un épanchement abondant ; et ce cas est presque toujours promptement mortel. Il l'est même presque toujours quand l'épanchement est abondant d'un côté et peu considérable de l'autre, et même lorsqu'il est médiocre des deux côtés. Si quelquefois l'on voit des *pleurésies doubles* durer un certain temps ou même exister sous la forme chronique, ces pleurésies sont partielles et peu étendues, au moins d'un côté, et le plus souvent même l'une des deux n'est antérieure à la mort que de très peu de temps.

Les *pleurésies doubles* se reconnaissent par les mêmes signes que les autres : seulement la percussion et l'inspection de la poitrine ne donnent presque jamais aucun résultat. L'égophonie et l'examen de la respiration peuvent, au contraire, les faire facilement reconnaître, quand elles ne sont pas des accidens d'agonie qu'on n'a aucun intérêt à étudier.

Symptômes locaux de la pleurésie aiguë. — Les symptômes locaux de la pleurésie sont le point pleurétique, la dyspnée, la toux, et le coucher sur le côté affecté. Ces symptômes sont plus ou moins variables. La douleur pongitive dans le côté affecté est le plus constant ; mais il manque quelquefois dans des pleurésies même très aiguës. Le point pleurétique peut se fixer dans quelque partie que ce soit des parois thoraciques; mais le plus souvent il l'est au-dessous du mamelon, ou à la même hauteur dans le côté. Quelquefois il change de place : il n'est même pas très rare de le voir passer à l'autre côté de la poitrine, sans qu'il y ait pour cela transport de l'inflammation ; et quelquefois même, dès l'origine de la maladie, le point pleurétique est à droite et la pleurésie à gauche (1). Cette douleur pongitive augmente par l'inspiration, qu'elle contribue à borner ; la toux la rend excessive ; la pression, même dans les espaces intercostaux, la détermine rarement, et seulement quand il y a complication de rhumatisme des muscles qui recouvrent le thorax.

---

(1) Je n'ai jamais observé de cas semblables, et je doute même qu'ils ayent été jamais bien constatés par Laënnec. Lorsque la douleur existe ainsi du côté opposé à celui où a lieu la pleurésie, je pense qu'elle doit être regardée comme le simple résultat d'une pleurodynie.   ANDRAL.

La dyspnée est très variable quant à l'intensité. Quelquefois le malade n'en a pas la conscience, quoiqu'elle soit sensible pour les assistans ; quelquefois même ces derniers ne s'en aperçoivent pas davantage ; d'autres fois elle est extrême et arrive promptement au degré de suffocation imminente. Lorsqu'elle est médiocre, elle paraît plutôt due à la douleur pleurétique qui *bride* l'inspiration, qu'à la compression du poumon par le liquide épanché ; car elle cesse ordinairement avec le point pleurétique et les autres symptômes d'inflammation aiguë au bout de quelques jours, quoique l'épanchement soit à cette époque plus abondant que dans le principe. Sans doute l'influence de l'habitude qui, pour beaucoup de choses, s'établit très promptement, et le développement d'une respiration puérile dans le côté sain, contribuent aussi beaucoup à faire cesser la dyspnée.

Les circonstances qui contribuent le plus à rendre la dyspnée très-intense sont les suivantes : 1° un catarrhe sec antérieur à la pleurésie, qui empêche la respiration de devenir puérile dans le côté sain ; 2° un asthme spasmodique, qui produit le même effet ; 3° un épanchement excessivement abondant dès le principe, augmentant rapidement, et produisant au bout de peu de jours l'anasarque du côté affecté, et même de tout le corps (1). Ce cas est rare dans les pleurésies franches ; il est plus commun dans les pleurésies hé-

---

(1) On voit bien rarement un épanchement dans la plèvre, quelque abondant qu'il soit, et avec quelque rapidité qu'il se soit formé, produire une anasarque, soit du même côté, soit de tout le corps. Il y eut une époque, dans notre art, où, toutes

morrhagiques, et dans celles qui, dès l'origine, tendent à la chronicité; il constitue l'empyème aigu.

La toux dans la pleurésie aiguë est ordinairement rare, sèche et peu forte ; quelquefois même il n'y en a pas du tout. S'il y a quelque expectoration , elle est très peu abondante, pituiteuse, ou formée de mucosités incolores, mêlées par fois de quelques filets de sang. Elle n'est muqueuse et abondante que quand la pleurésie est compliquée de catarrhe pulmonaire.

Le malade se couche, en général, de préférence sur le côté affecté ou sur le dos, et ne peut rester sur le côté sain sans éprouver de la suffocation. Cependant il n'est pas rare de voir le contraire, et beaucoup de pleurétiques ne se couchent que sur le côté sain. Tous les autres symptômes locaux énumérés jusqu'ici peuvent également manquer, et ce cas constitue la *pleurésie latente aiguë*.

Symptômes généraux. — Une fièvre intense accompagne la pleurésie à son début. Le plus souvent elle ne dure que peu de jours , surtout quand la maladie est promptement combattue par les évacuations sanguines; elle tombe avec le point de côté, et le malade sentant son appétit et ses forces renaître, se croit guéri, quoiqu'il

---

les fois qu'un individu commençait à présenter un peu d'œdème des pieds ou des mains, avec gêne plus ou moins grande de la respiration , on attribuait ces symptômes au début d'une hydropisie de poitrine , et l'on rapportait à celle-ci tous les accidens qui survenaient. L'on sait aujourd'hui que cette hydropisie, ainsi que l'anasarque, sont des effets d'autres lésions, et le plus souvent d'une affection du cœur.   ANDRAL.

ait encore un épanchement abondant qui ne se dissipera qu'au bout d'un temps très long, lors même qu'aucun accident ne viendrait troubler l'absorption. Le médecin doit partager la même erreur, s'il n'explore pas la poitrine. J'ai vu la résonnance pectorale et le bruit respiratoire ne reparaître complétement qu'au bout de six mois chez des sujets qui, mesurant la durée de leur maladie sur celle de la douleur et de la fièvre, disaient n'avoir été malades que pendant quatre ou cinq jours. Il est très rare, même dans les pleurésies aiguës les moins graves, et dans lesquelles l'orgasme inflammatoire s'arrête le plus promptement, que l'épanchement séreux, s'il a été un peu abondant, soit totalement absorbé et les fausses membranes converties en tissu cellulaire en moins d'un mois. Lorsque, par une cause quelconque, l'absorption vient à se ralentir, le pouls devient fréquent, une petite fièvre lente se développe, et la pleurésie passe à l'état chronique, ou au moins l'absorption de l'épanchement est retardé de plusieurs semaines et même de plusieurs mois. J'ai vu des pleurésies très aiguës au début, dans lesquelles la poitrine n'a été complétement débarrassée de l'épanchement qu'au bout de deux ans.

En général, la pleurésie, même franche et simple, n'a la marche d'une maladie aiguë que dans les premiers jours : rarement elle donne la mort dans cette période ; mais elle tend essentiellement à la chronicité, et la période de résolution de la pleurésie la plus aiguë a tous les caractères d'une maladie chronique.

Le plus grand nombre des pleurésies se termine, au reste, au bout d'un temps plus ou moins long, par la guérison, ainsi qu'on en peut juger par l'extrême fréquence des adhérences pulmonaires.

La pleurésie double est assez ordinairement latente, non-seulement à cause de l'absence fréquente ou de l'obscurité du point de côté, mais encore parce qu'elle n'a guère lieu que comme accident ou épiphénomène dans une maladie plus grave, et surtout dans l'agonie.

Les causes occasionelles de la pleurésie sont, en général, celles des maladies inflammatoires : les hivers froids, l'impression du froid longtemps continuée après un exercice violent, sont les plus communes. Le déplacement de la goutte, d'une affection rhumatismale, des dartres ou de tout autre exanthème, la suppression d'une évacuation habituelle, des causes purement mécaniques, comme un coup porté sur la poitrine, la fracture des côtes ou le décollement de leurs cartilages, ont quelquefois donné lieu à la pleurésie. Enfin, des observateurs dignes de foi ont cru qu'elle pouvait être contagieuse dans certaines épidémies (1), et on en peut dire autant de beaucoup de maladies inflammatoires et autres, qui n'ont pas habituellement ce caractère.

Parmi les *causes prédisposantes*, les plus évidentes sont une stature grêle, l'étroitesse de la poitrine, l'usage immodéré des boissons alcooliques, et les tubercules pulmonaires surtout, qui, même avant de se ramollir, paraissent être la cause de pleurésies qui se succèdent à plusieurs reprises, et qui ont une grande

---

(1) VALLERIOLA, lib. VI, obs. II.—MARET, *Nouv. Mém. de l'Acad. de Dijon*, 1784.

tendance à devenir chroniques. Nous remarquerons cependant encore qu'ici, comme dans la pneumonie, les causes prédisposantes et occasionelles nous échappent souvent, ou ne sont pas toujours suffisantes pour expliquer la maladie. Ainsi, dans la jeunesse ou dans la force de l'âge, la pléthore, un exercice violent, un excès de table ou l'impression du froid, déterminent fréquemment des pleurésies manifestes, et en général faciles à guérir, quoique intenses : mais la pleurésie est plus commune encore chez les vieillards, chez les sujets délicats, valétudinaires, et qui soignent beaucoup leur santé. Les pleurésies les plus graves sont celles des sujets les plus débiles, des cachectiques, des hommes affaiblis par des excès quelconques, par la syphilis, la goutte, le scorbut, le cancer, et surtout par l'âge.

ARTICLE V.

De la Pleurésie chronique.

On peut distinguer trois sortes de pleurésies chroniques : 1° celles qui dès l'origine ont ce caractère ; 2° les pleurésies aiguës passées à l'état chronique ; 3° les pleurésies compliquées de productions organiques sur la surface de la plèvre, qui ont une ressemblance grossière avec les exanthèmes cutanés. Nous ne parlerons pas des dernières dans ce chapitre.

Caractères anatomiques de la Pleurésie chronique. — La pleurésie chronique ne diffère pas essentiellement, sous le rapport anatomique, de la pleurésie aiguë. La plèvre est ordinairement plus fortement rougie que dans cette dernière; l'épanchement séreux, plus abondant, est presque toujours moins limpide et mêlé d'une grande quantité de très petits flocons albumineux. Leur abondance et leur petitesse sont quelquefois telles que le liquide en paraît entièrement puriforme, même sans avoir été agité.

Plus communément la sérosité est citrine, quoique moins limpide que dans la pleurésie aiguë et mêlée d'une très grande quantité de fragmens pseudo-membraneux extrêmement petits, qui, semblables à une farine grossière délayée dans un liquide, se précipitent au fond par l'effet du repos. On trouve alors, à l'ouverture des cadavres, ces fragmens puriformes accumulés en grand nombre dans les points les plus déclives des parois thoraciques, et établissant une sorte de gradation de consistance entre l'épanchement séro-purulent et les fausses membranes. Ces dernières n'offrent presque jamais, comme dans la pleurésie aiguë la consistance du blanc d'œuf cuit. On les rompt ou on les écrase avec la plus grande facilité, lorsqu'on veut les détacher de la plèvre. Elles sont friables sous le doigt, et quelquefois les molécules qui les composent offrent si peu de cohésion entre elles, qu'on pourrait prendre ces fausses membranes pour un dépôt formé à la surface de la plèvre par la partie la plus épaisse du pus.

Les épanchemens produits par la pleurésie chronique ne sont presque jamais aussi parfaitement inodores que ceux qui ont lieu dans la pleurésie aiguë; quelquefois même ils ont une odeur fade, plus désagréable même que celle du pus de bonne qualité, ou une odeur forte, alliacée et analogue à celle de la gangrène.

La pleurésie chronique, en bornant ce nom à celle que nous venons de décrire, et en ne comprenant pas sous cette dénomination les pleurésies aiguës qui se terminent lentement, tend rarement à la guérison ; et dans des épanchemens qui durent depuis plusieurs mois, on ne distingue souvent aucun travail de la nature propre à procurer la conversion des fausses membranes en tissu cellulaire. La guérison a quelquefois lieu cependant d'une autre manière, ainsi que nous le montrerons plus bas.

L'épanchement produit par la pleurésie chronique tend le plus ordinairement à devenir de jour en jour plus considérable. Le côté affecté se dilate et devient manifestement plus volumineux que l'autre. Les espaces intercostaux s'écartent et s'élèvent au niveau des côtes, et quelquefois même au-dessus. Le poumon, refoulé vers le médiastin et la colonne vertébrale, et maintenu dans cette position par l'exsudation pseudo-membraneuse qui le recouvre en entier, est quelquefois réduit à un si petit volume, qu'il offre à peine quatre à six lignes d'épaisseur, même vers sa partie moyenne, et que, si on ne le recherche avec soin, on pourrait le croire entièrement détruit. Son tissu, flasque, souple et dense comme un morceau de peau, ne crépite plus sous le doigt qui le presse ; il est plus pâle que dans l'état naturel, grisâtre et presque entièrement exsangue. Ses vaisseaux, aplatis, paraissent souvent tout-à-fait vides. Sa texture alvéolaire est cependant encore très reconnaissable.

Ce cas constitue l'empyème le plus commun, l'em-pyème de pus des chirurgiens, ou au moins celui des modernes ; car je ne crois pas qu'il existe encore quelque homme de l'art qui pense que l'empyème soit le produit d'une vomique qui s'est ouverte dans la plèvre, au lieu de s'ouvrir dans les bronches. Un tubercule ramolli peut s'ouvrir dans la plèvre, et devenir ainsi la cause d'un épanchement considérable, en excitant une pleurésie chronique ; mais, dans ce cas même, l'épanchement entier, ou à peu près, sera fourni par la plèvre enflammée, et la petite quantité de matière tuberculeuse qui s'y trouvera mêlée ne pourra être considérée que comme l'agent mécanique ou chimique qui a déterminé l'inflammation.

C'est à cette espèce de pleurésie qu'il faut rapporter les histoires de poumons *entièrement détruits par la suppuration*, que l'on trouve dans les recueils des anciens observateurs.

Il est encore une autre variété de l'épanchement pleurétique chronique, mais assez rare : la sérosité est verdâtre, le pus est jaunâtre, quelquefois avec une nuance de la même couleur ; il a une consistance assez semblable à celle des crachats : cette variété se remarque surtout lorsque l'épanchement n'a pas pu devenir très abondant et occuper une grande étendue, à cause d'adhérences anciennes de la plèvre.

Ce pus demi-concret a plus de tendance que celui qui a été décrit plus haut à se transformer en un tissu séreux accidentel ; et quelquefois même j'en ai trouvé les parties les plus concrètes déjà divisées en loges irrégulières analogues à celles du tissu cellulaire.

On voit quelquefois, à la suite de la pleurésie chronique, comme après la pleurésie aiguë, le liquide se faire jour à l'extérieur ou dans les bronches.

Signes et symptômes de la pleurésie chronique. — Les signes physiques de la pleurésie chronique ne diffèrent en rien de ceux de la pleurésie aiguë : seulement on trouve rarement l'égophonie, parce que presque toujours l'épanchement est déjà devenu abondant lorsque le malade se décide à consulter un médecin. Car cette affection commence ordinairement d'une manière insidieuse : le point pleurétique n'existe pas, ou bien la douleur est obscure, fugace, et reparaît seulement de loin en loin ; une fièvre lente s'établit peu à peu, le malade tousse, et, plus souvent que dans la pleurésie aiguë, la toux est suivie d'expectoration muqueuse, quelquefois même puriforme. L'amaigrissement marche avec plus ou moins de rapidité, les fonctions digestives languissent ou s'altèrent d'une manière quelconque ; assez souvent la susceptibilité de l'estomac s'accroît de temps en temps, au point que le malade a de la peine à supporter non-seulement les alimens les plus légers, mais même les boissons.

Quelquefois une expectoration puriforme se manifeste tout-à-coup, et avec une telle abondance qu'on serait tenté de croire que le pus s'est fait jour dans les bronches. Ce phénomène peut même se répéter plusieurs fois dans les vingt-quatre heures ; mais il a lieu dans beaucoup de cas où la communication dont il s'agit n'existe point. Nous indiquerons ailleurs les signes plus certains auxquels on peut reconnaître qu'elle existe.

La pleurésie chronique constitue, comme nous l'avons dit, l'empyème de pus des chirurgiens. Quoiqu'elle annonce par elle-même un état général de l'économie

animale plus fâcheux que celui qui existe dans la pleurésie aiguë , elle offre cependant des chances plus favorables pour le succès de l'opération de l'empyème,
parce que le principal obstacle au succès de cette opération est la difficulté qu'a le poumon de se développer
et de remplir de nouveau la poitrine, retenu , comme il
l'est après une pleurésie aiguë , par une fausse membrane dense et couenneuse qui le comprime et le maintient aplati contre le médiastin, la colonne vertébrale et
l'origine des côtes. Or , cet obstacle n'a pas lieu ici ,
puisqu'il n'y a point de fausses membranes, ou que, s'il
en existe , elles sont molles , friables , et semblent formées par un dépôt de la partie la plus épaisse du pus.

La pleurésie chronique est telle de sa nature, ainsi
que je l'ai déjà dit. A aucune époque de la maladie elle
ne présente la fièvre intense, la vivacité de douleur et
l'énergie de réaction qui caractérisent une maladie aiguë.
Elle n'attaque guère que des sujets devenus cachectiques par une cause quelconque , particulièrement par
suite de l'affection tuberculeuse des poumons (1). Cette

------

(1) J'ai vu, dans bien des cas , la pleurésie chronique , et qui
était telle dès son début, atteindre des individus qui avaient
joui jusque là de la meilleure santé , et qui n'étaient nullement
dans un état cachectique : ils portaient pendant quelques jours
au côté une douleur à laquelle ils ne faisaient point attention;
ils la regardaient comme nerveuse ou rhumatismale; ils ne
toussaient pas, n'avaient pas de fièvre, ne suspendaient pas
leurs occupations , et quelques jours après l'invasion de cette
douleur, l'auscultation et la percussion faisaient reconnaître un
épanchement dans la plèvre.   ANDRAL.

complication , autant que le peu d'intensité des symptômes généraux et locaux , contribue à la rendre le plus souvent latente : aussi était-elle presque toujours méconnue ou confondue avec la phthisie pulmonaire.

La pleurésie aiguë passée à l'état chronique diffère du cas précédent sous des rapports très essentiels : elle affecte cette marche toutes les fois qu'une cause quelconque s'oppose à la prompte absorption du liquide épanché , et à la conversion des fausses membranes en tissu accidentel. Cette cause est aussi , en général , un état de débilité ou de cachexie dû à une complication antérieure à la pleurésie , ou survenu depuis son apparition.

L'abondance extrême de l'épanchement est une des circonstances qui peuvent faire présager avec le plus de certitude que la maladie deviendra chronique , si elle n'enlève pas le malade, par suffocation, dans la période aiguë. La pleurésie hémorrhagique affecte, comme nous l'avons dit, presque constamment cette marche.

Le passage de l'état aigu à l'état chronique s'annonce par la chûte de la fièvre, dont l'intensité diminue chaque jour. Quelquefois même elle cesse entièrement par momens, mais elle reparaît presque toujours vers le soir; de temps en temps , à l'occasion d'un léger écart de régime, et même sans cause appréciable, elle redevient intense. La plupart des fonctions ne présentent d'ailleurs aucun trouble notable; souvent même il n'y a pas de dyspnée dans l'état de repos. La digestion se fait souvent assez bien , et d'autant mieux qu'il y a moins de fièvre. Cependant l'estomac est plus susceptible que dans l'état de santé : il ne peut recevoir qu'une petite quantité d'alimens ; et lors même que le malade a un appétit assez vif, ce qui n'est pas rare, des douleurs d'estomac, des vomissemens, la diarrhée, ou au moins une digestion pénible, le font repentir d'y avoir cédé.

Les signes physiques de l'épanchement varient d'ailleurs peu. L'égophonie a disparu depuis le moment où il est devenu considérable ; rarement elle reparaît lorsque l'épanchement diminue, comme cela a lieu lorsque la résolution se fait rapidement ; et on conçoit que cela doit être, à raison de la longue compression du poumon, qui a détruit l'élasticité et la tonicité des bronches. Le retour du bruit respiratoire se fait aussi, par la même cause, très longtemps attendre, surtout dans les parties inférieures du poumon. Dans les parties supérieures, au contraire, la respiration reparaît souvent avant que la diminution de la dilatation de la poitrine annonce celle de l'épanchement.

La guérison est assez rare ; et je ne crois pas qu'on puisse en établir la proportion à plus de moitié des malades. Ceux qui succombent ne le font assez ordinairement qu'après être arrivés à un assez grand degré d'amaigrissement. L'anasarque, des congestions sanguines ou séreuses du cerveau, ou de légères inflammations des organes thoraciques restés jusque là sains, hâtent le moment fatal. La leucophlegmatie, lors même qu'elle est universelle, est plus forte dans le bras, dans la jambe et dans la partie du tronc correspondant au côté affecté.

ARTICLE VI.

Du rétrécissement de la poitrine à la suite de certaines pleurésies.

Il est des pleurésies dans lesquelles le côté affecté ne redevient jamais sonore, quoique la maladie se soit bien terminée, et que l'épanchement ait été complétement absorbé. Ce cas, moins rare qu'on ne pourrait le penser, est encore du nombre de ceux qui n'ont pas fixé jusqu'ici l'attention des praticiens ; et la disposition anatomique qui l'occasione, quoiqu'elle ait été entrevue par plusieurs observateurs, n'a jamais été non plus ni complétement décrite, ni ralliée à son effet.

Les sujets qui présentent cette absence du son thoracique sont très reconnaissables, même à leur conformation extérieure et à leur démarche. Ils ont l'air d'être penchés sur le côté affecté, lors même qu'ils cherchent à se tenir droits. La poitrine est manifestement plus étroite de ce côté ; et si on la mesure avec un cordon, on trouve souvent plus d'un pouce de différence entre son contour et celui du côté sain. Son étendue en longueur est également diminuée : les côtes sont plus rapprochées les unes des autres ; l'épaule est plus basse que du côté opposé ; les muscles, et particulièrement le grand pectoral, présentent un volume de moitié moindre que ceux du côté opposé. La différence des deux côtés est si frappante, qu'au premier coup d'œil on la croirait beaucoup plus considérable qu'on ne la trouve en mesurant. La colonne vertébrale conserve ordinairement sa rectitude : cependant elle fléchit quelquefois un peu à la longue, par l'habitude que prend le malade de se pencher toujours du côté affecté. Cette habitude donne à sa démarche quelque chose d'analogue à la claudication. Les figures 1 et 2, pl. iv, offrent un exemple de ce cas.

La plupart des sujets chez lesquels j'ai observé cette disposition rapportaient l'origine de la déformation de leur poitrine à une maladie grave et longue, dont le siége était dans cette cavité, mais dont le caractère n'avait jamais pu être bien déterminé. Quelques uns avaient eu des pleurésies ou pleuro-péripneumonies d'un caractère bien tranché, mais dont la guérison s'était fait longtemps attendre.

J'ai rencontré souvent cette déformation, et même à un très haut degré, chez des hommes qui ne s'en étaient jamais aperçus eux-mêmes. Mais tous avaient éprouvé quelque maladie longue, et dont le siége principal paraissait avoir été dans la poitrine. Chez plusieurs, cette maladie n'avait jamais eu un certain degré de gravité.

J'avais remarqué ce rétrécissement du thorax longtemps avant d'avoir eu l'occasion de reconnaître par l'autopsie la lésion qui le produit. J'ai donné des conseils pendant plusieurs années à un homme chez lequel il existait au plus haut degré depuis quinze ans, et avec absence complète de résonnance du côté affecté. Cet homme était attaqué d'un catarrhe chronique, et avait la respiration assez gênée pour pouvoir être rangé dans la classe des asthmatiques. La gène de la respiration dépendait probablement chez lui beaucoup plus du catarrhe que de la déformation de la poitrine ; car la plupart des sujets chez lesquels j'ai observé cette déformation , quoique ayant la respiration plus courte que les autres hommes , n'avaient pas cependant, à proprement parler, de dyspnée habituelle. Je puis même citer un exemple très remarquable de ce genre :

M***, chirurgien très distingué de Paris , a le côté gauche de la poitrine dans cet état de rétrécissement depuis une pleurésie qu'il a éprouvée dans sa jeunesse. Ce côté rend un son tout-à-fait mat dans les parties latérale et inférieure. La respiration s'y entend cependant bien , et seulement avec un peu moins de force que du côté droit. M*** jouit , au reste , habituellement d'une très bonne santé ; il a la voix forte et sonore ; il se livre avec beaucoup de succès à l'enseignement depuis plusieurs années , et il lui arrive souvent de faire chaque jour deux leçons d'une heure chacune sans se fatiguer. Il a éprouvé, il y a six ou sept ans , une fièvre essentielle des plus graves , dans le cours de laquelle la respiration n'a pas paru plus embarrassée que chez les autres malades.

Les cas de rétrécissement très grand de la poitrine sont rares; mais ceux où le rétrécissement est peu marqué et n'est accompagné que d'une légère diminution de l'intensité du son sont assez communs : et je connaissais, depuis plusieurs années , la lésion qui se lie à ce rétrécissement de la poitrine , sans savoir que ce fût elle qui produisît cet effet. Depuis que je me sers du stéthoscope, de nouvelles observations m'ont mis à même de rapprocher ces deux ordres de faits , et de reconnaître leurs rapports.

Ce rétrécissement , lorsqu'il est très marqué , coïn-

cide toujours avec la formation des membranes accidentelles fibro-cartilagineuses que nous avons décrites
plus haut ; et c'est sans doute pour cette raison que
l'on n'a pas reconnu plus tôt la cause de cette sorte de
déformation.

Les signes des pleurésies hémorrhagiques qui se terminent par la formation des fausses membranes fibro-
cartilagineuses sont en effet souvent très obscurs ; leurs
symptômes sont très variables et leur marche très irrégulière. Souvent leur début n'a rien qui ressemble aux
symptômes de la pleurésie aiguë ; et ce sont, sans contredit, celles qui méritent le plus le nom de *pleurésies
latentes*. La douleur pleurétique est rare, fugace, et
souvent si peu intense que les malades ne s'en plai-
gnent pas, à moins qu'on ne les interroge. La gêne de
la respiration est quelquefois très peu marquée ; la toux
est rare et sèche. Quelquefois, au contraire, et particulièrement chez les asthmatiques et les personnes sujettes
aux rhumes, il y a une oppression marquée et une expectoration plus ou moins abondante ; mais l'ensemble de
ces symptômes présente plutôt les caractères d'un catarrhe ou d'une attaque d'asthme que ceux d'une pleurésie. Enfin, dans beaucoup de cas, l'appareil des
symptômes est tel qu'on serait porté à chercher partout
ailleurs que dans la poitrine le siége de la maladie. Un
état de langueur et de faiblesse extrème, un mouvement
fébrile peu marqué, une anorexie disproportionnée au
peu de gravité apparente de la maladie, sont souvent
les seuls symptômes qu'elle présente. La toux est si peu
de chose, que le malade et le médecin lui-mème n'y
font aucune attention.

L'auscultation médiate et la percussion sont les seuls moyens de reconnaître la nature de la maladie. La percussion seule, et par elle-même, ne permettrait cependant que de la soupçonner, sans qu'on pût assurer si l'absence du son dépend d'un engorgement du poumon ou d'un épanchement pleurétique : elle ne dirait rien d'ailleurs si le siége de la maladie était borné à la partie inférieure droite de la poitrine. Mais en y joignant l'auscultation médiate, l'absence de la respiration partout ailleurs qu'à la racine du poumon ne laisse aucun doute sur l'épanchement.

Le rétrécissement de la poitrine, qui coïncide avec l'absorption de la partie séreuse de l'épanchement, commence de très bonne heure ; mais il n'est souvent bien sensible qu'après plusieurs mois de maladie ; et quelquefois le malade est depuis longtemps dans un état de convalescence douteuse, avant que ce rétrécissement soit tout-à-fait manifeste. Enfin, au bout d'un temps plus ou moins long, mais toujours très long, et dont la durée peut aller jusqu'à deux ou trois ans, les forces, l'appétit et le sentiment de la santé renaissent ; mais la poitrine rend toujours un son plus mat, et souvent tout-à-fait mat, dans le côté affecté ; la respiration s'y entend ordinairement avec moins de force, et presque toujours elle ne s'entend plus, ou elle ne s'entend qu'à peine dans les parties inférieures de cette cavité. Cet état dure toute la vie, et s'allie souvent à une assez bonne santé.

A l'ouverture des sujets qui présentaient le rétrécissement de la poitrine à un aussi haut degré, j'ai toujours trouvé les adhérences fibro-cartilagineuses décrites ci-dessus, et le poumon dans cet état de compression et de flaccidité qui le fait ressembler à de la chair musculaire dont les fibres seraient tellement fines qu'on ne pourrait les distinguer. Son tissu en a quelquefois la rougeur; d'autres fois, au contraire, il est d'un gris un peu plus foncé et moins transparent que celui des muscles des poissons. Je pense que cette dernière couleur est celle que doit présenter naturellement le tissu pulmonaire simplement comprimé; et que la couleur rouge, quand elle existe, indique un léger engorgement sanguin de la nature de l'engorgement cadavérique : c'est au moins ce qui me paraît résulter de la comparaison des divers cas dans lesquels on observe la flaccidité ou la *carnification* du poumon.

L'absence de la respiration dans les cas de rétrécissement de la poitrine ne tient point, comme on pourrait être tenté de le croire, à l'épaisseur de la membrane accidentelle. Dans la pleurésie aiguë même, quelque considérable que soit l'épanchement, ce n'est point à la distance qu'il établit entre le poumon et la surface extérieure de la poitrine qu'est due l'absence du bruit de la respiration. L'embonpoint le plus considérable, le volume du sein chez la femme, l'infiltration des parois thoraciques, des vêtemens épais, ne paraissent pas sensiblement diminuer ce bruit, lorsqu'il est énergique; tandis qu'on ne l'entend presque point chez les sujets les plus maigres, lorsque naturellement, ou par l'espèce d'appréhension que cause à certains malades la première application du stéthoscope, ils retiennent leur respiration et ne font qu'une inspiration peu complète. C'est donc à la dilatation incomplète des cellules aériennes, beaucoup plus qu'à l'épaisseur du corps comprimant, que sont dues la diminution ou l'absence du bruit respiratoire dans ces divers cas.

Dans les cas moins graves que celui que je viens de décrire, et quand le rétrécissement est médiocre, lorsque la conversion de la fausse membrane en membrane cartilagineuse est tout-à-fait terminée, la respiration s'entend un peu dans le côté affecté quoiqu'avec moins de force que du côté opposé. On peut juger, d'après un exemple, combien de temps demande quelquefois cette conversion, et par conséquent la terminaison parfaite de la variété de la pleurésie dont il s'agit, qui est, comme nous l'avons dit, la pleurésie hémorragique : chez le malade d'après lequel ont été dessinées les figures 1 et 2, pl. IV, ce n'est qu'au bout de deux ans et demi à compter du début de la maladie, et d'un an à compter de la convalescence, que j'ai commencé à entendre un peu la respiration sous la clavicule et à la partie supérieure du dos.

Enfin, quelquefois la respiration revient bien dans les parties supérieures de la poitrine, et nullement dans les parties inférieures. Je pense que cela est dû assez souvent à ce que la membrane fibro-cartilagineuse n'occupe que les parties inférieures de la plèvre, et que les parties supérieures de cette membrane ont été préservées de l'inflammation par des adhérences d'ancienne date. Au reste, dans le cas même où la respiration s'entend un peu dans toute l'étendue de la poitrine, elle a toujours plus d'intensité vers la partie supérieure.

Quelque faible et imparfaite que soit la respiration dans un poumon ainsi comprimé, le rétrécissement de la poitrine n'en est pas moins une véritable guérison, puisque, lors même qu'il est porté au plus haut degré, il ne rend pas toujours valétudinaire le sujet chez lequel il existe, et qu'il peut s'allier encore à une certaine vigueur générale. Il ne laisse d'ailleurs après lui aucune crainte de récidive ; car si, comme nous l'avons dit, la pleurésie s'observe très rarement dans les cas où les plèvres costale et pulmonaire sont unies par un tissu cellulaire abondant, elle doit être regardée comme à peu près impossible lorsque cette union a lieu au moyen d'un tissu aussi peu disposé à l'inflammation que l'est le tissu fibro-cartilagineux.

Quoique, toutes les fois que j'ai eu occasion d'ouvrir des sujets qui présentaient un rétrécissement très prononcé d'un côté de la poitrine, j'aie trouvé le poumon adhérent par des membranes fibro-cartilagineuses intimement soudées ou réunies au moyen d'un tissu cellulaire produit d'une inflammation secondaire, je pense que ce rétrécissement pourra se rencontrer à un degré égal dans des cas où une pleurésie se sera terminée très lentement, quoique par des adhérences cellulaires. Toutes les fois que j'ai trouvé un seul poumon adhérent de toutes parts par un tissu cellulaire un peu abondant, ce côté de la poitrine m'a toujours paru plus étroit que l'autre. Cette disposition est constante, et il est étonnant que le rétrécissement de la poitrine à la suite des pleurésies n'ait pas frappé plus tôt les anatomistes. Il devient surtout très facile à constater après l'enlèvement des deux poumons. J'avais fait cette remarque dans le cours même de mes études, et avant d'avoir constaté que le côté rétréci était toujours le côté adhérent ou le plus adhérent. J'en fis part à un de mes maîtres, qui me répondit que cette inégalité d'ampleur ne pouvait provenir que d'un vice de conformation originel.

Quand les deux poumons sont adhérens, la poitrine, en général, est très étroite, et plus qu'elle ne l'était primitivement. Elle résonne peu, lors même que le bruit respiratoire s'entend assez bien.

Au reste, on ne peut nier que, dans beaucoup de cas, des adhérences celluleuses, même presque générales, n'influent en rien sur la respiration et la santé : presque tous les cadavres des adultes en présentent, comme l'on sait, plus ou moins.

Les vastes abcès du poumon, les excavations tuberculeuses considérables ou nombreuses, commencent, peu de temps après l'évacuation de la matière qui y était contenue, à se resserrer sur eux-mêmes; et les parois du thorax suivent ce rétrécissement, qui devient très manifeste à l'extérieur quand la cicatrisation complète a lieu. C'est à la partie antérieure supérieure, dans ce cas, que la différence d'ampleur du thorax est manifeste. Bayle avait déjà remarqué que, chez les phthisiques dont la maladie se prolongeait longtemps, la poitrine semblait se rétrécir; mais il ne paraît pas avoir connu la cause de ce phénomène, qui ici est double, puisqu'il dépend du resserrement des parois des excavations, d'une part, et de l'autre, des pleurésies latentes et manifestes qui ont lieu fréquemment chez les phthisiques.

Des faits que nous venons de rapporter, on peut conclure que ce ne sont pas les adhérences elles-mêmes qui rétrécissent la capacité de la poitrine, mais la manière plus ou moins lente dont elles se sont développées; et que, dans une pleurésie, plus la résorption de l'épanchement séro-purulent aura été prompte, moins le rétrécissement de la poitrine sera à craindre.

En effet, plus le poumon a été longtemps comprimé, et moins il conserve de l'élasticité nécessaire pour revenir à son premier état. Il en est, dans ce cas, du poumon comme de tous les autres organes, et comme des muscles même, lorsqu'ils ont été soumis pendant longtemps à une compression forte, à celle d'un bandage, par exemple. La cage osseuse de la poitrine revient sur elle-même et se resserre à mesure que l'épanchement diminue : cet effet est physiquement nécessaire, parce que le vide ne peut exister dans l'économie animale, et il faut que la poitrine se rétrécisse de tout ce dont le poumon ne peut se dilater.

Dans les pleurésies accompagnées d'un épanchement abondant, et dont la résolution se fait par conséquent lentement, le rétrécissement du côté affecté est presque toujours très manifeste à l'œil et par la mensuration, fort longtemps avant l'entière absorption de l'épanchement.

Le rétrécissement de la poitrine étant un cas fort peu connu, je crois devoir joindre ici les quatre observations suivantes. La première et la seconde présentent la maladie entièrement terminée; dans la troisième, on verra sa marche, ainsi que l'état des organes à une époque assez voisine de sa terminaison; la quatrième est un exemple d'une pleurésie hémorragique qui se fût terminée de la même manière, si la guérison eût pu avoir lieu.

Obs. XXXIV. *Rétrécissement de la poitrine chez une phthisique*. — Une femme âgée d'environ trente-sept ans entra à l'hôpital Necker le 10 mai 1818. Elle toussait, disait-elle, depuis plusieurs années; mais sa toux était beaucoup plus forte depuis quatre mois. Elle était dans un état d'amaigrissement voisin du marasme; sa peau était pâle et comme terreuse; il y avait une fièvre hectique très intense; la voix résonnait fortement sous la clavicule et l'aisselle droites, mais ne paraissait pas passer par le tube du stéthoscope (*bronchophonie déterminée par la présence de tubercules accumulés*). On entendait, dans les mêmes points, un râle ou gar-gouillement très fort, indice certain du passage de l'air à travers la matière tuberculeuse ramollie (*rhonchus caverneux*). Les crachats étaient jaunes, opaques, pu-riformes et peu diffluens. Ces caractères suffisant pour constater une phthisie désespérée, et l'hôpital offrant dans le même temps beaucoup de sujets d'observation plus intéressans, cette malade ne fut pas examinée d'une manière particulière. Les jours suivans, l'amaigrissement fit des progrès rapides.

Le 19, la malade, examinée de nouveau, présenta a pectoriloquie d'une manière évidente sous l'aisselle droite. Deux ou trois jours après elle tomba dans un état d'affaissement très prononcé. Elle succomba enfin le 24 de mai.

A l'ouverture du corps, on reconnut une déformation dont on ne s'était pas aperçu pendant la vie, parce que la malade était toujours enveloppée de vêtemens nombreux : le côté gauche de la poitrine était manifestement rétréci dans toutes ses dimensions ; les espaces intercostaux étaient tellement resserrés que les côtes semblaient se toucher ; le côté droit, au contraire, était bien conformé, et semblait de moitié plus vaste que le gauche.

Le poumon droit adhérait au diaphragme et au médiastin, dans toute son étendue, par un tissu cellulaire accidentel bien organisé, mais assez facile à détruire, excepté vers le diaphragme, où l'adhérence était plus intime et avait lieu au moyen d'un tissu cellulaire plus compacte et plus court. Vers le sommet du poumon on trouva une cavité anfractueuse capable de loger un petit œuf de poule. Elle renfermait environ deux cuillerées de matière tuberculeuse un peu souillée de sang et ramollie à consistance de pus ; et elle était tapissée par une membrane molle, blanchâtre, interrompue par endroits, et facile à détruire en raclant avec le scalpel.

On remarquait, dans le lobe supérieur, plusieurs autres cavités plus petites, encore pleines de matière tuberculeuse ramollie à consistance de pus, et mêlée, comme dans la première excavation, de grumeaux friables et de consistance de fromage mou.

Ce lobe et le reste du poumon contenaient en outre un grand nombre de tubercules crus de différente grosseur. Les plus petits étaient grisâtres, demi-transparens ; et quelques uns d'entre eux offraient au centre un point ou noyau jaune et opaque. Les plus gros étaient d'un blanc jaunâtre, opaques et plus ou moins ramollis. Le tissu du poumon était dur, grisâtre, infiltré de sérosité, et à peine crépitant, excepté vers la base, où il était encore perméable à l'air dans une assez petite étendue.

Le poumon gauche, refoulé vers la colonne vertébrale et les côtes, de manière que sa face interne était tournée en avant, était de moitié moins volumineux que le droit; il ne dépassait pas antérieurement l'origine des cartilages des côtes, et ne recouvrait nullement le cœur; il adhérait tellement aux côtes qu'on ne put l'enlever sans le séparer de la plèvre pulmonaire.

Cette adhérence avait lieu au moyen d'une substance absolument semblable par sa texture, sa couleur et sa consistance, aux fibro-cartilages. Cette substance avait environ deux lignes d'épaisseur, et était divisée en deux lames ou couches séparées l'une de l'autre par une troisième beaucoup plus mince que les deux premières, et dont la couleur d'un gris bleuâtre et demi-transparente, contrastait avec la blancheur et l'opacité des deux autres. Cette couche moyenne ressemblait parfaitement à la partie centrale et transparente des fibro-cartilages inter-vertébraux, et paraissait moins ferme que les deux couches qu'elle unissait, quoiqu'on y reconnût bien distinctement, comme dans ces dernières, la texture fibreuse. Les plèvres pulmonaire et costale, et surtout la première, se distinguaient parfaitement en dehors des deux couches extérieures, auxquelles elles étaient unies comme si elles y eussent été collées.

Le tissu du poumon, flasque et plus rouge que dans l'état sain, n'était nullement crépitant, et avait l'aspect et la consistance de la substance musculaire. On voyait, vers son sommet, une excavation tuberculeuse qui aurait pu contenir une grosse noix. Cette cavité était, comme celle de l'autre poumon, tapissée par une membrane molle et blanchâtre. Le reste du poumon, et surtout le lobe supérieur, contenait plusieurs tubercules de différente grosseur.

Le cœur était sain. Le ventricule droit renfermait une concrétion polypiforme assez volumineuse.

Les intestins étaient pâles à l'extérieur et à l'intérieur. Environ une pinte de sérosité était épanchée dans la cavité abdominale. Cette sérosité contenait quelques flocons albumineux.

Les membres inférieurs étaient œdématiés.

Obs. XXXV. *Rétrécissement de la poitrine à la suite d'une pleurésie chronique, chez un sujet atteint de diathèse tuberculeuse, et mort d'une pleurésie aiguë.* — Louis Coulon, maçon, âgé de dix-huit ans, ayant la peau blanche, les cheveux châtains, les muscles peu développés, était né de parens sains. Il fut affecté, dans l'hiver de 1816 à 1817, d'un rhume violent, avec douleur vive dans le côté gauche de la poitrine, toux forte et fréquente, et gêne très grande de la respiration. Dans le cours de ce *rhume,* qui dura près de deux mois, il éprouva une hémorragie nasale très abondante qui l'affaiblit sans le soulager. Depuis cette maladie, Coulon avait toujours conservé une gêne assez grande de la respiration, jointe à une faiblesse qui l'obligeait souvent à suspendre son travail.

Vers le milieu du mois de février 1818, il fut pris en outre d'une diarrhée très forte. Le 24 mars, il entra à l'hôpital Necker, et présenta les symptômes suivans : maigreur assez marquée, joues un peu caves, pommettes légèrement colorées, pouls sans fréquence, ventre un peu tendu et sensible à la pression, selles liquides et fréquentes, appétit presque nul, sueurs nocturnes. Le côté gauche de la poitrine était évidemment plus étroit que le droit, dans toutes ses dimensions; en sorte que, l'épaule de ce côté étant moins haute que celle du côté droit, le malade avait dans sa démarche quelque chose de gêné et d'analogue à la claudication : il tendait la jambe gauche plus que la droite; et lorsqu'il se tenait droit, il avait l'air d'être appuyé sur la hanche gauche. Tout le côté gauche de la poitrine rendait un son mat par la percussion. La respiration ne s'y entendait nullement par le stéthoscope, si ce n'est un peu, mais très faiblement, sous la seconde côte et vers la racine des poumons, le long de la colonne vertébrale. Le côté droit, au contraire, résonnait très bien, et la respiration s'y entendait parfaitement.

D'après les signes que nous venons d'exposer, le diagnostic suivant fut écrit : *Diarrhée chez un sujet guéri d'une pleurésie par l'adhérence de la plèvre costale au poumon, au moyen d'une fausse membrane fibro-cartilagineuse.*

L'état du malade fut à peu près le même jusqu'au 24 avril. Le dévoiement continuait; le malade allait trois ou quatre fois à la selle dans les vingt-quatre heures. Il éprouvait de temps à autre une céphalalgie assez forte ; l'appétit et les forces ne revenaient point; la respiration était assez libre, et il n'y avait point ou presque point de toux.

La santé de Coulon parut ensuite s'améliorer pendant

environ un mois. Le dévoiement diminua et finit par cesser entièrement ; la toux cessa , les forces revinrent un peu, et l'appétit reparut. La respiration devint beaucoup plus sensible à la racine du poumon gauche et à la partie antérieure supérieure du même côté , où on l'entendait très bien depuis la clavicule jusqu'à la quatrième côte , quoiqu'avec moins de force que du côté droit. Mais le 22 mai , le malade se donna une indigestion , à la suite de laquelle il éprouva quelques coliques, vomit beaucoup et fut repris du dévoiement. Quelques jours avant , il s'était plaint d'une légère douleur dans le côté droit de la poitrine , qui avait cédé à une application de sangsues sur le point douloureux.

Jusqu'au 17 juin , l'état du malade alla en empirant. Le dévoiement était continuel et assez abondant , l'appétit presque nul , les forces très abattues. A ces symptômes se joignirent un léger météorisme de l'abdomen et une sensibilité très grande de cette partie quand on la pressait avec la main. Le pouls était petit et un peu irrégulier ; les traits de la face étaient tirés en haut. Ces derniers signes, joints à l'opiniâtreté du dévoiement, firent ajouter au diagnostic ce qui suit : *Péritonite chronique ; peut-être des tuberbules tant dans les poumons que sur le péritoine ? peut-être des ulcères tuberculeux des intestins ?*

(*Quelques sangsues furent appliquées sur le ventre, et le malade fut mis à un régime plus sévère.*)

Même état jusqu'au 6 juillet. Le dévoiement était continuel, l'abdomen douloureux à la pression, surtout vers le cœcum ; la langue un peu sèche et rouge aux bords, l'appétit nul , la faiblesse très grande ; la toux avait reparu et continuait, mais sans expectoration.

Le 6 juillet, le malade vomit deux fois pendant la nuit des matières très liquides. Le ventre était tendu, douloureux à la pression ; la langue rouge et sèche à sa circonférence, couverte d'un enduit blanchâtre au centre ; appétit nul, céphalalgie, dévoiement, pouls fréquent et assez régulier, toux, faiblesse plus grande : le malade ne pouvait plus se lever.

(*Application de six sangsues.*)

Les quatre jours suivans, le malade fut un peu mieux; mais le 11 juillet, la douleur de l'abdomen devint plus vive, les vomissemens reparurent, la langue devint plus rouge, la faiblesse plus grande.

(*Six sangsues au creux de l'estomac, deux grains d'extrait gommeux d'opium.*)

Le 12 juillet, aux symptômes précédens se joignit une douleur pongitive très forte dans le côté droit, devenant aiguë par la toux et les fortes inspirations.

La respiration devint dès-lors très gênée : d'ailleurs, les autres symptômes persistaient. Le malade vomissait la soupe, ce qu'il n'avait presque jamais fait jusque-là ; cependant la douleur de l'abdomen était moins vive.

La poitrine, examinée de nouveau, présenta les phénomènes suivans : la respiration s'entendait bien et avec une force médiocre à gauche, depuis la clavicule jusqu'au quatrième espace intercostal antérieurement; postérieurement, depuis le sommet de l'épaule jusqu'à la sixième côte. On commençait, en outre, à l'entendre un peu dans les parties inférieures de ce côté (1); mais elle

---

(1) Ce retour du bruit respiratoire dans des parties du pou-

ne s'entendait plus dans toute l'étendue du côté droit, excepté entre la clavicule et la seconde côte, et le long du bord antérieur du poumon, c'est-à-dire sous les cartilages sterno-costaux : encore s'entendait-elle beaucoup moins dans ces points que dans la partie supérieure du côté gauche. On l'entendait un peu mieux dans la partie postérieure droite, mais avec mélange d'un léger râle. Tout-à-fait à la racine du poumon droit, elle s'entendait avec plus de force que dans aucun autre point de la poitrine.

D'après ces signes, on ajouta à la feuille du diagnostic : *Pleuro-péripneumonie récente à droite. L'épanchement est encore peu considérable, et rassemblé en plus grande quantité dans la partie latérale de la cavité de la plèvre.*

(Quatre sangsues sur le côté droit, deux grains d'opium.)

Le 14 juillet, le point de côté était presque entièrement dissipé; la toux était toujours forte et fréquente, les crachats jaunâtres, mêlés de bulles d'air, mais non adhérens au vase; la peau était chaude, le pouls petit et faible, le dévoiement continuait; la respiration s'entendait un peu et assez également, mais avec un léger mélange de râle muqueux dans tout le côté droit

---

mon gauche où il était auparavant insensible, est le même phénomène que le retour de la respiration puérile dans un poumon sain, à l'occasion d'une affection de l'organe congénère. Dans ce cas, il me semble confirmatif de tout ce que nous avons dit précédemment (t. 1, p. 100) sur la dilatation active du poumon.

Note de l'auteur.

de la poitrine (1). Elle s'entendait plus fortement à la racine de ce poumon et dans tout le côté gauche, à l'exception des parties situées au-dessous de la sixième côte. La respiration était moins gênée; la douleur de côté avait presque entièrement cessé; mais, malgré cette légère amélioration, la persistance du dévoiement, celle des signes de la péritonite chronique et le développement d'une pleurésie nouvelle au côté droit d'un sujet dont le poumon gauche, quoique rétabli dans ses fonctions à la suite d'une affection semblable, n'avait point encore, à beaucoup près, une étendue de respiration naturelle, firent pronostiquer la mort prochaine du malade (2).

Le malade fut mieux pendant quelques jours; puis la faiblesse augmenta. Le dévoiement continuant toujours, Louis Coulon s'éteignit enfin le 12 août. J'étais absent à cette époque : l'ouverture fut recueillie par M. Rault, sous les yeux de M. le docteur Cayol, qui me remplaçait dans le service de l'hôpital.

Ouverture du corps. — Maigreur considérable, principalement de la face et des extrémités; thorax dans l'état décrit ci-dessus.

---

(1) Ces signes, comparés à ceux de la veille, indiquaient que l'épanchement du côté droit était peu considérable, et s'étendait uniformément sur toute la surface du poumon.

Note de l'auteur.

(2) Je ne distinguais pas bien encore, à cette époque, l'égophonie de la pectoriloquie, et je ne connaissais pas la cause du premier de ces phénomènes; en conséquence je ne l'ai point cherché chez ce malade : il est indubitable que je l'y eusse trouvé. *Note de l'auteur.*

La pie-mère était un peu infiltrée de sérosité limpide ; le cerveau était sain.

Le côté gauche de la poitrine était d'un tiers plus petit que le droit, et les espaces intercostaux étaient beaucoup moins larges. Le poumon de ce côté était intimement uni à la plèvre costale, dans toute son étendue, par une fausse membrane blanche, épaisse d'une ligne dans sa partie supérieure, et de deux lignes au moins dans sa partie inférieure. Sa consistance était presque égale à celle des fibro-cartilages, dont son organisation rappelait aussi la texture ; car on y distinguait d'une manière évidente, surtout dans sa partie inférieure, des fibres longitudinales et transversales. Dans quelques endroits, la fausse membrane ne tenait à la plèvre que par un tissu cellulaire infiltré de sérosité ; dans d'autres, elle lui était intimement unie, mais pourtant facile à distinguer.

Le poumon était aplati contre le médiastin ; son tissu était encore un peu crépitant, quoique flasque et infiltré de sérosité ; il était, en outre, parsemé de tubercules pour la plupart miliaires.

Le poumon droit adhérait à la plèvre costale par des fausses membranes molles, qui offraient en quelques points une couleur rougeâtre due à des apparences de vaisseaux sanguins très fins répandus sur leur surface. Les plèvres pulmonaire et diaphragmatique étaient recouvertes par une couche assez épaisse d'une matière albumineuse jaunâtre semblable, mais plus ferme et tachetée de petites plaques rouges dans lesquelles on ne pouvait apercevoir de vaisseaux distincts. La cavité de la plèvre contenait environ un verre d'une sérosité rougeâtre. Le tissu du poumon était crépitant ; il laissait suinter une assez grande quantité de sérosité (1), et contenait plusieurs tubercules miliaires, dont quelques-uns offraient à leur centre un point jaune et opaque.

Le médiastin antérieur était infiltré de sérosité ; le péricarde en contenait environ deux onces. Le cœur était du volume du poing du sujet, et ses cavités étaient bien porportionnées.

Tous les intestins étaient réunis entre eux et à la paroi antérieure de l'abdomen par un tissu cellulaire bien organisé, parsemé de petites masses de matière tuberculeuse jaune et sèche. On distinguait, en outre, plusieurs petits tubercules sur la tunique péritonéale de l'intestin grêle. Le foie était un peu ratatiné et graissait légèrement le scalpel ; il adhérait au diaphragme par sa face supérieure. La membrane muqueuse du cœcum et du colon offrait, dans plusieurs endroits, des ulcérations à bords inégaux, et dont le fond était noirâtre ; ces ulcérations intéressaient toute l'épaisseur de la membrane muqueuse.

Les autres viscères étaient sains.

Obs. XXXVI. *Pleurésie hémorragique. Rétrécissement commençant de la poitrine.* — Un maçon âgé

---

(1) Il est probable que cette infiltration, qui existait aussi à gauche, comme on vient de le voir, n'a eu lieu que dans les derniers jours ou dans les dernières heures, car, pendant tout le temps que j'ai suivi le malade jusqu'au 10 août, il n'a jamais présenté le râle *crépitant*, indice de l'œdème du poumon.

Note de l'auteur.

de soixante-six ans, homme robuste et d'un tempérament sanguin, ayant toujours joui d'une bonne santé, était occupé, au mois d'octobre 1817, à rouler des pierres dans une allée où passait un courant d'air très froid. Quelques jours après, il fut pris d'une toux sèche, et perdit l'appétit. Ces accidens persistèrent jusqu'au 1er janvier 1818, jour où le malade toussa plus que de coutume, et rendit, pour la première fois, une assez grande quantité de crachats mêlés de sang rouge et écumeux.

Les jours suivans, il éprouva de fortes douleurs dans la poitrine, qui cessèrent par l'apparition de quelques hémorragies nasales. Il toussait cependant toujours, et avait des sueurs abondantes toutes les nuits. Des pesanteurs de tête et des étourdissemens se manifestèrent; une oppression assez forte et des battemens de cœur incommodes se joignirent à ces symptômes, les digestions étaient pénibles, le malade ne crachait presque pas; lorsqu'il buvait du vin, la toux augmentait; enfin l'oppression devint telle qu'il ne pouvait plus monter ni même marcher un peu vite sans être presque suffoqué. La fièvre se déclara et reparut tous les soirs, avec des frissons qui duraient trois quarts d'heure, et auxquels succédait une chaleur ardente.

Il entra dans cet état à l'hôpital Necker, le 12 mars 1818. Observé le lendemain, il présenta les symptômes suivans : face rouge, anorexie, langue blanche, pouls dur et fréquent; toux fréquente, crachats jaunâtres, demi-transparens, un peu spumeux, et d'une telle viscosité que l'on pouvait retourner le crachoir sans qu'ils tombassent à terre. La poitrine, percutée, résonnait bien dans toute l'étendue du côté gauche ; la respiration s'y entendait très bien. A droite , la poitrine résonnait moins bien dans toute sa partie antérieure, mal dans le dos ; la respiration ne s'entendait pas dans la moitié inférieure du dos et du côté ; elle s'entendait médiocrement sous l'épaule et antérieurement. Les battemens du cœur étaient d'une force médiocre ; la contraction des ventricules était accompagnée de quelque impulsion et d'un son assez marqué quoique obtus ; celui des oreillettes l'était aussi : il n'y avait pas de pectoriloquie.

On porta en conséquence le diagnostic suivant : *Pleurésie chronique à droite , avec légère péripneumonie aiguë* (1); *tubercules ; cœur d'un bon volume, à parois assez épaisses , à chair un peu molle.*

Le 15 et le 16 , le malade fut saigné , et s'en trouva très bien, la fièvre cessa presque entièrement, et la toux diminua ; les crachats devinrent moins abondans, moins visqueux et plus transparens.

Le 20 , une douleur assez vive au côté droit détermina à appliquer des sangsues : le malade s'en trouva bien.

Le 22, la poitrine résonnait un peu mieux sous la clavicule droite; la respiration s'y entendait aussi un peu mieux , mais avec un léger râle.

Le 3 avril, le malade était assez bien ; il avait peu de fièvre ; la poitrine résonnait à peu près également sous

______

(1) La péripneumonie était indiquée par la nature des crachats. Je ne sais ce qui m'avait porté à soupçonner l'existence des tubercules : il est probable que c'était la marche de la maladie vers son début. *Note de l'auteur.*

les deux clavicules ; la respiration cependant s'entendait toujours moins sous la droite ; elle ne s'entendait point dans le reste de ce côté.

Pendant une quinzaine de jours, la maladie sembla tendre vers une terminaison heureuse : le malade se couchait toujours sur le côté sain.

Le 22 avril, la poitrine, examinée de nouveau, résonnait évidemment moins dans sa partie postérieure droite; elle résonnait beaucoup mieux que les premiers jours à la partie antérieure supérieure ; la respiration cependant ne s'y entendait presque pas, et on ne l'entendait pas du tout plus bas que la deuxième côte ; sous l'aisselle, elle était accompagnée d'un léger râle; postérieurement, on l'entendait un peu dans une largeur d'environ trois travers de doigt, le long de la colonne vertébrale ; dans tout le reste du côté droit, on n'entendait absolument rien.

Pendant les quinze premiers jours de mai, le malade éprouva des insomnies presque continuelles ; les jambes commencèrent à s'enfler ; vers la fin du mois, l'œdème gagna les cuisses et le scrotum. Le malade toussait toujours, et rendait des crachats jaunes et opaques qui quelquefois nageaient dans une grande quantité de salive ; il maigrissait et devenait plus pâle : cependant le son de la partie antérieure supérieure droite de la poitrine devenait meilleur, et la respiration s'y entendait dans une plus grande étendue, surtout en dedans, sous les cartilages des fausses côtes ; on l'entendait un peu en cet endroit jusqu'à la cinquième ou sixième côte, mais toujours beaucoup moins que du côté opposé.

Le 6 juin, on s'aperçut que les espaces intercostaux

du côté droit devenaient plus étroits, et que la poitrine semblait se rétrécir de ce côté.

Le 18 du même mois, ce rétrécissement était tout-à-fait évident, et l'on reconnut une fluctuation manifeste dans l'abdomen.

Le 20, le malade commença à avoir un peu de délire.

Les jours suivans, pouls faible, insensible par moment; abattement extrême, léger délire, traits de la face contractés de manière qu'ils semblaient tirés en haut (1).

Le 27, râle dans la trachée-artère et les gros troncs bronchiques.

Le 28, mort.

Ouverture faite dix-huit heures après la mort.— Cadavre d'environ cinq pieds cinq pouces; face colorée, maigreur assez grande; le côté droit de la poitrine paraissait un peu plus étroit dans toutes ses dimensions que le gauche; les extrémités inférieures étaient œdématiées, surtout du côté gauche.

A l'ouverture de la poitrine, on reconnut que le côté droit de cette cavité était plus étroit que le côté gauche d'environ un pouce dans le sens de la largeur. La même différence existait dans le diamètre antéro-postérieur des deux côtés. Les espaces intercostaux étaient évidemment plus étroits que du côté droit.

Le poumon gauche, d'un bon volume, n'adhérait nulle part à la plèvre; il était crépitant dans toute son étendue, quoique assez fortement gorgé d'un sang noir,

______

(1) Signe de péritonite. *Voy.* ci-dessus, Obs. XXIV; et *Journal de Médecine*, par MM. Corvisart, Leroux et Boyer, t. IV, pag. 503.　　　　　　　*Note de l'auteur.*

liquide et peu spumeux, qui s'en écoulait abondamment lorsqu'on incisait le tissu de l'organe. Cette infiltration sanguine était plus forte vers la racine et les parties postérieures du poumon, auxquelles elle donnait une couleur rouge noirâtre. Vers les parties antérieure et inférieure, au contraire, le parenchyme pulmonaire offrait une couleur d'un rose pâle, et le scalpel n'en exprimait qu'un peu de sérosité à peine sanguinolente; quelques tubercules du volume d'un grain de chenevis ou plus petits se trouvaient disséminés çà et là dans ce poumon. Presque tous étaient gris et demi-transparens; quelques-uns seulement étaient opaques et jaunes.

Le poumon droit, d'un tiers moins volumineux que le gauche, adhérait intimement à la plèvre costale par toute la surface de son sommet, jusqu'à la hauteur des deuxième et troisième côtes. Cette adhérence avait lieu au moyen d'un tissu cellulaire abondant, mais à lames très courtes, très fermes, parfaitement organisées, et évidemment d'ancienne date.

Les plèvres costale et pulmonaire étaient encore intimement unies dans toute l'étendue de la base du poumon, et dans toute la partie de la face antérieure de cet organe qui correspond aux fausses côtes. Mais cette adhérence, évidemment récente, avait lieu au moyen d'une couche albumineuse concrète et membraniforme d'environ trois lignes d'épaisseur, d'une couleur jaune et opaque, teinte de sang par endroits. Cette couche pouvait être enlevée par lames ou feuillets dont la consistance devenait de plus en plus forte à mesure qu'ils s'approchaient des plèvres, et surtout de la plèvre pulmonaire, où ils avaient une fermeté fort voisine de celle des fibro-cartilages. La partie moyenne de cette couche albumineuse, au contraire, avait à peine le double de la consistance du blanc d'œuf cuit.

Arrivée au point de réunion des côtes à leurs cartilages, et en bas aux faces externe et antérieure du poumon, cette couche albumineuse se divisait en deux lames, dont l'une se réfléchissait sur toute la surface du poumon restée libre, c'est-à-dire sur ses faces externe et postérieure, tandis que l'autre se réfléchissait sur la partie opposée de la plèvre costale, de manière que l'une et l'autre venant à se rencontrer et à se confondre, formaient une espèce de sac sans ouverture, dont la surface interne était presque partout d'un rouge vif, qui semblait appliqué comme avec un pinceau, et dans lequel on ne distinguait point de traces de vaisseaux. Cette couleur ne pénétrait point dans l'épaisseur de la couche albumineuse, qui offrait partout une teinte d'un blanc jaunâtre et une légère demi-transparence. Cette teinte devenait plus blanche et plus opaque dans les couches les plus fermes, c'est-à-dire les plus voisines des plèvres.

Ce sac contenait environ deux verres de sérosité sanguinolente, mais assez limpide. Cet épanchement refoulait le poumon vers le médiastin, de manière que vers sa partie moyenne il y avait environ un pouce et demi d'écartement entre les côtes et lui. Huit ou dix lames pseudo-membraneuses étaient tendues transversalement, dans cet écartement, de la fausse membrane pulmonaire à la fausse membrane costale, avec lesquelles elles se confondaient vers leurs extrémités. Ces lames, plus molles et beaucoup plus faciles à rompre que ne le sont les adhérences cellulaires parfaites, étaient très minces, diaphanes et incolores vers leur milieu ; à leurs extrémités, au contraire, elles acquéraient graduellement environ une ligne d'épaisseur, et prenaient l'opacité et la couleur rougeâtre à la surface, jaune à l'intérieur, des couches albumineuses avec lesquelles elles se confondaient.

Le poumon, enlevé, présenta vers son sommet un enfoncement irrégulier, peu profond, allongé de dedans en dehors et d'avant en arrière, situé au côté externe du lobe supérieur. Cet enfoncement répondait à une espèce de cicatrice fibro-cartilagineuse existant dans le tissu de l'organe, cicatrice dont la forme était celle d'une lame épaisse d'une demi-ligne à une ligne, large de deux lignes à un demi-pouce, qui se terminait, à peu de distance de la surface du poumon, par une sorte de cul-de-sac évasé et vide, dont la surface interne était très lisse, et qui aurait pu contenir un pois (1).

Le tissu pulmonaire présentait un aspect différent dans les diverses parties de l'organe : dans les trois quarts inférieurs, il était flasque, non crépitant, d'une couleur absolument semblable à celle de la chair musculaire par endroits, d'un gris assez pâle dans d'autres, et il ne laissait rien suinter. La partie supérieure antérieure, jusque vers la quatrième côte, était assez crépitante, d'une couleur rose, et laissait suinter un peu

---

(1) Voilà encore un exemple de la cicatrisation d'une fistule pulmonaire ; celle-ci ne diffère de la disposition qui existait chez le sujet de l'observation XXIII (*V.* ci-dessus) qu'en ce que la partie non recollée de la fistule ne contenait absolument rien.

Note de l'auteur.

de sérosité spumeuse. Le centre du lobe supérieur était farci d'un très grand nombre de tubercules de la grosseur d'un grain de chenevis, rassemblés par masses plus ou moins volumineuses, et presque tous jaunes et opaques, mais encore très fermes. Dans cette partie du poumon, la matière noire pulmonaire était plus abondante qu'ailleurs, et donnait au tissu de l'organe une couleur ardoisée, marbrée par les tubercules : le reste du poumon n'offrait pas de tubercules. Les bronches ne paraissaient pas dilatées.

La plèvre, dans les parties correspondantes aux fausses membranes, était beaucoup plus rouge que dans l'état naturel.

Le cœur avait le volume du poing du sujet ; ses cavités étaient bien proportionnées, ses parois d'une bonne épaisseur, et ses colonnes charnues très fortes ; la chair en était un peu jaune et flasque.

La cavité du péritoine contenait environ quatre pintes d'une sérosité rousse, médiocrement limpide. Toute l'étendue du péritoine, tant sur les parois abdominales que sur le mésentère et les intestins, était hérissée d'une quantité innombrable de petits tubercules gris et demi-transparens. Ces tubercules, sur le mésentère et les intestins, offraient uniformément la grosseur d'un grain de millet ; ils formaient une saillie bien marquée à la surface du péritoine et était presque entièrement transparens. Sur les parois abdominales, au contraire, ils étaient, en général, plus gris et moins diaphanes. Leur grosseur et leur forme offraient quelques variétés ; quelques-uns d'entre eux étaient déprimés, et formaient à la surface du péritoine de petites tubérosités aplaties en forme de lentille. Le péritoine offrait en outre çà et là, particulièrement vers la paroi antérieure de l'abdomen, des plaques rouges, ponctuées, dont la couleur, assez claire par endroits, était dans d'autres presque noirâtre.

En raclant en ces endroits avec le scapel, on en enlevait une petite quantité d'une exsudation demi-transparente, grisâtre, mêlée de points ou petits grumeaux de sang. La consistance de cette matière était un peu plus forte que celle de la colle de farine, à laquelle elle ressemblait assez. Après l'avoir enlevée, le péritoine restait un peu moins rouge. Elle formait un enduit si peu épais à sa surface, qu'on ne pouvait l'apercevoir autrement qu'en grattant. Quelque fortement que l'on raclât avec le scalpel, on ne pouvait enlever les tubercules, qui paraissaient faire corps avec le péritoine. L'épaisseur de cette membrane n'était pas sensiblement augmentée.

Les tuniques musculeuse et muqueuse des intestins et de l'estomac étaient parfaitement saines. Cette dernière était très pâle dans toute l'étendue du canal alimentaire.

Le foie, assez volumineux, était d'une couleur beaucoup plus jaune que dans l'état naturel : il graissait le scalpel. La vésicule biliaire était pleine d'une bile verdâtre. Les autres organes abdominaux étaient sains.

OBS. XXXVII. *Pleurésie hémorragique du côté gauche, avec ascite et maladie organique du foie.* — Jean Edme, âgé de quarante-sept ans, d'une assez haute taille, d'un embonpoint musculaire médiocre, ayant la peau brune, le visage marqueté de petites taches rougeâtres, les yeux roux, les cheveux et la barbe noirs, entra à l'hôpital Necker le 13 mars 1819.

Il avait eu la variole à huit ans, et avait conservé depuis cette époque un léger strabisme de l'œil gauche. A vingt-quatre ans, il eut une fluxion de poitrine du côté gauche : comme il servait alors dans l'armée de Dumouriez, il entra à l'hôpital de Bruxelles, d'où il sortit parfaitement guéri au bout de trois semaines. Quatre ou cinq ans après cette fluxion de poitrine, il fut pris d'une fièvre tierce qui dura neuf mois. Dans sa trente-troisième année, il fit une chute de cheval, d'où résulta une contusion de tout le côté externe du membre inférieur droit, compliquée de plaie, ce qui l'obligea de marcher pendant neuf mois avec des béquilles. L'année suivante, il quitta le service, et vint habiter Paris, où il se mit à travailler dans une filature de coton. Il jouissait alors d'une santé fort bonne et qui ne cessa d'être telle que vers le mois de juillet 1818. A cette époque, il s'aperçut que ces jambes et ses avant-bras enflaient pendant le jour, et reprenaient leur volume ordinaire par le repos de la nuit. Cette enflure augmenta pendant l'automne et l'hiver suivans, quoiqu'elle disparût toujours pendant la nuit. Vers le mois de décembre, ii commença à tousser et à expectorer une petite quantité de crachats.

Au moment de son entrée à l'hôpital, il présentait les symptômes suivans : œdème médiocre des pieds et des jambes, expectoration peu abondante de matières spumeuses, blanchâtres, demi-transparentes, avec de petites portions d'un jaune opaque. La poitrine résonnait également dans toutes ses régions ; et la respiration, explorée un peu rapidement, parut difficile à entendre des deux côtés.

Le 15 mars, l'enflure des jambes n'existait plus. Le 17, la poitrine, examinée avec plus de soin, présenta les signes suivans : la partie postérieure gauche parut résonner plus mal que la droite; les deux côtés rendaient l'un et l'autre un son presque mat; les parties antérieures supérieures résonnaient mieux. La respiration s'entendait bien dans tout le côté droit. A gauche, au contraire, on ne l'entendait que très peu au-dessous de la clavicule et à la racine du poumon, et on n'entendait rien dans le reste de ce côté. On porta alors le diagnostic suivant : *Pleurésie mal guérie à gauche, coexistant peut-être avec des tubercules.*

Sur la fin de mars, l'enflure reparut et gagna les cuisses, le ventre se météorisa, l'appétit diminua. L'exploration de la poitrine donnait alors le résultat suivant : la respiration s'entendait avec un râle fort et sonore antérieurement et sur le côté, à droite; elle ne s'entendait presque pas en arrière du même côté, ainsi que dans tout le côté gauche, sur la partie latérale duquel on la soupçonnait à peine; le son manquait dans tout ce côté, excepté à la partie antérieure supérieure ; tout le côté droit résonnait bien.

L'égophonie avait lieu dans la fosse sus-épineuse gauche, d'une manière très prononcée. La voix, très chevrotante, semblait passer par le canal du stéthoscope, et était plus aiguë que celle du malade écoutée à l'oreille nue.

On modifia alors le diagnostic ainsi qu'il suit : *Pleu-*

résie chronique du côté gauche, avec catarrhe pulmo-
naire (1).

Du 30 mars au 15 avril, l'examen souvent renouvelé
de la poitrine fit connaître que , du côté droit , le râle
sonore avait cessé en grande partie, et que la respiration
s'y entendait plus fortement que dans l'état naturel , et
avec le bruit particulier qui caractérise la respiration
puérile; tandis que , du côté gauche , on la soupçonnait
seulement le long du bord interne de l'omoplate et à la
partie antérieure supérieure, immédiatement au-dessous
de la clavicule. Ce côté de la poitrine ne donnait un peu
de son que dans ce dernier point.

L'égophonie s'entendait encore, dans les premiers jours
d'avril , le long de la marge interne de l'omoplate et
dans la fosse sous-épineuse ; mais la voix chevrotante
avait pris un son grave , et s'entendait mieux avec le
stéthoscope évasé qu'avec le simple tube.

La respiration , écoutée à l'oreille nue , était courte
et un peu bruyante , et le malade ne pouvait faire une
grande inspiration.

L'égophonie disparut tout-à-fait du 4 au 5 d'avril.

Le malade était habituellement couché sur le côté
gauche, quelquefois sur le dos; il lui était impossible
de rester quelque temps sur le côté droit; il conservait
toujours un peu d'appétit, quoiqu'il se contentât de

---

(1) Cette dernière affection était caractérisée par le râle sonore qui existait à droite , et par la diminution du bruit respiratoire vers la racine du poumon droit , où la poitrine résonnait cependant bien.　　　　　　　　　*Note de l'auteur.*

deux soupes. L'expectoration était toujours la même. Le ventre était météorisé , les selles et les urines étaient rares ; l'œdème des extrémités inférieures augmentait, tandis que les parties supérieures maigrissaient sensiblement.

Vers la mi-avril , la respiration sembla devenir un peu plus facile ; le malade pouvait quelquefois rester deux ou trois heures sur le côté droit ; les crachats devinrent filans et prirent une teinte grise jaunâtre uniforme ; le volume du ventre augmenta, et la fluctuation devint très manifeste dans sa moitié inférieure : l'œdème des extrémités inférieures resta stationnaire ; il augmentait seulement quand le malade se tenait debout pendant quelque temps, et les bourses acquiéraient alors presque sur-le-champ un volume prodigieux. La fièvre hectique se déclara. Presque tous les jours il y avait un paroxysme, irrégulier pour l'heure à laquelle il arrivait et pour celle où il finissait , précédé ou non , pendant une demi-heure ou trois quarts d'heure , d'un sentiment de froid , sans tremblement , dans les jambes , les genoux et le dos. Pendant la durée du paroxysme , la peau était brûlante , légèrement moite , le visage enluminé , le pouls fort et fréquent ; il y avait insomnie ou léger assoupissement , et parfois des douleurs ou crampes légères dans les membres , et surtout dans l'avant-bras gauche. La bouche était toujours mauvaise et pâteuse , sans soif ni sécheresse.

Du 7 au 14 mai, le son de la poitrine devint plus clair antérieurement et supérieurement à gauche ; la respiration s'entendait aussi un peu mieux dans ce point ; elle s'entendait également un peu sous l'aisselle , avec un râle muqueux assez fort ; mais elle manquait toujours, ainsi que le son, dans tout le reste du côté gauche. Le malade fut pris d'une diarrhée assez forte , accompagnée de coliques passagères, mais assez vives. Ce dévoiement sembla diminuer un peu le volume du ventre. Les urines étaient toujours rares. Une soif assez vive se joignit aux symptômes de la fièvre hectique, et le malade était presque constamment assoupi.

Du 14 au 17, le dévoiement s'arrêta ; mais les autres symptômes persistèrent ; le pouls devint plus fréquent et plus faible.

Le 17 au matin, les crachats étaient mêlés à un liquide un peu filant, d'un brun noir foncé, que le malade disait avoir vomi pendant la nuit ; les cautères, qui , depuis plusieurs jours, ne fournissaient que du pus sanieux , ne donnèrent ce jour-là que de la sérosité rougeâtre ; ils avaient une teinte brune livide. Dans le milieu de la journée, le malade se gorgea d'alimens ; à deux heures de l'après-midi, il eut un redoublement de fièvre, comme à l'ordinaire ; à huit heures du soir , râle , voix faible et altérée , réponses lentes ; mort à cinq heures du matin.

Ouverture du cadavre faite trente heures après la mort. — Des alimens liquides et solides s'écoulaient par la bouche ; le tissu cellulaire sous-cutané des extrémités inférieures , des parois abdominales , et du côté droit de la poitrine, était infiltré de sérosité qui en coulait, par la pression , comme d'une éponge. L'infiltration n'était pas assez considérable pour donner à la peau la tension et le luisant qui caractérisent le dernier degré de l'œdème. Le tissu cellulaire inter-musculaire était très peu infiltré; le thorax paraissait plus large à sa partie supérieure gauche que du côté opposé ; tandis que , dans la moitié inférieure gauche , il était un peu plus aplati et plus rentré que du côté droit , et que les muscles intercostaux s'y trouvaient plissés (1).

La cavité de la plèvre gauche contenait au moins deux pintes d'une sérosité fortement sanguinolente ; le poumon était refoulé vers le médiastin et le sommet de la poitrine par cet épanchement, qui mettait un grand intervalle entre lui et les côtes. Cet intervalle allait en diminuant de bas en haut ; mais il était encore de plus d'un pouce à la hauteur de la partie moyenne de l'omoplate (2).

L'écartement des plèvres qui renfermait ce liquide était tapissé par une fausse membrane , dont la surface interne était uniformément teinte du rouge écarlate le plus vif. Une multitude de cloisons pseudo-membraneuses plus ou moins larges étaient tendues ou flottaient entre ses parois, comme des toiles d'araignée, dont elles avaient, pour la plupart, la ténuité ; des lames semblables allaient çà et là de l'une à l'autre de ces cloisons.

Celles-ci, après avoir été lavées, étaient transparentes ou demi-transparentes : dans ce dernier cas, elles con-

---

(1) Premières traces de rétrécissement de la poitrine.

Note de l'auteur.

(2) L'égophonie ne pouvait plus exister par cette raison et à cause de la compression des bronches. Il est probable qu'elle a cessé au moment où l'épanchement a augmenté , à raison du travail de la nature, qui avaient rendu la sérosité sanguinolente et rougi les fausses membranes.

Note de l'auteur.

servaient leur couleur rouge, mais beaucoup moins intense
et nuancée d'une teinte jaunâtre ou grisâtre ; leur tissu
ressemblait à un réseau fin et irrégulier, ce qui dépendait
de l'inégalité de leur épaisseur ; elles revenaient sur elles-
mêmes lorsqu'on les étendait, absolument comme un
lambeau mince de tissu cellulaire, dont elles avaient
presque la consistance. Parvenues sur les plèvres, ces
membranes se réfléchissaient sur elles, et formaient ainsi
la couche la plus interne de la fausse membrane dont la
plèvre se trouvait recouverte dans toute son étendue.

Cette couche interne, dont on connaît déjà la couleur, pouvait facilement être divisée en plusieurs
lamelles ; son épaisseur, en général d'une demi-ligne,
était beaucoup plus considérable là où plusieurs cloisons se réunissaient ensemble. On trouvait çà et là, mais
principalement à l'endroit de ces réunions, du sang noir
liquide, infiltré dans l'épaisseur des fausses membranes,
ou épanché en caillots membraniformes souvent très
minces et très étendus. On séparait très facilement cette
couche de sang de la fausse membrane, à laquelle elle
paraissait cependant agglutinée par des filamens très
fins. Cette dernière, épaisse d'une à deux lignes, devait
la plus grande partie de son épaisseur à la couche profonde ou adhérente à la plèvre. La couleur de cette
couche était d'un gris jaunâtre ; son tissu était homogène
et assez analogue à celui des fibro-cartilages, dont il
avait presque la consistance. Cette couche contenait
dans son épaisseur une quantité innombrable de tubercules grisâtres, dont la grosseur variait depuis celle d'un
grain de millet jusqu'à celle d'un grain de blé ou même
d'un pois. Leur consistance était un peu plus grande

que celle du tissu dans lequel ils étaient plongés, et où ils occupaient plus d'étendue que les intervalles qui les séparaient.

La fausse membrane, ainsi composée de deux couches distinctes, semblait être confondue avec la plèvre, soit pulmonaire, soit costale, tant elle lui adhérait à l'aide de nombreux filamens très serrés ; mais, par une dissection un peu attentive, on parvenait à isoler cette dernière, qui alors ne paraissait pas notablement épaissie.

Le poumon gauche, refoulé, comme je l'ai déjà dit, se trouvait réduit au quart à peu près de son volume : sa face interne, son sommet, et les deux tiers supérieurs de sa face externe adhéraient à la plèvre costale ; il était libre dans le reste de son étendue, donnant cependant attache, dans plusieurs points, aux cloisons pseudo-membraneuses mentionnées plus haut.

Dépouillée de la fausse membrane qui la recouvrait, la surface externe de cet organe était lisse dans l'endroit de son adhérence, ridée là où elle était libre ; elle présentait la même couleur que le tissu pulmonaire, qui était d'un gris foncé, un peu brunâtre, et irrégulièrement marbré d'une grande quantité de taches formées par la matière noire pulmonaire. Ce tissu était flasque et ne contenait point d'air ; mais, dans sa moitié inférieure, il était un peu crépitant, élastique, et infiltré d'un peu de sérosité très spumeuse.

Les vaisseaux sanguins de ce poumon étaient aplatis, et ne contenaient presque pas de sang. Les bronches elles-mêmes, à l'exception du tronc bronchique, étaient tellement resserrées, qu'elles semblaient être remplies par leur membrane interne revêtue d'un peu de mucosité.

Le poumon droit n'adhérait que dans quelques points
par des liens celluleux parfaitement organisés ; il était
gorgé d'une grande quantité de sérosité spumeuse qui
ruisselait à l'incision ; son tissu, néanmoins, était partout plus ou moins mou et crépitant, d'un gris marbré
de noir, livide à la partie postérieure, parce que, dans
cet endroit, la sérosité était sanguinolente et en plus
grande quantité.

La membrane interne de la trachée et des bronches
avait sa couleur grise-jaunâtre ordinaire, quoique ses
canaux fussent en partie remplis par une matière mu-
coso-séreuse d'une couleur sale et noirâtre.

L'estomac et les intestins étaient énormément distendus par des gaz, excepté le colon descendant et le rectum, qui étaient très rétrécis, et dont la membrane
muqueuse offrait sur ses replis une couleur rosée qui
n'existait pas dans tout le reste du tube intestinal. La
cavité du péritoine contenait cinq à six pintes de sérosité
jaunâtre : cette membrane avait entièrement perdu sa
transparence, et elle se trouvait tachée en noir dans
plusieurs points peu étendus, qu'on remarquait surtout
dans la région iliaque et sur le gros intestin.

Le foie, réduit au tiers de son volume ordinaire, se
trouvait, pour ainsi dire, caché dans la région qu'il occupe ; sa surface externe, légèrement mamelonnée et ridée, offrait une teinte grise jaunâtre ; incisé, il paraissait
entièrement composé d'une multitude de petits grains
de forme ronde ou ovoïde, dont la grosseur variait depuis celle d'un grain de millet jusqu'à celle d'un grain
de chenevis. Ces grains, faciles à séparer les uns des
autres, ne laissaient entre eux presque aucun intervalle

dans lequel on pût distinguer encore quelque reste du tissu propre du foie ; leur couleur était fauve ou d'un jaune roux, tirant par endroits sur le verdâtre ; leur tissu, assez humide, opaque, était flasque au toucher plutôt que mou, et en pressant les grains entre les doigts, on n'en écrasait qu'une petite partie : le reste offrait au tact la sensation d'un morceau de cuir mou (1).

Une bile épaisse, noire, poisseuse, se trouvait en quantité médiocre dans la vésicule du fiel.

---

(1) Cette espèce de production est encore du nombre de celles que l'on confond sous le nom de *squirrhe*. Je crois devoir la désigner sous le nom de *cirrhose*, à cause de sa couleur. Son développement dans le foie est une des causes les plus commune de l'ascite, et a cela de particulier qu'à mesure que les cirrhoses se développent, le tissu du foie est absorbé, et finit souvent, comme chez ce sujet, par disparaître entièrement ; et que, dans tous les cas, un foie qui contient des cirrhoses perd de son volume au lieu de s'accroître d'autant. Cette espèce de production se développe aussi dans d'autres organes, et finit par se ramollir comme toutes les productions *morbifiques*. *Note de l'auteur.*

Voici encore une production accidentelle dont l'existence est complétement niée. Suivant MM. Andral et A. Boulland, on ne doit voir dans la *cirrhose* qu'une hypertrophie de la substance blanche du foie coexistant avec une atrophie de sa substance rouge ou vasculaire, qui éprouve alors une sorte de retrait, d'où la diminution de volume que présente l'organe en pareil cas (V. *Clinique médicale*, t. iv, et *Mém. de la Soc. méd. d'émulation*, t. ix, Paris, 1826). C'est, comme on voit, une discussion tout anatomique qui ne doit pas trouver place ici. M. L.

La rate avait trois à quatre pouces de longueur ; son tissu était sain.

L'appareil circulatoire ne présentait rien de remarquable, que l'extrême réplétion des divisions de la veine cave supérieure.

Le cerveau était mou, ses surfaces externe et interne étaient baignées par deux ou trois onces de sérosité transparente (1).

ARTICLE VII.

Des Pleurésies circonscrites ou partielles.

On rencontre quelquefois des épanchemens pleurétiques, la plupart de nature chronique, qui n'occupent qu'une partie de la plèvre, le reste de la cavité de cette membrane n'existant plus, à raison des adhérences anciennes qui unissent partout ailleurs le poumon à la plèvre costale.

Nous avons déjà vu que l'inflammation se développe beaucoup plus difficilement et plus rarement dans une

---

(1) Les deux observations qu'on vient de lire sont assurément bien propres à prouver que les adhérences fibro-cartilagineuses des plèvres sont le résultat d'une pleurésie hémorragique, et montrent clairement quel est le mode de développement de ces adhérences. Mais il ne s'ensuit pas de là que les pleurésies non hémorragiques ne puissent aussi, elles, donner lieu à la formation d'adhérences fibro-cartilagineuses ; à moins que l'on n'admette que, dans les cas où l'on a trouvé des adhérences semblables coïncidant avec un épanchement séreux, il y avait eu antérieurement un épanchement sanguinolent. J'avoue que cette dernière manière de voir, qui était celle de Laënnec, me paraît la plus probable. **M. L.**

plèvre dont les lames adhèrent de toutes parts entre elles par des membranes séreuses accidentelles, que dans la même membrane intacte jusque là de toute inflammation. C'est sans doute par la même raison que, lorsqu'une pleurésie nouvelle se manifeste et attaque la partie de la membrane qui était restée saine dans une inflammation précédente , le travail inflammatoire, la formation de la fausse membrane et l'épanchement sont circonscrits exactement par les adhérences anciennes. Ces pleurésies circonscrites peuvent se rencontrer dans tous les points de la surface du poumon, mais surtout en trois endroits : 1° dans les scissures des lobes des poumons ; 2° dans l'espace compris entre la base du poumon et le diaphragme ; 3° aux parties postérieure-inférieure ou latérale de la cavité de la poitrine. Dans tous les cas, l'épanchement est renfermé dans une fausse membrane qui tapisse exactement les parties environnantes. Le liquide qu'elle contient est ordinairement puriforme. Lorsque le siége de l'épanchement est dans les scissures des lobes du poumon, les bords de ces scissures adhèrent entre eux par un tissu cellulaire très court, et qui est évidemment de date plus ancienne que la maladie ; les surfaces correspondantes des lobes, au contraire, sont écartées l'une de l'autre par l'épanchement séro-purulent, de manière que le poumon, refoulé sur lui-même, semble creusé dans ces points. Bayle a fait connaître le premier cette espèce de pleurésie partielle, qu'un observateur peu attentif pourrait prendre facilement pour un abcès du poumon (1). Ce

---

(1) *Recherches sur la Phthisie*, etc., pag. 15.

cas est rare, et cela peut paraître étonnant, car il est fort commun de trouver après les pneumonies accompagnées d'une pleurésie très légère, les bords des scissures pulmonaires agglutinées par une fausse membrane qui ne pénètre pas dans leurs intervalles. Il n'est pas rare non plus de trouver dans des poumons d'ailleurs sains, et qui n'adhèrent que dans quelques points à la plèvre costale, ces bords adhérens entre eux par des lames séreuses plus ou moins abondantes, quoiqu'il n'en existe aucune sur les surfaces mêmes des scissures. Il est évident que, dans les cas de ce genre, les scissures des poumons se trouvent transformées en une espèce de sac sans ouverture ; et s'il survient par la suite une inflammation de la plèvre qui tapisse les scissures, il en résultera l'espèce d'épanchement, en quelque sorte enkysté, que nous venons de décrire : et il n'est pas besoin pour cela que les adhérences des bords soient assez nombreuses et assez complètes pour interdire tout passage à un liquide de l'intervalle des scissures dans le reste de la plèvre ; des lames séreuses accidentelles très tenues et un peu rapprochées les unes des autres suffisent pour isoler l'inflammation dans la scissure. Il en est de même pour toutes les autres pleurésies partielles circonscrites par des adhérences anciennes, et il est très rare que l'exsudation pseudo-membraneuse les pénètre à quelques lignes de profondeur, lors même qu'elles sont fort lâches et isolées les unes des autres.

L'épanchement renfermé entre la base du poumon et le diaphragme est ordinairement circonscrit par le bord même du poumon adhérant d'ancienne date. Quelquefois cependant il ne correspond qu'à une partie de la base du poumon , le reste étant adhérent. Les épanchemens circonscrits dans la partie latérale ou postérieure inférieure de la poitrine sont plus communs que les deux précédens.

J'ai rencontré quelquefois des pleurésies circonscrites très peu étendues, et dans lesquelles l'épanchement n'était que d'une ou deux cuillerées, vers le sommet d'un poumon adhérant partout ailleurs. J'en ai trouvé de semblable entre la face interne du poumon et le médiastin. M. Andral a rencontré un cas d'inflammation beaucoup plus étendue dans ce dernier point. Il est à regretter que cette observation ne renferme pas assez de détails pour que l'on puisse savoir quelle disposition s'opposait à ce que le pus se répandît dans le reste de la plèvre (1).

Une pleurésie circonscrite peut quelquefois se former d'une autre manière et sans qu'il y ait d'adhérences anciennes. Dans les pleurésies très légères, et particulièrement dans celles qui accompagnent une pneumonie, il arrive souvent qu'il n'y a d'exsudation pseudo-membraneuse que sur les bords tranchans du poumon et de ses scissures ; ou, si la fausse membrane s'étend un peu au-delà, elle est partout ailleurs d'une extrême ténuité, tandis que sur les bords même elle forme une sorte de filet d'un blanc jaunâtre plus ou moins opaque. Ces filets pseudo-membraneux venant à s'agglutiner aux parties opposées de la plèvre, parce que l'épanchement séreux est alors presque nul, si au bout de quelques jours il survient une récrudescence d'inflammation ,

____

(1) *Clinique médicale*, tom. 11, obs. 24.

cette inflammation et l'épanchement qui en résulte se circonscrivent quelquefois dans la partie de la plèvre cernée par l'agglutination dont nous venons de parler. J'ai vu quelques pleurésies diaphragmatiques et interlobaires de cette sorte, et par conséquent aiguës.

M. Andral rapporte trois observations de pleurésies diaphragmatiques (1) qui appartiennent peut-être à cette catégorie de pleurésies partielles; mais on ne peut l'affirmer, à raison du peu de détails qu'elles contiennent. Une quatrième est plus positive : c'est un cas d'excavation gangréneuse multiloculaire qui s'ouvrait à la base du poumon. La matière qui découlait de cette cavité avait déterminé la formation de concrétions membraniformes qui la tenaient renfermée entre la face inférieure du poumon et le diaphragme.

En quelque point que soit situé un épanchement pleurétique partiel, lorsqu'il est un peu abondant, il refoule très fortement le tissu du poumon, parce qu'il ne peut s'étendre autrement; il le creuse en quelque sorte, de manière qu'au premier aspect on serait tenté de croire qu'il est corrodé : mais si, après avoir évacué le pus, on enlève la fausse membrane qui tapisse le foyer de l'épanchement, on reconnaît que le poumon est simplement refoulé, et que la plèvre même est intacte.

Les pleurésies partielles de la première espèce sont moins graves par elles-mêmes que parce qu'elles compliquent presque toujours des affections beaucoup plus dangereuses, et, en particulier, la phthisie pulmonaire. Celles de la seconde espèce, au contraire, sont en gé-

____

(1) *Ouv. cité*, obs. 19, 32.

néral un cas peu grave ; et la meilleure preuve que je puisse en apporter, c'est qu'il est fort rare de rencontrer ce cas pathologique à l'ouverture des cadavres, tandis qu'il ne l'est nullement de rencontrer les traces de la guérison de ces pleurésies partielles. On trouve en effet assez souvent des adhérences anciennes qui unissent le diaphragme au poumon, ses lobes entre eux , ou sa face interne au médiastin , le reste de la plèvre étant tout-à-fait libre.

Le fait de l'existence de ces pleurésies partielles aiguës et la manière dont elles se forment, semblent prouver que l'exhalation pseudo-membraneuse précède un peu celle de la sérosité , et que cette matière , plus molle au moment de sa formation, est refoulée sur les bords du poumon par un effet mécanique de la dilatation de cet organe.

Signes et symptômes des pleurésies partielles. — Les épanchemens pleurétiques circonscrits peuvent assez facilement être reconnus par l'absence de la respiration et du son , et quelquefois même par l'égophonie, lorsqu'ils occupent une certaine étendue. J'ai trouvé ce dernier phénomène très distinctement dans des cas où l'épanchement partiel n'était que de quelques onces de liquide. M. Andral l'a rencontré à la partie antérieure de la poitrine , dans un épanchement assez considérable renfermé entre le diaphragme , la base du poumon et le médiastin , de manière à refouler en arrière le poumon (1). Cependant quand l'égophonie n'existe pas , et qu'un point pleurétique n'a pas paru au début de la maladie, il pour-

---

(1) *Ouv. cité*, obs. 32.

rait être assez difficile de distinguer une pleurésie partielle d'une tumeur volumineuse développée dans le tissu pulmonaire.

ARTICLE VIII.

Des Pleurésies latentes.

Plusieurs médecins du dernier siècle, et Stoll surtout, avaient remarqué que dans beaucoup de pleurésies le point de côté, qui appelle ordinairement l'attention sur la nature de cette maladie, ne se manifeste pas ; et que la douceur insidieuse de leurs symptômes, dans les premiers temps, ne permet même pas de soupçonner toute la gravité du mal. Malgré l'éveil donné sur ce point aux praticiens, on ne peut nier qu'avant l'emploi de la percussion et de l'auscultation, beaucoup de pleurésies prises dans le commencement pour une affection légère, étaient regardées plus tard comme des phthisies pulmonaires, surtout par des médecins qui n'ont pas l'occasion de redresser leur diagnostic par l'ouverture des cadavres. J'ai eu moi-même l'occasion, il y a peu d'années, de faire faire l'opération de l'empyème à un jeune homme qui était dans ce cas, et qu'on m'avait présenté comme un phthisique *in extremis*. L'opération eut d'abord le plus heureux succès ; au bout de quinze jours, le malade put se promener dans la ville ; la marche de la guérison se ralentit ensuite, à raison des excès de table fréquens que faisait le malade : cependant l'embonpoint et les forces revinrent complétement. Au huitième mois, il n'avait plus qu'une petite fistule dans laquelle on pouvait à peine injecter une ou deux cuillerées de liquide. Il réunit alors ses amis pour célébrer sa convalescence ; et à la suite d'une orgie d'où il fut remporté ivre-mort, ainsi que tous les autres convives, il fut pris d'une fièvre aiguë avec délire phrénétique, pendant la durée de laquelle il ne voulut jamais laisser panser sa fistule. Au bout d'environ quinze jours, lorsqu'on put enlever l'emplâtre agglutinatif qui la recouvrait, on trouva qu'il s'était fait un décollement de la plèvre, et qu'elle pouvait recevoir une livre d'injection. La suppuration prit dès-lors un mauvais caractère ; l'amaigrissement reparut, et le malade succomba dans un état d'épuisement au bout de quelques mois. A l'ouverture de son corps on ne trouva pas un seul tubercule dans les poumons.

La question des pleurésies latentes est déja fort éclaircie par tout ce que nous avons dit jusqu'ici ; et je ne crois pas aller trop loin en affirmant que, pour tout médecin qui saura employer la percussion et le stéthoscope, les pleurésies latentes se réduiront à un très petit nombre de cas, à peu près inutiles à reconnaître sous le rapport pratique.

Ces cas se réduisent en effet aux suivans : 1° quelques pleurésies partielles très peu étendues ; 2° les pleurésies qui surviennent assez fréquemment dans l'agonie de presque toutes les maladies tant aiguës que chroniques, et particulièrement de la phthisie pulmonaire et des fièvres continues graves, surtout en hiver ; celles-ci ne sont, au reste, difficiles à reconnaître que parce que la crainte de tourmenter inutilement un malade dans ses derniers momens empêche d'explorer sa poitrine complétement, et surtout à la partie postérieure inférieure, où se manifestent en premier lieu les signes d'épanchement pleurétique; 3° les pleurésies sans ou presque sans épanchement, qui, comme nous l'avons déjà dit, rentrent toutes dans le cas précédent ou dans celui de pleuropneumonie avec prédominance de la pneumonie.

ARTICLE IX.

Traitement de la Pleurésie.

Dans la pleurésie aiguë, lorsque le sujet est vigoureux et phléthorique, les meilleurs praticiens de tous les temps et de tous les pays ont toujours conseillé la saignée du bras, à moins que le sujet ne fût une femme, et que l'époque des règles ne fût proche : dans ce cas, on doit préférer la saignée du pied. Mais si le point de côté et la fièvre ne cèdent point à une ou deux saignées, il vaut mieux ensuite, dans la pleurésie comme dans toutes les inflammations des membranes séreuses, avoir recours aux saignées locales ; et, en général, on doit les répéter jusqu'à la cessation du point de côté et de la fièvre aiguë, et y revenir si ces symptômes reparaissent par la suite. Les ventouses scarifiées sont, à mon avis, préférables aux sangsues sous plusieurs rapports : l'opération est beaucoup plus prompte, moins douloureuse, si l'on se sert du scarificateur mécanique, et l'on peut tirer exactement la quantité de sang que l'on veut. Les sangsues, au contraire, longues et douloureuses dans leur action, tirent le sang d'une manière très inégale. Quelquefois elles se remplissent à peine, d'autres fois les piqûres continuent à donner du sang plus de vingt-quatre heures après que les sangsues sont détachées, et la cautérisation seule peut arrêter l'hémorragie. Je connais des exemples récens d'accidens de ce genre arrivés dans divers hôpitaux, et qui ont occasioné la mort d'hommes dont la maladie aurait pu sans inconvénient être abandonnée aux seuls efforts de la nature (1).

Dans les premiers jours, le malade doit être mis à une diète absolue, à moins que ce ne soit un enfant; mais au bout de trois ou quatre jours, il est bon de donner au moins quelques alimens liquides : c'est le meilleur moyen d'éviter des convalescences interminables, par le passage de la pleurésie à l'état chronique. Sydenham recommande avec raison de faire lever le malade lorsque cela est possible, et même de lui faire passer chaque jour quelques heures hors de son lit. Ce moyen m'a paru souvent contribuer puissamment à abattre l'orgasme inflammatoire.

----

(1) Les inconvéniens possibles des sangsues sont ici par trop exagérés. Ce n'est guère quand on les applique sur la poitrine et chez des adultes que l'on peut en redouter une hémorragie grave, et surtout mortelle. Mais quoi qu'il en soit, le conseil de recourir aux ventouses scarifiées quand on croit avoir usé suffisamment des saignées générales, me paraît excellent. Je n'ai eu, du moins jusqu'ici, qu'à m'applaudir pour mon compte d'avoir adopté cette manière de faire.　　M. L.

Je ne connais pas d'exemple d'adultes dont la mort ait été causée par des hémorragies auxquelles auraient donné lieu des piqûres de sangsues. Il n'en est pas de même chez les enfans; et plus d'une fois, à ma connaissance, des hémorragies de ce genre sont devenues chez eux assez considérables pour entraîner la mort. Je connais d'autres cas dans lesquels heureusement celle-ci n'a point eu lieu; mais les enfans sont restés longtemps

Je ne dirai rien des divers topiques chauds ou tièdes, secs ou humides, qui ont été préconisés autrefois contre la pleurésie. Ces applications soulagent rarement le malade, et les épithèmes humides, en particulier, sont souvent plus nuisibles qu'utiles à cause de leur refroidissement.

Quelques praticiens ont l'habitude, lorsque le point de côté ne cède pas promptement aux saignées locales et générales, d'appliquer un vésicatoire sur le côté affecté, et quelquefois d'entretenir la suppuration. J'ai cru quelquefois m'apercevoir que cette application, faite de très bonne heure, était suivie immédiatement d'une augmentation de l'épanchement pleurétique; et cette pratique ne me paraît sûre que quand la douleur a cessé totalement depuis quelques jours, que l'absorption

---

dans un état de faiblesse assez grand pour inspirer de justes inquiétudes. Il n'y a pas longtemps que j'ai vu une anasarque survenir chez une petite fille âgée de quatre ans qui était atteinte d'une pneumonie aiguë, et sur la poitrine de laquelle douze sangsues avaient été placées. Les piqûres donnèrent du sang en abondance pendant plus de vingt heures; au bout de ce temps je trouvai l'enfant pâle, anémique, et presque sans pouls; dans les vingt quatre heures suivantes, les forces se relevèrent un peu, mais la face devint bouffie, les quatre membres s'œdématièrent rapidement, et bientôt le péritoine luimême se remplit de liquide. Cette hydropysie persista pendant vingt cinq jours environ, et se dissipa à mesure que l'enfant fut nourri, et qu'elle reprit des forces; elle est aujourd'hui très bien portante. Il y a à remarquer, du reste, qu'à la suite de cette grande hémorragie la pneumonie marcha vers la résolution d'une manière très rapide. ANDRAL.

marche lentement, et que la maladie tend à devenir chronique.

Le tartre stibié à haute dose est ordinairement très bien supporté par les pleurétiques, et je l'emploie habituellement chez eux comme chez les péripneumoniques. Il contribue puissamment, dans la plupart des cas, à faire tomber promptement l'orgasme inflammatoire, et fait éviter la nécessité de tirer une aussi grande quantité de sang. Mais lorsque le point pleurétique et la fièvre aiguë ont cessé, ce moyen perd presque toute son efficacité, ou au moins n'agit plus comme un médicament héroïque, lors même qu'il est très bien supporté. Je l'ai donné souvent pendant plusieurs semaines de suite à la dose de neuf grains, sans qu'il parût hâter en rien l'absorption de l'épanchement et produire un effet quelconque dans l'économie animale. Actuellement je n'en continue plus l'usage au-delà de la période aiguë. Les préparations antimoniales, au reste, sont un des moyens qui ont été le plus employés contre la pleurésie. Stoll et ses disciples donnaient presque constamment l'émétique à dose vomitive, au début de la maladie. Un grand nombre de praticiens ont vanté le kermès fréquemment répété (1).

---

(1) L'émétique à haute dose est un mauvais remède dans la pleurésie. Sa puissance *contro-stimulante*, ou, si l'on veut, dérivative, est ici fort équivoque, et il peut même provoquer de fâcheuses métastases. J'ai vu, à la clinique de la Charité, l'inflammation de la plèvre se porter brusquement sur les autres membranes séreuses, et entre autres sur le péricarde et l'arachnoïde, chez un sujet soumis à cette médication perturbatrice.

Aux moyens que nous venons d'indiquer comme propres à combattre la pleurésie dans la période aiguë, on doit ajouter le calomel uni à l'opium, préconisé par Robert Hamilton (1), à qui nous devons l'emploi du même moyen dans l'hépatite, la péritonite et la plupart des maladies inflammatoires. Je n'ai presque aucune expérience de ce médicament dans le traitement de la pleurésie ; je lui préfère en général, dans les maladies inflammatoires, les frictions mercurielles à haute dose : il est évident pour moi que les préparations mercurielles favorisent la résolution, dans les inflammations aiguës et même chroniques, et je les ai trouvées très utiles pour favoriser l'absorption à la suite de la pleurésie (2).

Les moyens dont nous venons de parler suffisent le

Il convient, si l'on veut employer les préparations antimoniales, de s'en tenir à l'antimoine diaphorétique (oxyde blanc d'antimoine) comme le faisaient les anciens praticiens de l'hôpital de la Charité ; et c'est ici que la fameuse potion *in pleuritide* dont il a été question précédemment (t. 1, p. 607) est surtout applicable. Je m'en suis souvent bien trouvé.

M. L.

(1) *Comm. d'Édimbourg*, t. IX.

(2) C'était principalement dans la pneumonie, plus encore que dans la pleurésie, que R. Hamilton employait le calomel uni à l'opium. Sa pratique était, après avoir saigné et purgé, de faire prendre toutes les six, huit ou douze heures, suivant que le degré de l'inflammation ou l'aspect menaçant de la maladie semblait le requérir, de un à cinq grains de calomel et de un quart de grain à un grain d'opium mélangés. Il faisait boire en même temps une grande quantité d'eau d'orge ou de quel-

plus souvent pour faire tomber l'orgasme inflammatoire et la fièvre, et même pour amener la convalescence complète. La nature a, dans cette maladie, et en général dans les maladies aiguës, des ressources telles qu'il est probable que, quand on lui abandonnerait entièrement la disposition de l'évènement, le plus grand nombre des pleurétiques guérirait encore ; car il est certain que la guérison a souvent lieu quoique le traitement ait été à peu près nul ou dirigé d'une manière aussi contraire à la raison qu'à l'expérience. Dans les campagnes surtout il n'est point rare de rencontrer des guérisseurs qui ne connaissent d'autre traitement contre la pleurésie que la méthode sudorifique des disciples de Paracelse et de Van-Helmont, c'est-à-dire le vin chaud ou l'eau-de-vie unis à des aromatiques, tels que le poivre, le gingembre, la canelle, les baies de genièvre ou de coriandre, les excrémens de cheval ou de mouton macérés dans du vin, etc. Cependant tous les pleurétiques ne meurent pas entre leurs mains, et des crises salutaires triomphent quelquefois de la maladie et du traitement.

Les crises les plus communes, dans la pleurésie, ont lieu par un dépôt dans les urines, par les sueurs ou par une hémorragie ; la diarrhée est aussi assez souvent critique ; les crachats plus rarement, et seulement dans les cas de pleuro-pneumonie. On a vu des pleurésies

que autre tisane tiède. Beaucoup de praticiens prescrivent en pareil cas la poudre de Dower (*pulvis ex ipecacuanha et opio* du Codex), dont l'effet doit être analogue à celui du mélange de R. Hamilton.   M. L.

se juger par un érysipèle, une affection miliaire ou l'apparition de quelque autre exanthème, et même par l'ictère. Une salivation ou des parotides critiques ont été aussi quelquefois observées. En général, dans la pleurésie comme dans la pneumonie et les autres affections franchement inflammatoires, il ne faut ni mépriser et troubler par un traitement trop actif une crise qui commence, ni perdre à l'attendre un temps précieux.

Dès que la fièvre aiguë et le point de côté ont cessé, la pleurésie entre dans sa période de chronicité ou d'absorption, qui est rarement de moins d'un mois, et qui peut quelquefois durer plus de deux ans, ainsi qu'on peut le conclure d'après ce que nous avons déjà dit à l'article du *Rétrécissement de la poitrine.* C'est au commencement de cette période que les vésicatoires sur le côté affecté peuvent être employés utilement; plus tard, un séton dont on entretient longuement la suppuration est préférable. Il faut en même temps s'occuper de favoriser l'absorption par l'usage des purgatifs et des diurétiques. La pleurésie devenue chronique a une grande analogie avec les hydropisies; et l'hydropisie de poitrine n'a été regardée comme une chose commune par plusieurs médecins du siècle dernier que parce qu'ils confondaient ces deux affections.

Les purgatifs, pour être utiles, doivent être répétés à des intervalles un peu rapprochés. Ils sont surtout indiqués après la saignée, lorsque l'abondance de l'épanchement et la rapidité avec laquelle il s'est développé, ainsi que l'état général du malade, peuvent faire présumer que la pleurésie est hémorragique. Les purgatifs, ainsi que le remarque avec raison Sydenham, sont le meilleur moyen d'arrêter les hémorragies, après que l'on a désempli les vaisseaux par la saignée.

Les diurétiques ne favorisent évidemment l'absorption qu'autant qu'on en porte les doses plus haut que ne le font la plupart des praticiens. Je donne ordinairement l'acétate de potasse à la dose de six gros par jour, et je la porte souvent à deux onces. Je donne le sel de nitre graduellement de quarante grains à trois ou quatre gros, si les malades le supportent bien. J'associe quelquefois le sel ammoniac au nitre, suivant la méthode de Triller. J'ai quelquefois donné utilement l'extrait de scille, suivant la méthode conseillée par Quarin dans l'hydropisie, c'est-à-dire en commençant par deux grains répétés toutes les trois heures. Quand l'épanchement dure depuis longtemps, et qu'il n'y a pas de fièvre hectique notable, il est souvent utile de joindre les amers aux diurétiques, et de leur donner le vin blanc pour véhicule, comme dans la préparation connue sous le nom de *vin diurétique et amer de la Charité.* Immédiatement après la période aiguë, je préfère aux autres diurétiques la digitale pourprée, donnée en infusion aqueuse, en commençant à la dose de dix-huit grains pour une pinte d'eau, et allant graduellement jusqu'à celle d'un demi-gros et au-delà, lorsque les malades supportent bien ce médicament.

J'ai employé quelquefois avec succès l'urée à la dose de douze grains, que je portais graduellement à un gros et au-delà par jour.

Les diurétiques sont, en général, des médicamens infidèles, et l'on peut dire que cette voie d'évacuation est, après les sueurs, celle qui est le moins au pouvoir de la médecine. Cependant ils atteignent quelquefois merveilleusement le but qu'on se propose. J'ai vu, il y a environ deux ans, avec mes collègues les professeurs Cayol et Marjolin, un enfant attaqué depuis plusieurs semaines d'une pleurésie avec épanchement tellement considérable que nous pensâmes d'abord unanimement qu'il n'y avait pas d'autre ressource que l'opération de l'empyème. Cependant je proposai de tenter le sel de nitre à haute dose : au bout de vingt-quatre heures, un flux d'urine abondant fit diminuer notablement l'étouffement; les jours suivans, la dilatation du côté affecté diminua avec une assez grande rapidité, et l'enfant guérit sans opération.

Le traitement des pleurésies chroniques dès le début (j'emploie cette expression faute d'une meilleure, quoique je sente ce qu'elle a de vicieux) ne diffère pas essentiellement de celui des pleurésies aiguës devenues chroniques. Nous n'avons que les mêmes moyens à employer contre des maux bien inégalement graves. On peut quelquefois tirer du sang utilement dans les premiers temps de la maladie, lorsque le point de côté est manifeste par momens, et que la fièvre, quoique déjà du caractère des hectiques, est un peu intense. Mais il faut craindre de passer le but, et de diminuer en pure perte une vitalité déjà trop faible. De petites saignées locales suffisent en général, et il vaut mieux les répéter de temps en temps que de les faire trop abondantes.

Les vésicatoires, les cautères et surtout le séton appliqué sur le côté affecté, sont encore plus indiqués dans les pleurésies chroniques que dans celles qui ont eu une période aiguë.

C'est surtout dans ce cas qu'il convient d'associer aux diurétiques quelques toniques, particulièrement les amers et les anti-scorbutiques.

De l'empyème et de l'opération de l'empyème. — Le nom d'*empyème*, qui, chez les anciens, signifiait d'abord toutes sortes de collections purulentes, restreint ensuite aux épanchemens dans la plèvre et aux abcès du poumon, est devenu, pour les chirurgiens modernes, synonyme d'épanchement dans la plèvre : de là les noms d'empyème de pus, de sang, d'eau et d'air, par lesquels ils ont souvent désigné la pleurésie, l'hémorragie des plèvres, l'hydrothorax et le pneumo-thorax. Si l'on en excepte ce dernier cas, les trois autres donnent lieu à des symptômes fort semblables. Les signes d'après lesquels on se déterminait à faire l'opération de l'empyème sont principalement la dilatation du côté affecté, l'œdème du même côté et du bras ; ou, dans le cas d'une leucophlegmatie universelle, la tuméfaction plus grande du côté affecté, le refoulement du foie en bas, et celui du cœur du côté opposé à l'épanchement. Nous avons déjà remarqué que tous ces signes, qui dérivent en dernière analyse d'une seule cause, la dilatation du côté affecté, peuvent manquer; et souvent même, à l'époque où il faut opérer, le côté affecté, quoique plein de pus, est moins ample que le côté sain, par suite du travail d'absorption qui a déjà eu lieu, et du resserrement des parois thoraciques qui s'en est suivi. Au reste, dans ces cas même, les résultats de la percussion et de l'auscultation ne laissent aucun doute sur l'existence de l'épanchement.

Il est deux cas de pleurésie dans lesquels on doit se

décider à faire l'opération de l'empyème. Le premier
est celui où, dans une pleurésie aiguë , l'épanchement,
très abondant dès le début, augmente avec une telle
rapidité qu'au bout de quelques jours il détermine un
œdème général ou local , et peut faire craindre la suffocation. Je désignerai ce cas sous le nom d'*empyème
aigu*. Je donnerai celui d'*empyèmes chroniques* aux collections qui sont la suite d'une pleurésie dont la nature
était telle dès l'origine , ou qui , quoique aiguës dans
le principe , ont passé à l'état chronique. Dans ce dernier cas , on doit tenter comme une ressource extrême
l'opération de l'empyème , lorsque l'œdème du côté
affecté s'est manifesté , lorsque la longue durée de la
maladie , l'amaigrissement et l'affaiblissement graduels
du malade , et le défaut de succès de tous les moyens
employés pour opérer la résorption du liquide épanché
ne laissent plus aucun espoir à cet égard.

L'opération de l'empyème est rarement suivie de
succès. Cela tient à plusieurs causes qui toutes n'ont
pas été également appréciées.

La première est le mauvais état du poumon, qui trop
souvent est rempli de tubercules. Cette circonstance
est sans doute très grave ; mais elle ne doit pas empêcher absolument l'opération de l'empyème, lors même
qu'on aurait reconnu la pectoriloquie dans le sommet
du poumon comprimé par l'épanchement, si d'ailleurs
l'autre parait sain. Ce que nous avons dit de la possibilité de la guérison de la phthisie pulmonaire , et plusieurs faits que nous rapporterons par la suite, prouvent
qu'on ne doit pas perdre toute espérance , lors même
qu'existe cette fâcheuse complication. L'irritation pro-

duite sur la surface de la plèvre par la pénétration de l'air dans la poitrine a fixé surtout l'attention des chirurgiens, qui lui attribuent principalement la suppuration abondante et de mauvaise nature qui succède trop souvent à l'ouverture de la poitrine et entraîne la perte du malade. La pénétration de l'air extérieur dans la poitrine modifie sans doute l'action des organes qui y sont contenus ; mais son impression immédiate ne se fait pas sur la plèvre, qui est revêtue d'une fausse membrane dans les pleurésies aiguës, ainsi que dans celles qui l'ont été au début. Dans les pleurésies chroniques, il y a au moins une couche de pus épais et pultacé qui préserve la plèvre du contact immédiat de l'air. Ce contact, d'ailleurs, ne pourrait que produire une inflammation plus aiguë, s'il n'existait aucune autre opposition à la guérison, et déterminer la formation de fausses membranes susceptibles de se transformer promptement en lames séreuses accidentelles, et de réunir ainsi les plèvres costale et pulmonaire.

La cause, à mon avis, qui s'oppose le plus au succès de l'opération de l'empyème, est l'aplatissement du poumon contre le médiastin et la colonne vertébrale, et la nature de la fausse membrane qui tapisse sa surface. Le poumon, refoulé depuis longtemps, a perdu son élasticité et sa force expansive; il se laisse difficilement pénétrer par l'air qui entre dans la trachée, et ne reprend que très lentement une ampleur suffisante pour remplir à peu près le même espace qu'avant la maladie. Il ne revient même jamais, comme nous l'avons dit, à son ampleur primitive (*voy*. ci-dessus, pag. 462 et suiv.). Si la fausse membrane qui le revêt est de nature *couenneuse*, c'est-à-dire avec tendance à se transformer en tissu fibreux (*voy.* ci-dessus, pag. 426), comme il arrive dans les pleurésies hémorragiques, la dilatation du poumon devient bien plus difficile encore, puisqu'elle ne peut avoir lieu sans que cette fausse membrane, très dense, prête et s'étende, ce qui doit nécessairement être fort long. Dans l'intervalle, l'air atmosphérique irrite continuellement la surface exhalante de cette fausse membrane déjà en partie organisée, et l'abondance de la sécrétion purulente qu'il détermine épuise les forces du malade sans aucun fruit, puisque les surfaces sont encore trop éloignées pour pouvoir s'agglutiner.

Par cette raison, l'empyème aigu offre plus de chances de succès que les empyèmes chroniques; et parmi ces derniers, celui qui a été tel dès l'origine en offre plus que celui qui résulte d'une pleurésie aiguë passée à l'état chronique, quoique le premier cas semble annoncer un état plus fâcheux des liquides que le second. Ce résultat me semble également conforme à l'expérience.

Le mode d'opération habituellement suivi aujourd'hui ne paraît pas susceptible de grands perfectionnemens. Je ne pense pas qu'on songe jamais à revenir à la térébration d'une côte, employée par les Asclépiades. Ce procédé, qui ne présente aucun avantage sur les autres, devait avoir des inconvéniens qu'ils n'ont pas, tels que l'emploi d'un instrument plus difficile à maîtriser qu'un bistouri, la carie de la côte perforée, les végétations osseuses qui doivent se former autour de l'ouverture, tant à l'intérieur qu'à l'extérieur, si l'on y maintient une canule; sa prompte oblitération dans le cas contraire.

La ponction avec un trois-quarts dans un espace

intercostal a été tentée plusieurs fois. Morand, entre autres, y a eu recours sans succès. Mon ami, le professeur Récamier, l'a plusieurs fois employée, en se servant d'un très petit trois-quarts. J'y ai eu moi-même recours assez souvent; mais je n'ai jamais obtenu aucun succès durable par ce moyen. Cette opération, au reste, est sans inconvénient, et soulage toujours momentanément le malade. Mais aussitôt que les trois-quarts est retiré, le parallélisme de l'ouverture de la peau et de celle des muscles intercostaux est détruit; rien ne suinte plus par la plaie, qui se cicatrise complétement au bout de trois ou quatre jours, et la poitrine se remplit de nouveau. Je pense que, si ce moyen peut réussir, c'est dans les cas d'empyème aigu, où plusieurs ponctions pratiquées successivement suffiraient peut-être pour aider l'absorption et favoriser la transformation des fausses membranes. Indépendamment de ce cas, il en est deux dans lesquels j'ai volontiers recours à la ponction : 1° lorsque le malade est tellement affaibli qu'on puisse craindre une lipothymie dangereuse, par l'évacuation totale du liquide contenu dans la poitrine; 2° comme moyen de soulagement, dans les empyèmes dont on ne peut nullement espérer la guérison, à cause de la coexistence de tubercules pulmonaires nombreux et excavés.

Lorsqu'il existe un œdème un peu intense du côté affecté, il est quelquefois impossible de recourir à la ponction, parce qu'on ne peut distinguer les espaces intercostaux.

Le lieu d'élection communément adopté par les chirurgiens pour faire l'opération de l'empyème consiste à l'établir dans le point le plus déclive de la partie antérieure latérale du thorax. C'est une chose qui ne présente aucun avantage, pas même celui qu'on recherche; car le point le plus déclive change suivant la position du sujet. Or, la situation naturelle d'un homme atteint d'un épanchement thoracique n'est pas d'être debout, mais bien d'être couché sur le côté affecté. Dans cette position, le point le plus déclive est le milieu de l'espace compris entre la cinquième et la sixième côte sternale. D'un autre côté, l'observation prouve que le sommet du poumon adhère aux parois thoraciques plus souvent qu'aucune autre partie de cet organe; que sa partie inférieure adhère très souvent au diaphragme; que du côté droit un foie volumineux refoule souvent le poumon, et remonte quelquefois jusqu'au niveau de la sixième et même de la cinquième côte sternale, de manière que la plèvre diaphragmatique touche immédiatement jusqu'à cette hauteur à la plèvre costale; que les fausses membranes les plus épaisses se rassemblent entre le diaphragme et la partie voisine des parois de la poitrine, et que les adhérences doivent par conséquent s'y former en premier lieu; enfin que la partie latérale moyenne de la poitrine est celle où se trouve réunie la plus grande partie de l'épanchement liquide. D'après ces raisons, je pense que le lieu d'élection de l'empyème devrait être fixé au milieu du quatrième espace intercostal, c'est-à-dire entre la cinquième et la sixième côte en comptant de haut en bas, un peu au devant des digitations du muscle grand dentelé.

S'il existe en ce point quelque adhérence ancienne, on la reconnaîtrait facilement par un reste de bruit respiratoire qui s'y ferait entendre encore, de même qu'à la racine du poumon : ce signe est infaillible. Lors donc qu'on aura constaté à plusieurs reprises que le son est mat, et qu'aucun bruit respiratoire ne se fait entendre dans ce point ou dans tout autre, on peut y faire pénétrer l'instrument tranchant, et avec moins de précaution et de lenteur qu'on ne le fait communément. J'ai déjà démontré d'ailleurs que la crainte de blesser un poumon adhérent et comprimé est exagérée.

Je suis persuadé que l'opération de l'empyème deviendra beaucoup plus commune et plus souvent utile, à mesure que l'usage de l'auscultation médiate se répandra. Cette méthode d'exploration, par elle même et par sa réunion à la percussion, et, dans certains cas, à la succussion hippocratique, faisant reconnaître les épanchemens thoraciques dès leur origine, comme nous l'avons montré, on pourra plus souvent opérer de bonne heure et par conséquent avec plus de chance de succès. En effet, jusqu'ici l'empyème simple, l'hydrothorax idiopathique, n'ont guère été reconnus que dans les cas où la maladie était ancienne et arrivée à un très haut degré : encore même beaucoup de cas qui présentent ces conditions échappent-ils à l'observation des plus habiles médecins ou chirurgiens; à plus forte raison les cas moins graves et qui donneraient le plus d'espérance de sauver le malade. Je pense que cette vérité paraîtra démontrée, si l'on rapproche les faits que nous avons exposés en parlant de la pleurésie latente et du pneumothorax, de ceux que nous venons de rapporter. Je ne crois pas trop hasarder en disant que, dans l'état où Avenbrugger et Corvisart ont laissé la science, on ne reconnaissait l'empyème que quand l'épanchement était devenu énorme, ou quand il avait été précédé des signes d'une pleurésie manifeste. Les moyens que j'indique permettant de reconnaître la maladie dans tous les cas, et d'opérer beaucoup plus tôt, sauveront certainement plusieurs malades que l'on eût sans eux abandonnés à une mort certaine.

J'ai pensé dernièrement, en observant les effets de la ventouse à pompe, que l'on parviendrait peut-être dans beaucoup de cas à vaincre, par l'emploi de cet instrument le principal obstacle qui s'oppose, à mon avis, au succès de l'opération de l'empyème, c'est-à-dire la difficulté du développement du poumon ; et je me propose, à la première occasion qui se présentera à moi de faire l'opération de l'empyème, d'appliquer la ventouse immédiatement après la sortie du liquide épanché, de faire le vide avec précaution et d'une manière plus ou moins complète ou continue, suivant les effets, en ayant soin d'interposer entre la ventouse et les parois thoraciques un cercle de peau de daim pour remédier aux inconvéniens de la pression des bords de la ventouse, et d'employer successivement, par la même raison, des ventouses dont l'ouverture soit d'un diamètre différent.

ARTICLE X.

De la Pleuro-pneumonie.

La pleurésie est fréquemment jointe à la pneumonie, et c'est de là sans doute que vient la confusion que l'on a faite pendant longtemps de ces deux maladies : cependant, dans les cas mêmes où elles sont réunies, l'une des deux l'emporte souvent tellement sur l'autre par sa gravité, que cette dernière n'est réellement qu'une complication de peu d'importance. On peut par conséquent distinguer trois cas pratiques de pleuro-pneumonie, et qui présentent des différences réelles dans leur marche et le mode de traitement qu'ils réclament : la pneumonie compliquée d'une pleurésie légère, la pleurésie compliquée d'une pneumonie peu étendue, et la pleuro-pneumonie, dans laquelle les deux maladies ont une intensité à peu près égale.

1° *Pneumonie compliquée d'une pleurésie légère.* — Il y a peu de pneumonies simples, si l'on ne veut ranger dans cette catégorie que celles dans lesquelles on ne trouve ni fausses membranes en aucun point de la plèvre costale ou pulmonaire, ni sérosité épanchée, même en petite quantité, dans cette membrane. Dans presque toutes les pneumonies, quand l'inflammation vient à gagner la surface du poumon dans quelque point, la partie contiguë de la plèvre s'enflamme et se revêt d'une fausse membrane albumineuse ordinairement mince, et souvent exactement bornée à la partie de la plèvre pulmonaire qui correspond au point où l'hépatisation a gagné la surface. L'inflammation, dans ce cas, semble avoir plus de tendance à se propager par contiguïté que par continuité; car une fausse membrane semblable se développe souvent sur le côté opposé de la plèvre costale. Si l'hépatisation n'occupe qu'une partie du poumon, il se fait en même temps un peu d'épanchement séro-purulent: mais si la presque totalité du poumon est hépatisée et présente une masse ferme et incompressible, il n'y aura pas d'épanchement; mais on trouvera seulement sur sa surface une fausse membrane albumineuse très mince, incomplète, plus épaisse le long des bords et des scissures, ainsi que dans quelques points qui sont évidemment ceux où l'inflammation a gagné en premier lieu la surface. Ce cas est le plus commun de ceux qui constituent les pleurésies sèches; mais ici la pleurésie est évidemment un accident consécutif, fort peu important en lui-même, et qui n'a rien changé à la marche de la pneumonie, ni presque rien ajouté à sa gravité.

Dans cet état, la pneumonie serait fort difficile à distinguer d'une pleurésie avec épanchement abondant, si l'on voyait pour la première fois le malade au moment où les choses sont arrivées à ce point; car la résonnance thoracique serait aussi nulle que dans une pleurésie où toute la surface du poumon est recouverte par un liquide abondant; et le point de côté qui se manifeste assez souvent au moment où l'inflammation gagne le poumon ferait encore croire à l'existence d'un épanchement pleurétique. Cependant, dans ces circonstances mêmes, il y aurait encore un moyen d'obtenir un diagnostic plus exact. Lorsque le poumon est complétement hépatisé sans qu'il y ait en même temps d'épanchement pleurétique, il existe toujours une bronchophonie forte et éclatante, presque semblable à la pectoriloquie dans divers points, et particulièrement vers le sommet et la racine du poumon, chose qui n'a jamais lieu au même degré et dans la même étendue dans la pleurésie et la pleuro-pneumonie.

Si l'on a vu le malade dès l'origine, le diagnostic sera beaucoup plus facile, ou plutôt l'erreur deviendra tout-à-fait impossible : l'existence du râle crépitant avant la disparition totale du bruit respiratoire et la diminution graduelle de la résonnance thoracique ne permettait pas de croire à un épanchement pleurétique, cas dans lequel l'apparition du son mat est brusque ou presque sans gradation, et a lieu à la fois dans toute l'étendue du côté affecté, quand l'épanchement, agissant sur un poumon sain et libre d'adhérence, en recouvre dès l'origine toute la surface. L'égophonie, d'ailleurs, ne manque jamais de paraître dans ce cas, au moins pour un jour ou deux.

2° *Pleurésie avec pneumonie légère.*—Il n'est pas rare que, dans une pleurésie grave et accompagnée d'un épanchement assez abondant et assez rapide pour refouler sur-le-champ le poumon vers sa racine, il se développe en même temps une inflammation dans quelques points du poumon, et le plus ordinairement dans son lobe inférieur. Assez souvent ces points restent isolés et par cela même peu étendus, ce qui constitue l'un des cas qui ont été désignés par quelques observateurs de nos jours sous le nom de *pneumonie lobulaire.* (*Voyez* tom. 1ᵉʳ, pag. 499 et 531.)

La pneumonie qui se développe ainsi sous l'influence d'un épanchement pleurétique en reçoit une modification très remarquable. La compression exercée par l'épanchement sur le tissu cellulaire modère évidemment l'orgasme inflammatoire ; et c'est sans doute par cette raison que dans ce cas, plus souvent que dans tout autre, l'inflammation reste bornée à quelques lobules, sans s'étendre plus loin, comme elle le fait ordinairement. Cette pneumonie arrive très rarement à la période de suppuration ; mais sa résolution est beaucoup plus lente que celle d'une pneumonie simple, et présente des ca-

ractères anatomiques tout-à-fait particuliers. L'induration hépatique, beaucoup moins ferme et plus flasque
que dans la pneumonie simple, se change d'abord en un
état où le tissu pulmonaire rouge ou violacé, quelquefois
avec une teinte grisâtre, devient tout-à-fait flasque, et
présente quand on l'incise, au lieu de la surface granulée
qui est un des caractères de l'hépatisation, un aspect et
une consistance tout-à-fait semblables à ceux de la chair
musculaire que l'on a battue pour l'attendrir. J'applique
à cet état du poumon le nom de *carnification*, qui a
été quelquefois donné mal à propos à l'hépatisation ordinaire. Je l'ai rencontré constamment dans le cas que je
viens d'indiquer, et je n'ai trouvé rien de semblable dans
aucun autre. Cependant quelques observations me portent à croire que la résolution imparfaite de l'engorgement hémoptoïque produit quelquefois le même effet
lorsqu'elle s'opère sous l'influence d'un épanchement un
peu abondant dans les plèvres. Le poumon ainsi carnifié
présente une texture homogène, souple et compacte,
dans laquelle on ne distingue plus de traces de cellules
aériennes, mais seulement les vaisseaux et les rameaux
bronchiques qui le parcourent. On ne peut en exprimer
une bulle d'air, et il n'a que le degré d'humidité des
muscles.

La résolution est beaucoup plus lente sous l'influence
d'un épanchement pleurétique que sans cette circonstance, car j'ai trouvé quelquefois la carnification encore très marquée, quoique les signes de pneumonie
eussent cessé depuis plus de deux mois. A mesure que
l'état de carnification se rapproche d'une résolution plus
complète, la partie affectée devient moins rouge, passe

au violet pâle, qui se change lui-même en une teinte gris de lin, et en même temps la texture vésiculaire du poumon reparaît.

J'ai eu très rarement occasion de voir les traces de la résolution de la pneumonie arrivée au troisième degré ou au degré d'infiltration purulente sous l'influence d'un épanchement pleurétique. Mais cependant dans les pleuro-pneumonies, et chez des sujets qui, pour la plupart, avaient succombé à d'autres affections concomitantes, une, deux et même trois semaines après la cessation complète de tout symptôme inflammatoire et de tout signe de pleurésie autre que ceux que donne un épanchement non encore résorbé, j'ai trouvé la partie du poumon qui avait été affectée, flasque comme dans l'état de carnification, à peine humide, d'un jaune plus ou moins clair ou cendré. Dans quelques points, la texture vésiculaire était cependant reconnaissable, de sorte queles vésicules paraissaient remplies d'un pus demi-concret dont il ne suintait presque rien, même en raclant fortement.

La complication de la pneumonie, même légère, qui vient se joindre à un épanchement pleurétique abondant, se reconnaît presque toujours par l'apparition du râle crépitant, qui se manifeste ordinairement vers la racine du poumon, sous l'omoplate, sous l'aisselle ou un peu au-dessous des clavicules, c'est-à-dire dans les points qui sont le moins facilement refoulés par l'épanchement.

Cette complication ne peut d'ailleurs guère avoir lieu qu'au début de la maladie et lorsque l'épanchement n'est pas encore excessif; car lorsque le poumon est

complétement comprimé, il n'est plus guère susceptible
d'inflammation. On sait que, dans le cas où le développement d'une inflammation très intense est la conséquence nécessaire de divers accidens (comme dans les
entorses, la luxation, la brûlure), l'application d'un
bandage compressif est un moyen sur de modérer beaucoup l'intensité et l'étendue de cette inflammation ;
dans l'érysipèle même, on a souvent obtenu un succès
semblable.

3° *Pleuro-pneumonie proprement dite.*—La réunion
d'une inflammation de la totalité ou d'une partie de la
plèvre avec épanchement un peu abondant et d'une péripneumonie grave est beaucoup plus rare que les deux
cas dont nous venons de parler. La pleurésie jointe à la
péripneumonie n'augmente pas le danger de cette dernière ; elle le diminue même, comme nous venons de le
dire, en modérant l'orgasme inflammatoire, par la compression du poumon produite par le liquide épanché
dans la plèvre. D'un autre côté, dans cette combinaison
d'affections locales, la péripneumonie jointe à la pleurésie augmente d'abord le danger de cette dernière, qui
rarement menace la vie du malade dans la période aiguë;
mais elle rend la résorption du liquide plus rapide, en
ne permettant pas autant d'épanchement que la pleurésie simple ; car le liquide se trouve versé entre deux corps
qui cèdent aussi peu l'un que l'autre à la pression qu'il
tend à exercer sur eux, savoir : le poumon durci d'une
part, et les parois thoraciques de l'autre. Donc, toutes
choses égales d'ailleurs, la pleuro-pneumonie doit être
regardée comme un cas moins dangereux que la pleurésie ou la péripneumonie simples, et ce résultat me pa-

raìt aussi bien fondé sur l'expérience que sur le raisonnement.

La réunion des signes de la pleurésie et de la péripneumonie fait aisément reconnaître la pleuro-pneumonie. Plusieurs signes pathognomoniques sont même
plus durables dans cette complication que dans chacune
de ces affections simples ; et cela parce que , comme
nous venons de le dire , elles se gênent et se ralentissent
réciproquement dans leur développement : ainsi le râle
crépitant d'un côté et l'égophonie de l'autre persistent
souvent jusqu'à la convalescence. L'égophonie est rarement simple ; elle n'est guère manifeste qu'à la racine du
poumon et aux environs de l'angle inférieur de l'omoplate ; et à raison du voisinage des gros troncs bronchiques, ainsi que de la densité du tissu pulmonaire, elle
est ordinairement jointe à une bronchophonie bruyante :
c'est dans ce cas surtout que les deux phénomènes réunis
imitent souvent parfaitement le bredouillement de Polichinelle (1).

---

(1) M. Chomel a observé une pleuro-pneumonie dans laquelle le râle crépitant ne s'étendait que pendant les inspirations qui succédaient à la toux. Ce râle crépitant coïncidait
d'ailleurs avec de l'égophonie, une respiration bronchique, etc.,
et dénotait, suivant M. Chomel, qui croît être le premier à
l'avoir observé . et qui le regarde comme fort rare, que l'affection de la plèvre correspondait exactement à celle du poumon
(*Dict. de méd.* t. xvii , art. *Pneumonie*). Cette conclusion ne
me paraît rien moins qu'admissible ; car à qui n'est-il pas arrivé
de n'entendre que dans les saccades de la toux, non-seulement
le râle crépitant, mais encore le râle caverneux et toutes les
variétés du râle bronchique ? Il suffit pour cela que le point où

Le traitement de la pleuro-pneumonie doit être réglé d'après la prédominance de l'une ou de l'autre affection, et nous nous contenterons en conséquence de renvoyer à ce que nous avons dit de chacune d'elles.

CHAPITRE II.

DE L'HYDROPISIE DES PLÈVRES.

Cette maladie, vulgairement connue sous le nom d'*hydrothorax* ou d'*hydropisie de poitrine*, passe, aux yeux de beaucoup de praticiens, comme à ceux du vulgaire, pour une maladie fort commune et pour une cause fréquente de mort. L'hydrothorax idiopathique, et porté à un degré tel qu'il puisse seul et par lui-même produire la mort, est cependant une des maladies les plus rares : je ne crois pas qu'on puisse

---

se passe le phénomène soit profond et éloigné de celui où l'oreille est appliquée médiatement ou immédiatement. Aussi observe-t-on souvent pareille chose dans les pneumonies lobulaires qui sont ordinairement centrales, pour peu surtout qu'il y ait en même temps catarrhe pulmonaire. La remarque de M. Chomel n'est donc point nouvelle ; Laënnec l'avait faite avant lui (*v.* t. 1, p. 116) ; et il se pourrait que la pleuro-pneumonie en question n'eût été qu'une pneumonie simple arrivée au degré de l'hépatisation à la circonférence de l'organe, et moins avancée vers le centre : de là superficiellement la respiration bronchique et la bronchophonie (prise pour de l'égophonie); et profondément le râle crépitant, qu'en raison de son éloignement on ne pouvait entendre que dans les saccades de la toux.   **M. L.**

en établir la proportion à plus d'un sur deux mille cadavres (1).

J'ai vu désigner sous ce nom par des praticiens peu instruits en anatomie pathologique, et par conséquent très faibles en matière de diagnostic, des maladies qu'il

---

(1) La rareté des hydrothorax idiopathiques doit encore être considérée comme plus grande, depuis que des recherches, faites en Angleterre et en France, ont appris que des hydropisies, dont jusqu'à présent la cause organique avait été vainement cherchée, devaient être rapportées à une altération toute spéciale des reins, altération qui coïncide avec la présence de l'urée dans le sang, et de l'albumine dans l'urine. Qu'il me soit permis de rappeler ici que, longtemps avant que le docteur Bright eût appelé d'une manière toute particulière l'attention des médecins sur la lésion des reins qui porte son nom, j'en avais publié un cas dans la première édition de ma Clinique médicale; et que, trouvant avec cet état granuleux des reins une hydropisie pour l'explication de laquelle je ne découvrais aucune autre altération, j'avais demandé si cette hydropisie ne pouvait pas être considérée comme ayant eu son point de départ dans la dégénération présentée par les organes sécréteurs de l'urine. Dans un des cas où j'ai vu le plus d'albumine se précipiter de l'urine par l'acide nitrique, l'épanchement séreux le plus considérable consistait dans un hydrothorax du côté gauche. Il y avait en même temps anasarque et ascite; mais l'épanchement de la plèvre était beaucoup plus abondant que celui du péritoine. Après une longue maladie, qui donna, pendant tout son cours, les plus vives inquiétudes, les divers épanchemens séreux se résorbèrent, le dépôt albumineux des urines disparut, et depuis trois ans la santé de cet individu est redevenue très bonne sous tous les rapports.

ANDRAL.

était facile de reconnaître pour des accroissemens de nutrition du cœur, des anévrysmes de l'aorte, des phthisies pulmonaires à symptômes un peu irréguliers, et même des squirrhes de l'estomac et du foie sans aucun épanchement dans les plèvres, autre au moins que celui qui se forme dans l'agonie. Corvisart avait déjà signalé ces méprises, surtout pour les deux premières affections.

Une des choses qui ont le plus contribué à faire regarder l'hydrothorax idiopathique comme beaucoup plus commun qu'il ne l'est réellement, c'est qu'on a souvent pris pour tel un épanchement séro-purulent, à raison de la transparence d'une partie de ce liquide. L'épanchement qui accompagne la pleurésie n'est bien connu que depuis un petit nombre d'années, et des hommes très habiles sont tombés dans l'erreur dont il s'agit à une époque très rapprochée de nous. Morand lui-même a donné sous le nom d'*hydropisie de poitrine* une observation de pleurésie guérie par l'opération de l'empyème (1).

ARTICLE PREMIER.

De l'Hydropisie idiopathique des plèvres.

L'hydropisie idiopathique des plèvres n'existe ordinairement que d'un seul côté. Ses caractères anatomiques consistent seulement dans l'accumulation d'une quantité plus ou moins considérable de sérosité dans la

---

(1) *Mémoires de l'Académie royale de Chirurgie*, t. ii, p. 545.

plèvre , qui d'ailleurs est tout-à-fait saine : le poumon, refoulé vers le médiastin , présente un tissu flasque et privé d'air, comme dans les épanchemens pleurétiques.

Quand l'épanchement est très considérable, le côté affecté est visiblement dilaté et beaucoup plus volumineux que l'autre. J'ai vu l'hydrothorax porté à ce degré sans qu'il existât ni épanchement dans aucune autre membrane séreuse , ni infiltration dans le tissu cellulaire, ni maladie organique d'aucun viscère à laquelle on pût l'attribuer. Dans un cas de cette nature, la plèvre droite contenait douze livres de sérosité incolore et limpide , et ne présentait d'ailleurs aucune altération visible.

Signes et symptômes de l'hydrothorax. — Le symptôme principal et presque unique de cette maladie est la gêne de la respiration : la percussion y ajoute le son mat , et le stéthoscope l'absence de la respiration en tout autre lieu qu'à la racine du poumon. Je pensais, lors de la publication de la première édition de cet ouvrage, que l'égophonie devait aussi se joindre aux symptômes précédens. J'ai vérifié, depuis, plusieurs fois cette conjecture, et entre autres dans deux cas qui ne laissent lieu à aucun doute : l'un est celui d'une femme qui entra l'année dernière à la clinique, présentant les signes d'une hypertrophie avec dilatation du cœur et d'un épanchement dans chaque côté de la poitrine. L'épanchement était surtout très abondant à gauche : l'égophonie était manifeste des deux côtés. Comme il n'existait ni fièvre ni point de côté, je regardai ces épanchemens comme séreux, et je les combattis par l'acétate de potasse à la dose d'une once , et ensuite d'une once et demie par jour, et le sel de nitre, dont la dose fut portée de vingt à quarante grains. Ce traitement eut un succès si heureux que tous les signes d'épanchement disparurent en huit jours de temps. Cette année, la même malade, atteinte d'une pleuro-pneumonie aiguë du côté droit, est rentrée à l'hôpital de clinique et y a succombé. Le poumon gauche a été trouvé parfaitement libre de toute adhérence.

Le second cas est celui d'une dame dont j'ai suivi la maladie, il y a deux ans, avec mes confrères MM. Récamier et Moreau de la Sarthe. Cette dame, atteinte depuis plusieurs années d'une hypertrophie avec dilatation du cœur, a présenté pendant les derniers mois de sa vie, les signes d'un épanchement pleurétique du côté droit, et particulièrement une égophonie très évidente, qui existait constamment à la racine du poumon, dans tout le contour de l'angle inférieur de l'omoplate, et qui s'étendait quelquefois jusque sous l'aisselle. A l'ouverture du corps, on trouva environ une livre et demie de sérosité parfaitement limpide, remplissant les deux tiers inférieurs de la plèvre droite, qui, en cet endroit, était saine et tout-à-fait dans l'état naturel, sans fausses membranes anciennes ni récentes. Plus haut les lames costale et pulmonaire de cette membrane adhéraient entre elles, à l'aide d'un tissu cellulaire abondant, ferme et évidemment de très ancienne date.

Les symptômes généraux et la marche de la maladie peuvent seuls faire distinguer cette affection de la pleurésie chronique. Il peut même se rencontrer des cas où cette distinction serait tout aussi difficile à faire sur le cadavre que sur le vivant. Quelque différence qu'il y ait, soit sous le rapport des symptômes, soit sous celui des caractères de la lésion organique, entre un hydro-thorax et une pleurésie aiguë, entre une ascite par suite de débilité générale ou de maladie organique du cœur ou du foie et une péritonite bien franche, et en général, entre une hydropisie et une inflammation, il n'en est pas moins vrai que ces deux espèces d'affections, si opposées dans leur plus grand degré de développement, se confondent, pour ainsi dire, dans l'autre extrémité. On voit souvent, parmi la sérosité accumulée dans le péritoine d'un·hydropique, ou dans la plèvre d'un homme attaqué d'hydrothorax, des filamens demi-trans-parens, blancs-laiteux ou jaunâtres, formés par l'albu-mine concrétée presque au même degré que dans les fausses membranes. J'ai trouvé, chez une vieille femme morte de péripneumonie, le poumon droit adhérant par un tissu cellulaire ancien, infiltré d'une sérosité abondante, limpide, et mêlée de gros flocons d'albumine faiblement concrétée, transparente, fauve, tremblo-tante comme de la gelée, affectant une forme globu-leuse, et enfin présentant le même aspect que les con-crétions polypiformes les plus molles que l'on rencontre dans le cœur et les gros vaisseaux.

D'un autre côté, des faits analogues se remarquent dans d'autres espèces de maladies ; ainsi l'œdème du poumon est quelquefois difficile à distinguer de la péri-pneumonie au premier degré ; on voit souvent régner dans le même temps des érysipèles accompagnés d'un œdème plus ou moins marqué des parties voisines, et des œdèmes occupant la plus grande partie du corps, accompagnés seulement d'un léger érythème : dans l'inflammation des membranes séreuses, muqueuses et synoviales, l'exhalation d'une sérosité abondante accompagne toujours celle du pus concret ou liquide; la même chose a souvent lieu dans l'inflammation du tissu cellulaire.

Ces faits peuvent servir à expliquer pourquoi certains auteurs ont admis des hydropisies inflammatoires; pourquoi la saignée est quelquefois utile dans des maladies de ce genre; et pourquoi elle est souvent nuisible dans des affections dont le caractère inflammatoire n'est nullement équivoque; surtout lorsqu'on la pousse trop loin, et lorsque la maladie devient chronique, ou dépend d'une cause qui n'est pas de nature à céder aux seuls antiphlogistiques (1). Les causes des maladies sont malheureusement le plus souvent au-dessus de notre portée; mais l'expérience nous montre tous les jours

---

(1) Nul doute que l'inflammation d'une membrane séreuse ne puisse entraîner à sa suite l'exhalation d'un liquide qui, par sa limpidité et sa transparence, diffère de celui auquel donne ordinairement naissance l'état phlegmasique. Mais il faut distinguer ces cas, dans lesquels une hydropisie succède à une inflammation, de ceux dans lesquels elle se produit au milieu de ces conditions d'excitation générale de l'économie qui appartiennent à l'état pléthorique. Ce sont là les hydropisies qui ont été appelées *actives*; et contre lesquelles, depuis les temps les plus anciens, des saignées ont été employées avec avantage. Il peut donc y avoir des hydropisies liées à un état d'hypérémie générale, comme il y en a qui dépendent d'un état d'anémie : dans ces deux cas, ce n'est pas dans les conditions pathologiques des organes eux-mêmes qu'il faut en chercher la cause. ANDRAL.

qu'elles établissent des différences plus grandes entre elles, au moins sous le rapport curatif, que la nature même et l'espèce des lésions organiques locales. Beaucoup de pleurésies et de péritonites ne cèdent pas mieux à la saignée qu'un bubon ou un ulcère vénérien de la gorge, qu'une tumeur du genou produite par la goutte, ou que l'inflammation qui précède la gangrène d'hôpital.

Je suis loin de nier l'utilité de l'étude des espèces anatomiques des maladies. Je ne me suis guère occupé d'autre chose, et cet ouvrage même y est tout entier consacré. Je crois que cette étude est la seule base des connaissances positives en médecine, et qu'on ne doit jamais la perdre de vue dans les recherches étiologiques, sous peine de poursuivre des chimères et de se créer des fantômes pour les combattre. Il n'est pas donné à tous les hommes de s'élever comme Sydenham à ce degré de tact médical d'où l'on peut négliger avec quelque sécurité les détails du diagnostic, et se diriger dans la pratique de l'art à l'aide des seules indications. Je pense même que cet illustre praticien eût été plus étonnant encore, s'il eût pu diriger sur les altérations des organes le talent d'observation qu'il a montré dans l'étude des symptômes et dans l'emploi des moyens de guérir. Mais je crois aussi qu'il est également dangereux d'apporter à l'étude des affections locales une attention tellement exclusive qu'elle fasse perdre de vue la différence des causes dont elle peuvent dépendre, ou, si l'on veut, de leur génie connu ou caché. L'inconvénient nécessaire d'une manière de voir aussi courte est de faire souvent prendre l'effet pour la cause, et de faire tomber dans la faute plus grave encore de considérer comme identiques et de traiter par les mêmes moyens les maladies dans lesquelles les seules altérations visibles sont des lésions semblables sous le rapport anatomique.

Cette erreur, qui paraît être celle de quelques praticiens de notre temps, me semble tout-à-fait inconcevable. Elle peut être la suite d'une application médiocre et superficielle à l'étude de l'anatomie pathologique. Mais je regarde comme impossible qu'un homme doué d'un esprit sage, qui s'occuperait d'une manière suivie, et sans préventions systématiques, de recherches de ce genre, pût persister longtemps dans une pareille illusion.

ARTICLE II.

De l'Hydropisie symptomatique des plèvres.

L'hydrothorax symptomatique est aussi commun que l'idiopathique est rare. Il peut également compliquer toutes les maladies aiguës ou chroniques, générales et locales : son apparition en annonce presque toujours la terminaison prompte et funeste, et ne la précède souvent que de quelques instans. Il n'est peut-être pas plus commun chez les sujets attaqués de leucophlegmatie ou d'ascite qu'à la suite de toute autre maladie. Il se rencontre le plus souvent chez les personnes mortes de fièvres aiguës, de maladies du cœur, de tubercules ou de cancer de divers organes. Ses signes, semblables en tout à ceux de l'hydrothorax idiopathique, ne commencent ordinairement à se développer que quelques jours et même quelques heures avant la mort; et rien n'est plus rare, même dans les maladies organiques du foie et du cœur accompagnées d'ascite et de leucophlegmatie universelle, qu'un hydrothorax dont les signes aient paru huit jours avant la mort. On peut regarder l'hydrothorax symptomatique comme une affection qui n'a guère lieu que chez les agonisans. Quand l'épanchement existe des deux côtés à la fois, il rend l'agonie pénible et accompagnée de suffocation. Quelquefois cependant on trouve un épanchement considérable dans les deux plèvres de sujets morts sans avoir éprouvé de dyspnée notable. Ne peut-on pas penser que, dans ces cas, l'épanchement n'a lieu qu'au moment de la mort ou dans les premiers instans qui l'ont suivie ? Les fonctions du système capillaire, comme l'on sait, ne cessent pas immédiatement avec la vie. J'ai quelquefois trouvé plus d'une livre de sérosité dans la plèvre, chez des sujets qui ne présentaient aucun signe d'épanchement un quart d'heure avant la mort (1); et deux ou trois fois j'ai trouvé à peine une once ou deux de sérosité chez des pleurétiques qui avaient présenté une égophonie assez manifeste. N'est-il pas probable que, dans le premier cas, l'épanchement s'est fait après la mort : et que, dans le second, au contraire, une partie du liquide épanché a été absorbée dans l'agonie ou même après la mort.

La quantité de l'épanchement dans l'hydrothorax

---

(1) Il me paraît fort douteux qu'une ausssi grande quantité de sérosité que celle indiquée ici par Laënnec puisse se séparer du sang après la mort? C'est au moins un fait à revoir.

ANDRAL.

symptomatique varie de quelques onces à une ou deux pintes. La sérosité est ordinairement incolore ou citrine, quelquefois fauve, rousse, et même sanguinolente.

La rareté de l'hydrothorax vrai dans une autre circonstance que l'agonie nous dispenserait presque de parler du traitement de cette affection. Nous dirons seulement que l'on aurait tort de désespérer de la guérison de cette hydropisie et de toutes les autres, par cela que le malade serait attaqué d'une affection organique du cœur (1). Nous avons cité plus haut un exemple d'un

---

(1) On ne saurait trop appeler l'attention des médecins sur ce fait important que Laënnec signale ici en passant. Il est en effet, très ordinaire de voir l'hydropisie qui dépend d'une maladie du cœur disparaître complétement, après avoir été souvent très considérable. Il suffit pour cela que, sous l'influence du repos et de quelques saignées, la circulation à travers le cœur soit redevenue plus libre. J'ai vu ainsi des individus chez lesquels l'hydropisie, symptomatique d'un anévrysme du cœur, s'est dissipée jusqu'à sept ou huit fois, et chaque fois cependant il y avait eu une anasarque arrivée à un haut degré, et une ascite bien prononcée. Cependant, plus l'hydropisie se répète et moins il y a de chances pour qu'elle disparaisse, et il arrive enfin une dernière fois où, quoiqu'on fasse, elle persiste. Il y a de plus à remarquer que les émissions sanguines, qui, en rendant d'une manière toute mécanique plus de liberté à la circulation, avaient exercé une influence puissante, bien qu'indirecte, sur les premières hydropisies, ont beaucoup moins de prise sur les suivantes, et finissent même par être contre indiquées, à mesure que les épanchemens séreux se sont répétés.

Toutes les hydropisies symptomatiques ne peuvent pas ainsi

succès rapidement obtenu dans une semblable circonstance.

Les diurétiques et les purgatifs sont les principaux
moyens de combattre les hydropisies. Je ne répéterai
point ici ce que j'ai dit de leur emploi dans les épanchemens thoraciques : presque tout ce que nous avons dit
à cet égard du traitement de la pleurésie chronique est
applicable à celui de l'hydrothorax.

L'ouverture de la poitrine offrirait plus de chances
dans l'hydrothorax que dans la pleurésie, parce que le
poumon n'est pas maintenu dans l'état de compression
par une fausse membrane.

CHAPITRE III.

DES ÉPANCHEMENS DE SANG DANS LA CAVITÉ DE LA PLÈVRE.

Les plaies pénétrantes de la poitrine occasionent
presque toujours un épanchement de sang dans la cavité

---

disparaître, comme celles qui sont liées à une affection organique du cœur. Par exemple, l'ascite, qui dépend d'une cirrhose du foie s'accroît en général fort lentement; elle peut
rester plus ou moins longtemps stationnaire, mais, une fois
qu'elle s'est produite, elle ne disparaît pas.

Les hydropisies liées aux affections des reins ont encore
une autre marche que les précédentes. Celles-là sont remarquables en ce qu'elles vont et viennent en quelque sorte, en attei-
gnant tour à tour les parties les plus diverses, et ne suivant
pas dans leur développement une marche uniforme, comme
celles qui sont le résultat d'un embarras de la circulation vei-
neuse dans le cœur ou ailleurs. ANDRAL.

de la plèvre. Les anévrysmes de l'aorte s'ouvrent quelquefois dans la même cavité, et la remplissent de sang. On a vu l'apoplexie pulmonaire produire le même effet. Une forte contusion sur la poitrine peut encore donner lieu au même accident, par la seule irritation qu'elle produit dans la plèvre et sans qu'il y ait aucune dilacération du poumon. Enfin, il me paraît incontestable que, dans certains cas, une exhalation de sang très abondante peut se faire spontanément dans la plèvre. Je n'entends pas parler seulement de l'exhalation de sang qui a lieu dans la pleurésie hémorragique, de celle qui accompagne quelquefois le développement des vaisseaux sanguins dans les fausses membranes, ni de l'exhalation plus légère qui rend sanguinolens certains épanchemens séreux; mais bien de l'exhalation primitive et idiopathique du sang dans les plèvres par suite d'une disposition analogue à celle qui produit toutes les hémorragies actives ou passives. Ce dernier cas est le plus rare de tous; mais cependant plusieurs observations d'épanchement sanguin de la poitrine ne peuvent être considérées autrement.

Ces divers cas constituent ce que les chirurgiens ont improprement appelé *empyème de sang*. Le plus commun, sans contredit, de ces épanchemens sanguins est celui qui a lieu par suite de la pleurésie hémorragique; et presque tous les empyèmes de sang que j'ai vu opérer m'ont paru appartenir à cette catégorie, car les épanchemens sanguins dans la plèvre produits par une violente contusion se résolvent, en général, assez facilement, et ceux qui sont l'effet d'une plaie s'écoulent par cette plaie même.

L'épanchement sanguin spontané est le plus grave de tous, parce qu'il est ordinairement l'effet d'une diathèse hémorragique générale, qui, lors même que la nature ou l'art parviendrait à détruire la collection formée dans la plèvre, produirait bientôt ailleurs des effets tout aussi graves.

Le sang exhalé ou épanché dans la cavité de la plèvre peut d'ailleurs être absorbé tout aussi facilement que celui qui s'épanche dans le tissu cellulaire par suite d'une contusion. On sait que d'énormes épanchemens de ce genre sont souvent résorbés en quelques semaines, et même en quelques jours. J'ai vu des épanchemens sanguins qu'on pouvait évaluer à près d'une pinte, formés sous la peau à la suite de coups, disparaître totalement en moins de quinze jours.

Lorsqu'à la suite d'un épanchement sanguin dans la plèvre, l'absorption du sang épanché n'est pas faite promptement, ce sang se décompose quelquefois, et de sa décomposition résulte le dégagement d'un fluide aériforme dont nous parlerons en traitant du pneumo-thorax.

L'épanchement de sang dans la plèvre présente, sous le stéthoscope et par la percussion, les mêmes caractères que les autres épanchemens pleurétiques liquides ; ainsi je ne répéterai pas ici ce que j'ai dit à ce sujet. Dans tous les cas, l'auscultation médiate en fera connaître l'étendue.

Je serais assez porté à croire que, dans un épanchement de sang qui se coagulerait en entier ou à peu près, l'égophonie n'aurait pas lieu ; car comme nous l'avons dit, la transmission de la voix à travers un liquide paraît être une des conditions les plus essentielles à la production de ce phénomène.

Traitement. — Nous ne répéterons point ici ce que nous avons dit de la pleurésie hémorragique. L'épanchement sanguin produit par une forte contusion sur la poitrine ou par la fracture d'une côte, demande en général l'emploi de la saignée dans les premiers momens, pour calmer la dyspnée et les symptômes inflammatoires qui peuvent succéder à ces accidens. L'usage des diurétiques et de légers purgatifs donnés de temps en temps est ensuite le meilleur moyen de favoriser la résorption du sang épanché.

Dans les épanchemens produits par une plaie pénétrante qui a intéressé les vaisseaux du poumon, l'indication la plus rationnelle qui se présente est de couvrir la plaie par un appareil convenable, et d'empêcher, s'il se peut, toute effusion de sang hors de la poitrine. Le sang, forcé alors de s'accumuler dans la plèvre, comprimera le poumon, et deviendra ainsi le meilleur moyen d'arrêter l'hémorragie; et si elle s'arrête, la résorption ne sera pas plus difficile dans ce cas que dans le précédent.

L'épanchement spontané du sang dans la plèvre laisse sans contredit moins de ressources à l'art que les deux cas précédens, parce qu'il est toujours l'effet d'une diathèse hémorragique bien difficile à vaincre. Ce cas est heureusement très rare, et presque tout ce que nous avons dit du traitement de la pleurésie hémorragique peut lui être appliqué.

CHAPITRE IV.

DU PNEUMO-THORAX (1) OU DES ÉPANCHEMENS AÉRIFORMES DANS LA CAVITÉ DE LA PLÈVRE.

ARTICLE PREMIER.

Caractères anatomiques et variétés du Pneumo-thorax.

On rencontre quelquefois dans les plèvres des fluides aériformes tantôt inodores, tantôt fétides, exhalant une odeur analogue à celle de l'hydrogène sulfuré. La quantité de ce gaz est quelquefois telle qu'ils refoulent violem-

---

(1) Un des auteurs du *Dictionnaire des Sciences médicales* a blâmé la dénomination de *pneumo-thorax*, et a proposé d'y substituer *pneumato-thorax*. Le mot *pneumo-thorax*, créé, je crois, par M. Itard, est très régulièrement formé, car les noms grecs dont le génitif est en ατος changent en composition leur terminaison en ο. On peut en juger par les mots *hémorragie*, *hémophobie*, *hydrophobie*, *hydromel*, *hydrocèle*, χρεωνομια, παλαισμοσύνη, etc., tous antiques.

Le mot *pneumo-thorax* est fait d'après cette analogie. Le petit nombre de mots formés comme le voudrait l'auteur de l'article cité sont modernes, et dus presque tous à des auteurs qui avaient fort peu de connaissance de la langue grecque. Les plus anciens ne remontent pas au-delà des derniers siècles du Bas-Empire, c'est-à-dire à une époque où la langue grecque était déjà fort corrompue par le mélange de divers idiômes barbares ; et parmi ces mots, je n'en vois guère que deux qui soient usités, le mot *onomatopée*, au lieu d'*onomo-*

ment le poumon vers sa racine, et qu'ils distendent d'une manière très sensible les parois thoraciques. Les côtes en sont écartées ; le diaphragme, repoussé vers la cavité abdominale, y forme une saillie considérable quand l'épanchement aériforme est du côté gauche ; s'il est à droite, le foie est poussé en bas de manière à dépasser le niveau des fausses côtes.

Quoique ce cas ne soit pas excessivement rare, il a peu fixé jusqu'ici l'attention des médecins. On en trouve à peine chez les observateurs quelques exemples très incomplètement décrits : la plupart sont de simples remarques d'anatomistes qui, en ouvrant un cadavre, ou de chirurgiens qui, en faisant l'opération de l'empyème,

---

pée, pour désigner une figure de rhétorique, et le mot *pneumatocèle*, dont se servent habituellement les chirurgiens pour indiquer un épanchement gazeux dans la tunique vaginale ou dans un sac herniaire. Gorræus indique ce dernier mot sans citer d'autorité (*Definitiones medicæ*), et remarque que Paul d'Egine, qui le premier a parlé de cet accident, le nomme *pneumocèle*, nom que, par une fatalité assez bizarre, des barbares tout modernes ont voulu donner à la hernie du poumon. La langue grecque est sans contredit fort utile pour la composition des mots qui manquent à nos langues modernes ; mais il serait à désirer que les hommes qui s'occupent des sciences consultassent à ce sujet les hellénistes. Il est fâcheux que des savans aient créé des mots comme *oxygène*, *hydrogène* (engendré des acides, de l'eau, etc.), *pneumo-gastrique* (ventru d'air), etc.; et que dernièrement encore on ait voulu exprimer par le mot *pneumorragie*, qui signifierait proprement *éruption d'air*, *vent violent*, les sécrétions catarrhales de la muqueuse pulmonaire.   *Note de l'auteur.*

ont vu de l'air s'échapper à l'ouverture de la poitrine (1).
Il n'existe, à ma connaissance, d'autre Mémoire spécial
sur ce sujet qu'une dissertation inaugurale de vingt
pages, par M. Itard, actuellement médecin de l'établissement des Sourds-Muets (2). L'auteur a désigné sous le
nom de *pneumo-thorax* les épanchemens aériformes
qui se développent dans la cavité des plèvres ou du péricarde. Il rapporte cinq observations de congestions gazeuses dans les plèvres : trois lui sont propres; une est
extraite du recueil de *Selle* (3); la cinquième lui a été
communiquée par Bayle. Dans toutes, le pneumo-
thorax coïncidait avec la phthisie pulmonaire et la pleurésie chronique. Le poumon du côté affecté, refoulé
vers sa racine et réduit à ne plus former, suivant l'expression de l'auteur, qu'une sorte de moignon, avait
cédé la place à un fluide aériforme plus ou moins fétide.
Quelques cuillerées de pus seulement se trouvaient dans
la cavité de la plèvre, dont les parois étaient revêtues
d'une fausse membrane puriforme, au moins dans les
cas les moins succinctement décrits.

L'auteur, partageant les opinions admises avant les
progrès récens de l'anatomie pathologique, pense, en conséquence des faits qu'il rapporte, que le pneumo-thorax
est toujours une affection consécutive qui se lie essen-

---

(1) *Voy.* RIOLAN, *Enchirid. Anat.*, *lib.* III, *cap.* II. —
POUTAU, *OEuvres posthumes*, tom. III.

(2) *Dissertation sur le Pneumo-thorax ou les congestions
gazeuses qui se forment dans la poitrine*, présentée et soutenue à l'École de Médecine de Paris. *Paris*. 1803.

(1) SELLE, *Observations de Médecine*, traduites par Corav.

tiellement à l'histoire de la phthisie pulmonaire latente ; qu'il a pour cause déterminante « la fonte colliquative « du poumon par suite d'une suppuration sourde, le « séjour prolongé du pus dans une cavité sans ouver- « ture, d'où suit l'absorption de ce liquide stagnant et « sa décomposition en un fluide aériforme. » Nous avons montré ailleurs que cette *consomption* du poumon (*pulmones assumpti*, LIEUTAUD) n'est point due, comme on le pensait, à la destruction du tissu pulmonaire par suite d'une suppuration; et que l'épanchement puriforme qui existe dans ces cas dans la cavité de la plèvre est la cause et non l'effet de la réduction du poumon à un si petit volume. Cette vérité, que Corvisart a, je crois, le premier démontrée dans ses leçons de clinique, est aujourd'hui d'une évidence incontestable pour tous les médecins qui se sont livrés avec quelque suite à l'ouverture des cadavres. Nous avons vu, d'ailleurs, que le poumon peut être refoulé et réduit à un très petit volume par un épanchement purulent ou même aqueux, dans des cas où il ne contient ni tubercules, ni rien autre chose que l'on puisse prendre pour un indice de suppuration.

Les observations réunies par M. Itard sont donc des cas où le pneumo-thorax s'est développé à la suite d'une pleurésie latente qui accompagnait la phthisie pulmonaire, et par suite de l'absorption de la plus grande partie du liquide épanché. Il est assez probable que, dans ces cas, le développement du gaz est le produit de la décomposition d'une partie de la matière albumineuse puriforme épanchée : l'odeur d'hydrogène sulfuré exhalée par ce gaz porte naturellement à le croire. Cette espèce de pneumo-thorax est assez commune ; mais elle n'est pas la seule : j'ai eu occasion d'en distinguer plusieurs autres très tranchées.

J'ai rencontré plusieurs fois le pneumo-thorax coïncidant avec un épanchement séro-purulent considérable dans la cavité de la plèvre, et une communication établie entre la cavité de cette membrane et les bronches au moyen d'un tubercule ramolli, d'une *vomique* qui s'était ouverte à la fois dans les bronches et dans la plèvre. Je regarde cette espèce de pneumo-thorax comme la plus commune de toutes : au moins est-ce celle que j'ai trouvée le plus fréquemment. Dans ces cas, il semble naturel de penser que le gaz existant dans la plèvre n'est autre chose que de l'air atmosphérique introduit par l'ouverture de communication qui existe entre cette cavité et les bronches. On trouvera, à la fin de ce chapitre, plusieurs exemples remarquables de cette espèce de pneumo-thorax.

Il est possible que, dans ce cas, l'introduction de l'air dans la cavité de la plèvre détermine l'inflammation de cette membrane, et par conséquent que la pleurésie soit ici l'effet du pneumo-thorax, tandis que, dans l'espèce décrite par M. Itard, elle en est la cause. Cependant il peut arriver aussi qu'une vomique tuberculeuse s'ouvre dans la plèvre sans s'ouvrir dans les bronches, et que la seule présence de la matière tuberculeuse dans cette membrane détermine une pleurésie, et par suite un pneumo-thorax dû seulement à la décomposition du liquide épanché. Ce cas rentre dans l'espèce décrite par M. Itard, avec cette différence qu'ici la quantité du liquide épanché est encore considérable.

Le pneumo-thorax peut encore être joint à l'épanchement séreux dans les plèvres. Plusieurs observations
supposent nécessairement l'existence de cette complication. Il est probable, il est vrai, que la plupart d'entre
elles sont du nombre des cas dans lesquels on a pris,
comme nous l'avons dit, des épanchemens pleurétiques
pour des hydro-thorax. Bayle en donne un exemple
incontestable : c'est celui d'un sujet chez lequel il trouva
très peu de sérosité et une grande quantité d'air dans la
cavité de la plèvre (1). J'ai rencontré moi-même assez
fréquemment une certaine quantité d'air épanché dans
la plèvre en même temps que la sérosité, dans l'hydrothorax des agonisans.

Le pneumo-thorax a encore presque toujours lieu
lorsqu'une escharre gangréneuse du poumon, complétement ramollie, vient à s'ouvrir dans la plèvre. Cette
matière putrilagineuse, et qui se décompose sous l'influence presque exclusive des lois chimiques, laisse
dégager une quantité considérable de gaz, qui, joints à
l'épanchement séro-purulent que l'irritation de la plèvre
par ces corps étrangers appelle nécessairement, compriment le poumon et dilatent le côté affecté. Nous avons
donné plus haut (Obs. xv et xvii) deux exemples de
cette espèce de pneumo-thorax.

La gangrène de la plèvre produit encore ordinairement le même effet, à raison de la putréfaction et de la
décomposition du liquide épanché dans cette membrane.
On verra à la fin de ce chapitre un cas de ce genre.

Les épanchemens de sang formés dans la plèvre par

---

(1) *Recherches sur la Phthisie*, p. 176, obs. xi.

une cause quelconque se décomposent aussi assez souvent, et le dégagement du gaz qui en résulte donne lieu à un pneumo-thorax souvent très considérable. A l'ouverture du corps d'un homme qui mourut après cinq jours de maladie, Littre trouva, dans la cavité de la plèvre, deux pintes de sang et une énorme quantité d'air.

Il peut même arriver qu'à la suite d'une chute ou d'un coup porté avec violence sur les parois thoraciques, la plèvre pulmonaire soit déchirée et que quelques cellules aériennes se rompent; et de cet accident peut résulter un pneumo-thorax, qui doit plutôt être attribué à l'extravasation de l'air dans la plèvre, qu'à la décomposition de la très petite quantité de sang qui a pu couler par l'effet de la rupture. Williams Hewson a vu, à la suite d'une chute, la plèvre pulmonaire déchirée, et un pneumo-thorax considérable résultant de cette déchirure, sans qu'il y eût en même temps ni emphysème du poumon, ni épanchement de sang dans la plèvre (1). J'ai vu moi-même, il y a peu de temps, un cas analogue.

Il paraît encore probable que, dans le cas d'emphysème du poumon avec rupture des cellules aériennes et passage de l'air sous la plèvre (t. 1er, p. 350), cette membrane elle-même peut aussi se rompre à son tour, et donner ainsi lieu à un pneumo-thorax. Je crois même avoir vu ce cas; mais, les notes que j'en avais prises ayant été perdues, je n'oserais l'assurer.

Dans une pleurésie même aiguë, à une époque voi-

____

(1) *Medical Obs. and Inquir. by a Soc. of physic. Lond.*, tom. III, art. XXXV, pag. 73.

sine de la formation de l'épanchement , et sans que le liquide épanché éprouve aucune altération chimique, une exhalation gazeuse peut se joindre à l'épanchement liquide : nous en rapporterons un exemple remarquable à la fin de cet article.

Enfin, un fluide aériforme peut être exhalé dans la cavité de la plèvre , et sans qu'il y ait ni solution de continuité , ni altération visible de cette membrane , ni autre épanchement quelconque dans sa cavité. Il m'est souvent arrivé, en ouvrant des sujets dont les poumons étaient tout-à-fait sains , d'entendre sortir avec sifflement une quantité plus ou moins considérable de gaz ordinairement inodore , et de trouver cependant la plèvre tout-à-fait saine. Quelquefois seulement elle paraît moins humide que dans l'état naturel , et plutôt onctueuse qu'humide ; et j'ai même vu deux pneumo-thorax simples plus considérables, et antérieurs de quelques jours à la mort, où cette membrane était par endroits presque aussi sèche que du parchemin. Je sais qu'on pourrait alors soupçonner qu'une rupture de la plèvre et du tissu pulmonaire, assez petite pour n'être pas facilement aperçue , pourrait être la cause de l'introduction de l'air dans la cavité de la plèvre ; mais , outre qu'un pareil accident ne se conçoit guère que par l'effet d'une violence extérieure , l'exhalation d'un fluide aériforme est un fait qui rentre dans l'analogie de beaucoup d'autres , et dont on ne peut nier l'existence : c'est ainsi que l'on rencontre souvent une assez grande quantité d'air dans le péricarde , dans les capsules synoviales , dans l'arachnoïde , lors même que ces membranes ne contiennent aucun autre épanchement : on en trouve aussi quelquefois, quoique plus rarement, dans la cavité du péritoine.

Il paraît même, d'après les recherches de M. Ribes, qu'un fluide aériforme existe naturellement en petite quantité dans la plèvre. Cet habile anatomiste m'a dit qu'en ouvrant avec précaution, chez les chiens, les cavités tapissées par des membranes séreuses, il s'est toujours aperçu qu'au moment où le scalpel y pénétrait, il s'en échappait un peu d'un fluide aériforme. Il est probable que ce fluide n'est autre chose que la sérosité elle-même réduite en vapeur par la chaleur animale, et il est très douteux que le gaz dont l'exhalation forme le pneumo-thorax simple soit de même nature.

Quelle que soit la nature du gaz qui occupe la cavité de la plèvre dans le pneumo-thorax simple, on conçoit que l'épanchement aériforme puisse subsister dans son état de simplicité, sans déterminer une inflammation de la plèvre comme le ferait l'air extérieur introduit par une excavation tuberculeuse ouverte d'un côté dans cette membrane et de l'autre dans les bronches. En effet, ce gaz sorti des vaisseaux exhalans de la plèvre doit être animalisé et moins propre à affecter désagréablement la sensibilité organique de cette membrane qu'un agent aussi étranger à l'économie animale que l'est l'air atmosphérique. Au reste, l'introduction de l'air dans la cavité de la plèvre par la voie que nous venons d'indiquer ne produit peut-être pas toujours une pleurésie mortelle ou même très intense. L'observation suivante peut le donner à penser, et fournira de plus un exemple curieux d'une maladie sur laquelle il n'existe encore qu'un très petit nombre d'observations, et la plupart fort mal décrites (1).

Obs. XXXVIII. *Pneumo-thorax simple chez un homme attaqué de phthisie pulmonaire latente.* — Un homme d'environ soixante-cinq ans, d'une haute stature, d'une assez forte constitution, attaqué depuis deux ans d'une toux qui ne l'empêchait par de vaquer à ses occupations, fut pris le 15 octobre 1816, au soir, de coliques violentes qui le déterminèrent à entrer à l'hôpital Necker. Il fut à peine au lit qu'il se trouva beaucoup plus mal. Il mourut dans la nuit.

Après sa mort, on remarqua que le corps, quoique amaigri, présentait encore un embonpoint musculaire assez marqué. La peau était blanche plutôt que pâle, peu vergetée, même aux parties postérieures. Le côté droit de la poitrine, évidemment plus ample que le

---

(1) Après avoir lu la savante et complète énumération faite par Laënnec des différentes espèces de pneumo-thorax qui ont été observées relativement aux lésions qui les accompagnent et qui leur donnent naissance, un médecin peu versé dans les recherches d'anatomie pathologique pourrait croire qu'elles sont toutes à peu près également communes; et cependant il n'en est point ainsi : le pneumo-thorax qu'on rencontre le plus fréquemment est celui qui résulte de l'ouverture d'une excavation tuberculeuse dans la plèvre. Il est vraisemblable qu'à ce genre doivent être rapportés les cas observés par Bayle, dans lesquels il a trouvé la plèvre remplie de gaz chez des individus qui avaient en même temps, du côté où ces gaz existaient, une pleurésie et des tubercules pulmonaires.

ANDRAL.

gauche, résonnait fortement par la percussion, et peut-être même plus que ne le fait ordinairement la poitrine d'un homme sain. Le côté gauche résonnait comparativement assez mal dans presque toute son étendue.

Ouverture faite vingt-deux heures après la mort. — On trouva les vaisseaux de la dure-mère assez gorgés de sang ; ceux de la pie-mère l'étaient peu. Il y avait près d'une once de sérosité limpide à la surface de l'arachnoïde. La pie-mère était assez fortement infiltrée d'une sérosité semblable. Les ventricules latéraux, le troisième et le quatrième ventricules étaient pleins d'une sérosité également limpide, dont la quantité totale pouvait être d'environ une once et demie. La substance cérébrale, médiocrement ferme, laissait suinter par l'incision un assez grand nombre de gouttelettes de sang. La glande pinéale, petite et aplatie, mais d'ailleurs saine, avait exactement le volume et la forme d'une lentille.

Au moment où le scalpel pénétra dans la cavité droite de la poitrine, il s'en échappa un gaz inodore et très abondant, à en juger par la force et la durée du sifflement. Le sternum, enlevé, laissa voir le poumon droit un peu refoulé vers sa racine, mais conservant encore à peu près les trois quarts de son volume ordinaire.

La cavité droite de la poitrine, considérablement dilatée, aurait pu contenir, outre le poumon ainsi refoulé, environ deux pintes de liquide, et on ne peut par conséquent évaluer à une moindre quantité le volume de gaz qui la remplissait. Les surfaces pulmonaire, diaphragmatique et costale de la plèvre étaient plus sèches que dans l'état naturel, et plutôt légèrement onctueuses qu'humides ; nulle part elles n'étaient recouvertes de fausses membranes, et la cavité de la plèvre ne contenait aucun liquide.

Le poumon adhérait à la plèvre costale, vers la partie latérale moyenne de son lobe supérieur, par un faisceau de lames séreuses accidentelles de la grosseur du pouce et d'environ un pouce de longueur. Ces lames, fermes, mais qui ne paraissaient pas être de très ancienne date, étaient encore épaisses d'un quart de ligne, blanches, presque opaques, et parcourues par quelques petits vaisseaux sanguins; au point de leur réunion, elles devenaient un peu plus épaisses, plus opaques, et se confondaient avec une couche pseudo-membraneuse lisse, et d'un aspect analogue à celui des cartilages, qui recouvrait en cet endroit la plèvre pulmonaire dans une étendue égale à celle de la paume de la main, et y adhérait intimement. Cette fausse membrane, d'un blanc opaque, un peu jaunâtre au point de réunion avec les brides décrites ci-dessus, avait environ une ligne et demie d'épaisseur en cet endroit. Cette épaisseur diminuait graduellement vers les bords. Sa consistance était moindre que celle des cartilages, avec lesquels elle avait d'ailleurs beaucoup d'analogie par sa cassure fibreuse et une légère demie-transparence.

La surface du poumon était beaucoup plus marbrée de noir que chez la plupart des sujets.

En rompant l'adhérence décrite ci-dessus, on aperçut à sa base, sur la surface du poumon, une petite ouverture ovale d'environ une ligne et demie de diamètre. Quoiqu'on ne puisse assurer absolument qu'elle n'ait pas été faite accidentellement en détachant le poumon, cela est cependant peu probable, à raison de l'épaisseur

et de la consistance de la membrane demi-cartilagineuse
décrite ci-dessus, et au centre de laquelle se trouvait
cette ouverture. Elle communiquait avec une cavité située dans le lobe supérieur du poumon, et qui aurait pu
contenir une orange. Cette cavité était assez régulièrement sphérique; elle était presque vide, et contenait
seulement une cuillerée d'une matière puriforme, inodore; ses parois, assez égales, mais rugueuses et non
lisses, étaient formées par le tissu pulmonaire, dans
l'état d'altération qui sera décrit ci-dessous. Du côté où
se trouvait l'ouverture, les parois de cette cavité, dans
une étendue de plus d'un pouce carré, n'étaient formées
que par la fausse membrane demi-cartilagineuse. Elles
n'étaient nullement affaissées sur elles-mêmes.

En pressant le poumon dans divers points de sa surface, il semblait que des bulles d'air en sortissent, soit
en traversant la plèvre pulmonaire devenue perméable,
soit par des ouvertures accidentelles assez petites pour
être invisibles (1).

Le tissu du poumon, beaucoup plus blanc que dans
l'état naturel, et en quelque sorte exsangue, même
dans ses parties postérieures, ne présentait nulle part
d'engorgement sanguin cadavérique; mais il offrait partout, et surtout autour de l'excavation, de petites indurations ou nodosités dues à la présence d'un grand nombre

---

(1) Je n'attache aucune importance à cette observation, qui
est peut-être fausse. La chose m'a paru ainsi, et je l'ai notée
en conséquence, mais un phénomène de cette espèce n'est pas
assez évident pour qu'on puisse être sûr d'avoir bien vu.

Note de l'auteur.

de tubercules d'un blanc jaunâtre, les uns très durs, les autres déjà presque friables. Ces tubercules, à peu près arrondis, avaient assez uniformément la grosseur d'un grain de chenevis ; ils étaient parfaitement isolés dans la plus grande partie du poumon, mais aux environs de l'excavation ils étaient réunis de manière à former des masses assez fortes. Le poumon était en outre farci d'un très grand nombre de petites mélanoses très noires, d'une dureté presque aussi grande que celle des cartilages, et d'une forme très irrégulière. Les plus volumineuses formaient des lames d'une ligne et demie de large, sur deux ou trois lignes de longueur et une demi-ligne d'épaisseur.

Le tissu pulmonaire, crépitant autour de ces deux espèces de productions accidentelles dans les points où il y en avait un peu, ne l'était presque pas aux environs de l'excavation, où il était comprimé par leur grand nombre, sans être cependant aussi flasque et aussi compacte que la chair musculaire, et même sans avoir perdu son aspect celluleux.

Les glandes bronchiques étaient saines.

Les trois lobes du poumon étaient réunis entre eux par des lames séreuses minces, transparentes, nombreuses, assez longues, et parcourues par des vaisseaux sanguins nombreux et assez volumineux.

Le poumon gauche adhérait à la plèvre costale dans toute son étendue par un tissu cellulaire court et ferme. Il était, comme le droit, rempli de tubercules miliaires et de mélanoses aplaties et d'un petit volume.

Il présentait en outre, vers sa partie postérieure, un

peu d'infiltration sanguine cadavérique, mais çà et là seulement et en très petite quantité.

Vers le centre de son lobe supérieur se trouvait une excavation anfractueuse vide qui, avec tous ses sinus, aurait pu contenir une demi-once d'eau. Ses parois étaient assez inégales. On voyait ramper à leur surface, dans une étendue d'un demi-pouce, deux rameaux artériels tout-à-fait dénudés. Deux ramifications bronchiques d'une ligne de diamètre s'y ouvraient. Ces parois étaient tapissées d'une légère couche de pus épais et presque friable. Le tissu pulmonaire était plus durci dans les environs qu'autour de l'excavation du poumon droit. On y distinguait même, dans quelques points, une véritable infiltration de matière tuberculeuse légèrement ramollie, qui remplaçait entièrement le tissu pulmonaire dans une étendue d'un demi-pouce carré ou un peu plus.

Le péricarde contenait environ trois onces d'une sérosité citrine un peu roussâtre, mais diaphane, dont la surface était couverte d'une écume assez abondante, analogue à celle que produit la bière qui cesse de mousser, ou à une légère dissolution de savon ; cette écume se réunissait surtout au bord du liquide, c'est-à-dire le long du cœur et des parois du péricarde. Le cadavre n'offrait aucun signe de putréfaction.

Le cœur, volumineux, mais non pas trop, eu égard à la taille du sujet, était d'ailleurs bien proportionné dans toutes ses parties. Les cavités droites, très gorgées de sang assez fortement caillé, contenaient en outre une concrétion polypiforme d'environ une once et demie. Le ventricule gauche, presque vide, en conte-

nait une beaucoup plus petite et aplatie. Il y avait une
petite ossification à l'entrée de l'artère coronaire.

Le foie, volumineux, était d'ailleurs sain. La vésicule
biliaire était distendue par une bile d'un vert sale.

La rate avait environ cinq pouces de longueur, et
était tout-à-fait saine. Très près d'elle adhéraient à l'é-
piploon deux petites rates surnuméraires, l'une de la
grosseur d'une aveline, l'autre un peu moins grosse
qu'une noix : l'une et l'autre étaient tout-à-fait de la
même texture que la rate, et revêtues comme elle d'une
tunique propre et d'une tunique péritonéale ; elles rece-
vaient de l'épiploon des vaisseaux sanguins assez volumineux, dont un rampait assez longtemps à la surface
de la plus petite avant d'y pénétrer.

L'estomac et les intestins grêles avaient un volume
médiocre : ces derniers avaient tout au plus un pouce de
diamètre ; les vaisseaux qui, du mésentère, se répandent sur leur bord adhérent, étaient assez injectés, même
dans leurs ramifications.

Le colon ascendant, dans toute la longueur, était
fortement contracté sur lui-même, de manière qu'il
paraissait ne laisser intérieurement aucune cavité. Il
avait, dans presque toute son étendue, une grosseur
moindre que celle du petit doigt du sujet ; il contenait
seulement çà et là quelques matières durcies très peu
volumineuses, et dans ces endroits il avait à peine la
grosseur du doigt médius du sujet. Le diamètre du
rectum plein de matières durcies, était d'environ un
pouce ; celui du cœcum un peu distendu par des gaz,
était tout au plus d'un pouce et demi.

La cavité du petit bassin contenait environ deux onces

de sérosité citrine, dans laquelle il se trouvait une petite masse albumineuse de même couleur, transparente, avec quelques stries plus opaques et plus blanches, un peu plus concrète que le blanc d'œuf cru, mais cependant tremblante et gélatiniforme.

On voit que chez ce sujet on peut, avec une probabilité presque égale, attribuer l'épanchement aériforme existant dans le côté droit de la poitrine à la rupture, dans la plèvre et les bronches à la fois, de l'excavation tuberculeuse qui existait au sommet du poumon droit, ou bien à une simple exhalation aériforme de la plèvre. La première hypothèse a pour elle l'ouverture qui paraissait exister à la base du faisceau membraneux qui unissait le sommet du poumon à la plèvre. L'état des fausses membranes, et particulièrement leur épaisseur vers la base, favorise encore cette opinion, en montrant que leur origine peut tout au plus être reportée à quelques mois. Dans cette supposition, les fausses membranes seraient le produit de l'irritation locale qui a précédé et suivi l'ouverture de la vomique tuberculeuse dans la plèvre, et de l'introduction de l'air par cette ouverture; mais en même temps il demeurerait constant que l'introduction de l'air dans la plèvre par une semblable voie peut ne pas toujours déterminer une inflammation générale et considérable de cette membrane. La seconde hypothèse semble, au reste, beaucoup plus probable, à raison de l'incertitude de l'existence de l'ouverture de communication entre la plèvre et l'excavation ulcéreuse, et surtout à raison de la coexistence d'une exhalation aériforme dans le péricarde, fait qui semblerait indiquer une disposition générale des membranes séreuses à de semblables épanchemens chez ce sujet.

Ce fait vient encore à l'appui de ceux par lesquels nous avons établi que la phthisie pulmonaire peut quelquefois parcourir toutes ses périodes sans être accompagnée d'aucun des symptômes qui indiquent une maladie sérieuse ; et si le malade dont il s'agit n'eût eu que cette maladie, je pense que, d'après l'état de vacuité des excavations et le petit nombre des tubercules crus existans, il eût pu arriver à une guérison parfaite, ou au moins obtenir un intervalle de santé de plusieurs années.

ARTICLE II.

Des Symptômes et des Signes du pneumo-thorax.

Les symptômes du pneumo-thorax sont fort obscurs de leur nature, en ce qu'ils peuvent appartenir à beaucoup d'autres affections. Le seul qui soit bien constant est un degré quelconque de dyspnée. La toux ne paraît pas accompagner essentiellement cette affection. La percussion, seule et par elle-même, ne donne, dans ce cas, aucun renseignement constant. Quand l'épanchement aériforme est très considérable, le côté affecté rend un son plus clair que le côté sain ; mais cette différence, lors même qu'elle est bien tranchée, loin de faire découvrir une maladie existante, conduit plutôt à une double erreur, en donnant à penser que le côté qui résonne le moins est engorgé d'une manière quelcon-

que (1), et en faisant regarder comme sain le côté réellement affecté. Il arrive souvent d'ailleurs, dans les
pneumo-thorax compliqués d'épanchemens liquides,
que les deux côtés résonnent également, ou même que
le côté affecté résonne moins : ces différences dépendent entièrement de la quantité du gaz développé dans
la plèvre.

L'inégalité des deux côtés de la poitrine pourrait encore donner quelque indice de l'existence du pneumo-
thorax ; mais elle n'a pas toujours lieu, et dans quelques
cas même le côté affecté devient plus étroit que l'autre,
par suite de l'absorption d'une partie du gaz ou du liquide épanché. Lors même que la dilatation existe d'une
manière visible, ce signe n'est pas plus sûr que la percussion. Si l'épanchement est abondant, le côté affecté est
plus volumineux que l'autre ; mais comme il raisonne
mieux, on doit le croire sain, et on sera par conséquent
porté à penser que l'inégalité de volume dépend du rétrécissement de l'un des côtés et non pas de la dilatation de
l'autre. On prendrait, en conséquence, naturellement
un cas de cette espèce pour un rétrécissement de la na-

---

(1) Pour peu qu'on ait quelque habitude de la percussion ,
on ne confondra pas facilement le son très clair que rend la
poitrine dans le cas de pneumo-thorax avec le son que rendent
les parois thoraciques dans l'état normal. La percussion seule
peut donc être déjà d'un grand secours pour reconnaître ou
au moins pour soupçonner l'existence d'un épanchement de
gaz dans l'une des plèvres : c'est par ce mode d'investigation
que Bayle a pu découvrir un pneumo-thorax dans un cas dont
il est parlé à la page suivante.   ANDRAL.

ture de ceux dont nous avons parlé ci-dessus (tom. ii , pag. 462).

On peut regarder ces erreurs comme tout-à-fait inévitables; ou si , une fois par hasard , le son tympanique et la dilatation de la poitrine peuvent faire reconnaître le pneumo-thorax, comme Bayle l'a fait dans un cas que nous avons rapporté plus haut , il arrivera beaucoup plus souvent que ces signes tromperont au lieu d'éclairer. Quelques faits qui seront examinés dans l'article suivant prouveront plus amplement l'exactitude de cette proposition. Je me contenterai de dire ici que j'ai vu faire l'ouverture de plusieurs sujets attaqués de pneumothorax , pendant que je suivais les leçons de clinique de Corvisart , et que chez aucun cette affection n'avait été soupçonnée. On ne contestera à ce célèbre professeur ni le talent de l'observation , ni l'habileté à tirer parti de la percussion ; et par conséquent la meilleure preuve que l'on puisse donner de l'insuffisance de cette méthode pour faire connaître le pneumo-thorax , est qu'il a été méconnu dans ces cas.

Le véritable signe de cette affection se trouve dans la comparaison des résultats obtenus par l'auscultation médiate et par la percussion. Lorsque, chez un homme dont la poitrine résonne mieux d'un côté que de l'autre , on entend bien la respiration du côté moins sonore , tandis que de l'autre on ne l'entend pas du tout , on peut assurer qu'il est affecté de pneumo-thorax dans ce dernier côté. On pourrait encore porter avec assurance ce diagnostic lors même que les deux côtés de la poitrine seraient également sonores , et même lorsque le côté affecté serait un peu moins sonore que le côté sain, comme il arrive lorsque le pneumo-thorax se développe à la suite d'un épanchement pleurétique ou de tout autre épanchement liquide. Dans ce cas, avant l'apparition du pneumo-thorax, le côté affecté rendait un son tout-à-fait mat, et la respiration ne s'y entendait pas ou ne s'y entendait que très mal. Dès que l'accumulation du fluide aériforme dans la plèvre commence, le son thoracique reparaît un peu dans la partie qu'il occupe; sans être cependant aussi clair que du côté sain. De jour en jour l'étendue et la force de la résonnance augmente, sans que la respiration reparaisse; et s'il y avait auparavant quelque reste du bruit respiratoire, il disparaît tout-à-fait. Ce signe est aussi sûr que facile à saisir.

Une seule circonstance pourrait rendre le diagnostic plus difficile : c'est celle où le poumon adhérerait à la plèvre costale dans une partie de son étendue au moyen d'un tissu cellulaire très court. La respiration devant nécessairement s'entendre dans ce point, un observateur peu attentif, et qui n'aurait appliqué le stéthoscope que là, pourrait encore méconnaître le pneumo-thorax.

Il est à peine nécessaire de dire que, dans le pneumo-thorax comme dans la pleurésie et dans l'hydropisie des plèvres, à moins que la compression du poumon ne soit tout-à-fait extrême, on entend encore un peu la respiration dans la partie du dos correspondant à la racine de cet organe. L'air étant plus mauvais conducteur du son que les liquides, il est plus difficile d'entendre le bruit respiratoire du côté sain à travers le côté affecté dans le pneumo-thorax que dans l'empyème. Cependant M. Cayol m'a montré dernièrement ce cas chez un de ses malades, qui avait, il est vrai, en même temps un épanchement liquide. J'ai déjà dit comment on pourrait éviter l'erreur dans ce cas (t. II, pag. 441).

La seule maladie qui présente sous le stéthoscope des signes analogues à ceux du pneumo-thorax est l'emphysème du poumon par suite d'un catarrhe très étendu ; mais les différences qui existent à cet égard entre les deux affections sont encore tellement saillantes, qu'il faudrait un grand défaut d'attention pour les confondre. Les principales sont les suivantes : dès que l'épanchement aériforme existe dans la plèvre, l'absence de la respiration est complète, avec quelque effort que les parois thoraciques se soulèvent dans l'inspiration ; mais la respiration s'entend encore bien , comme nous venons de le dire , quoique plus faiblement que dans l'état naturel , entre le bord postérieur de l'omoplate et la colonne épinière, au point correspondant à l'attache du poumon , chose qui n'a point lieu dans l'emphysème et le catarrhe sec, qui d'ailleurs n'offrent jamais une absence aussi absolue du bruit de la respiration ; car, dans les cas les plus graves, on l'entend encore, quoique très faiblement, dans quelques points variables (t. 1er, pag. 373). Le râle léger qui accompagne cette dernière maladie (pag. 374) n'a jamais lieu dans la première, et encore moins le rhonchus crépitant sec (t. 1er, p. 131), signe pathognomonique de la première affection. L'épanchement aériforme survient brusquement, et ne peut durer longtemps sans produire des accidens très graves, et même la mort. Je ne l'ai jamais observé chez aucun malade qui ne fût alité, tandis que l'emphysème du poumon se développe avec une progression lente; et lors même qu'il existe au degré le plus intense et dans les deux poumons à la fois, beaucoup de malades peuvent vaquer encore à leurs occupations.

Les signes que nous venons de décrire sont les mêmes dans toutes les espèces de pneumo-thorax; mais lorsque l'épanchement aériforme est accompagné d'un épanchechement liquide, on reconnaît ce cas à l'absence complète du son et de la respiration dans la partie occupée par le liquide, et à l'absence de la respiration seulement dans celle qu'occupe le gaz. Ces complications, ainsi que la communication fistuleuse entre la plèvre et les bronches, se reconnaissent en outre par la fluctuation hippocratique. Le dernier cas sera d'ailleurs reconnu en un instant par le tintement métallique ou le *bourdonnement amphorique* (t. 1er, pag. 140). L'importance de ces deux derniers signes me détermine à consacrer à chacun d'eux un article particulier; mais je donnerai d'abord un exemple de pneumo-thorax reconnu avant la mort du malade. On en a déja vu un semblable (Obs. xvii), et on en trouvera plusieurs autres à la fin de l'article suivant. Celui-ci est remarquable en ce que l'épanchement aériforme a été reconnu dès les premiers instans de sa formation, et que ses accroissemens ont pu être suivis jour par jour. J'aurais pu en ajouter d'autres de pneumo-thorax simple survenus trois ou quatre jours avant la mort dans diverses maladies, et reconnus sur-le-champ; mais ces cas offrant d'ailleurs peu d'intérêt, je n'ai pas voulu en grossir ce chapitre dejà long (1).

____

(1) Les gaz accumulés dans la plèvre peuvent quelquefois s'échapper à travers cette membrane, et, en se répandant dans le

Obs. XXXIX. *Pleurésie suivie de pneumo-thorax —*
M. C......, médecin de la Faculté de Paris, âgé d'environ trente-six ans, et doué d'une assez forte constitution, fut atteint, vers la fin de mai 1822, de fièvre avec coliques et diarrhée très peu abondante, affection à laquelle il était sujet, et dont il éprouvait ordinairement quelque atteinte tous les ans. Il se fit faire, dans les quatre premiers jours, deux applications de quinze ou vingt sangsues sur l'abdomen. Les coliques diminuèrent ; mais la fièvre persistant avec des redoublemens très forts, le

tissu cellulaire des parois thoraciques, donner lieu à un emphysème semblable à celui qui survient dans les cas de plaies pénétrantes du poumon. Je n'ai vu qu'un seul exemple de ce genre, et je ne pense pas qu'aucun autre se trouve consigné dans les auteurs.

Dans le courant du mois de janvier 1836, je fus appelé rue des Boucheries Saint-Germain auprès d'un jeune homme qui depuis longtemps présentait tous les signes rationnels de la phthisie pulmonaire, et qui, depuis deux jours environ, était tout-à-coup devenu beaucoup plus gravement malade. Je procédai à l'examen de la poitrine ; et, en appliquant la main sur les parois thoraciques du côté gauche, je ne fus pas peu surpris de sentir sous mes doigts une crépitation des plus manifestes : je déplaçais par la pression un gaz qui existait dans les aréoles du tissu cellulaire, et qui fuyait sous mon doigt en se portant d'une aréole à une autre. Tout le côté gauche des parois de la poitrine était ainsi emphysémateux ; la région des lombes et une partie des parois abdominales commençaient également à le devenir. Après avoir constaté la présence de cet emphysème, je percutai la poitrine, et dans tout le côté gauche je trouvai une sonoréité des plus grandes, beaucoup plus considérable que du côté droit, et qui était évidemment

malade me fit appeler le 27 mai. Je le trouvai avec une fièvre assez intense, le ventre un peu météorisé, résonnant par la percussion, et peu sensible à la pression. Il avait conservé assez de forces pour pouvoir passer une partie de la journée levé. Je prescrivis une nouvelle application de dix-huit sangsues, qui, de même que les précédentes, détermina un léger érysipèle. Les coliques cessèrent presque entièrement, mais la fièvre persista.

Le lendemain, j'appris que les redoublemens de la fièvre, qui avaient lieu dans la nuit, étaient beaucoup plus forts tous les deux jours, et qu'alors ils étaient ac-

anormale. Enfin je pratiquai l'auscultation; et, dans ce même côté gauche du thorax qui était emphysémateux et de résonnance insolite, je découvris en arrière deux signes qui ne me permirent plus de douter de l'existence d'un pneumo-thorax dû à la communication récente d'une excavation tuberculeuse du poumon avec la plèvre. L'un de ces signes était une respiration amphorique des plus prononcés, qui se faisait entendre dans toute la partie gauche postérieure du thorax, à chaque mouvement d'inspiration. L'autre signe était un des tintemens métalliques les plus manifestes que j'aye eu jamais occasion d'observer. En laissant quelque temps de suite mon oreille appliquée sur les parois du thorax du côté gauche en arrière, j'entendais, par intervalles, comme des grains de sable qui tombaient sur un vase de métal ou mieux encore de cristal. En avant, sous les clavicules, il y avait des cavernes.

Il me paraît évident que, dans ce cas, l'air atmosphérique, échappé d'une excavation tuberculeuse dans la plèvre, s'était ensuite infiltré à travers la plèvre jusque dans l'épaisseur des parois thoraciques. Je ne revis pas le malade, qui succomba le surlendemain de ma visite, et dont l'autopsie ne fut pas faite.

ANDRAL.

compagnés d'anxiété, d'agitation extrême, et sans doute aussi d'un certain degré de perte de connaissance, car le malade n'en conservait qu'un souvenir confus, quoiqu'il eût d'ailleurs l'esprit très présent dans le jour. Ces signes paraissant indiquer une fièvre qui prenait le caractère de rémittente pernicieuse, je prescrivis six gros de quinquina, mêlés avec neuf grains de tartre stibié (1) et quantité suffisante de sirop, à prendre dans le jour intercalaire. Il n'y eut pas d'évacuations notables, et l'accès fut coupé. Le jour intercalaire suivant, le malade reprit un peu de quinquina ; mais le goût lui en paraissant fort désagréable, il n'en voulut plus prendre. Il refusa également d'y substituer le sulfate de quinine, probablement d'après des idées théoriques qu'il n'adoptait pas cependant pleinement. Quoi qu'il en soit, les accès cessèrent, les nuits devinrent calmes, l'appétit reparut un peu, et il resta seulement un mouvement fébrile à peine sensible.

Vers le huitième jour de cette fausse convalescence,

---

(1) C'est le *bolus ad quartanam* de l'hôpital de la Charité, avec une dose plus faible d'émétique (la dose ordinaire est une once de quinquina et seize grains de tartre stibié). J'employai cette préparation de préférence à toute autre, parce que c'est celle qui m'a paru le plus constamment efficace dans les fièvres rémittentes, surtout quand la période de froid est peu marquée. On pense communément que le quinquina neutralise, dans cette préparation, l'effet vomitif du tartre stibié ; mais cela ne me paraît pas probable, car beaucoup de malade le vomissent, et j'ai donné plusieurs fois avec succès, comme vomitif, deux grains d'émétiques dans une pinte de décoction de quinquina.

Note de l'auteur.

visitant un soir le malade, qui se regardait comme à peu près rétabli, je crus m'apercevoir que la respiration était plus fréquente que de coutume. J'explorai la poitrine, et je trouvai tous les signes d'une pleurésie aiguë du côté gauche : *absence complète de la respiration et du son, égophonie légère quant à l'intensité du son, mais d'un timbre très aigre et chevrotant dans toute l'étendue de ce côté, et même dans les points correspondans au sommet du poumon.* Je n'avais jamais rencontré une égophonie aussi étendue, et je ne pus m'en rendre raison qu'en admettant que le poumon, adhérant d'ancienne date à la plèvre costale par quelques points isolés, ne pouvait être écarté que médiocrement des parois de la poitrine par le liquide épanché. Cette pleurésie était d'ailleurs des plus latentes. Il n'y avait ni point de côté ni sentiment d'oppression. Le malade n'avait d'autre toux que la petite toux très rare et sèche qui accompagne presque toujours les fièvres continues et l'accès même des intermittentes.

Je fis appliquer douze sangsues sur le côté gauche. Les jours suivans, l'égophonie diminua et disparut peu à peu dans la moitié supérieure de la poitrine ; chaque jour, le point où on commençait à l'entendre se trouvait un peu plus bas. Le son donné par la percussion redevenait naturel dans les parties abandonnées par l'égophonie ; mais la respiration ne s'y entendait plus du tout, quoiqu'on l'entendît encore, très faiblement, il est vrai, dans les deux tiers inférieurs de la poitrine, où l'égophonie était toujours très marquée et le son tout-à-fait mat. A ces signes, je reconnus un pneumo-thorax qui venait se joindre à l'épanchement pleurétique. Je ne voulus point confirmer ce diagnostic par la succussion hippocratique, de peur d'effrayer le malade. Le côté affecté ne présentant d'ailleurs aucune dilatation apparente, et le tintement métallique n'existant pas, j'en conclus que le pneumo-thorax n'était pas l'effet d'une fistule pulmonaire, mais le produit d'une exhalation de la plèvre, et que le liquide séro-purulent était absorbé à mesure que l'épanchement aériforme augmentait. Cette dernière circonstance était, au reste, tout-à-fait évidente, puisque l'égophonie et le son mat reculaient, pour ainsi dire, chaque jour devant le pneumo-thorax. Je fis remarquer ces phénomènes à mon confrère M. le docteur Alard, qui depuis quelques jours suivait avec moi le malade, et à deux étudians qui ne le quittaient pas, MM. Clémenceau et Guérif, aujourd'hui docteurs en médecine.

Vers le quinzième jour après l'apparition de la pleurésie, et le trentième depuis l'invasion de la fièvre, l'égophonie et le bruit respiratoire ne s'entendaient plus que dans la partie moyenne du dos. La moitié antérieure supérieure gauche de la poitrine donnait, par la percussion, un son évidemment plus clair que le côté opposé. La respiration ne s'entendait aucunement dans les parties inférieures de la poitrine. Cependant le malade s'affaiblissait insensiblement, quoiqu'il conservât un peu d'appétit, qu'il dormît un peu chaque nuit, et que la fièvre fût peu intense. Du moment où avaient paru les signes du pneumo-thorax, le malade avait commencé à vomir de loin en loin une matière pituiteuse en très petite quantité ; assez souvent même, il vomissait les boissons mucilagineuses, mais jamais les

alimens plus solides, qui consistaient principalement en
cerises et en quelques biscuits. Le mouvement paraissait
quelquefois exciter le vomissement. L'abdomen et l'é-
pigastre, en particulier, étaient toujours légèrement
sensibles à la pression, mais pas plus que dans le commencement de la maladie. Vers le quarantième jour de
la maladie (dans le commencement de juillet), on remarqua des incohérences momentanées dans les idées,
chose dont on avait cru déjà s'apercevoir plusieurs fois.
A cette époque, réfléchissant sur la suite singulière
d'affections locales graves qui avaient lieu chez le malade, sans que la fièvre augmentât d'intensité ou chan-
geât de caractère, je vins à penser que tous les accidens dont nous étions témoins pouvaient être la suite
de la fièvre rémittente pernicieuse qui m'avait paru évidemment exister au début, et dont le quinquina aurait
détruit le type et adouci les suites, sans lui ôter tout-
à-fait son caractère insidieux (1). Je fis part de cette
idée à mes confrères MM. Landré-Beauvais et Alard,
et je leur proposai de faire prendre au malade six gros
de quinquina en substance, ce à quoi ils consentirent.
Le quinquina ne fut pas vomi; mais le ventre parut un
peu plus météorisé, et on trouva également que la con-
stipation, qui existait depuis le commencement de la

____

(1) J'ai vu quelques cas analogues dans lesquels, diverses circonstances ayant forcé d'interrompre trop tôt l'usage du quinquina après avoir coupé des fièvres pernicieuses, la maladie a
dégénéré en une suite d'accidens bizarres, très variés, et qui
ont duré des mois entiers. Dans un de ces cas, la guérison n'a
été parfaite qu'au bout de quatre ans.   *Note de l'auteur.*

maladie, paraissait plus forte. On crut en conséquence devoir renoncer au quinquina à l'intérieur, et on se contenta de l'appliquer sous forme de cataplasme sur le ventre. Quelques jours après, deux nouveaux médecins virent le malade : je ne pus me trouver à cette consultation. Ils pensèrent que la maladie était une *gastro-entérite;* ils crurent même trouver une tumeur dans une partie de l'abdomen, et conseillèrent, malgré la longue durée de la maladie et l'affaiblissement du malade, d'appliquer dix-huit sangsues à l'anus. Cette application fut suivie sur-le-champ d'une chute très grande des forces; le délire devint plus marqué; la stupeur s'y joignit, et le malade succomba après quarante-huit heures d'agonie, le 17 juillet, vers le cinquante-unième jour de la maladie.

Ouverture du corps faite trente heures après la mort. — État extérieur. — Amaigrissement médiocre. La raideur cadavérique existait assez fortement, surtout aux paupières; les tégumens du ventre commençaient à donner des signes de putréfaction. Le dos était assez livide.

Poitrine. — A l'instant où le scalpel pénétra dans le côté gauche de la poitrine, il s'échappa avec sifflement une assez grande quantité de gaz inodore. La poitrine ouverte, on vit que le poumon gauche, repoussé vers le médiastin par l'épanchement aériforme, laissait entre la plèvre costale et lui un espace vide qui eût pu contenir plus d'une livre de liquide. Il adhérait intimement à la plèvre costale par cinq ou six points peu étendus. Deux de ces adhérences, évidemment anciennes, existaient à son bord antérieur, et les autres à sa surface externe et postérieure, de sorte que le poumon, maintenu par les points adhérens, n'avait pu être entièrement refoulé et aplati contre le médiastin, et qu'il n'existait guère dans les points les plus distans qu'un intervalle de deux pouces entre lui et la plèvre costale.

La partie postérieure inférieure de la cavité thoracique du même côté contenait environ dix onces de sérosité sanguinolente et un assez grand nombre de fausses membranes jaunes assez épaisses, d'une consistance déjà assez ferme. Ces fausses membranes, ponctuées de sang dans divers endroits, n'offraient point encore de rudimens distincts de vaisseaux sanguins; mais elles commençaient en plusieurs points à se séparer en lames analogues à celles du tissu cellulaire. Elles étaient, en général, tendues du poumon à la plèvre costale; quelques unes cependant recouvraient des portions de la plèvre costale ou pulmonaire, mais seulement vers le bas de la poitrine.

Dans le reste de son étendue, la plèvre pulmonaire était saine, et la plèvre costale, dans ses parties supérieure et latérale, était d'un blanc mat, d'un aspect lisse analogue à celui des cartilages; elle présentait çà et là quelques petites tubérosités de la grandeur et de la forme d'un grain de chenevis, et dont la texture, ainsi que celle de la plèvre elle-même, paraissait être d'une nature moyenne entre celle d'une plèvre saine et celle des fibro-cartilages. Cette portion de la plèvre avait au moins un quart de ligne d'épaisseur. En la disséquant attentivement, on trouva quelques petites masses tuberculeuses, jaunes, opaques et de la grosseur d'une lentille ou d'un grain de chenevis, mais en général d'une forme aplatie, adossées à sa face externe ou adhérente, et produisant à l'intérieur des élévations moins régulières que les tubérosités décrites ci-dessus.

Le poumon, comprimé et aplati de manière à offrir à peine deux fois l'épaisseur de la main, était d'ailleurs sain et ne contenait aucun tubercule. Son tissu, flasque et mou, était teint d'une couleur violette assez uniforme.

Le poumon droit adhérait de toutes parts à la plèvre costale par un tissu cellulaire évidemment d'ancienne date. Son tissu était infiltré d'une certaine quantité de sérosité sanguinolente qui lui donnait une couleur d'un rouge-violet; mais il était cependant parfaitement crépitant. Son lobe supérieur contenait un assez grand nombre de petits tubercules, dont la grosseur variait depuis celle d'un grain de millet jusqu'à celle d'un grain de chenevis : les petits étaient gris et demi-transparens, les gros présentaient un point jaune et opaque vers le centre. Au sommet du poumon se trouvait une petite excavation aux trois quarts pleine de matière tuberculeuse, ramollie et puriforme : elle aurait pu contenir une petite noisette. Le tissu pulmonaire qui environnait immédiatement ces tubercules et l'excavation elle-même était parfaitement crépitant, sain, sans rougeur ni infiltration.

Le cœur était sain ; mais sa substance était un peu molle.

L'estomac et les intestins étaient distendus par des gaz, de manière que leurs parois étaient devenus demi-transparentes. Les vaisseaux qui s'y ramifient étaient pâles et exsangues. Le colon avait la grosseur de la jambe d'un homme robuste, et l'intestin grêle environ deux pouces de diamètre. La muqueuse intestinale était partout pâle. Dans une petite partie du colon ascendant, on apercevait, en y regardant de près, sept à huit cryptes muqueux gonflés de manière à égaler le volume de la moitié d'un grain de chenevis, mais incolores et demi-transparens (1).

L'intestin grêle ne contenait que des gaz, et le gros

---

(1) L'un des médecins qui assistaient à l'autopsie parut croire que ces follicules un peu gorgés de mucosités étaient la cause de la maladie. Je ne lui demandai pas les motifs de son opinion, bien persuadé que je ne pourrais les comprendre. Pour moi, j'avoue que je ne vois, dans cette autopsie, ni la cause de la maladie ni celle de la mort. La pleurésie avec pneumo-thorax était sans contredit la lésion la plus grave ; mais elle était postérieure à la fièvre de plusieurs jours. Les tubercules étaient trop nombreux et trop peu avancés pour avoir pu déterminer cette dernière, et peut-être même ne lui étaient-ils pas antérieurs. Je ne pense pas que l'ouverture du crâne eût offert aucune lésion organique que l'on pût à plus juste titre regarder comme *une cause*. *Note de l'auteur.*

Un pneumo-thorax sans perforation du parenchyme pulmonaire est chose si rare que je suis porté à penser que, chez le malade qui fait le sujet de l'observation pleine d'intérêt qu'on vient de lire, il devait y avoir sous la plèvre un petit tubercule ramolli, dont le produit aura été versé dans la cavité de cette membrane : ce qui fortifie cette opinion, c'est que les deux poumons contenaient un assez grand nombre de tubercules. Je me rappelle avoir vu un cas dans lequel une pleurésie avec complication de pneumo-thorax avait été ainsi le résultat de la fonte d'un tubercule qui avait à peine le volume d'une noisette, et qui, situé tout-à-fait à la périphérie du poumon, avait perforé la portion de plèvre qui le recouvrait. ANDRAL.

contenait à peine quelques portions de matières fécales demi-liquides et pâles, adhérentes à ses parois.

La membrane interne de l'estomac était pâle, sans épaississement, sans ramollissement, et recouverte d'une petite quantité de mucosité sale et de couleur jaunâtre trouble.

Le foie et la rate ne présentaient rien de remarquable.

La tête ne put être ouverte.

ARTICLE III.

Du Pneumo-thorax avec épanchement liquide et
de son exploration.

Lorsque je commençai à me servir du stéthoscope, j'espérais, comme je l'ai dit, que cet instrument pourrait fournir quelque signe analogue au râle, et propre à faire reconnaître par la fluctuation l'existence d'un épanchement aqueux ou puriforme dans les cavités de la poitrine.

Deux méthodes se présentaient naturellement pour procéder à cette exploration : pratiquer la percussion sur un côté comme on le fait dans l'ascite, et écouter avec le stéthoscope au point opposé, ou bien écouter simplement les bruits que peut faire entendre le liquide agité par les battemens du cœur et par le gonflement et l'affaissement alternatifs du poumon. Quelques réflexions m'eussent facilement désabusé à cet égard, mais je ne les fis qu'après beaucoup d'essais inutiles, au moins quant au but que je me proposais.

Je commençai par m'assurer que le stéthoscope, appliqué sur le ventre, fait sentir distinctement le choc du liquide dans l'ascite, mais je n'ai jamais pu obtenir le même phénomène dans les cas où je soupçonnais l'existence de l'hydrothorax ou de la pleurésie avec épanchement considérable, et où l'ouverture des cadavres a confirmé depuis le diagnostic. Il est facile de se rendre raison de ce résultat négatif. En effet, à raison de la nature en partie osseuse et de la solidité des parois du thorax, le coup donné pour déterminer la fluctuation du liquide produit à l'oreille de l'observateur plus d'impulsion et de bruit que le choc du liquide lui-même, et masque totalement ce dernier. Ce résultat est nécessaire, par la raison que les corps solides communiquent mieux l'impulsion et le bruit que les liquides. Dans l'ascite, au contraire, l'impulsion donnée sur un point du flanc ne peut suivre les parois abdominales, à raison de leur mollesse ; elle se perd également dans la masse intestinale remplie par un fluide aériforme plus mauvais conducteur que le liquide, et n'est communiquée que par ce dernier.

L'auscultation simple paraîtrait, d'après le raisonnement, plus propre à donner quelque signe de la présence d'un liquide épanché dans les cavités des plèvres; mais il est évident, pour des raisons que nous exposerons plus bas, que ce ne pourrait être que dans le cas où il existerait à la fois un épanchement liquide et un épanchement aériforme, et qu'une forte toux pourrait seule produire le bruit de fluctuation dans ce cas. Quoique la chose ne paraisse pas tout-à-fait impossible, je doute qu'elle ait jamais lieu. On entend quelquefois distinctement, comme je l'ai dit, la fluctuation dans les cavités ulcéreuses un peu vastes et à moitié pleines d'une matière puriforme très liquide ; et cela se conçoit, parce que l'air qui les traverse pendant les efforts de la toux, n'ayant à soulever qu'une petite masse de liquide, la remue avec d'autant plus de force que ses communications avec les bronches sont ordinairement étroites, et que les parois molles de la cavité qui le renferme reçoivent fortement les compressions médiates et immédiates que la toux peut déterminer. Le gaz épanché dans les plèvres, au contraire, communique presque toujours, par un conduit large et court, avec l'air contenu dans les gros rameaux bronchiques. Enfermé entre la paroi osseuse de la poitrine et un poumon aplati et fixé sur la colonne vertébrale de manière à ne pouvoir se développer, il est très peu susceptible de compression et surtout d'agitation par les efforts les plus violens de la toux. La fistule d'ailleurs est rarement placée au-dessous du niveau du liquide.

Je pense donc que, dans presque aucun cas, la toux ne fera entendre la fluctuation d'un liquide existant dans la plèvre, et que, par conséquent, toutes les fois que l'on entendra ce phénomène, on peut être assuré qu'il se passe dans une excavation ulcéreuse. On doit encore moins espérer que l'auscultation simple et sans l'aide de la toux puisse faire entendre aucun bruit analogue. J'ai cherché bien des fois, et toujours vainement, un pareil signe chez plusieurs malades, après avoir constaté chez eux, par d'autres moyens, l'existence d'un épanchement purulent joint au pneumo-thorax. L'impossibilité d'un phénomène de ce genre, dans le cas d'hydro-thorax ou d'empyème simple et sans complication d'épanchement aériforme, est démontrée à plus forte raison.

Au reste, si j'ai été trompé dans mes conjectures à cet égard, j'ai d'autant moins lieu d'en être surpris qu'Hippocrate est tombé dans la même erreur, ainsi que je l'ai montré ailleurs (tom. 1, p. 49).

Mais si l'auscultation ne peut faire reconnaître par un bruit particulier, comme le pensait Hippocrate, la présence d'un liquide épanché dans la poitrine, on trouve dans ses ouvrages, ou dans ceux de ses enfans et de ses disciples, qui composent avec les siens le recueil attribué en entier au père de la médecine, un signe très caractéristique, et qui, dans le cas particulier auquel il s'applique, peut faire reconnaître plus facilement qu'aucun autre l'existence d'un épanchement thoracique.

Ce signe s'obtenait à l'aide d'une méthode d'exploration trop oubliée, et qui n'a peut-être été mise en pratique que par les médecins Asclépiades. Elle consistait à secouer le malade par les épaules et à écouter la fluctuation du liquide contenu dans la poitrine. L'auteur du Traité *des Maladies* la décrit de la manière suivante : « Après avoir placé le malade dans un siége « *solide* et qui ne puisse vaciller, faites tenir ses mains « étendues par un aide, secouez-le ensuite par l'épaule « afin d'entendre de quel côté la maladie produira du « bruit (1). »

Quoique cette méthode soit décrite dans un traité

---

(1) Τοῦτον.... καθίσας ἐπὶ ἐφεδρου, ὅ, τι μὴ ὑποκινήσει, ἕτερος μὲν τάς χείρας ἐχέτω, σὺ δὲ τὸν ὦμον σείων ἀκροάζεσθαι ἐς ὁκότερον ἂν τῶν πλευρέων

qui n'est pas unanimement reconnu pour un des ouvrages légitimes d'Hippocrate, on ne peut guère douter que le père de la médecine ne l'ait connue, et qu'elle n'ait été une pratique vulgaire parmi les médecins Asclépiades : plusieurs passages de divers écrits hippocratiques en parlent formellement ou en supposent la connaissance.

Sur cet objet, comme sur plusieurs autres, les Asclépiades, quelque bons observateurs qu'ils fussent, ont tiré des conséquences trop générales de quelques faits d'ailleurs bien vus; car la méthode dont il s'agit est présentée partout comme un moyen sûr de reconnaître l'empyème, et cependant il est certain, ainsi que nous le montrerons plus bas, que l'empyème simple n'a jamais pu être reconnu par ce moyen.

C'est sans doute aux inutiles efforts qui auront été faits en divers temps pour reconnaître ainsi cette maladie qu'a été dû l'entier abandon de la méthode d'exploration dont il s'agit. Cet abandon a été tel, qu'en lisant les commentateurs d'Hippocrate, on ne voit rien qui annonce qu'aucun d'eux en ait fait usage, et que les plus habiles même semblent n'avoir pas toujours bien compris les passages où il en est parlé.

Les praticiens ne paraissent pas s'en être occupés davantage, quoique la plupart des auteurs de traités de chirurgie dogmatique en aient dit quelque chose.

το πάθος φορέη. *De Morbis* II, § 45, édition de *Vanderlinden*. Je lis avec *Foës* ἐς ὁκότερον, au lieu de ἕως que porte le texte de *Vanderlinden*, sans doute par une faute d'impression.

Note de l'auteur.

On voit qu'ils n'en parlent qu'avec l'expression du doute, et, pour ainsi dire, que par pur respect pour Hippocrate. Je ne connais aucun auteur qui dise avoir expérimenté lui-même la méthode dont il s'agit. Quelques observateurs, en très petit nombre, rapportent seulement des cas dans lesquels les mouvemens spontanés du tronc faisaient entendre au malade et quelquefois aux assistans le bruit de la fluctuation d'un liquide. Morgagni (1), témoin d'un fait semblable, a recueilli les observations antérieures analogues ; elles sont au nombre quatre : l'une est de Fanton père, et se trouve dans le Recueil d'observations publié par son fils (2) ; la seconde est de Mauchart (3) ; la troisième de Wolf (4) ; la quatrième de Willis (5). Il faut y ajouter une observation analogue d'Ambroise Paré (6), omise par Morgagni, et peut-être quelques autres qui ont pu échapper à mes recherches comme aux siennes. Quoi qu'il en soit, il est constant que ces cas ont été regardés jusqu'ici comme extrêmement rares. Aucun des observateurs dont je viens de parler ne paraît avoir cherché à vérifier si, chez les sujets mêmes dont ils rapportent l'observation, la commotion hippocratique eût fait entendre la fluctuation du liquide aussi bien que les mouvemens exécutés par le malade lui-même ; et quelques uns d'entre

---

(1) *De Sed. et Caus. Morb.* Epist. xvi, art. 36.

(2) FANTONI *Anatom.* Obs. 29.

(3) *Ephem. Nat. Cur.* Cent. vii, obs. c.

(4) *Ibid.*, tom. v, obs. xxiv.

(5) *Sepulchret.*, lib. ii, sec. Schol. ad obs. 75.

(6) *OEuvres d'Ambroise Paré*, liv. viii, chap. x.

eux, Morgagni et Fanton particulièrement, s'attachent même à démontrer que cette méthode d'exploration ne peut donner aucun résultat.

Cette opinion est, il est vrai, juste et bien fondée, en raisonnant, comme l'on fait ces auteurs, dans l'hypothèse d'un simple épanchement liquide, et abstraction faite du pneumo-thorax, qu'ils ne connaissaient pas.

Le bruit de la fluctuation ne peut jamais, en effet, être entendu dans l'empyème ou l'hydrothorax simple : la commotion la plus forte de la poitrine ne fait absolument rien entendre dans ces cas, comme je m'en suis assuré un grand nombre de fois. Mais lorsque le pneumothorax est joint à l'une ou l'autre de ces affections, on entend distinctement la fluctuation du liquide en secouant le malade, ainsi que l'a dit Hippocrate. Quelquefois même le malade, en se remuant dans son lit ou en marchant, produit une fluctuation assez bruyante pour qu'elle puisse être entendue de lui-même et des assistans. Quelques-uns des sujets dont je rapporterai plus bas les observations présentaient ce même phénomène. Parmi les praticiens vivans, M. Boyer seul m'a dit avoir vu, en consultation avec Hallé et Jeanroi, un jeune homme qui, lorsqu'il descendait un escalier, entendait d'une manière très distincte, dans sa poitrine, le bruit de la fluctuation d'un liquide.

Lors même que le bruit de la fluctuation du liquide est trop faible pour être entendu à l'oreille nue, le stéthoscope le fait entendre très distinctement, comme on le verra par deux des observations qui terminent ce chapitre. Cela a surtout lieu au commencement de l'épanchement aérien, et lorsque le gaz est encore en petite quantité. Dès que cette quantité augmente, le phénomène devient très sensible à l'oreille nue. J'ai même rencontré des cas où le mouvement du liquide était sensible à la main, lorsque le malade baissait et redressait alternativement le tronc.

La fluctuation hippocratique est du petit nombre des signes qui par eux-mêmes donnent facilement à l'observateur le moins exercé une conviction pleine et entière de l'existence de la maladie. Cependant il est encore quelques cas où il ne faudrait pas lui accorder trop de confiance. J'ai déjà dit que le même phénomène pouvait avoir lieu dans une très vaste excavation pulmonaire à demi pleine de liquide ; mais ce cas est fort rare, et je ne l'ai rencontré qu'une seule fois : les deux tiers inférieurs du poumon droit, occupés par une vaste excavation, ne formaient plus, chez ce sujet, qu'une sorte de kyste dont les parois, épaisses seulement d'une à deux lignes, adhéraient de toutes parts à la plèvre, qui paraissait même former seule la partie externe des parois de cette cavité, dans une étendue égale à celle de la paume de la main. J'avouerai volontiers qu'un cas semblable ne peut être distingué du pneumo-thorax avec épanchement liquide et fistules bronchiques que lorsque l'on a suivi le malade exactement depuis le commencement de la maladie. Il est encore une circonstance qui pourrait induire en erreur un observateur peu expérimenté. Quelques personnes dont l'estomac est habituellement distendu par des gaz font entendre un bruit de fluctuation très manifeste en secouant le tronc après avoir bu une certaine quantité d'eau : j'ai eu un élève qui avait cette faculté à un haut degré, et qui s'en amusait quelquefois avec ses camarades. Cette erreur est très facile à éviter; car, en appliquant alternativement le stéthoscope sur la poitrine et sur la région de l'estomac, on reconnaît facilement le lieu d'où part le bruit. L'absence des autres signes donnés par l'auscultation et la percussion ne permettrait d'ailleurs l'erreur, ni dans ce cas, ni même dans la plupart de ceux où la fluctuation serait donnée par une vaste excavation tuberculeuse.

Quoique Hippocrate n'ait pas connu le pneumo-thorax, on trouve cependant, dans un des passages où il parle de la succussion, des remarques qui, si elles eussent été souvent répétées, auraient nécessairement dû conduire à la connaissance de cette maladie et de sa coexistence avec l'empyème, dans tous les cas où la succussion de la poitrine fait entendre le bruit de la fluctuation d'un liquide.

Voici le passage dont il s'agit : « Entre les malades « attaqués d'empyème, ceux qui, lorsqu'on les secoue « par les épaules, font entendre beaucoup de bruit, « ont moins de pus dans la poitrine que ceux qui en « produisent moins, et qui, d'ailleurs, ont une meil- « leure coloration et une respiration plus gênée : quant « à ceux qui ne donnent aucun bruit, et qui ont les « ongles livides et une grande dyspnée, ils sont pleins « de pus et tout-à-fait désespérés. » (*Prœn. Coac.* II, §432. *Foës.*) (1).

---

(1) Je traduis ainsi, d'après *Foës*, le sens littéral du grec, . . et surtout d'après le sens commun et l'observation. Il est remarquable que ce passage, fort simple et fort intelligible pour

A la suite même du passage où se trouve la description de la commotion du thorax, l'auteur du traité *de Morbis* ajoute que *quelquefois* (ἐνίοτε) *l'épaisseur et la quantité de pus s'opposent à ce qu'on puisse en entendre la fluctuation* (1).

Ces passages doivent faire penser que les Asclépiades entrevoyaient que, pour qu'un liquide contenu dans la poitrine pût faire du bruit, il fallait un vide quelconque

----

quiconque a eu occasion de voir le cas rare auquel il s'applique, a présenté assez de difficultés aux plus habiles interprètes d'Hippocrate pour qu'aucun d'eux n'ait pu le traduire sans faire quelque contre-sens. Τῶν ἐμπύων οἷσι σειομένοισιν ἀπὸ τῶν ὤμων πολὺς γίνεται ψόφος, ἔλασσον ἔχουσι πῦον ἢ οἷσιν ὀλίγος, δυσπνοωτέροισιν ἐοῦσι καὶ εὐχροωτέροισιν, etc. Ce texte est celui de Vanderlinden ; il est évidemment préférable à celui de Foës, qui lit : ἢ οἷσιν ὀλίγον δυσπνοωτέροισιν, etc. Vanderlinden traduit avec Cornaro et Mercurialis : « *Quibus suppuratis, dùm concutiuntur multus strepitus de humeris fit;* » ce qui est évidemment un contre-sens, et ce qui exprime une chose absurde. Foës, de son côté, a appliqué le dernier membre de la phrase, δυσπνοωτέροισιν ἐοῦσι καὶ εὐχροωτέροισιν, aux malades qui rendent beaucoup de son, ce qui est contraire à la construction grammaticale; car elle demande évidemment que ces mots se rapportent au pronom οἷσιν. L'expérience encore, comme nous le verrons plus bas, démontre que le sens que j'ai adopté est le véritable. De semblables erreurs peuvent facilement échapper dans le cours d'un long et fastidieux travail; je ne les relève que parce qu'elles prouvent que la méthode d'exploration dont il s'agit n'était ni mieux connue ni plus pratiquée dans les xvie et xviie siècles que de nos jours. *Note de l'auteur.*

(1) Ἢν δέ τοι ὑπὸ τοῦ πάχεος καὶ τοῦ πλήθεος μὴ ψοφέῃ.... ποιέει γὰρ τοῦτο ἐνίοτε..... *De Morb.,* ii, § 45. *Vanderlinden.*

qui pût permettre un mouvement de fluctuation à ce liquide; de même que du vin renfermé dans une bouteille produit d'autant plus de bruit quand on l'agite que la bouteille est moins exactement pleine. Un des commentateurs des Coaques s'est même servi de cette comparaison; mais cette idée était, chez eux, confuse en quelque sorte et incomplète : elle supposait la vacuité d'une partie du thorax dans l'état naturel; ce qui n'est plus admissible aujourd'hui.

Morgagni lui-même n'a pas des idées mieux arrêtées à cet égard; car, après avoir supposé comme de toute évidence que la fluctuation du liquide ne peut être entendue quand il y a beaucoup de liquide ou quand il n'y en a qu'une très petite quantité, il ajoute : « *At* « *saltem, inquies, eo temporis spatio quo ab exiguâ* « *copiâ aqua crescit, nec ad summum tamen adhuc* « *pervenit, ejus fluctuatio videtur percipi debere.* « *Videtur utique. Sed quidam certè non percipiunt...* « *alii non attendunt : alii denique non indicant me-* « *dicis.... Humeris verò apprehendere, et concutere* « *aut aliter agitare non omnes ægros sanè licet* (1). » On voit en outre par ce passage que, sans nier absolument la possibilité de la fluctuation dans les épanchemens thoraciques, Morgagni regardait ce signe comme à peu près nul, à raison de sa rareté; et que, d'un autre côté, il pensait que la commotion de la poitrine a des inconvéniens qui doivent la faire rejeter dans la plupart des cas.

Cette opinion est tout-à-fait mal fondée. Je puis

____

(1) *De Sed. et Caus. Morbor.* Epist. XVI. n° 37.

assurer qu'en employant le procédé indiqué par Hippocrate, la commotion ne fatigue pas plus le malade que la percussion de la poitrine ou l'action de palper l'abdomen. Il n'est point nécessaire, pour entendre la fluctuation, d'imprimer au tronc une très forte secousse ou même un grand mouvement : il suffit de secouer un peu rapidement l'épaule du malade, en ayant soin même de borner le mouvement et de l'arrêter tout-à-coup. J'ai employé cette méthode d'exploration chez un grand nombre de malades dont plusieurs étaient dans un grand état de souffrance, d'abattement et de faiblesse, et je n'ai entendu aucun d'eux s'en plaindre. Il n'y a donc pas de raison de la laisser dans l'oubli où elle est tombée. On la trouvera sûre dans tous les cas où il existe à la fois un épanchement liquide et un épanchement aériforme dans les cavités de la poitrine ; et ces cas sont beaucoup plus communs qu'on ne pourrait le croire, d'après le petit nombre de faits de ce genre qui se trouvent dans les recueils des observateurs. Les cinq observations suivantes en offriront la preuve : elles ont été recueillies en moins d'un an dans un service de cent malades. Dans le même espace de temps, j'ai recueilli trois autres observations semblables, dont l'une a déjà été rapportée (Obs. xvii). Depuis la publication de la première édition de cet ouvrage, j'ai vu au moins une trentaine de cas semblables ; et beaucoup d'autres, observés dans les hôpitaux de Paris, sont venus à ma connaissance. Il est certainement beaucoup de maladies mieux connues qui se rencontrent dans une proportion beaucoup plus rare.

Obs. XL. *Pleurésie et pneumo-thorax avec communication fistuleuse de la plèvre et des bronches.* — J. M. Potu, ancien soldat, âgé de trente ans, d'une bonne constitution, d'un tempérament lymphatique sanguin, né de parens sains et qui jouissent encore d'une bonne santé, n'avait éprouvé lui-même, jusqu'à l'âge de vingt-quatre ans, que de légères maladies aiguës et quelques affections syphilitiques dont il avait été bien guéri. Fait prisonnier dans la campagne de Russie, il fut atteint d'une fièvre intermittente quotidienne. Au bout de trois semaines, des douleurs vives se firent sentir dans l'oreille droite. La fièvre cessa ; les douleurs de l'oreille persistèrent environ deux semaines. Au bout de ce temps, beaucoup de pus s'écoula, et le malade entra en convalescence.

A la paix de 1814, Potu revint à Paris, où il se mit à exercer le métier de crocheteur. Au mois de mai 1817, il fut atteint pour la première fois d'un rhume qui ne l'empêcha pas de se livrer à son travail habituel. Au bout d'un mois, il s'aperçut que sa respiration devenait un peu plus courte. Au mois d'août, la toux devenue beaucoup plus fréquente et une diminution notable des forces le décidèrent à entrer à l'hôpital de la Charité, dont il sortit à peu près dans le même état après un séjour de trois semaines. Quinze jours après, il entra à l'Hôtel-Dieu, où il resta deux mois. Il en sortit plus malade encore ; et après avoir passé quelques jours chez lui, il se fit transporter à l'hôpital Necker, où, examiné le 3 novembre 1817, il présenta les symptômes suivans :

La face était pâle, les yeux brillans, l'amaigrissement assez considérable, la peau chaude, le pouls petit et fréquent, la respiration courte et fréquente, la toux assez forte, les crachats médiocrement abondans, jaunes, opaques et assez visqueux. La poitrine, percutée, résonnait moins antérieurement et supérieurement à droite, médiocrement entre les omoplates et surtout à droite, assez bien dans toutes les autres parties. La respiration s'entendait partout à l'aide du stéthoscope; elle était seulement un peu moins forte que dans l'état naturel sous les clavicules, et surtout sous la droite. La pectoriloquie existait, mais d'une manière un peu douteuse au-dessous de la clavicule droite et dans le creux de l'aisselle. Les battemens du cœur étaient dans l'état suivant : contraction des ventricules assez longue, donnant un bruit très sourd et une certaine impulsion ; contraction des oreillettes très brève et sonore. Les battemens du cœur s'entendaient médiocrement sous les clavicules. L'appétit et la soif étaient modérés, le ventre souple, non douloureux. Il y avait deux ou trois selles demi-liquides par jour.

En conséquence de ces signes, on porta le diagnostic suivant : *Phthisie tuberculeuse ; cœur dans l'état naturel.*

(*Infusion béchique, looch gommeux ; vésicatoire au bras droit.*)

Le malade resta quelques jours dans le même état.

Le 12 novembre, on reconnut évidemment la pectoriloquie sous l'aisselle et la clavicule droites ; et la respiration s'entendait mieux à gauche qu'à droite dans toute l'étendue de la poitrine. On ajouta en conséquence

au diagnostic : *Excavations tuberculeuses dans le sommet du poumon droit.*

Le 18 novembre, la pectoriloquie était un peu moins
parfaite que le 12, la voix ne passant plus aussi évidemment par le tube du stéthoscope. Mais un nouveau phénomène s'y était joint : à chaque mot que prononçait le
malade, on entendait dans le tube un frémissement ou
retentissement tout-à-fait semblable à celui que produit
l'instrument nommé *diapason*, ou à un coup très léger
donné sur un vase d'airain, de porcelaine ou de verre.
La respiration déterminait le même bruit, mais pendant
l'inspiration seulement (*tintement métallique*).

Du 19 novembre au 30 décembre, la maigreur augmenta ; la fièvre était continuelle et présentait chaque
soir un redoublement assez fort, quelquefois accompagné du vomissement des alimens ou des boissons.

La toux devint plus fatigante, et, aux crachats jaunes
et opaques déjà décrits, se joignit l'expectoration d'une
grande quantité de pituite diffluente, diaphane et spumeuse. Des douleurs aiguës se firent sentir dans différens points des côtés de la poitrine : elles cédèrent à
l'application de sangsues, de vésicatoires volans, de si-
napismes. La diarrhée fut momentanément suspendue
par l'usage des préparations d'opium.

Le thorax, percuté à des intervalles assez rapprochés,
donna constamment un son plus clair à droite en avant
qu'à gauche, où il était presque mat jusque vers la troisième côte. La respiration se faisait très bien entendre
dans tout le côté gauche ; à droite, au contraire, on ne
l'entendait que postérieurement le long de la colonne
vertébrale : encore, dans cet endroit, était-elle beaucoup

plus obscure qu'à gauche. Le *tintement métallique* se faisait toujours entendre, tantôt lorsque le malade parlait, tantôt lorsqu'il toussait seulement, souvent dans l'inspiration, et quelquefois dans l'expiration même, assez souvent dans toutes ces circonstances. Dans certains momens cependant, on ne l'entendait plus du tout. Son intensité présentait des variations assez marquées d'un jour à l'autre. Ce phénomène n'existait nullement à gauche; mais quelquefois, en appliquant le stéthoscope à la région précordiale pour l'exploration du cœur, on entendait retentir dans le côté droit de la poitrine, à la fin de l'inspiration, une sorte de vibration tout-à-fait analogue à celle d'une corde aiguë de harpe que l'on frotte très légèrement avec l'extrémité du doigt. Les espaces intercostaux du côté droit devenaient un peu plus larges et plus bombés, et les veines sous-cutanées plus développées : le malade était presque toujours couché sur ce côté.

D'après l'ensemble de ces phénomènes, je pensai qu'il était survenu dans la plèvre droite un épanchement qui avait refoulé le poumon vers la colonne vertébrale, et l'avait aplati de telle manière qu'il n'était plus perméable à l'air que dans les parties voisines de la racine; d'un autre côté, la coïncidence d'un son clair avec l'absence de la respiration à la partie antérieure de la poitrine caractérisant le pneumo-thorax, je fis, en conséquence, ajouter au diagnostic : *Pleurésie avec épanchement et pneumo-thorax.* — Réfléchissant ensuite sur la nature et les variations du tintement métallique décrit ci-dessus et la diminution graduelle de la pectoriloquie depuis le moment où il s'était manifesté, je soupçonnai que cette espèce de frémissement pouvait être due à la rupture d'une ou de plusieurs excavations tuberculeuses dans la cavité de la plèvre, rupture qui avait dû être aussi la cause de la pleurésie. Dans cette hypothèse, les variations que présentait le tintement métallique s'expliquaient facilement par l'oblitération momentanée et plus ou moins complète des ouvertures de communication par lesquelles l'air aurait passé, à travers les excavations ulcéreuses, des bronches dans la plèvre. D'après ces motifs, je fis aussi ajouter cette conjecture au diagnostic (1).

Le 25 janvier, le malade dit à M. Rault, élève interne, que depuis quelques jours il lui semblait entendre le choc d'un liquide dans sa poitrine lorsqu'il se retournait. Instruit de cette circonstance, je fis mettre le malade sur son séant, et le prenant par l'épaule, je secouai le tronc : on entendit alors une fluctuation semblable à celle que produirait l'agitation d'une bouteille à moitié pleine. Il était difficile de distinguer à l'oreille nue de quel côté de la poitrine avait lieu ce bruit ; mais, en appliquant le stéthoscope évasé sur le côté droit, on entendait distinctement la fluctuation au moment où cessait la commotion, tandis que du côté gauche on n'entendait rien de semblable. D'après ce phénomène, il ne restait plus aucun doute sur l'existence et du liquide

---

(1) Ces signes suffiraient aujourd'hui pour affirmer avec une pleine certitude ce que je ne faisais alors que soupçonner ; mais je rencontrais alors ce cas pour la première fois.

Note de l'auteur.

épanché dans la poitrine et du fluide élastique dont la présence avait déjà été soupçonnée.

Depuis cette époque jusqu'au 14 février, l'état du malade n'offrit aucun changement remarquable. Le pouls battait habituellement cent fois par minute. Les crachats, médiocrement abondans, étaient jaunes, opaques, puriformes, mêlés de beaucoup de bulles d'air, et nageant dans une assez grande quantité de pituite transparente et médiocrement diffluente ; il s'y trouvait quelquefois des filets de sang. Le 14 février, le malade éprouva une forte quinte de toux, et rendit en un quart d'heure environ six onces de crachats semblables : c'était la quantité qu'il rendait ordinairement en vingt-quatre heures. J'attribuai cette expectoration extraordinaire à la rupture dans les bronches d'un tubercule nouvellement ramolli.

Les battemens du cœur, très fréquens, se faisaient très bien entendre dans tout le côté droit jusque vers l'hypochondre, où ils étaient même plus sonores que sous les clavicules et que dans le côté gauche. La contraction des ventricules était beaucoup plus sonore que lors de l'entrée du malade : elle donnait beaucoup moins d'impulsion ; mais cette impulsion, quoique très faible, se communiquait un peu dans toute l'étendue des parties antérieure et latérale droite de la poitrine : on ne les sentait nullement à gauche ni dans le dos. On entendait le son des ventricules et des oreillettes dans presque toute l'étendue de la poitrine.

D'après ces signes, je pensai que le cœur se dilatait, mais qu'il conservait la fermeté de ses parois ; et j'attribuai la propagation irrégulière de l'impulsion et du son à la présence du liquide et du gaz épanchés dans la poitrine.

·La respiration était devenue plus courte et plus difficile ; le ventre était météorisé ; les urines étaient rares et donnaient un peu de sédiment blanchâtre. Les diurétiques de toute espèce ne produisaient aucun soulagement.

Le malade demandait avec instance que l'on évacuât, par une opération, le liquide contenu dans sa poitrine.

Après en avoir conféré avec plusieurs de mes confrères qui avaient désiré voir ce malade, et particulièrement avec MM. Leroux, alors doyen de la Faculté, et Récamier, je crus devoir me rendre à ses désirs, plutôt dans la vue de le soulager momentanément que dans l'espoir d'en obtenir aucun succès réel. Mais, d'après le peu de chances favorables que laissait au succès de l'opération la réunion d'affections graves existantes, je me déterminai à faire faire une simple ponction avec un trois-quarts d'une petite dimension, opération que M. Récamier avait fait faire plusieurs fois, à ma connaissance.

Elle fut faite le 14 février par M. Baffos, chirurgien en chef de l'hôpital. Avant l'opération, la poitrine, explorée de nouveau par le stéthoscope, la percussion et la commotion, donna les mêmes résultats que les jours précédens. Un trois-quarts de moins d'une ligne de diamètre fut enfoncé entre les sixième et septième côtes. Dans l'espace de vingt minutes, il s'écoula par la canule deux livres d'un liquide puriforme opaque, d'une odeur fade et peu fétide, d'un jaune légèrement verdâtre, mêlé de bulles d'air, et qui, après quelques heures de repos, se divisa en deux parties, l'une opaque, formée de petits flocons jaunâtres, l'autre plus ténue et transparente. Le malade se sentait soulagé à mesure qu'il coulait; le pouls ne s'affaiblissait point. Au bout de vingt minutes, l'écoulement devint intermittent, et chaque expiration fut accompagnée de l'expulsion très bruyante d'une grande quantité d'air par la canule. On retira alors l'instrument, et la peau revenant sur elle-même, le parallélisme de l'ouverture cutanée et de celle des muscles se trouva détruit de manière qu'on eût pu se dispenser d'appliquer aucun bandage. Le malade n'éprouva point de syncopes.

Immédiatement après l'opération, le tintement métallique s'entendait avec beaucoup plus d'intensité qu'auparavant. Le soir, la respiration ne paraissait pas moins gênée qu'avant la ponction, quoique le malade se sentit moins oppressé : la peau était chaude, le pouls très fréquent.

Le sentiment de soulagement, quoique médiocre, persista le lendemain et le surlendemain.

Le 19, le malade se plaignit de la piqûre, qui cependant était presque cicatrisée. La face était pâle, la respiration courte et très fréquente, la toux fréquente, l'expectoration moins abondante; le thorax résonnait plus clairement antérieurement et supérieurement à droite qu'avant l'opération; le pouls était extrêmement fréquent, la voix plus faible, le sommeil nul, la soif assez vive; il y avait diarrhée et météorisme.

Le 20 février, le malade se plaignit de douleurs dans l'abdomen, qui était météorisé; un râle très sonore et sec se faisait entendre entre la quatrième et la cinquième côte à gauche ; le cœur s'entendait toujours beaucoup mieux à droite que du côté gauche, la respiration s'entendait mieux le long de la colonne vertébrale et dans une étendue plus grande qu'avant la ponction, mais toujours beaucoup moins que du côté gauche ; les espaces intercostaux paraissaient un peu moins larges qu'avant l'opération, mais ils étaient toujours moins creux que du côté gauche.

Les 21 et 22 février, la faiblesse était plus grande, la face pâle et plus amaigrie, la peau chaude, le pouls très fréquent, le ventre ballonné et sensible à la pression ; il y eut plusieurs selles chaque jour ; le malade se réveillait en sursaut ; le tintement métallique se faisait entendre seulement lorsqu'il parlait ou toussait ; on n'entendait nullement la respiration à droite ; mais vers la partie moyenne de ce côté, près du sternum, au moment où le soulèvement des parois thoraciques indiquait l'inspiration, on entendait un râle *sibilant* assez marqué, qui semblait produit par l'air traversant des crachats visqueux, mais peu abondans ; le même bruit se faisait entendre à la partie antérieure moyenne gauche, mais avec beaucoup plus de force, et de manière qu'il semblait produit par un instrument de musique.

Les 23 et 24 février, le malade ne pouvait plus se coucher que sur le côté droit ; l'état général était le même ; les crachats, plus diffluens qu'avant l'opération, étaient d'un jaune tirant sur le gris, mêlés de beaucoup d'air ; les parois du thorax étaient fortement soulevées dans l'inspiration, même à droite, où on n'entendait nullement la respiration ; la partie latérale droite de la poitrine rendait un son presque mat.

Le 25 février, la faiblesse devint extrême, le pouls à peine sensible, très faible, la face très pâle ; les traits étaient légèrement tirés en haut, la voix presque éteinte. Il y avait tuméfaction des jugulaires sans battemens sensibles. En appliquant le doigt sur les espaces inter-costaux, vers la partie moyenne des quatrième et cinquième côtes, on croyait sentir une sorte de fluctua-tion (1).

Le 26, perte de la parole, absence du pouls, peau froide, yeux ternes ; mort après une agonie assez courte.

Outre MM. Leroux et Récamier, un grand nombre de médecins, et particulièrement les docteurs Cayol, Fizeau, Gallot, Landré-Beauvais, Ribes, etc., avaient vu le malade et vérifié les observations que nous avions faites chez lui à l'aide du stéthoscope.

MM. Landré-Beauveais, Mac-Mahon, et Lucas, mé-decin de S. A. R. Madame, se trouvèrent à l'ouverture, qui fut faite le 28 février.

Avant d'y procéder, je fis pratiquer sur le cadavre la commotion, qui donna le même résultat que précédem-ment.

Le cadavre présentait un amaigrissement considéra-ble, mais non porté jusqu'au marasme. Le côté droit du thorax était évidemment plus ample que le gauche. Le thorax, percuté, donnait un son clair antérieurement, surtout à droite, mat sur le côté et postérieurement à droite, assez clair dans le côté gauche.

---

(1) Cette sensation n'était point trompeuse ; elle dépendait, comme on le verra par l'ouverture, d'une légère carie des côtes avec dénudation assez étendue.　　　　*Note de l'auteur.*

Il s'écoula peu de sang à l'incision des tégumens du crâne ; les vaisseaux de la dure-mère, ainsi que les sinus de cette membrane, étaient gorgés de sang ; la substance cérébrale, d'une bonne consistance, en laissait peu suinter à l'incision, les ventricules cérébraux contenaient chacun environ une demi-once de sérosité limpide.

Une incision ayant été faite sur le deuxième espace intercostal du côté droit, il s'échappa d'abord un fluide aériforme, et presque en même temps un liquide puriforme mêlé de bulles d'air.

Le thorax ouvert, on reconnut que la cavité de la plèvre droite contenait environ deux pintes d'un liquide séro-purulent, d'un jaune verdâtre, un peu fétide, moins trouble à sa surface que vers son fond, où il était mêlé de petits flocons albumineux, mous et opaques ; une lame de même nature était tendue de la plèvre costale au médiastin presque parallèlement au diaphragme.

Le liquide écoulé, on put facilement se convaincre que le côté droit de la poitrine était plus vaste que le gauche : il était tapissé de toutes parts par une couche épaisse d'une exsudation albumineuse, dont la consistance variait de manière que, dans quelques endroits, elle approchait de celles des cartilages, et que dans d'autres elle était ramollie presqu'à consistance de fromage mou. La portion superficielle de la couche qui recouvrait le poumon était la plus molle, et la portion profonde ou adhérente à la plèvre pulmonaire était la plus dense. Cette exsudation avait une épaisseur de plusieurs lignes sur le poumon, la partie droite du médiastin et le diaphragme ; elle était moins épaisse, molle et facile à enlever sur les plèvres costale et diaphragmatique, qui offraient une rougeur ponctuée très intense; elle ne pouvait, au contraire, être détachée du poumon à raison de la forte consistance de sa couche profonde et de son adhérence intime avec la plèvre pulmonaire, qui était épaissie du triple, et offrait une couleur d'un gris de perle et une consistance analogue à celle des cartilages : on ne put distinguer sur la plèvre la trace de la ponction.

Le poumon était refoulé vers la colonne vertébrale et les parties postérieures des côtes, auxquelles il adhérait intimement partout, excepté vers son sommet, et jusqu'à la hauteur seulement de la seconde côte; il était séparé des parois antérieures de la poitrine par un vide plus ou moins vaste, de manière qu'il remplissait à peine le tiers de la cavité de la plèvre. Il était aplati, flasque, mais encore un peu crépitant, et évidemment perméable à l'air dans sa partie postérieure. Une sorte d'appendice d'un pouce de largeur à sa base et de la grosseur du doigt dans le reste de son étendue, formée par le lobe moyen du poumon resserré sur lui-même, traversait le liquide épanché dans la plèvre et allait se fixer intimement à la partie antérieure de la face interne des troisième et quatrième côtes.

Le tissu pulmonaire contenait un certain nombre de tubercules de la grosseur d'un noyau de cerise ou d'une aveline et presque tous ramollis à consistance de fromage mou. Cinq tubercules un peu plus volumineux, tout-à-fait ramollis et presque entièrement excavés, s'ouvraient d'une part dans les bronches, et de l'autre dans la cavité de la plèvre; de ce côté, les parois des excavations dont il s'agit étaient uniquement formées par la plèvre, et par conséquent molles, très minces, transparentes, et percées au centre d'un trou d'une à trois lignes de diamètre, qui avait pu permettre à la matière tuberculeuse ramollie de couler dans la plèvre. Trois des excavations communiquant ainsi avec la cavité de cette membrane étaient situées à la surface externe du lobe inférieur, une vers la base de l'appendice décrite ci-dessus et la dernière à la partie antérieure du lobe supérieur. Les quatrième et cinquième côtes offraient vers leur partie moyenne une légère carie ; le périoste était décollé en partie, et la moitié du contour des os baignait dans un pus abondant.

Plusieurs troncs des veines pulmonaires, vers la partie inférieure de ce poumon, étaient exactement remplis et même distendus par des caillots mêlés de sang et de fibrine, très fermes et comme desséchés, analogues à ceux que l'on trouve dans les anévrysmes (1). D'autres vaisseaux du poumon, au contraire, contenaient des caillots humides et peu consistans.

Le poumon gauche était assez volumineux; il adhérait postérieurement à la plèvre par des lames cellulaires courtes et bien organisées; son tissu était, en général, crépitant et peu gorgé de sang; on y trouvait un grand nombre de tubercules de la grosseur d'un grain de chenevis, grisâtres et demi-transparens; quelques uns offraient au centre un point jaune, opaque, formé par une matière tuberculeuse demi-concrète et de consistance de fromage un peu mou et friable; deux ou trois plus volumineux formaient une espèce de bouillie épaisse, renfermée dans des cavités qui ne paraissaient avoir au-

---

(1) Concrétions du sang antérieures à la mort.

Note de l'auteur.

cune communication avec les bronches. On voyait, au bord antérieur de ce poumon, vers la hauteur de la quatrième côte, une excavation aux trois quarts pleine de matière tuberculeuse ramollie à consistance de purée. Cette excavation, de forme aplatie, offrait à peu près les dimensions d'un écu de six livres; elle était située très superficiellement vers le bord antérieur du poumon; sa paroi antérieure, formée uniquement par la plèvre, présentait l'aspect d'une cavité recouverte par un voile transparent et affaissé sur lui-même; elle ne paraissait pas communiquer avec les bronches, quoique le commencement d'excavation qui y existait dût le faire soupçonner (1).

Le péricarde contenait environ une once de sérosité un peu jaunâtre. Le volume du cœur était un peu inférieur à celui du poing du sujet; l'oreillette droite, d'une bonne capacité, était remplie de sang noir, en partie

---

(1) Cette circonstance explique pourquoi ce malade, observé avec soin tous les jours, et chez lequel le stéthoscope a été certainement promené plusieurs fois sur tous les points de la poitrine, n'a pas présenté la pectoriloquie dans le point dont il s'agit. Il est probable que le commencement de vacuité qui existait dans cette excavation dépendait uniquement de l'absorption d'une partie de la matière tuberculeuse. Au reste, il ne serait pas impossible qu'un rameau bronchique, en communication avec cette cavité, eût échappé à nos recherches, d'autant que ces rameaux sont fort petits vers le bord antérieur du poumon. Mais, dans cette hypothèse encore, l'absence de la pectoriloquie s'explique très bien par le petit diamètre du canal de communication, et son obstruction facile par une matière tuberculeuse encore fort épaisse. *Note de l'auteur.*

coagulé ; le ventricule droit était assez vaste ; ses parois étaient peut-être plus minces que dans l'état naturel, surtout vers sa pointe ; en cet endroit existait une assez grande quantité de fibrine très ferme , blanche, opaque, mêlée de quelques petits caillots de sang ; cette matière était fortement intriquée dans les colonnes charnues ; les parois du ventricule gauche avaient tout au plus trois lignes d'épaisseur ; sa cavité était proportionnellement très vaste ; le tissu de l'organe avait une fermeté moyenne et une couleur vermeille.

Le larynx, très rouge, offrait postérieurement un petit ulcère au point de réunion des ventricules. La muqueuse bronchique était très rouge dans presque toute l'étendue des voies aériennes.

La cavité du péritoine contenait environ une pinte de sérosité un peu trouble ; les intestins et l'estomac étaient un peu distendus par des gaz ; une fausse membrane molle, blanchâtre, et très facile à détacher recouvrait la fosse iliaque droite et plusieurs points de la face supérieure du foie. On distinguait dans plusieurs endroits de l'intestin grêle, et particulièrement vers la fin de l'iléon, des plaques d'un rouge violet, parsemées de petits tubercules jaunes et opaques : ces taches répondaient à des ulcérations de la membrane muqueuse.

Le foie était volumineux et graissait le scalpel ; la vésicule contenait peu de bile.

Tous les autres organes étaient sains.

Obs. XLI. *Pleurésie et pneumo-thorax aigus chez un phthisique.* — Un jeune Basque , âgé d'environ vingt ans, entra à l'hôpital Necker le 12 janvier 1818. Il se disait malade depuis six mois, et se plaignait surtout d'une diarrhée qui durait depuis trois mois. Il présentait d'ailleurs tous les symptômes de la phthisie pulmonaire : amaigrissement considérable, toux continuelle, crachats opaques, jaunâtres, et où l'on distinguait des grumeaux de matière un peu moins jaune, de consistance de fromage mou, et qui paraissaient être des fragmens de tubercules ramollis.

La poitrine résonnait mal en haut et en avant du côté droit, en haut et en arrière du côté gauche. La pectoriloquie était très évidente à droite sous l'aisselle et sous la clavicule, ainsi que sur l'épaule, entre le bord supérieur du muscle trapèze et la clavicule (1).

Les battemens du cœur s'entendaient, dans un espace assez circonscrit, à la région précordiale. On les entendait un peu sous les clavicules. La contraction des ventricules donnait quelque impulsion presque sans bruit; celle des oreillettes était sonore.

Ce malade resta longtemps à l'hôpital, dans un état stationnaire. Un cautère appliqué à la partie antérieure de la poitrine, entre la seconde et la troisième côte, parut même produire de l'amélioration. Dans le courant de février, l'expectoration diminua progressivement et cessa presque entièrement ainsi que la toux; mais la diarrhée persistait toujours malgré l'emploi du laudanum. Vers la même époque, la pectoriloquie fut modi-

---

(1) MM. les docteurs Leroux, Lucas, Mac-Mahon, Cayol, Pignier et Ribes, ont reconnu à diverses époques la pectoriloquie chez ce malade.   *Note de l'auteur.*

fiée d'une manière remarquable. La résonnance de la voix avait toujours lieu avec beaucoup de force dans les mêmes points; mais la voix ne passait plus aussi évidemment par le tube, et chaque mot que prononçait le malade était accompagné d'une sorte de souffle très fort qui semblait traverser le stéthoscope (1). L'inspiration semblait également se faire par le canal du stéthoscope.

Le 5 mars, de nouveaux changemens survinrent. Le malade tomba tout-à-coup dans une espèce d'affaissement voisin de la stupeur; sa face, jusqu'alors pâle et un peu terreuse, se colora d'une légère teinte violette et diffuse, mais cependant un peu plus marquée aux pommettes; la respiration paraissait plus gênée; la peau était plus chaude, et le pouls plus fréquent et plus développé; il y avait de légères douleurs pongitives au côté droit. La poitrine, percutée de nouveau, résonnait parfaitement dans toute sa surface antérieure; et la partie antérieure supérieure droite, qui jusque là et la veille encore rendait un son mat, paraissait au contraire résonner avec plus de force que le côté opposé. L'exploration par le stéthoscope fournissait des données tout-à-fait contraires, car la respiration ne s'entendait nullement dans toute l'étendue des parties antérieure et latérale droites de la poitrine, et était très forte et très bruyante, quoique sans râle, à gauche. En arrière, la percussion donnait un résultat plus en rapport avec l'état de la respiration: la poitrine résonnait un peu moins du côté droit, et la respiration s'entendait

____

(1) C'est le *souffle voilé*. (Voy. tom. 1, pag. 75.)

dans les deux côtés, mais beaucoup moins bien à droite.

Je regardai ces phénomènes comme le résultat d'une inflammation de la plèvre droite survenue tout-à-coup. D'après l'absence de la respiration, coïncidant avec une résonnance parfaite de la poitrine, je pensai qu'il y avait en même temps épanchement séro-purulent et pneumothorax; et que le poumon, repoussé à la fois par un gaz et par un liquide abondant, était refoulé vers la colonne vertébrale. Je présumai, en conséquence, et d'après l'observation rapportée ci-dessus, qu'on devait entendre, à l'aide de la *commotion*, la fluctuation du liquide; mais le malade étant très faible ce jour-là, je remis au lendemain à pratiquer la commotion. Soupçonnant aussi que la subite apparition de la pleurésie et du pneumothorax pouvait être l'effet de l'ouverture dans la cavité de la plèvre d'une excavation tuberculeuse ramollie, je cherchai à m'assurer si ce malade ne présentait pas, en parlant ou en respirant, le tintement métallique qu'on avait observé si constamment chez le sujet de l'observation précédente; mais je ne trouvai rien de semblable. Ayant été indisposé moi-même, je fus quelques jours sans pouvoir faire la visite, et pendant ce temps le malade succomba le 9 mars. Quoique je ne fusse pas encore bien rétabli, je voulus être présent à l'ouverture, et je me rendis en conséquence à l'hôpital le lendemain.

Avant de procéder à l'ouverture, je fis placer le corps dans l'état de session, et pratiquer la *commotion* en prenant le sujet par l'épaule, suivant la méthode d'Hippocrate. Cette exploration fit entendre distinctement la fluctuation d'un liquide dans le côté droit de la poitrine. Ce côté paraissait plus développé que le gauche; percuté, il rendait un son un peu plus clair ; ouvert antérieurement avec la pointe d'un scalpel, entre la quatrième et la cinquième côte, il laissa échapper un fluide élastique qui sortit avec sifflement.

Une médiocre quantité de sérosité était infiltrée dans la pie-mère : il y en avait également un peu à la base du crâne et dans les ventricules. La substance cérébrale était assez ferme.

La plèvre droite contenait une quantité assez considérable d'un liquide séro-purulent, très spumeux à sa surface, d'une couleur verdâtre et cependant demi-transparent malgré la grande quantité de fragmens puriformes qui le troublaient. La face interne de la plèvre était tapissée d'une matière albumineuse opaque, d'un blanc jaunâtre, de consistance de lait caillé, très facile à racler avec le scalpel, et qui formait par endroits une couche assez épaisse sur les plèvres costale et diaphragmatique, plus mince sur la plèvre pulmonaire.

Le poumon droit, refoulé vers le sommet de la poitrine, le long de la colonne vertébrale, adhérait intimement, à l'aide d'un tissu cellulaire très court et bien organisé, à la plèvre médiastine, et en haut seulement à la plèvre costale ; antérieurement et latéralement, il en était séparé, jusqu'à la hauteur de la deuxième côte, par le liquide décrit ci-dessus, et par le gaz épanché qui paraissait avoir rempli le cinquième ou le sixième de cet espace. Ce poumon, ainsi réduit au tiers ou au quart au plus de son volume, était flasque et très peu crépitant dans toute son étendue. Il présentait au toucher des duretés ou nodosités qu'il était facile de reconnaître pour des tubercules.

La surface du poumon, examinée avec soin, ne présenta aucune ouverture. Incisé, cet organe offrait, tout-à-fait à son sommet, deux petites excavations capables de loger une noisette ou une petite noix, entièrement remplies d'un liquide jaunâtre, visqueux, assez consistant, puriforme, et qu'on voyait évidemment être le produit de la fonte d'un tubercule. Une de ces cavités communiquait, par une ouverture de deux lignes de diamètre et de trois lignes au plus de longueur, avec une troisième six fois plus grande que les deux autres, et qui avait dû être placée sous les seconde et troisième côtes, et un peu vis-à-vis l'aisselle, mais qui se trouvait séparée de ces parties, jusqu'à la hauteur du premier espace intercostal, par l'épanchement. Cette excavation, aplatie à raison du renflement du poumon par l'épanchement, eût pu contenir un œuf de poule. Elle renfermait une petite quantité de matière tuberculeuse ramollie à consistance puriforme. Ses parois étaient tapissées de deux membranes, l'une molle, blanchâtre, presque entièrement opaque et facile à enlever ; l'autre extérieure à la première, ferme, d'un gris de perle, demi-cartilagineuse, légèrement transparente, et appliquée immédiatement sur le tissu du poumon, auquel elle adhérait intimement : celle-ci n'existait que par endroits. Vers le côté antérieur du poumon, cette excavation n'était séparée de la cavité de la poitrine que par l'épaisseur de la plèvre et de la double membrane décrite ci-dessus (1).

---

(1) Cette disposition était la cause du *souffle voilé* observé dans les derniers temps de la maladie.   *Note de l'auteur.*

Dans le reste de son étendue, le tissu pulmonaire était gris, et dans quelques endroits rougeâtre. Cette couleur grise était due à une quantité innombrable de tubercules miliaires, la plupart jaunâtres, opaques et déjà ramollis au centre : quelques-uns étaient encore gris et demi-transparens ; par endroits ils formaient par leur réunion des noyaux ou groupes qui s'étaient complétement ramollis et étaient réduits en cette matière puriforme visqueuse et jaunâtre que nous avons vue remplissant les deux petites cavités du sommet.

Malgré ces désordres, le poumon droit était encore un peu perméable à l'air, comme le prouva l'insufflation que je fis faire par la trachée avant qu'on eût incisé le poumon : quoique le soufflet dont on se servit à cet effet fût très mauvais, on réussit à augmenter d'un quart au moins le volume de cet organe.

. Le poumon gauche, au premier aspect, paraissait parfaitement sain ; il était crépitant et seulement un peu gorgé de sang ; mais en l'incisant on trouva quelques tubercules miliaires parsemés de loin en loin dans son tissu, et dont quelques-uns même étaient déjà jaunes et opaques, et commençaient à se ramollir : le plus grand nombre étaient encore gris et demi-transparens.

Le cœur était dans de bonnes proportions ; son ventricule droit contenait une concrétion polypiforme assez grosse ; les parois de ses cavités étaient bien proportionnées ; la chair en était assez rouge.

Les intestins grêles offraient, à leur face externe, des taches d'un violet noirâtre, assez peu éloignées les unes des autres, et dans lesquelles on remarquait de légères saillies blanchâtres. Ces taches répondaient à des ulcérations de la muqueuse, ulcérations au fond desquelles se trouvaient de petits tubercules fort durs, assez semblables à des grains de millet, et seulement un peu plus gros.

Les autres viscères abdominaux étaient dans l'état naturel.

Obs. XLII. *Pleurésie chronique et pneumo-thorax par suite de la rupture dans la plèvre d'une excavation tuberculeuse du poumon.* — J. Boulanger, planeur, âgé de trente-cinq ans, d'un tempérament lymphatico-sanguin, d'une faible constitution, né de parens sains, avait eu la variole à l'âge de cinq ans. Quelques années plus tard, il avait contracté la gale, dont on le guérit en quinze jours par un remède dont il n'a jamais connu la composition. A vingt-sept ans, il fut atteint d'une blennorrhagie qui céda à un traitement approprié. Dans le mois d'octobre 1816, il entra à l'hôpital Saint-Louis pour y être traité d'un abcès à la fesse gauche et de douleurs dans la hanche du même côté. Après plusieurs fumigations sulfureuses et aromatiques, les douleurs, qui s'étaient fait sentir dans presque tous les membres, disparurent entièrement; il ne resta qu'un gonflement du genou droit, pour lequel le malade fut envoyé à l'hôpital de la Charité dans le mois de septembre 1817. On le traita, dans ce dernier hôpital, par des cataplasmes et des frictions avec le liniment volatil; et il était à peu près guéri, lorsque, dans le mois de janvier, il fut pris subitement de céphalalgie avec douleur dans les côtés de la poitrine, toux fréquente et expectoration de crachats blancs assez abondans. Ces douleurs avaient en partie cédé à l'application de vésicatoires volans; et le malade ayant repris de l'appétit, et voyant son genou guéri, sortit de l'hôpital vers la fin de février. Au bout de quelques jours, la toux et la difficulté de respirer le forçant de nouveau d'abandonner son travail, il entra à l'hôpital Necker le 14 mars 1818.

Examiné le même jour, il présenta les symptômes suivans : face assez maigre, peau un peu sèche et chaude, pouls fréquent et régulier, respiration courte, accélérée; toux fréquente, expectoration peu abondante, spumeuse, un peu filante, mêlée de crachats jaunes et opaques. La poitrine rendait un son mat dans tout le côté gauche; elle résonnait assez bien antérieurement à droite, médiocrement en arrière du même côté. La respiration ne s'entendait à gauche, au moyen du stéthoscope, que près de la colonne vertébrale; et, dans cet endroit-là même, elle était très faible, et accompagnée d'un léger râle sibilant. Elle s'entendait bien à droite. La pectoriloquie était évidente dans la fosse sus-épineuse droite de l'omoplate. On n'entendait rien par la succussion du tronc.

En conséquence de ces signes, on porta le diagnostic suivant : *Phthisie, pleurésie chronique avec épanchement considérable dans le côté gauche.*

(*Séton sur le côté gauche du thorax ; infusion béchique avec sirop des cinq racines ; looch avec deux gros d'acétate de potasse.*)

Les jours suivans, la toux diminua; la respiration devint plus libre.

Le 20 mars, on trouva une pectoriloquie douteuse sous la clavicule gauche. Le malade resta à peu près dans le même état jusqu'au mois d'avril. A cette époque, on supprima le séton, qui était très douloureux.

Le 16 avril, la pectoriloquie était parfaite dans le lieu déjà indiqué. La netteté de la voix et l'absence du râle dans ce point firent juger que l'excavation ulcéreuse qui produisait le phénomène était complétement vidée; mais la toux devint plus fréquente, l'expectoration plus abondante et composée en plus grande partie de pituite filante, spumeuse et transparente, dans laquelle nageaient quelques crachats jaunes et opaques.

(*Vésicatoire sur le côté.*)

Même état jusqu'au mois de mai. Le malade maigrissait toujours, mais assez lentement.

Le 3 mai, on entendait un léger râle muqueux, presque sans mélange du bruit respiratoire, sous la clavicule gauche et le long de l'épine dorsale du même côté (1). Le même râle se faisait entendre à droite, surtout postérieurement, mais la respiration s'y entendait assez bien en outre.

(*Application d'un moxa au-dessous de la clavicule gauche, sans changement dans l'état du malade.*)

Dans le courant de juin et de juillet, la toux devint plus fréquente, l'amaigrissement augmenta beaucoup.

Le 18 août, le malade fut pris de diarrhée, l'appétit

---

(1) Le râle existant dans ces points seulement indiquait, avec les autres signes, que le poumon, refoulé en arrière et en haut, n'était immédiatement appliqué aux parois thoraciques que dans ces points.   *Note de l'auteur.*

se perdit, la toux devint très fréquente; elle était suivie de l'expectoration d'un liquide spumeux, filant, mêlé d'une matière puriforme fétide. Le malade rejetait au moins une livre et demie de cette matière dans les vingt-quatre heures. Cette expectoration diminua dans le courant d'août.

Vers la fin de septembre, l'appétit avait reparu, la diarrhée avait cessé.

Le 8 octobre, respiration courte et difficile, coucher sur le côté droit impossible, toux fréquente, nausées suivies de l'expectoration d'une grande quantité de crachats très spumeux et fétides. La poitrine résonnait également dans ses deux parties antérieures. La respiration ne s'entendait nullement à gauche, mais bien à droite (1). La pectoriloquie était évidente dans la fosse sus-épineuse droite. Perte d'appétit et de sommeil, diarrhée abondante, aphthes sur la langue et dans la bouche.

M. Rault, en appliquant le stéthoscope sur le côté gauche et faisant secouer ce malade, entendit distinctement le flot d'un liquide (*vésicatoire sur le côté gauche*).

Du 9 au 30 octobre, amaigrissement de plus en plus rapide; du reste, point de changement.

Le 30 octobre, la succussion faisait toujours entendre le bruit du liquide dans la poitrine. Le malade disait que lorsqu'il se couchait un instant sur le côté droit, la toux devenait plus fréquente et l'expectoration beaucoup

---

(1) Le retour du son du côté gauche, avec persistance de l'absence de la respiration, indiquait le développement du pneumo-thorax. *Note de l'auteur.*

plus abondante. D'ailleurs, il n'entendait pas lui-même la fluctuation du liquide, et on ne l'entendait pas non plus à l'oreille nue. On chercha inutilement plusieurs fois le tintement métallique; la voix ni la toux ne le firent jamais entendre.

Du 30 octobre au 6 novembre, amaigrissement plus marqué, continuation du dévoiement. L'intérieur des lèvres se recouvrit d'une couche de matière blanchâtre produite par la réunion de plusieurs aphthes. Vomissement d'un liquide grisâtre, très fétide. La fluctuation du liquide par la succussion devint très sensible à l'oreille nue et pour le malade lui-même.

Le 7 novembre, respiration très difficile, pouls petit et très faible; mort pendant la nuit, après une courte agonie.

J'étais absent à cette époque, ainsi que je l'ai déjà dit. M. Cayol, qui me remplaçait et avait vérifié tous les signes indiqués ci-dessus, ne put assister à l'ouverture, qui fut faite par MM. Rault, élève interne, Beaugendre, D. M., et Mériadec Laënnec, élève de la Faculté, en présence de plusieurs autres jeunes médecins et étudians en médecine, curieux de vérifier le diagnostic porté par leurs condisciples.

Ouverture. Amaigrissement considérable, surtout de la face. Le côté gauche du thorax était plus développé que le droit; ses espaces intercostaux étaient plus larges et s'élevaient au niveau des côtes, tandis que ceux du côté droit étaient enfoncés.

Le cerveau et les méninges n'offraient aucune altération.

Un scalpel ayant été plongé dans le côté gauche du

thorax, il en sortit, avec sifflement, un gaz extrêmement fétide. La poitrine ouverte, on trouva, dans la cavité de la plèvre gauche, environ trois pintes d'un liquide d'un gris noirâtre, répandant une odeur excessivement fétide et un peu analogue à celle de l'ail. Le poumon du même côté était aplati contre la colonne vertébrale et réduit aux dimensions de la main ; sa surface était recouverte d'une couche blanche demi-concrète, mêlée d'une substance noire assez molle.

Cette surface offrait, en outre, deux ouvertures capables de recevoir le doigt, l'une située vers la partie supérieure et externe, l'autre vers la partie moyenne de la face externe du poumon. La première de ces excavations se terminait en cul-de-sac vers le sommet du poumon ; la seconde se prolongeait par deux sinuosités du côté de l'origine des bronches ; mais, avec quelque soin qu'on ait recherché si elles communiquaient avec elles, on n'a pu le découvrir (1). Ces cavités étaient creusées dans la substance pulmonaire elle-même, qui

---

(1) Ces conduits fistuleux *borgnes*, pour me servir d'une expression usitée en chirurgie, étaient évidemment les restes de deux excavations tuberculeuses ouvertes dans la plèvre : mais, comme elles ne s'étaient pas ouvertes en même temps dans les bronches, ainsi qu'il arrive ordinairement, l'air extérieur n'a pu pénétrer dans la cavité de la plèvre, et le phénomène du tintement n'a pu avoir lieu. Le gaz contenu dans la plèvre était très fétide, parce qu'il était uniquement le produit de la décomposition du liquide épanché. D'après son odeur alliacée, ne pourrait-on pas soupçonner qu'il était composé en partie de gaz hydrogène phosphoré, et sans doute aussi de gaz hydrogène

était flasque, noirâtre, et par endroits assez ferme et parsemée de quelques petits tubercules miliaires.

Toute la surface de la fausse membrane qui recouvrait la plèvre du côté gauche était noire et molle. Plus profondément, on trouvait une substance plus ferme, blanchâtre, qui avait beaucoup plus d'épaisseur.

Le poumon droit adhérait de toutes parts par un tissu cellulaire court et bien organisé. Son tissu était parsemé d'un grand nombre de tubercules miliaires. Son sommet offrait des rides séparées par des rainures assez profondes. En l'incisant suivant sa longueur, on trouva un peu postérieurement une cavité capable de loger une aveline. Cette cavité était vide, et tapissée par une fausse membrane rougeâtre à sa surface, demi-cartilagineuse et bien organisée (1). A la partie moyenne du lobe supérieur existaient plusieurs lignes blanches, fermes, presque cartilagineuses, et ressemblant à d'anciennes cicatrices. Deux de ces lignes se réunissaient en forme de V, et contenaient dans leur intervalle un

---

sulfuré, le plus commun de tous ceux que produit la décomposition du pus dans les corps vivans, et celle des matières animales liquides immédiatement après la mort ? Quoi qu'il en soit, je pense que la couleur noire de la fausse membrane pleurétique était due à ces gaz. C'est ici un phénomène analogue à celui de la couleur noire que prend, chez beaucoup de cadavres, la surface concave du foie par l'effet de la transsudation des gaz contenus dans l'estomac et l'arc du colon ; et tout l'extérieur de ce viscère, jusqu'à deux ou trois lignes de profondeur, dans certaines péritonites chroniques. *Note de l'auteur.*

(1) C'était cette excavation qui avait donné la pectoriloquie dans la fosse sous-épineuse droite. *Note de l'auteur.*

noyau de matière tuberculeuse facile à enlever et qui semblait flottant entre elles (1). Tout-à-fait au sommet du poumon, on remarquait une masse tuberculeuse de la grosseur d'une amande : elle était enveloppée par une espèce de membrane fibro-cartilagineuse dont il fut facile de la séparer. Il resta alors une cavité bien organisée, et qui présentait, vers sa partie inférieure, de petites ouvertures qui ne conduisaient que dans des rameaux bronchiques.

Le cœur était du volume du poing du sujet ; son tissu était rouge et ferme, ses cavités bien proportionnées ; l'oreillette droite était distendue par du sang noir en partie coagulé.

Les intestins étaient un peu dilatés par des gaz ; la membrane muqueuse de l'estomac était dans l'état naturel ; celle de l'intestin grêle et du cœcum offrait dans plusieurs points de la rougeur et des ulcérations à bords durs et inégaux et à fond grisâtre.

Les organes urinaires et reproducteurs étaient sains.

Obs. XLIII. *Pneumo-thorax avec épanchement pleurétique.* — Arsène Léraut, âgée de vingt-six ans, couturière, d'une taille assez élevée, d'une faible con-

---

(1) Voilà encore un exemple de la possibilité de la cicatrisation des excavations tuberculeuses. L'excavation vide décrite ci-dessus en offre de plus un de leur conversion en fistule. Il est probable que ce malade eût pu vivre fort longtemps et peut-être bien des années, si les excavations du poumon gauche se fussent ouvertes dans les bronches au lieu de s'ouvrir dans la plèvre. *Note de l'auteur.*

stitution, d'un tempérament lymphatique, entra à l'hôpital Necker au mois de janvier 1819. Elle était, disait-elle, *enrhumée* depuis trois mois. Depuis un mois seulement elle avait perdu l'appétit et était tombée dans un état de faiblesse qui l'empêchait de travailler. Elle portait depuis plusieurs années des glandes lymphatiques engorgées sous l'aisselle droite. Le jour de l'entrée de la malade, la poitrine résonnait médiocrement dans toute son étendue; le son paraissait plus mat à la partie antérieure supérieure gauche; dans le même point, la pectoriloquie existait, mais d'une manière imparfaite, et la malade, en respirant, semblait aspirer l'air contenu dans le tube du stéthoscope. Sous l'aisselle du même côté, la respiration était accompagnée d'un râle muqueux ou gargouillement assez prononcé pour qu'on ne pût l'attribuer qu'au passage de l'air à travers de la matière tuberculeuse ramollie. On porta en conséquence sur la feuille du diagnostic : *Tubercules dans les poumons; excavation tuberculeuse au sommet du poumon gauche.*

La malade étant évidemment dans un état désespéré, elle ne fut pas fréquemment examinée.

Le 3 mars, je répétai l'exploration, qui donna le même résultat : seulement la pectoriloquie était devenue de la plus grande évidence.

Les jours suivans, la respiration devint chaque jour plus gênée; la diarrhée, qui n'avait cessé que par intervalles très courts, augmenta, et devint tout-à-fait continue.

Le 16 mars, la faiblesse était extrême, la respiration courte et accélérée, le pouls faible et très fréquent.

Le 17 au matin, le nez était un peu violet et les extrémités paraissaient plus froides que le tronc. En appliquant le stéthoscope à la hauteur de la troisième côte, j'y entendis un léger tintement métallique (1). Ce phénomène était plus évident encore au-dessous de la mamelle. La respiration pouvait à peine être soupçonnée, ou plutôt ne s'entendait pas du tout, dans toute l'étendue du côté gauche. Ce côté résonnait cependant beaucoup mieux que le côté droit, dans lequel la respiration s'entendait assez bien. J'annonçai alors qu'en secouant le tronc de la malade, on allait entendre la fluctuation du liquide. La commotion, pratiquée selon le procédé d'Hippocrate, donna effectivement ce résultat de la manière la plus évidente. La pectoriloquie était toujours très manifeste depuis la clavicule gauche jusqu'à la deuxième côte ; elle l'était assez aussi dans la fosse sus-épineuse du même côté. En conséquence de ces observations, je fis ajouter au diagnostic précédent : *Pleurésie et pneumo-thorax du côté gauche produits par l'éruption dans la plèvre d'une excavation tuberculeuse.*

La malade succomba dans la nuit suivante.

Ouverture du corps faite vingt-quatre heures après la mort. La tête ne fut point ouverte. Au moment où le scalpel pénétra dans le côté gauche de la poitrine,

---

(1) Ce signe indiquait déjà d'une manière certaine l'existence du pneumo-thorax avec épanchement liquide. Le reste de l'exploration n'a été fait que dans le dessein de confirmer ce qu'on savait déjà par l'existence de ce premier signe.

Note de l'auteur.

il s'échappa avec sifflement un gaz à peu près inodore qui paraissait fort abondant. La poitrine ouverte, ce côté parut à moitié vide ; le poumon gauche était refoulé en haut et en arrière, de manière qu'il n'avait guère que le tiers de son volume naturel. La surface de la plèvre offrait par endroits une rougeur ponctuée ; sa cavité contenait environ une demi-pinte d'un liquide transparent, un peu jaunâtre, mêlé de quelques flocons blanchâtres. Le poumon adhérait intimement à la plèvre dans presque toute la surface de son lobe supérieur. Sa face externe présentait, immédiatement au-dessus de cette adhérence, et au niveau de la partie moyenne de la troisième côte, une ouverture ou ulcération de la largeur de l'ongle recouverte d'un mucus jaune assez épais, à travers lequel s'échappait des bulles d'air, en pressant légèrement au-dessus. Cette ulcération était la terminaison d'un trajet fistuleux très court, capable d'admettre le petit doigt, et communiquant avec une vaste excavation presque vide, qui occupait une grande partie du lobe supérieur du poumon. L'intérieur de cette caverne présentait divers enfoncemens en forme de culs-de-sac, qui la rendaient anfractueuse : on y distinguait en outre l'ouverture de deux ou trois tuyaux bronchiques de la grosseur d'une plume de corbeau. Elle était tapissée dans toute son étendue par une fausse membrane assez molle. Dans quelques points, on apercevait le tissu pulmonaire durci, un peu rougeâtre et tout-à-fait à nu ou revêtu de quelques rudimens d'une membrane plus ferme intimement adhérente, et évidemment demi-cartilagineuse, qui existait aussi un peu par endroits sous la fausse membrane molle. Les parois de cette ulcération n'étaient formées, à leur partie supérieure et interne, que par ces membranes accidentelles, et par une couche de tissu pulmonaire condensé, d'une ligne au plus d'épaisseur. Le reste de l'organe était comme ridé à sa surface ; son tissu était flasque : il contenait peu de sang et un grand nombre de tubercules jaunes et opaques.

Le poumon droit remplissait la cavité de la plèvre, à laquelle il adhérait fortement dans presque toute son étendue par un tissu cellulaire court et bien organisé. Il était rempli d'un grand nombre de tubercules blancs et de la grosseur d'un noyau de cerise. Le tissu pulmonaire interposé entre ces tubercules était assez crépitant, quoiqu'un peu teint de sang. La surface de la plèvre costale offrait postérieurement une rougeur ponctuée, plus marquée que du côté gauche ; elle contenait environ deux verres de sérosité jaunâtre.

Le cœur était bien proportionné à la taille et à l'âge du sujet ; ses cavités n'offraient aucune altération.

L'estomac et les intestins étaient peu distendus par des gaz ; la surface de leur membrane muqueuse présentait, dans quelques points, une rougeur peu intense.

Le foie descendait presque jusqu'à la crête iliaque ; sa surface était jaunâtre ; il graissait assez fortement le scalpel. Les autres organes ne présentaient rien de remarquable.

La tumeur située sous l'aisselle droite était formée par une masse de matière tuberculeuse jaune, opaque, et divisée en lobules de la grosseur d'une noix par un tissu cellulaire blanc et assez dense.

Obs. XLIV. *Pleurésie chronique et pneumo-thorax, avec gangrène partielle de la plèvre.* — Pierre Moineau,

Savoyard, âgé de vingt-deux ans, cordonnier, d'une bonne constitution, d'un embonpoint musculaire et graisseux notable, n'avait, disait-il, éprouvé depuis son enfance d'autres maladies qu'une *fièvre* qui le tint alité à peu près un mois, vers la fin de 1817 (1). Depuis cette époque, il avait joui d'une santé parfaite. Dans les premiers jours d'octobre 1818, il fut affecté d'un *rhume* violent, qu'il attribua à ce qu'ayant chaud il avait bu de l'eau très froide. Pour s'en débarrasser, il prit d'abord de la tisanne d'orge et de suc de réglise : et, quelques jours après, il fit usage du vin chaud. Ces moyens furent inutiles : la toux continua ; le malade crachat le sang assez abondamment, et eut cinq ou six hémorragies nasales qui ne le soulagèrent point.

Au bout de deux mois, voyant que sa santé ne s'améliorait pas, il se décida à entrer à l'Hôtel-Dieu, où il resta depuis le 13 décembre jusqu'au 25 du même mois : il y fut saigné quatre fois ; et ces saignées, jointes à deux applications de sangsues, l'ayant à peu près débarrassé de sa toux, il se crut tout-à-fait guéri, et demanda sa sortie. Mais dix jours après (le 4 janvier 1819), étant allé boire avec ses camarades, il éprouva un froid très vif en sortant du cabaret, et rentra chez lui avec une fièvre assez forte qui ne le quitta pas de toute la nuit. Le lendemain, il lui fut impossible de reprendre son travail accoutumé ; il eut une syncope, et ses camarades l'apportèrent à l'hôpital Necker.

---

(1) Cette maladie était probablement la pleurésie ancienne qui avait produit les adhérences du poumon et du diaphragme dont on trouvera plus bas la description. *Note de l'auteur.*

Examiné quelques heures après, il présenta les symptômes suivans :

Face colorée vers les pommettes, embonpoint assez
considérable, abattement très grand, respiration gênée,
toux fréquente, suivie de l'expectoration de crachats
visqueux, spumeux et un peu adhérens au vase; douleur
dans tout le côté droit de la poitrine; la respiration ne
s'entendait à droite que sous la clavicule et vers la racine
du poumon, et encore très peu; dans ce dernier point,
on entendait un râle crépitant assez marqué; dans toute
l'étendue du côté gauche, on entendait parfaitement la
respiration. La poitrine résonnait très bien du même
côté; à droite le son était moins clair antérieurement, et
tout-à-fait mat postérieurement. D'après ces signes, j'é-
tablis le diagnostic suivant : *Pleuro-péripneumonie du
côté droit, chez un sujet attaqué antérieurement de tubercules* (1).

(*Saignée du bras, infusion de polygala; diète.*)

Deux autres saignées et trois applications de sangsues
furent faites successivement les jours suivans. Le malade
s'en trouva bien; le point de côté avait disparu; la respiration devint plus libre : cependant les forces ne se
relevaient point. Le malade était dans une sorte d'accablement continuel, mais sans stupeur; l'appétit était
nul. Une diarrhée assez forte survint, et ces symptômes,

---

(1) Je ne sais plus d'après quelle raison je me déterminai à
croire que ce malade était phthisique : c'était probablement
d'après les signes anamnestiques, car l'aspect du malade était
celui d'un homme attaqué d'une maladie aiguë et très récente.

Note de l'auteur.

joints à une plus grande pâleur de la face, me confirmè-
rent dans l'opinion que le malade était phthisique, quoiqu'il conservât de l'embonpoint.

Le 18 janvier, je fis examiner avec soin la poitrine par
un élève exercé, pour savoir si la pectoriloquie n'existerait pas dans quelque point : il la trouva d'une manière assez évidente dans la fosse sous-épineuse droite.
Trop occupé ce jour-là, je ne pus répéter l'examen.

Le 20, je trouvai le malade très faible, très pâle, et
couvert d'une moiteur froide et un peu fétide. Je l'examinai de nouveau attentivement, et je trouvai ce qui
suit : la respiration s'entendait un peu sous les deux premières côtes droites et le long du bord antérieur du poumon, dans toute la partie correspondant aux cartilages
des côtes. Dans cette étendue, elle s'entendait d'autant
moins mal qu'on appliquait le stéthoscope plus inférieurement. On ne l'entendait point dans le côté ni postérieurement, si ce n'est un peu à la racine du poumon.
A gauche, elle s'entendait partout très bien et avec
beaucoup de force.

J'entendis de plus, par momens, pendant que le malade toussait ou parlait, résonner dans la poitrine un
tintement semblable à celui que rend un vase de porcelaine que l'on frappe légèrement. Ce signe indiquant un
épanchement pleurétique avec pneumo-thorax, par
suite d'une communication fistuleuse des bronches avec
la cavité de la plèvre, je percutai la poitrine pour assurer davantage ce diagnostic. Elle rendait toujours un son
mat dans les parties postérieure et latérale droite ; mais
antérieurement, du même côté, elle rendait un son
très clair et plus fort même que celui du côté gauche,

qui résonnait cependant toujours très bien dans toute son étendue. D'après ce signe, comparé aux résultats de la première percussion et de l'examen par le stéthoscope, je ne doutai plus de l'existence des lésions indiquées ci-dessus ; je les fis noter sur la feuille du diagnostic, et j'annonçai que nous allions entendre la fluctuation du liquide. Je fis, en conséquence, pratiquer la succussion suivant la méthode d'Hippocrate : la fluctuation se fit entendre distinctement, quoique faiblement, à l'oreille nue ; on l'entendait beaucoup mieux en appliquant le stéthoscope sous l'aisselle.

Je cherchai inutilement la pectoriloquie observée l'avant-veille par plusieurs élèves : elle n'existait plus. D'après cette dernière circonstance, il était assez vraisemblable que l'excavation qui la donnait s'était ouverte dans la plèvre, et il était facile d'expliquer l'apparition subite du pneumo-thorax, ainsi que le *tintement* décrit ci-dessus. Cependant ce dernier phénomène n'étant ni très prononcé ni continu, je n'osai rien affirmer à cet égard, d'autant que je n'avais pas entendu moi-même la pectoriloquie.

Le 21, le malade toussait plus que les jours précédens ; l'expectoration avait été très abondante pendant la nuit ; les crachats étaient jaunes ou blancs, un peu visqueux, mêlés d'air et accompagnés de beaucoup de salive filante ; le dévoiement était devenu plus fort ; une moiteur fétide couvrait la face et la poitrine. Les phénomènes donnés par la percussion et le stéthoscope étaient les mêmes : seulement on entendait, dans presque toute l'étendue du côté droit, un râle sec, grave, sonore et fort éloigné (signe de catarrhe pulmonaire).

La fluctuation déterminée par la succussion s'entendait très distinctement à l'oreille nue. Cependant le côté droit ne présentait aucune apparence d'œdème ; les espaces intercostaux n'étaient pas agrandis ; le foie ne descendait point au-dessous des fausses côtes, et ne pouvait même être senti dans l'épigastre. Du reste, le malade n'avait presque rien perdu de son embonpoint, et les forces étaient évidemment plutôt opprimées que détruites. D'après cette circonstance, je conçus l'espoir de sauver le malade par l'opération de l'empyème.

La communication fistuleuse de la plèvre avec les bronches, eût-elle été tout-à-fait certaine, ne me paraissait pas une raison de désespérer absolument du succès de l'opération, d'après les observations de MM. Bacqua, Jaymes et Robin (1), qui ont vu des malades guérir, quoique les injections que l'on faisait dans la plèvre revinssent par la bouche, ce qui ne se peut concevoir sans une communication semblable. L'opération de l'empyème était d'ailleurs le seul moyen, non-seulement de guérir, mais même de soulager le malade. Je ne voulus pas cependant m'y décider avant d'avoir fait voir à quelques uns de mes confrères ce cas intéressant, et d'avoir pris leur avis : j'écrivis en conséquence à plusieurs d'entre eux, et les invitai à venir voir le malade.

Dans la journée, le malade expectora une matière purulente très fétide et tout-à-fait différente de ses cra-

---

(1) *Journal général de Médecine*, décembre 1813 , et *Dictionnaire des Sciences médicales* , art. *Empyème.*

chats ordinaires. Elle était rendue en telle abondance qu'elle semblait vomie plutôt qu'expectorée.

Le 22, la respiration était extrêmement gênée ; le malade avait eu une sueur très abondante et fétide pendant toute la nuit ; il en était encore couvert au moment de la visite. La toux était des plus violentes et ne donnait pas un instant de relâche ; l'expectoration était redevenue peu abondante et purement muqueuse ; la face était très pâle et l'accablement extrême ; on n'entendait qu'un râle muqueux, sans mélange de respiration, dans tous les points du côté droit où la respiration s'entendait encore la veille ; le *tintement* décrit ci-dessus ne s'entendait plus quand le malade parlait ou toussait ; mais il accompagnait d'une manière évidente les efforts d'inspiration. Le pouls et les battemens du cœur étaient assez faibles ; la respiration s'entendait beaucoup moins fortement que les jours précédens dans la partie antérieure supérieure gauche de la poitrine, et le son paraissait en cet endroit un peu moins clair ; mais elle s'entendait toujours très bien dans le reste du côté gauche. Cette circonstance fit ajouter à la feuille du diagnostic : *Le poumon gauche commence à s'enflammer dans son lobe supérieur.*

Mon confrère M. Guersent, médecin de l'hôpital des Enfans, avait vu le malade dans la matinée ; il avait répété la succussion ; il avait entendu distinctement la fluctuation du liquide, et avait été d'avis de suivre le précepte de Celse ; *meliùs est anceps auxilium experiri quàm nullum.*

La chute rapide des forces et la suffocation imminente, devenue plus redoutable encore par l'apparition d'un engorgement péripneumonique dans le poumon gauche jusqu'alors sain, ne laissait en effet d'autre alternative que d'abandonner le malade à une mort certaine et très prompte, ou d'opérer sur-le-champ. Dans cet état de choses, je ne crus pas même pouvoir attendre le temps nécessaire pour faire appeler mon collègue M. Baffos, chirurgien en chef de l'hôpital, qui, ayant terminé son service, n'aurait pu probablement être trouvé qu'au bout de plusieurs heures. Je me décidai, en conséquence, à faire faire l'opération par un jeune chirurgien qui suivait ma visite. Je ne le nommerai point, non qu'on puisse l'accuser d'aucune faute contre les règles de l'art, mais parce que, aux yeux du public, un chirurgien a toujours tort quand il n'a pu atteindre le but immédiat de son opération ; *turpe est enim omninò chirurgiam non obtinere quod vult* (1).

Je lui conseillai d'opérer entre la cinquième et la sixième côte (en comptant de bas en haut), et tout-à-fait dans la partie moyenne de l'espace intercostal, dans la crainte que les adhérences que j'avais reconnues à la partie antérieure du poumon, et qui, comme je l'ai dit, paraissaient s'étendre plus largement en bas, ne devinssent un obstacle à l'opération si on la faisait au lieu d'élection ordinaire. Il suivit mon conseil quant au choix de l'espace intercostal ; mais après avoir commencé son incision vers le milieu de cet espace, il la prolongea en avant au lieu de le faire en arrière comme je l'aurais désiré. Au surplus, quand même il eût suivi

____

(1) Hippocrat., *de Medico.*

entièrement mon avis, il n'eût pas mieux réussi, ainsi qu'on le verra par l'ouverture du corps.

Les muscles intercostaux divisés, on entendit l'air entrer et sortir avec force par la plaie, à chaque mouvement de la respiration, et un instant après on le vit former de grosses bulles en traversant le peu de sang qui en couvrait le fond. M. le docteur Rullier, qui arriva au moment où l'incision venait d'être terminée, fut témoin de ce phénomène. Mais le pus ne coulait point. Le doigt, introduit dans la plaie, faisait sentir confusément un obstacle que nous prîmes pour le poumon adhérent ou pour des fausses membranes épaisses. J'introduisis alors dans la plaie une sonde de gomme élastique sans mandrin ; il me parut qu'elle longeait les côtes, en écartant un obstacle appliqué plutôt qu'adhérent aux parois thoraciques. La sensation que j'éprouvais me donnait à croire qu'elle passait entre la plèvre et une fausse membrane épaisse qui la tapissait.

Deux partis se présentaient alors, ou d'introduire un trois-quarts et d'arriver au foyer du pus à travers les fausses membranes, ou de faire une nouvelle incision plus haut. La crainte que l'obstacle rencontré par la sonde ne fût pas une fausse membrane, mais le poumon lui-même adhérent à la plèvre par une exsudation albumineuse encore molle, m'empêcha de prendre le premier parti. Certain de l'existence de l'empyème, je n'avais aucune répugnance pour le second ; mais le souvenir de quelques cas (1) dans lesquels le pus n'a coulé que plu-

---

(1) *V*. Pouteau, OEuvres posthumes. tom. 1, pag. 3i3.— Flagani, *Collezione d'Osservazioni*, tom. ix, pag. 187 ; —

sieurs heures après l'incision, la fatigue du malade, et le peu d'espoir de le sauver, à raison de l'affaissement dans lequel il était tombé , me déterminèrent à temporiser. M. Rullier fut du même avis.

Le malade se plaignit très peu pendant l'opération. L'accablement dans lequel il était semblait le rendre insensible à la douleur. Peu de temps après , il expectora ponr la seconde fois une matière purulente, fétide et assez abondante ; puis il tomba dans une prostration de forces complète , fut pris d'un léger délire , et mourut quatre heures après l'opération.

L'ouverture du corps fut faite environ quarante heures après la mort, en présence de MM. les docteurs Cayol, Fizeau, Guersent, Pignier, Récamier et Ribes, à qui je communiquai préalablement la feuille de diagnostic.

Le cadavre présentait les apparences d'un homme mort de maladie aiguë. Les muscles étaient fortement prononcés , l'embonpoint assez considérable encore. La poitrine était large et bien conformée ; le côté droit paraissait cependant un peu plus étroit que le gauche (1) dans toutes ses dimensions.

LE FAUCHEUX , *Observat. sur l'empyème* , Journ. génér. de Méd. , t. xxi , pag. 49; — et la belle Observation de mon ancien condisciple M. Billerey, médecin à Grenoble , consignée dans la Dissertation de M. Conan sur les *épanchemens qui se font dans l'intérieur de la poitrine*, Collect. des Thèses de la Faculté de Paris; n° 91 , 1810.   *Note de l'auteur.*

(1) Cette disposition, qu'on n'avait pas aperçue pendant la vie parce qu'elle était peu marquée, et parce que le malade était placé dans une partie mal éclairée de la salle, est le con-

Avant d'ouvrir la poitrine, je voulus faire répéter la succussion ; mais la raideur cadavérique, encore très forte, ne permit pas de plier le cadavre, et l'on fut obligé de le secouer étendu sur la table de dissection. La fluctuation fut effectivement entendue, mais moins distinctement que pendant la vie, sans doute à raison de la position du sujet, et surtout de la difficulté de le faire mouvoir. Plusieurs des assistans pensèrent même que ce bruit entendu à l'oreille nue pouvait être entièrement confondu avec la fluctuation d'un liquide qui serait con-

---

traire de ce qui arrive ordinairement dans l'hydrothorax et dans l'empyème. Elle dépendait évidemment, ainsi qu'on le verra par l'ouverture, de ce que le malade avait éprouvé, antérieurement à sa dernière maladie, une autre pleurésie qui avait produit le rétrécissement de la poitrine; et, dans celle à laquelle il a succombé, l'épanchement, quoique considérable, ne l'a pas été assez pour redonner à la cavité thoracique l'ampleur qu'e le avait perdue. Ainsi, dans ce cas, le principal et le plus sûr des signes ordinaires ou chirurgicaux de l'empyème manquait totalement; ou plutôt il existait une disposition tout-à-fait contraire, et qui, si elle eût été aperçue, aurait nécessairement porté le médecin qui n'eût eu pour juger ce cas que les symptômes et la percussion à attribuer le défaut de son à une maladie du poumon : tandis qu'ici quatre signes différens et tout-à-fait certains, le mode d'absence de la respiration, le tintement métallique, la succussion et la percussion, m'annonçaient l'existence simultanée du pneumo-thorax et d'un épanchement liquide, la communication fistuleuse établie entre les bronches et les plèvres, et l'espace précis qu'occupait le poumon, refoulé vers le médiastin et le haut de la poitrine.

Note de l'auteur.

tenu dans l'estomac ; mais une pareille confusion n'aurait pu avoir lieu par l'auscultation médiate, quelque faible que fût le *flot*, ainsi que nous nous en convinquîmes, M. Récamier et moi.

Pour constater l'existence du gaz dont l'exploration avait annoncé la présence dans la plèvre droite, je fis avec le scalpel une ponction à la partie antérieure de la poitrine, près du point de réunion de la troisième côte à son cartilage. On entendit aussitôt s'échapper, avec un sifflement sourd et prolongé, un gaz d'une fétidité extraordinaire. Enfin je voulus vérifier si la ponction, faite au milieu du thorax, n'eût rencontré aucun obstacle, et je plongeai, en conséquence, le scalpel dans la partie moyenne du quatrième espace intercostal (en comptant de haut en bas). Cette ouverture donna issue à une très grande quantité de pus très liquide, d'un jaune tirant légèrement sur le vert, d'une fétidité insupportable et analogue à celle de la gangrène.

On enleva ensuite le sternum, et on fit écouler le reste du liquide, dont la quantité totale fut évaluée à environ une pinte et demie.

Le poumon, refoulé le long du médiastin, auquel il adhérait dans toute son étendue par un tissu cellulaire court et bien organisé, présentait une forme aplatie. Son épaisseur n'était guère que d'un pouce postérieurement et à son sommet; mais antérieurement elle augmentait insensiblement depuis le sommet jusqu'à sa partie inférieure, qui avait environ deux pouces et demi de largeur. Il présentait ainsi trois faces, une interne, adhérente, comme nous l'avons dit, au médiastin; l'autre antérieure, formant un triangle allongé, et adhérente, au moyen d'un tissu cellulaire assez abondant, ferme et bien organisé, à la portion de la plèvre qui revêt les cartilages sterno-costaux; la troisième face, ou la face externe, séparée des côtes par un intervalle de près de quatre travers de doigt, formait la paroi interne de la cavité qui renfermait l'épanchement; les côtes en formaient la paroi externe, et le diaphragme la paroi inférieure.

Cette cavité était tapissée dans toute son étendue par une fausse membrane d'un blanc légèrement grisâtre, demi-transparente, dont la surface présentait des rides analogues à celles d'une pomme flétrie. Cette fausse membrane formait un sac sans ouverture et complet, mais plus petit que la plèvre, puisque, après avoir revêtu les côtes et le diaphragme, elle se réfléchissait seulement sur la face externe du poumon, laissant hors d'elle la partie antérieure et le sommet de cet organe, qui adhérait à la plèvre costale par un tissu cellulaire très ferme et très court. L'épaisseur de cette fausse membrane était assez uniforme et d'environ une ligne et demie; sa couleur était d'un gris de perle, avec une légère nuance jaunâtre par endroits. Sa consistance tenait le milieu entre celle du blanc d'œuf cuit et celle des cartilages; elle paraissait composée de deux couches, dont la plus profonde était un peu plus ferme que l'autre.

Cette membrane était percée, vers le milieu de la quatrième côte, d'une ouverture de la grandeur et de la forme de l'ongle, qui présentait tous les caractères d'un ulcère, et laissait voir l'os à nu. Le tissu cellulaire ambiant de la plèvre, rempli d'une multitude de petits vaisseaux gorgés de sang, présentait en outre, aux environs de cette ulcération, une teinte légèrement verdâtre, et une odeur gangréneuse très fétide, qui ne tenait point à la décomposition du cadavre, car il ne présentait pas de signes de putréfaction (1).

La portion de la fausse membrane qui revêtait la face externe du poumon présentait aussi, à la partie la plus antérieure de cette face, et tout près de sa réunion avec la face antérieure, une ulcération évidente, mais d'un aspect différent. Cette ulcération, large de deux travers de doigts et deux fois plus longue, présentait une surface d'un brun verdâtre sale, plus élevée que la fausse membrane, et qui paraissait composée de fongosités tombées en putrilage. En raclant avec le scalpel ce putrilage, qui semblait être la cause principale de l'odeur gangréneuse, il restait une matière filamenteuse blanchâtre, au-dessous de laquelle on trouvait le tissu pulmonaire tout-à-fait sain. La plèvre paraissait détruite ; mais la lésion était tout-à-fait superficielle, et l'on n'apercevait même aucune trace d'engorgement dans la partie subjacente du poumon (2).

La face externe du poumon présentait, en outre, deux ouvertures, situées l'une et l'autre près de son bord postérieur ; l'une à la hauteur de l'angle de la troisième

---

(1) Cette ulcération était évidemment le produit du détachement d'une escharre gangréneuse de la plèvre.

Note de l'auteur.

(2) Cette altération est un exemple de gangrène partielle de la plèvre et des fausses membranes pleurétiques.

Note de l'auteur.

côte, et l'autre vis-à-vis celui de la cinquième. Cette dernière était parfaitement lisse et arrondie, et aurait pu recevoir l'extrémité du petit doigt. La première, un peu plus grande, présentait des bords un peu frangés, et semblait être le produit d'une rupture plus récente. Ces ouvertures paraissant être les communications que l'on avait soupçonnées, pendant la vie, exister entre la plèvre et les bronches, je fis introduire un soufflet dans la trachée pour m'en assurer, et l'on vit aussitôt un grand nombre de bulles d'air traverser la petite quantité de liquide resté au fond de la poitrine; mais il ne parut pas bien constant que cet air sortît des deux ouvertures décrites; il paraissait plutôt venir de quelque autre située tout-à-fait postérieuremeut, et qu'on ne pouvait apercevoir sans détacher le poumon.

Je le fis en conséquence enlever, et en le détachant on ouvrit, vers sa racine, une excavation capable de contenir une noix, et qui renfermait une petite quantité de pus jaune, grumeleux, beaucoup plus semblable à de la matière tuberculeuse complétement ramollie, qu'au liquide purulent de la plèvre.

J'incisai ensuite le poumon sur les deux ouvertures décrites ci-dessus. La plus haute tombait, à une ligne de profondeur, dans une excavation très anfractueuse ayant à peu près la capacité d'une coquille d'amande, qui contenait une petite quantité de matière puriforme, d'un gris jaunâtre sale; et ses parois, un peu plus fermes que le reste du tissu pulmonaire, étaient teintes de la même couleur. La seconde se terminait à une profondeur d'environ trois lignes, dans une espèce de cul-de-sac capable de loger une aveline, et plein d'un pus jaune, épais et assez visqueux. Les parois de cette petite cavité étaient lisses et membraneuses, et il fut facile de reconnaître qu'elles étaient formées par la plèvre, car elle était placée dans la scissure qui sépare le lobe moyen du lobe inférieur du poumon, et les parois de cette scissure, adhérentes partout ailleurs au moyen d'un tissu cellulaire très court, étaient seulement écartées en cet endroit.

Je m'occupai ensuite de rechercher les communications que ces deux excavations pouvaient avoir avec les bronches, ainsi que celles de l'excavation placée à la racine du poumon ; mais, ne les ayant point trouvées au premier abord, l'insupportable fétidité des parties et une piqûre que je me fis au doigt (1) me forcèrent de renoncer à cette recherche (2).

----

(1) Sept ou huit expériences personnelles m'ont appris que les piqûres anatomiques les plus graves sont celles qui sont faites par un scapel imprégné d'un pus fétide : il est prudent, dans ces cas, de laver sur-le-champ la plaie, et de la cautériser aussitôt après. La potasse caustique et le fer rouge me paraissent être les meilleurs moyens à employer à cet effet. Les acides et le muriate d'antimoine, qui ont comme la potasse liquéfiée, l'avantage de pénétrer jusqu'au fond de la petite plaie, déterminent presque toujours un panaris plus ou moins grave ; et il serait beaucoup plus prudent de se contenter de bien laver la plaie en y faisant tomber un filet d'eau, que d'employer de semblables caustiques. *Note de l'auteur.*

(2) M. Cayol crut en avoir trouvé une entre la petite cavité située dans la scissure des lobes moyen et inférieur ; mais cela ne m'a pas paru évident. Au reste, il fallait nécessairement que les bronches communiquassent quelque part avec la cavité

II.   41

Le tissu pulmonaire, quoique comprimé, et par conséquent plus flasque que dans l'état naturel, était encore assez crépitant ; il offrait une teinte rouge assez vermeille, et une humidité assez grande, mais pas assez considérable pour qu'on pût dire qu'il fût infiltré d'une sérosité sanguinolente. Il contenait çà et là quelques tubercules d'une couleur jannâtre pâle, dont la grosseur variait depuis celle d'un noyau de cerise jusqu'à celle d'une fève de haricot : tous étaient de forme irrégulière; aucun d'eux n'affectait la forme ronde, ni ne présentait la substance grise demi-transparente des tubercules miliaires, quoique tous fussent dans l'état de crudité et assez durs. Ils paraissaient formés par la matière tuberculeuse infiltrée dans le tissu pulmonaire, et non développée en tubercules isolés (1).

---

de la plèvre, et même par une ouverture assez large, puisque l'insufflation de l'air dans la trachée faisait bouillonner le liquide contenu dans la plèvre. L'expectoration subite et abondante d'une matière semblable à celle de l'empyème, qui eut lieu peu d'heures avant la mort du malade, est encore une raison de croire à l'existence de cette communication, quoique l'on pût aussi l'expliquer par une métastase. Le tintement observé pendant la vie du malade serait pour moi une raison beaucoup plus forte ; et d'après les intermittences que présentait ce phénomène, je suis porté à croire que la communication avait lieu par l'excavation placée à la racine du poumon, et dont l'ouverture se trouvait probablement fréquemment obturée par le liquide épanché. *Note de l'auteur.*

(1) Ces petites tumeurs présentent un exemple du second mode de développement de la matière tuberculeuse décrit ci-dessus pag. 3o. *Note de l'auteur.*

La cavité de la plèvre, après l'enlèvement du poumon, put être examiné avec plus d'exactitude : l'on
voyait, au premier coup d'œil, qu'elle avait beaucoup
moins de longueur que dans l'état naturel. Son plancher inférieur, au lieu de s'étendre obliquement en
dehors et en arrière, comme dans l'état naturel, était
tendu presque horizontalement à la hauteur de la
septième côte (en comptant de haut en bas); et l'on
voyait seulement, tout-à-fait postérieurement, une espèce de petit cul-de-sac où l'on aurait pu à peine introduire l'extrémité de deux doigts, et dont l'entrée était
divisée en deux parties, vers son milieu, par une adhérence intime et très forte du diaphragme à la plèvre
costale.

Cette disposition venait de ce que le diaphragme, refoulé en quelque sorte en haut et en dehors, adhérait
à la face interne de la septième côte, dans toute l'étendue de ses deux tiers antérieurs, et formait avec elle un
angle presque droit. Postérieurement, cette adhérence
descendait obliquement de la septième à la neuvième
côte, et là formait le petit cul-de-sac dont nous avons
parlé, lequel était plein de pus et tapissé par la fausse
membrane décrite ci-dessus. Cette adhérence du diaphragme à la plèvre costale avait lieu au moyen d'un
tissu cellulaire tellement serré, qu'on pouvait à peine
séparer ces parties par la dissection. Toute la partie
adhérente du diaphragme et la portion de plèvre qui lui
était unie offraient un tissu violet, grisâtre par endroits,
parcouru d'un très grand nombre de petits vaisseaux,
et infiltré d'une sérosité comme coagulée. Cette adhérence avait plus de deux doigts de hauteur, et descen-

dait jusqu'à la neuvième côte dans l'endroit où l'incision avait été faite. L'incision avait pénétré, par conséquent, dans la cavité abdominale, au niveau de la face supérieure du foie, et c'était entre ce viscère et le diaphragme qu'avait passé la sonde que j'avais cru introduire dans la poitrine.

Le poumon gauche, d'un bon volume, offrait, à son sommet, un enfoncement d'environ un demi-pouce de profondeur et d'une largeur égale, dont la surface, dure au toucher, présentait des bosselures de la grosseur d'un noyau de cerise, et séparées par des sillons assez profonds. Les bords antérieur et postérieur du sommet du poumon, parfaitement crépitans, se relevaient aux deux extrémités de l'enfoncement, et le recouvraient à peu près comme le cimier d'un casque. Quelques brides cellulaires assez fortes partaient des sillons de l'enfoncement, et allaient adhérer par l'autre extrémité à la plèvre costale.

Au point correspondant à cet enfoncement, on trouvait dans le tissu pulmonaire une membrane blanche, longue d'environ un pouce et large d'un travers de doigt, épaisse de deux lignes vers son milieu, inégalement amincie vers ses bords, qui lui était intimement unie.

Cette membrane était formée de tissu cellulaire condensé, dans lequel on distinguait évidemment un mélange de tissu fibreux (1). Le tissu pulmonaire était parfaitement crépitant et sain autour de cette mem-

---

(1) Ceci est encore un exemple des cicatrices que nous avons décrites ci-dessus pag. 98 et suiv.　　　*Note de l'auteur.*

brane. Un peu plus bas, il était durci, et offrait une surface grenue. La partie postérieure supérieure du lobe
supérieur présentait le même état d'hépatisation dans
tout le reste de son étendue. Le poumon était crépitant,
mais assez fortement infiltré d'une sérosité sanguinolente, ce qui lui donnait une couleur rouge beaucoup
plus foncée que celle du poumon droit. Il offrait de
plus, comme ce dernier, quelques petites masses tuberculeuses absolument semblables à celles qui ont été
décrites ci-dessus.

Le cœur était proportionné à la taille et à la force du
sujet.

L'estomac, d'un assez petit volume, contenait trois
ou quatre onces d'un liquide blanchâtre, et assez peu
d'air. Les intestins, au contraire, étaient fortement distendus par des gaz. Les membranes muqueuses gastrique
et intestinale étaient parfaitement saines et d'une couleur rose pâle.

Le foie, quoique très volumineux, était entièrement
caché sous les fausses côtes; il était d'ailleurs parfaitement sain. On trouvait, entre ce viscère et le diaphragme, un petit caillot de sang de la grandeur et de la
forme d'un sou, qui provenait évidemment de la plaie
faite au diaphragme.

Les vaisseaux de la pie-mère, fortement gorgés de
sang, donnaient à cette membrane une couleur très
rouge. La substance cérébrale, assez ferme, laissait
suinter beaucoup de gouttelettes de sang. Les ventricules latéraux ne contenaient pas de sérosité, mais il y
en avait un peu à la base du crâne. Les plexus choroïdes
contenaient plusieurs petits kystes transparens, remplis

d'un liquide limpide et légèrement jaunâtre. Leur grosseur variait depuis celle d'un grain de chenevis jusqu'à celle d'un pois.

Le défaut de succès de l'opération de l'empyème, dans le cas que l'on vient de lire, était un accident inévitable, d'après l'étendue de l'adhérence du diaphragme: il fût arrivé lors même qu'on eût opéré trois pouces plus en arrière. Il eût eu lieu, à plus forte raison, si l'on eût opéré au lieu d'élection. Je ne sache pas qu'un pareil obstacle ait été rencontré jusqu'ici dans l'opération de l'empyème : au moins, les auteurs qui ont vu inciser le diaphragme, comme dans le cas précédent, et particulièrement Ruysch (1) et Billard (2), n'ont rien dit qui puisse porter à croire que ces erreurs eussent une cause semblable. Je crois qu'une adhérence aussi intime doit être fort rare : elle me paraît devoir être attribuée, dans le cas dont il s'agit, à une pleurésie beaucoup plus ancienne que celle à laquelle a succombé le malade, et à laquelle on doit attribuer également les adhérences de la face antérieure et du sommet du poumon, qui évidemment étaient aussi d'ancienne date. Il est probable que, lors de cette première pleurésie, le poumon, comprimé par l'épanchement qui accompagne toujours cette maladie, n'a pu reprendre son volume dans la convalescence, et que son bord inférieur, devenu adhérent aux cartilages des fausses côtes, n'a pu redescendre entre le diaphragme et les parois thoraciques.

(1) *Obs. Anat.*

(2) *Bull. de la Soc. des Scienc. méd.*, juin 1810.

Cette conjecture est confirmée par l'étroitesse du côté droit de la poitrine, encore notable, malgré le nouvel épanchement. Dans cet état de choses, on conçoit que le foie, naturellement volumineux, a dû coller en quelque sorte le diaphragme contre les côtes à mesure que l'épanchement diminuait par l'absorption, et favoriser ainsi la formation de l'adhérence observée. La position sur le côté affecté, que les pleurétiques prennent ordinairement de préférence à toute autre, a pu encore contribuer à la formation de l'adhérence, en augmentant la force de pression du foie. Quoi qu'il en soit, s'il est rare de trouver une adhérence aussi intime du diaphragme à la plèvre costale, il ne l'est 'pas de trouver ces parties réunies au moyen d'un tissu cellulaire accidentel plus ou moins abondant; et il suffit même d'examiner le rapprochement ou plutôt la contiguité presque complète qui existe entre la partie externe du diaphragme et la plèvre costale chez les sujets dont le foie remonte un peu haut, pour s'étonner qu'il ne soit pas plus commun encore.

ARTICLE IV.

Du Tintement métallique dans les épanchemens thoraciques.

Le tintement métallique (*voy*. t. 1er, p. 137 et suiv.) ne se fait presque jamais entendre dans l'hydro-pneumothorax simple, c'est-à-dire, sans communication avec les bronches. La respiration, la voix et même la toux ne peuvent alors déterminer ce phénomène. Pour qu'il se manifeste en ce cas, il faut que, le malade venant à se relever brusquement dans son lit, une goutte de liquide restée à la paroi supérieure de la poitrine se détache et tombe au fond. On entend alors un bruit semblable à celui d'une goutte d'eau qu'on laisserait tomber dans une carafe aux trois quarts vide, et ce bruit est immédiatement suivi d'un tintement métallique évident et qui dure plus longtemps que celui qui est déterminé d'une autre manière. Je terminerai cet article par un exemple de ce cas peu commun. C'est à l'aide du stéthoscope que j'ai entendu cette variété du tintement : je doute qu'on puisse l'entendre à l'oreille nue et à distance de la poitrine : mais je pense que le bruit, la chute de quelques gouttes de liquide, tombant d'une excavation située dans le lobe supérieur du poumon, pourrait quelquefois être entendu par les assistans, ou au moins par le malade lui-même.

On peut se faire une idée assez exacte de ce phénomène en appliquant le stéthoscope sur l'épigastre d'un homme dans l'état de station, et lui faisant avaler un peu d'eau, goutte à goutte. Quelquefois même on entend un tintement analogue, en explorant la région du cœur, chez un homme qui vient à avaler sa salive.

Mais si le tintement métallique est rare dans l'hydropneumo-thorax simple, il est constamment déterminé par la respiration, la voix ou la toux, toutes les fois qu'il existe une communication fistuleuse entre la plèvre et les bronches ; ou, s'il n'existe pas dans toute sa plénitude, on entend au moins le bourdonnement amphorique (t. 1er, pag. 140). Ces signes sont les seuls qui puissent faire reconnaître la communication de la plèvre avec les bronches dans les cas d'empyème joint au pneumo-thorax. Aucun autre signe même ne peut ajouter à leur certitude, car l'expectoration subite et renouvelée par intervalles d'une certaine quantité de matière puriforme, qui a lieu quelquefois dans ce cas, peut être également déterminée par une simple exsudation bronchique. L'étendue dans laquelle se passent·les phénomènes et la fluctuation hippocratique servent à empêcher de confondre les cas dont il s'agit avec ceux où il existe une vaste excavation tuberculeuse.

Considéré comme moyen de faire reconnaître, dans cette triple lésion, la réunion du pneumo-thorax à l'empyème, le tintement métallique est moins précieux sans doute, car la fluctuation suffit pour la prouver. Mais le tintement n'en a pas moins une grande valeur, même sous ce rapport; car il n'est point inutile d'être assuré par plusieurs moyens différens de l'existence d'une maladie aussi grave, et qui n'a peut-être jamais été reconnue jusqu'ici sur le vivant.

Cette assertion paraîtra peut-être hardie ; mais je la crois fondée. Je n'en apporterai pas d'autre preuve que l'ouvrage de Bayle. Cet ouvrage, le plus exact sans contredit, et le plus plein de tous ceux qui ont été écrits sur les maladies de la poitrine, contient cinq histoires particulières du pneumo-thorax joint à un épanchement séreux ou puriforme, les 11ᵉ, 40ᵉ, 42ᵉ, 43ᵉ et 45ᵉ observations (1). Dans aucun de ces cas, la maladie n'avait été

____

(1) Je cite ces cinq observations comme étant de Bayle, quoique la quarante-deuxième ait été recueillie par M. Cayol, et la quarante-cinquième par M. Moutard-Martin, parce que ces observations ont été faites sous les yeux de Bayle, qui avait

soupçonnée; et dans deux cas particulièrement, l'épanchement aériforme ne paraît pas même avoir été reconnu sur le cadavre, quoique les détails de l'ouverture en supposent évidemment l'existence (Observations 42ᵉ et 43ᵉ).

Bayle était cependant un des praticiens qui ont jamais porté le plus loin l'exactitude du diagnostic. Peu d'hommes ont réuni à un aussi haut degré les qualités qui font un bon médecin et un habile observateur. Son coup d'œil scrutateur et pénétrant pouvait le faire reconnaître pour tel au premier abord ; et pour peu qu'on le pratiquât, on trouvait en lui un esprit aussi sage qu'étendu, et une instruction vaste, acquise par des lectures bien choisies, et par des travaux pratiques dont la longueur et l'assiduité paraissent au-dessus des forces humaines (1). Doué d'une grande force d'attention et d'une patience que rien ne pouvait rebuter ou fatiguer, l'application semblait chez lui une chose toute naturelle, et aucun de ses amis et des compagnons de ses travaux ne s'est jamais aperçu que la lassitude, le découragement ou la négligence lui aient rien fait omettre de ce qu'il convenait de

---

traité les malades. Au reste, la concurrence de ces deux observateurs exercés et attentifs, dans les cas dont il s'agit, prouve plus amplement encore la proposition que nous établissons ici.

Note de l'auteur.

(1) Depuis l'année 1801 jusqu'à celle de sa mort, c'est-à-dire, pendant environ quatorze ans, Bayle a passé bien peu de jours sans faire des ouvertures de cadavres, et souvent plusieurs dans le même jour. Il recueillait des notes exactes sur toutes, ainsi que sur les maladies auxquelles ces sujets avaient succombé.

Note de l'auteur.

faire. Religieux d'ailleurs, et conséquent à ses principes jusqu'à la sévérité, le seul sentiment du devoir lui suffisait pour s'occuper avec autant de soin des malades qui ne lui promettaient rien sous le rapport de l'instruction, que de ceux dont l'état était plus propre à piquer la curiosité d'un observateur de profession tel que lui : et ordinairement c'est en examinant avec attention les cas qui paraissent les plus simples que l'on en rencontre beaucoup d'extraordinaires. Cependant, dans ceux dont il s'agit, il n'a pas reconnu la maladie ; et dans deux cas même il ne paraît pas avoir fait attention au pneumothorax, quoique ses descriptions indiquent suffisamment que cette affection existait. Cela prouve d'abord qu'un homme ne peut tout voir et n'est pas tous les jours également apte à l'observation. L'on doit dire aussi qu'avec les seuls indices que fournissent les symptômes généraux et la percussion, il est à peu près impossible de reconnaître le pneumo-thorax ; et que, lorsqu'on ne l'a pas reconnu sur le vivant, on peut souvent ne pas faire attention à l'air qui s'échappe de la poitrine à l'ouverture du cadavre.

Dans les circonstances où j'ai réuni plusieurs de mes confrères pour vérifier par l'autopsie des diagnostics fondés sur les signes stéthoscopiques, quelques-uns d'entre eux m'ont paru penser qu'un son plus clair que dans l'état naturel, et en quelque sorte tympanique, pouvait faire reconnaître par la percussion seule l'existence du pneumo-thorax. Cela semblerait effectivement pouvoir être, au moins dans quelques cas extrêmes ; mais je ne crois pas que cela soit jamais arrivé. Bayle percutait avec soin tous ses malades, et la percussion avait été pratiquée chez les cinq sujets cités ci-dessus.

Nous avons rapporté, dans l'un des chapitres précédens, l'histoire d'un sujet chez lequel il avait reconnu le pneumo-thorax par la réunion du son tympanique à la dilatation de la poitrine (Obs. xv); mais il ne reconnut la maladie que sur le cadavre, et l'on sait que la percussion donne des résultats beaucoup plus tranchés sur un corps étendu sur la table d'amphithéâtre que chez un malade couché sur des matelas. Il en est de même de l'inégalité de volume des deux côtés de la poitrine, qu'il est très difficile d'apercevoir chez un homme vêtu même d'une simple chemise, et qu'on remarque sans la chercher sur l'homme nu.

Avenbrugger, et Corvisart, dans les commentaires très étendus qu'il a joint à l'opuscule de cet observateur, ne parlent point du pneumo-thorax ; et cependant l'un et l'autre, et surtout le dernier, ont certainement rencontré plusieurs fois cette maladie, et probablement sans y faire attention, tant sur le vivant que sur le cadavre ; car elle n'est pas assez rare pour qu'il soit possible de voir des malades et de faire avec suite des recherches d'anatomie pathologique pendant plusieurs années, sans la rencontrer.

Lors même qu'à la clarté du son se joindrait une dilatation du côté affecté assez évidente pour être aperçue sans avoir été cherchée, ce qui arrive bien rarement ; le diagnostic n'en deviendrait pas plus facile ; car on tomberait dans une autre incertitude, et l'on ne pourrait décider si le côté résonnant est dilaté, ou si celui qui rend un son obscur est rétréci par suite d'une pleurésie chronique (t. ii, p. 462); et, sous ce rapport, le diagnostic de Bayle, dans le cas que nous venons de citer, quoique juste, était hasardé.

On tomberait même habituellement, suivant toutes les apparences, dans une erreur beaucoup plus forte ; car, si l'on n'aperçoit pas la dilatation du côté affecté, on prendra infailliblement le côté résonnant pour sain, et on regardera l'autre comme attaqué de pneumonie ou de pleurésie : c'est ce qui est arrivé à tous les médecins auxquels j'ai montré des sujets dans cet état, en les engageant à porter leur diagnostic avant de leur communiquer les résultats obtenus par le stéthoscope.

Le double épanchement liquide et aériforme à la fois serait le seul qu'on pût, à la rigueur, reconnaître par la percussion ; et ce serait en employant une méthode dont nous avons démontré l'inutilité lorsqu'il s'agit de reconnaître la pleurésie simple ou l'hydrothorax, c'est-à-dire en percutant la poitrine dans différentes positions. On conçoit alors que le gaz se portant toujours à la partie supérieure de la cavité qui le renferme, la partie résonnante de la poitrine doit varier dans chaque position. Mais, outre les erreurs auxquelles pourraient encore donner lieu les adhérences du poumon, on ne pensera jamais à soumettre un malade à une épreuve aussi gênante pour lui et aussi embarrassante pour le médecin, si déjà l'on ne soupçonne l'existence de la maladie, ce qui ne pourrait arriver que par hasard (1).

____

(1) Il y a quelque exagération à regarder comme une épreuve très gênante pour le malade et très embarrassante pour le mé-

Si les cas observés par Bayle, ainsi que ceux qui ont dû se présenter à Avenbrugger et à Corvisart, avaient été rencontrés par un médecin qui eût eu l'habitude de l'auscultation médiate, il eût été impossible qu'il ne les reconnût pas. Le tintement métallique seul, dans plusieurs cas, lui eût fait connaître toute la maladie, c'est-à-dire, le pneumo-thorax, l'épanchement liquide et la communication fistuleuse de la plèvre avec les bronches. Dans les cas où cette communication n'existait pas, l'absence de la respiration l'eût engagé à percuter la poitrine ; et le résultat de la percussion, en lui apprenant l'existence du pneumo-thorax ou de l'emphysème du poumon, l'eût obligé à chercher les signes distinctifs de ces deux affections par l'auscultation pratiquée dans toute l'étendue de la poitrine. Le pneumo-thorax constaté, il eût nécessairement reconnu par l'exploration

---

decin les changemens de position qu'on peut imposer au premier dans le temps qu'on percute ou qu'on ausculte la poitrine : car il n'est pas une seule méthode d'exploration, si ce n'est celle du pouls, qui n'emporte avec elle cette espèce de gêne ; et, d'un autre côté, nous avons vu précédemment (t. 1, p. 94) de quelle importance pouvait être quelquefois un changement de position, pour établir le diagnostic différentiel de la pneumonie et de la pleurésie. On peut en dire autant de celui du pneumo-thorax ; et je suis persuadé que, dans le cas dont il a été fait mention précédemment (p. 441), et dans lequel le bruit respiratoire du côté sain s'entendait, en raison de son énergie, jusque dans le côté malade, un simple changement de position eût peut-être donné sur-le-champ aux résultats de la percussion et de l'auscultation le degré de valeur qu'ils doivent toujours avoir en pareil cas.   **M. L.**

hippocratique son état de simplicité ou sa complication avec un épanchement liquide.

Je suis loin de regarder comme reprochables en aucune manière, pour ce dont il s'agit, les excellens observateurs que je viens de citer. J'ai voulu seulement prouver que plusieurs méthodes ne sont point inutiles pour arriver au même but, montrer que l'une avertit à défaut des autres, et enfin opposer la certitude de celles que je propose à l'inutilité presque complète de la seule que l'on ait employée jusqu'ici.

Obs. XLV. *Pneumo-thorax et pleurésie sub-aiguë chez un phthisique.* — Louis François Brouan, cordonnier, âgé de vingt-neuf ans, avait longtemps joui d'une bonne santé, et ne se rappelait point avoir eu d'engorgemens glanduleux autour du cou dans son enfance. A dix ans, il avait reçu un coup assez violent sur le côté gauche de la poitrine ; mais il ne s'en était jamais ressenti : il avait été cinq ans militaire, et pendant ce temps il avait eu une petite fièvre causée par la fatigue d'une longue route, une blennorragie qui avait été bien traitée, et deux gales, dont la dernière avait duré fort longtemps.

Au printemps de 1818, il toussa pendant quelque temps sans y faire attention.

Dans les premiers jours du mois d'octobre suivant, ayant été exposé à un froid vif, il fut pris d'un catarrhe assez fort qu'il négligea également. Vers le 20 du même mois, il cracha le sang pendant environ huit jours. Enfin, le 23 novembre, voyant qu'il toussait toujours, qu'il maigrissait sensiblement, et qu'il éprouvait une gêne assez considérable de la respiration, il entra à l'hôpital de la Charité.

Le 3 décembre, sa respiration étant devenue plus libre à la suite de l'application de seize sangsues sur le côté gauche, il sortit de cet hôpital pour reprendre son travail habituel; mais la toux ayant continué, les crachats étant toujours abondans et l'amaigrissement devenant plus rapide de jour en jour, il se décida à se rendre à l'hôpital Necker le 5 février.

Examiné le lendemain de son entrée, il présentait les symptômes suivans : amaigrissement très prononcé; face pâle et plombée; toux fréquente; crachats jaunes et opaques, expectorés facilement; respiration gênée; parole lente, quoique le malade pût parler assez longtemps sans beaucoup de fatigue; nulle douleur dans la poitrine; pectoriloquie évidente au-dessous de la clavicule gauche, douteuse au-dessous de la droite; diarrhée.

Le diagnostic étant suffisamment établi, l'état général du malade, et particulièrement la diarrhée, qui annonçait des ulcères tuberculeux des intestins, ne permettant aucun espoir de le sauver, et aucune indication urgente ne se présentant, je restai quelques jours sans porter une grande attention à son état. La pectoriloquie fut seulement vérifiée plusieurs fois, tant par moi que par les élèves qui suivaient ma visite : elle devenait chaque jour plus évidente à droite.

Le malade d'ailleurs ne se sentait pas trop mal; son dévoiement avait diminué peu à peu, et avait enfin cédé entièrement à de médiocres doses d'opium; la gêne de la respiration n'avait point augmenté; il crachait un peu moins : seulement il sentait sa faiblesse augmenter.

Le 17 février, à l'heure de la visite, le malade parais
sait agité et abattu à la fois ; sa figure était un peu plus
affaissée, quoique les pommettes fûssent plus colorées ;
le pouls était fréquent, la peau plus chaude. Présumant
qu'une légère péripneumonie avait pu se joindre à l'affection tuberculeuse, j'examinai la poitrine sous tous les
rapports, et j'obtins le résultat suivant : la respiration ne
s'entendait point à gauche antérieurement et dans le
côté, quoique la poitrine fût fortement dilatée à chaque
inspiration, et qu'elle résonnât très bien dans ces deux
points ; en arrière, et près de la racine du poumon, la
respiration s'entendait un peu, mais avec moins de force
que dans l'état naturel; la poitrine résonnait également
fort bien dans cet endroit.

Au moment où le malade venait de se mettre sur son
séant, le stéthoscope étant appliqué sous la clavicule
gauche, j'entendis distinctement un bruit semblable à
celui que produit une goutte de liquide tombant dans
une carafe qui ne contiendrait que très peu d'eau. Ce
bruit fut suivi pendant une seconde d'un tintément semblable à celui que l'on produit en frappant un verre avec
une aiguille. La voix, la toux, ni la respiration n'étaient
accompagnées d'aucun bruit semblable. Du côté droit,
on entendait antérieurement, et pendant l'expiration
surtout, un râle sibilant très marqué ; du reste la respiration s'entendait bien, et même avec assez de force,
surtout inférieurement : postérieurement, elle s'entendait également avec une force à peu près naturelle ;
seulement elle était accompagnée d'un léger râle sonore
et d'un râle muqueux assez rare. Tout ce côté de la poitrine résonnait beaucoup moins bien que le côté gauche,

ou plutôt le son paraissait tout-à-fait mat par la comparaison.

Ces signes indiquant d'une manière certaine l'existence d'un pneumo-thorax du côté gauche, je fis déshabiller le malade pour voir si ce côté était plus dilaté que le droit. On remarquait effectivement quelque différence entre les deux côtés, surtout inférieurement ; mais elle était si peu sensible qu'on ne pouvait assurer qu'elle fût réelle. Le tintement que j'avais entendu me faisant soupçonner qu'il existait, outre le pneumo-thorax, un épanchement liquide, peu abondant sans doute, puisque le côté affecté résonnait parfaitement, je fis pratiquer la succussion pour m'en assurer ; et l'on entendit distinctement, à plusieurs reprises, tant à l'oreille nue qu'à l'aide du stéthoscope, un bruit de fluctuation de liquide qui paraissait évidemment venir du côté gauche de la poitrine. Je fis ajouter, en conséquence, à la feuille du diagnostic : *Pneumo-thorax avec du pus épanché en petite quantité dans le côté gauche de la poitrine ;* et j'ajoutai qu'à raison de l'absence du tintement métallique par la voix et la toux, cet épanchement paraissait provenir d'une exhalation, et non de la rupture d'une vomique tuberculeuse dans les bronches et la plèvre.

Je ne voyais d'autre moyen de soulager le malade et de prolonger ses jours, qu'une ponction faite dans un des espaces intercostaux : il parut effrayé de cette idée. Désespérant de vaincre sa résistance dans le moment, j'engageai une personne dans laquelle il avait quelque confiance à le déterminer pour le lendemain. Il succomba dans la journée, quoiqu'à l'heure de la visite il ne fût point assez mal pour faire penser que sa mort dût être aussi prochaine.

L'ouverture du corps fut faite quarante-huit heures après la mort, en présence de MM. les docteurs Cayol, Guilbert, Guéneau de Mussy, Mac-Mahon et Récamier, après qu'ils eurent entendu la lecture de la feuille du diagnostic.

Le cadavre offrait un amaigrissement notable, mais encore assez éloigné de l'état de marasme. L'abdomen était tendu; ses parois étaient légèrement infiltrées, ainsi que le tissu cellulaire sous-cutané du périnée et de la partie supérieure des cuisses : les jambes, les extrémités supérieures et les parois de la poitrine ne l'étaient nullement. L'excès d'ampleur du côté gauche sur le côté droit de la poitrine était plus sensible que sur le vivant.

Avant d'ouvrir la poitrine, on répéta la percussion, et l'on obtint le même résultat que pendant la vie du malade, c'est-à-dire que le côté gauche rendait un son fort et clair, tandis que le côté droit ne rendait qu'un son sourd, et qui semblait mat par la comparaison.

On répéta également la succussion, et l'on entendit la fluctuation d'une manière distincte, quoique moins forte que pendant la vie, à raison de l'état de rigidité du cadavre. On enfonça ensuite un scalpel dans le cinquième espace intercostal du côté gauche, et l'on entendit sortir, avec un sifflement sourd qui se prolongea pendant près d'une minute, un gaz à peu près inodore : la main, placée au-devant de la ponction, sentait distinctement le souffle qu'il produisait.

Le sternum enlevé, on vit que la cavité gauche de

la poitrine, évidemment dilatée, était aux trois quarts vide; le poumon, refoulé vers le médiastin, était réduit au tiers de son volume naturel, assez fortement raccourci et aplati, mais sans adhérence avec les parties voisines, de sorte que le gaz contenu dans la plèvre avait pu circuler librement autour de lui. Postérieurement, il était cependant très rapproché des parois thoraciques, mais sans y toucher; vers son sommet, il leur était contigu, et était maintenu dans cette situation par une bride cellulaire courte et bien organisée; en bas et latéralement, il en était séparé par le vide décrit ci-dessus.

A la partie la plus déclive de cet espace vide existait un liquide recouvert à sa surface d'une grande quantité de bulles transparentes, tout-à-fait semblables à celles que l'on forme en agitant ou insufflant de l'eau de savon. La quantité de ce liquide fut évaluée à moins d'une livre. Il était d'une couleur blanchâtre trouble, et semblable à du petit-lait, mêlé de quelques flocons jaunâtres d'albumine demi-concrète.

Le poumon était d'une couleur grise sale, flasque au toucher, avec des noyaux durs, et nullement crépitant; ses deux lobes étaient réunis à la partie postérieure supérieure de leur scissure, dans une étendue de plus de quatre travers de doigt, par une exsudation albumineuse demi-concrète, d'un blanc tirant sur le jaune-citron, de consistance moyenne entre celle du blanc d'œuf cuit et celle de la couenne de lard. Cette fausse membrane pénétrait dans la scissure, et s'étendait sur la surface de chaque lobe en s'amincissant et offrant une surface très lisse. On ne la distinguait plus à un travers de doigt de la scissure ; elle adhérait très fortement à la plèvre pulmonaire. Toute la base du poumon était re-couverte d'une fausse membrane molle et souple, d'é-paisseur très inégale, ce qui la faisait paraître comme réticulée, les parties les plus minces étant transparentes et incolores, et les plus épaisses opaques, d'un jaune-citrin pâle, et disposées en forme de réseau inégal et irrégulier. Au premier aspect, cette fausse membrane ressemblait beaucoup à un épiploon médiocrement chargé de graisse ; elle s'enlevait avec la plus grande facilité de la face inférieure du poumon, mais elle adhérait très fortement à tout le contour de son bord inférieur. Les plèvres costale et pulmonaire étaient à peine rougies par endroits.

Le poumon, incisé suivant sa longueur, offrit, tout-à-fait à son sommet et très près de sa face antérieure, deux excavations capables de loger chacune une noix, ados-sées l'une à l'autre, et séparées par une cloison d'une ligne d'épaisseur , formée par le tissu pulmonaire durci et rougi. Ces excavations communiquaient l'une et l'au-tre avec des rameaux bronchiques ; elles étaient presque entièrement vides, et contenaient seulement une petite quantité de matière tuberculeuse, ramollie à consistance de pus épais, d'un jaune légèrement verdâtre, mêlée de grumeaux d'un blanc de lait. Les parois des deux exca-tions étaient tapissées en entier par une fausse mem-brane jaunâtre, très molle , friable, épaisse d'une demi-ligne, qui paraissait de même nature, et au-dessous de laquelle on trouvait implantée par endroits dans le tissu pulmonaire durci et engorgé , une espèce de membrane fort mince , de consistance demi-cartilagineuse et d'un blanc de nacre. Dans toute l'étendue de l'organe, le tissu pulmonaire offrait une couleur grise sale, et était parsemé d'une grande quantité de tubercules : quelques-uns avaient la grosseur d'un pois ou d'une noisette, offraient une couleur jaune, et étaient ramollis à consistance de pus épais, en totalité ou au centre seulement ; d'autres, gros comme des grains de chenevis, étaient grisâtres, et avaient un point jaune au centre ; le plus grand nombre enfin étaient gros comme des grains de millet, gris, légèrement demi-transparens, et quelquefois marqués, au centre, d'un point noir formé par la matière noire pulmonaire. Ces deux dernières sortes, réunies par endroits, formaient par juxta-position des masses plus ou moins volumineuses.

Dans quelques endroits, le tissu pulmonaire offrait une couleur d'un gris rougeâtre, et laissait suinter beaucoup de sérosité. Il offrait là un reste de crépitation ; partout ailleurs il était flasque et grisâtre ; il n'était dur et rougi qu'autour des excavations et dans une profondeur d'une ligne ou deux seulement.

Le poumon droit, assez volumineux, adhérait vers son sommet à la plèvre costale par une fausse membrane très consistante, large d'environ cinq ou six travers de doigt, et tout-à-fait semblable à celle qui unissait les deux lobes du poumon gauche. Il offrait près de son sommet une cavité demi-pleine d'un liquide puriforme, épais, un peu grumeleux, friable, d'un jaune légèrement verdâtre. Cette excavation, plus grande que celle du poumon gauche, communiquait avec une traînée de petites cavernes qui se prolongeait presque jusqu'à la base du lobe supérieur. Toutes ces cavernes offraient, dans quelques points de leurs parois, la membrane d'apparence cartilagineuse dont nous avons parlé plus haut ; elle différait néanmoins de celle qui tapissait les excavations du poumon gauche, en ce qu'on y distinguait des stries assez marquées qui lui donnaient une apparence fibreuse.

Tout le lobe supérieur de ce poumon était exactement dans le même état que le poumon gauche, c'est-à-dire flasque, nullement crépitant, d'un gris de cendre, et parsemé de tubercules à divers degrés de ramollissement. Les deux lobes inférieurs, au contraire, offraient une couleur rose foncée et une crépitation manifeste, et laissaient suinter en abondance une sérosité légèrement rougeâtre. Ils surnageaient quand on les plongeait dans l'eau, et tellement même qu'ils y soutenaient parfaitement le lobe supérieur.

Le péricarde contenait un peu de sérosité citrine. Le cœur, du volume du poing du sujet, offrait sur sa face antérieure plusieurs plaques blanches. Ses cavités et leurs parois étaient bien proportionnées. La chair en était, en général, flasque, peu ferme et d'une couleur jaunâtre.

La cavité abdominale contenait une pinte de sérosité citrine accumulée dans l'excavation du petit bassin. L'estomac, une partie du duodénum, tout le colon transverse et une partie du colon lombaire gauche étaient distendus par des gaz. La membrane muqueuse de l'estomac était très pâle ; celle de l'intestin grêle présentait çà et là une légère coloration rougeâtre, et offrait par endroits des ulcérations peu profondes, à bords découpés, à fond un peu inégal, et dans lequel on distinguait quelques petits tubercules. A ces ulcérations internes répondaient de petites taches brunes sur la surface externe de l'intestin.

Les glandes du mésentère étaient un peu tuméfiées.

Le foie était d'un jaune pâle et graissait le scalpel.

Les autres viscères étaient sains.

Le crâne ne fut pas ouvert (1).

En résumant tous les signes dont nous avons parlé

---

(1) Peut-être aura-t-on remarqué, dans les huit observations qu'on vient de lire, que les deux côtés de la poitrine ont été aussi souvent l'un que l'autre le siége du pneumo-thorax. Les deux observations rapportées dans le tome premier (Obs. xv et xvii) sont toutes deux des cas de pneumo-thorax du côté gauche, ce qui donne pour total six pneumo-thorax du côté gauche et quatre seulement du côté droit. Un relevé de toutes les observations connues de pneumo-thorax fait par M. Reynaud, et dans lequel figurent celles qu'on vient de lire, établit que trente-deux fois le pneumo-thorax avait son siége à gauche et dix-sept fois seulement à droite (V. *Journ. hebdom. de méd.*, n° 81, avril 1830). Ainsi, contrairement à ce qu'on observe pour les tubercules, avec lesquels il est pourtant presque toujours réuni, le pneumo-thorax serait généralement plus fréquent à gauche qu'à droite. Je ne crois pas cependant qu'il faille encore ériger en loi cette plus grande fréquence relative : le nombre des observations qui tendent à l'appuyer est encore trop petit, et trop grand est celui des médecins qui, n'employant ni la percussion ni l'auscultation, laissent passer des pneumo-thorax sans les apercevoir.   **M. L.**

Depuis que M. Reynaud a publié les résultats que rappelle ici M. M. L., j'ai rencontré des pneumo-thorax chez plusieurs phthisiques, et en plus grand nombre à gauche qu'à droite : ma propre observation confirmerait donc l'espèce de loi établie à cet égard par M. le docteur Reynaud.   ANDRAL.

dans ce chapitre, on voit que non-seulement le pneumo-thorax est facile à reconnaître, mais que chacune de ses variétés peut même facilement être distinguée des autres. Ces variétés, sous le rapport séméiotique, peuvent être réduites à trois : 1° le pneumo-thorax simple; 2° le pneumo-thorax avec épanchement liquide ; 3° le pneumo-thorax avec épanchement liquide et communication fistuleuse des bronches et de la plèvre.

Le pneumo-thorax simple se reconnaît aux signes donnés par la percussion et l'auscultation : le côté affecté résonne parfaitement, et donne même quelquefois un son tympanique ; le bruit respiratoire ne s'entend point, si ce n'est dans quelques cas rares où la respiration du poumon sain étant puérile s'entend un peu et comme dans le lointain à travers le côté affecté.

Lorsque le pneumo-thorax est joint à un épanchement liquide, les mêmes signes existent, et de plus les parties les plus déclives de la poitrine donnent un son mat, dont le lieu varie comme le point déclive lui-même, suivant la position du malade. La commotion hippocratique donne, en outre, le bruit de fluctuation.

Lorsque, outre le double épanchement aériforme et liquide, il existe encore une communication fistuleuse entre la plèvre et les bronches, tous les signes précédens existent, et on entend de plus le tintement métallique ou la résonnance amphorique, et le plus souvent les deux phénomènes alternativement (1).

---

(1) Le moment où se forme cette dernière sorte de pneumo-thorax est ordinairement indiqué par un ensemble de symptômes sur lequel M. Louis a appelé l'attention (*Rech. sur la*

Les deux premiers cas ne peuvent être confondus avec aucun autre ; le troisième présente , comme nous l'avons déjà dit , des signes fort semblables à ceux que donne une très vaste excavation pulmonaire à peu près vide ; cependant il est encore difficile de se méprendre : un reste de pectoriloquie , le peu d'étendue dans laquelle le tintement métallique , la résonnance amphorique et le son tympanique donné par la percussion se font entendre , et l'absence de la fluctuation , caractérisent une vaste excavation pulmonaire ; la toux , d'un autre côté , détermine quelquefois un gargouillement ou une légère fluctuation qu'elle ne produit jamais dans le pneumo-thorax.

Traitement du pneumo-thorax. — Le diagnostic exact du pneumo-thorax et de son état de simplicité ou de complication ne doit pas être regardé comme une connaissance purement spéculative et propre seulement à assurer le pronostic du médecin. Il est extrêmement probable , ainsi que l'ont pensé Hewson (1), et M. Rullier (2), que le pneumo-thorax simple serait le cas où

Phthis., p. 445 et suiv.), et dont il a été déjà question précédemment : c'est une douleur aiguë qui se développe subitement dans un des côtés de la poitrine, et à laquelle se joignent la sensation d'un étouffement profond et une grande anxiété. Toutefois cette douleur et cet étouffement ne sont pas toujours assez marqués pour appeler l'attention du malade et celle du médecin, et leur valeur n'est réelle qu'autant que les signes stéthoscopiques se trouvent en harmonie avec eux. M. L.

(1) *Medical Observations and Inquiries*, t. III, art. XXXV, p. 72.

(2) *Dictionnaire des Sciences méd.*, art. *Empyème.*

l'on pourrait se promettre le plus de succès de l'opération de l'empyème ou de la ponction du thorax. Cette opinion se trouve appuyée par une assertion de Riolan, qui dit avoir vu faire plusieurs fois heureusement la paracenthèse pour des maladies que l'on regardait comme des hydropisies de poitrine, et dans lesquelles il ne sortit, au lieu d'eau, que de l'air qui s'échappait avec une sorte d'explosion (1). Ce cas serait sans contredit celui où une simple ponction, faite avec le trois-quarts, devrait être préférée à l'incision intercostale. Au reste, l'occasion de pratiquer l'une ou l'autre opération doit se présenter fort rarement; car, outre que le pneumo-thorax simple est une affection extrêmement rare, il me paraît probable que, dans la plupart des cas, elle ne doit pas être très grave, et que l'épanchement aériforme peut-être plus facilement absorbé qu'un épanchement liquide. Je crois, au moins, pouvoir tirer cette conclusion de la fréquence de diverses autres exhalations gazeuses qui ont peu fixé l'attention des médecins, et qui se dissipent spontanément et le plus souvent en peu de jours et même en quelques heures, tels sont le pneumo-péricarde, dont nous parlerons en traitant des maladies du cœur, et diverses pneumarthroses, surtout celles du genou, qui se manifestent très fréquemment dans la convalescence du rhumatisme articulaire et dans d'autres circonstances. Avant donc de se déterminer à ouvrir la poitrine, dans un cas de pneumo-thorax simple, on doit chercher à stimuler

---

(2) *Enchiridion anatomicum*, etc., lib. III, cap. II.

l'absorption par des frictions aromatiques et alcooliques et par l'usage intérieur de légers toniques.

Le pneumo-thorax compliqué d'épanchement liquide, et surtout d'une fistule qui 'établit la communication entre la plèvre et les bronches, est sans doute un cas extrêmement grave, et qui laisse peu d'espoir de guérison, d'autant que, comme nous l'avons dit , la communication fistuleuse est presque toujours établie au moyen d'une excavation tuberculeuse ou gangréneuse qui s'ouvre des deux côtés à la fois. Rien n'est plus rare qu'une semblable fistule, qui , après un examen attentif , paraisse due à l'action du liquide épanché sur le poumon. Cependant , dans les plus graves même de ces cas , la guérison ne doit pas être regardée comme tout-à-fait impossible. Nous avons prouvé (t. ii , pag. 101) que les excavations tuberculeuses peuvent se cicatriser. Les observations de MM. Bacqua, Jaymes et Robin, déjà citées , et auxquelles je pourrais joindre un cas plus récent et tout semblable , c'est-à-dire , dans lequel un malade a guéri après l'opération de l'empyème, quoique les injections que l'on faisait dans la poitrine revinssent par la bouche , prouvent suffisamment que l'on peut tenter encore cette dernière ressource dans le cas grave dont il s'agit, avec quelque espoir de succès. La nature même peut quelquefois venir à bout de guérir plus ou moins parfaitement cette réunion d'affections organiques graves, et je rapporterai à la fin de ce chapitre une observation qui en fournira la preuve. J'ai vu en outre, en 1820, un employé des douanes qui fit seul trente lieues à cheval, par des chemins de traverse très difficiles, pour venir me consulter à la campagne. Le côté droit de la poitrine donnait tous les signes d'un épanchement gazeux et liquide avec communication fistuleuse dans les bronches. Sa maladie datait de deux ans, et déjà la nature avait fait de grands efforts pour la guérison, car le côté affecté était manifestement rétréci. J'ai su depuis que cet homme existait encore en 1824, qu'il vaquait à ses affaires, et qu'il était mieux portant, mais toujours valétudinaire. On ne peut nier toutefois que des cas de ce genre ne soient des exceptions, et que les deux dernières variétés du pneumo-thorax n'offrent des chances beaucoup moins favorables pour l'opération de l'empyème, que le simple épanchement gazeux ou liquide; et par conséquent on ne doit l'entreprendre que dans le cas de péril imminent par suffocation, amaigrisement ou affaiblissement rapide, et tout au plus dans celui où, la maladie demeurant longtemps stationnaire, le poumon sain ne donnerait aucun lieu de faire soupçonner qu'il puisse s'y être développé des tubercules. Dans tout autre cas, je pense qu'il faut se contenter de favoriser l'absorption et de soutenir les forces du malade par les moyens indiqués ci-dessus, en y joignant un régime proportionné à l'état des fonctions digestives, et qu'il faut également craindre de rendre trop sévère ou trop analeptique.

Obs. XLVI. *Pleurésie terminée par rétrécissement de la poitrine et, fistule pulmonaire s'ouvrant à l'extérieur, chez un sujet qui a survécu.*—Un enfant de douze ans, d'une constitution délicate, fut attaqué, en 1813, d'une fièvre aiguë avec toux très forte, oppression considérable, et douleur vive au côté gauche. Quelques jours après, il cracha du sang en assez grande abondance ; la maladie parut ensuite devenir stationnaire ; mais au bout d'un certain temps, le malade, à la suite d'un violent accès de toux, expectora tout-à-coup, avec un sentiment de soulèvement du diaphragme analogue au vomissement, une quantité considérable d'une matière semblable à du pus : la fièvre s'apaisa un peu ensuite ; une expectoration semblable continua, mais avec peu d'abondance, et la maladie prit une marche chronique.

Au bout de quelques mois, il se forma un dépôt à la partie inférieure de la poitrine, entre les cartilages des septième et huitième côtes. On y appliqua un morceau de potasse caustique, et quelques jours après on perça le fond de l'escharre avec un bistouri, et on donna issue à une quantité assez considérable de pus. Depuis ce temps, l'ouverture est restée fistuleuse, et il en est sorti chaque jour une ou deux cuillerées de pus. Quelquefois, l'ouverture s'étant trouvée momentanément obstruée, le malade a craché plus abondamment qu'à l'ordinaire, et toujours une matière parfaitement semblable au pus de la fistule.

Le 8 mars 1819, M. Marjolin, qui lui avait donné habituellement ses soins, m'engagea à l'examiner avec lui, et voici ce que nous remarquâmes :

Le malade était fort maigre, mais ne présentait pas l'espèce d'amaigrissement propre aux maladies accompagnées de consomption. Cette maigreur dépendait surtout du peu de volume des os et des muscles ; mais le tissu cellulaire contenait une certaine quantité de graisse ; la face exprimait un état de souffrance habi-

tuelle, mais conservait encore un certain embonpoint ;
les pommettes étaient un peu colorées ; le pouls était
fréquent : le malade d'ailleurs, avait de la gaîté et se
livrait volontiers à divers amusemens ; il aimait surtout
jouer la comédie avec d'autres enfans, et cet exercice
ne paraissait pas le fatiguer. Quoique âgé de dix-huit
ans, il paraissait à peine en avoir douze ou treize. Les
fonctions digestives étaient en assez bon état. Le côté
gauche de la poitrine était au moins d'un tiers plus étroit
que le droit ; le rétrécissement était plus prononcé
encore vers sa base, surtout dans le diamètre antéro-
postérieur.

La respiration s'entendait parfaitement dans toute l'é-
tendue du côté droit, qui résonnait aussi très bien dans
tout les points ; à gauche, le son était moins clair dans
toute l'étendue de la poitrine. La respiration s'entendait
bien antérieurement sous les trois premières côtes, mais
avec moins de force que du côté droit ; postérieurement,
elle s'entendait plus faiblement encore depuis le bord
supérieur du trapèze jusque vers la pointe de l'omoplate ;
dans tout le reste de l'étendue du côté gauche on ne l'entendait nullement. La pectoriloquie était évidente au-
dessous de l'aisselle de ce côté, à la hauteur des troisième
et quatrième côtes, et au dos, vers la pointe de l'omoplate : elle était accompagnée d'un frémissement semblable à celui de la voix d'un homme qui parle à travers
un roseau fêlé (1).

____

(1) Ce phénomène est par conséquent l'égophonie plutôt
que la pectoriloquie. Je serais porté à croire, d'après cela,
qu'il existe dans la plèvre, à cette hauteur, un point non re-

Tout annonce que, chez cet enfant, le ramollissement d'une ou deux masses tuberculeuses a été accompagné d'une pleurésie aiguë; que les tubercules ramollis
ont été évacués par l'expectoration; mais que, par la
suite, le reste de cette matière s'est fait jour dans la
plèvre, et que, mêlée au liquide séro-purulent produit
par la pleurésie, elle a déterminé un abcès qui s'est ouvert au dehors; enfin il paraît que les fausses membranes se sont converties en une membrane fibreuse
ou fibro-cartilagineuse qui a déterminé l'adhérence
du poumon à la plèvre costale et le rétrécissement de la
poitrine. Cependant il y a six ans que le malade vit avec
une réunion de lésions aussi graves; et si l'abondance
de la suppuration n'augmente pas au point de l'épuiser,
tout porte à croire qu'il peut vivre fort longtemps encore
dans cet état.

Willis rapporte une observation analogue à la précédente sous le rapport de la possibilité de la guérison
avec formation d'une fistule après l'opération de l'empyème : c'est celle du sujet chez lequel il a entendu le
bruit de la fluctuation du liquide épanché dans la poitrine. Le malade guérit après l'opération de l'empyème;
mais la plaie resta fistuleuse (1).

---

collé, formant clapier, dans lequel le pus s'accumule; ce clapier, recouvrant probablement les fistules pulmonaires, constitue le cas dans lequel on entend à la fois la pectoriloquie et
l'égophonie.   *Note de l'auteur.*

(1) WILLIS, *Op. omn.*, sect. 1, cap. XIII, lib. II, *de Hydr.
pect.*

ARTICLE V.

Du Pneumo-thorax double.

Il n'est pas très rare d'entendre une petite quantité
d'air s'échapper avec sifflement de chacune des plèvres
au moment où l'on ouvre la poitrine d'un cadavre : cette
exhalation aériforme, peu abondante et jointe ordinairement à un léger épanchement séreux, doit être rangée
au nombre des accidens de l'agonie. Mais l'existence d'un
double pneumo-thorax formé sous une autre influence
que sous celle du trouble général des fonctions qui précède ordinairement le dernier soupir, est un cas très rare:
j'en rapporterai sommairement deux exemples, les seuls
que je connaisse.

Mon ami, M. le professeur Récamier, a eu, dans ses
salles à l'Hôtel-Dieu, en 1814, un homme d'environ
soixante ans, un peu obèse, qui y entra pour une affection qui ressemblait à une attaque d'asthme. La face
était tuméfiée, les lèvres et les joues violettes, le front
couvert de sueur, les pieds froids et infiltrés, le pouls
petit, dur, fréquent et intermittent, les battemens du
cœur forts et irréguliers ; la dyspnée était extrême, et il
y avait une petite toux très fatigante ; la poitrine, vaste
et bombée, résonnait parfaitement. Le malade succomba
au bout de peu de jours dans un état de suffocation. Une
grande quantité d'air s'échappa à l'ouverture de chacun
des côtés du thorax. Les poumons, accollés à la colonne
vertébrale, et raccourcis au point de n'avoir plus que
le volume de la main, étaient desséchés à la surface ; ils

étaient, à cela près, sains et encore un peu crépitans. Les plèvres, d'ailleurs saines, étaient, dans beaucoup de points, détachées des parois thoraciques par des bulles d'air développées dans le tissu cellulaire subjacent ; il y avait en outre une légère hypertrophie avec dilatation du cœur.

J'ai observé moi-même un cas analogue, en 1816, chez un phthisique dont la maladie était encore peu avancée, et qui fut tout-à-coup pris d'une dyspnée extrême avec lipothymies fréquentes, à laquelle il succomba au bout de trois jours. A l'ouverture du corps, on trouva les deux poumons réduits au tiers de leur volume, refoulés sur le médiastin. Les cavités des plèvres contenaient chacune environ une livre et demie de sérosité limpide, et un volume à peu près égal d'un gaz inodore. Les poumons ne renfermaient qu'un nombre médiocre de tubercules presque tous miliaires ; et le malade eût sans doute poussé assez loin sa carrière, sans la double exhalation aériforme et liquide qui l'avait suffoqué.

Des cas de cette nature sont, sans contredit, au-dessus de toutes les ressources de la nature et de l'art.

CHAPITRE V.

PRODUCTIONS ACCIDENTELLES DE LA PLÈVRE.

Nous diviserons les productions accidentelles de la plèvre en trois catégories : 1° celles qui se développent à sa surface interne, et qui sont ordinairement accompagnées d'un épanchement liquide ; 2° celles qui entièrement solides, remplissent sa cavité ; .3° celles qui se développent à sa face externe ou adhérente. Nous terminerons ce chapitre par quelques mots sur les signes que le stéthoscope peut donner des hernies diaphragmatiques.

ARTICLE PREMIER.

Des productions accidentelles de la plèvre qui sont ordinairement accompagnées d'un épanchement liquide.

Les productions accidentelles de la plèvre qui sont ordinairement accompagnées d'épanchement liquide ou d'inflammation chronique sont principalement les productions cancéreuses et tuberculeuses développées à la surface de cette membrane. Les premières sont le plus souvent formées par le cancer cérébriforme : elles se présentent sous la forme de masses d'un volume variable, mais qui dépasse rarement celui d'une amande ; elles sont fortement adhérentes à la plèvre, et présentent les caractères propres à l'espèce de production accidentelle à laquelle elles appartiennent. Ces tumeurs sont ordinairement entourées d'une rougeur de la plèvre qui s'étend à quelque distance, et est formée par le rapprochement d'un grand nombre de petits vaisseaux finement ramifiés. Quelquefois aussi on distingue vers leur base des stries noires qui s'étendent également sur la tumeur et sur la plèvre, et qui sont formées par la matière des mélanoses.

Les tumeurs dont il s'agit sont rarement en grand nombre ; les tubercules développés à la surface de la plèvre, au contraire, sont ordinairement très nombreux, et d'une grosseur qui varie tout au plus depuis celle d'un grain de millet jusqu'à celle d'un grain de chenevis. Ils sont très rapprochés les uns des autres, et souvent réunis entre eux au moyen d'une fausse membrane assez molle et demi-transparente. Quand on peut les observer à une époque voisine de leur formation, on parvient quelquefois à enlever, en raclant avec le scalpel, cette fausse membrane, et avec elle la plus grande partie des tubercules, qui paraissent évidemment développés dans son épaisseur, et font corps avec elle plutôt qu'avec la plèvre. A une époque plus éloignée, on ne retrouve plus la fausse membrane, parce qu'elle s'est déjà organisée et réunie avec la plèvre, qui alors paraît épaissie. Les tubercules, dans ce cas, sont extrêmement adhérens à la plèvre, et paraissent implantés dans son épaisseur. Quelquefois ces tubercules sont au premier degré, c'est-à-dire demi-transparens, grisâtres ou presque incolores; d'autres fois, au contraire, ils sont au second degré, c'est-à-dire jaunes et opaques. Je ne les ai jamais observés dans l'état de ramollissement. Les interstices des tubercules sont souvent fortement rougis et même parcourus par des vaisseaux sanguins très distincts. Dans cet état, la plèvre présente un aspect assez analogue à celui de certaines éruptions miliaires de la peau. On distingue souvent aussi, au milieu de cette rougeur, des stries noires qui paraissent être de la nature des mélanoses.

Quoique le plus ordinairement les tubercules développés à la surface de la plèvre aient pris naissance, comme je viens de le dire, dans une fausse membrane, ils peuvent également se former dans le tissu même de la membrane séreuse et en général de toutes les membranes, sans inflammation préalable dont on puisse apercevoir les signes avant ou après la mort.

On rencontre encore quelquefois à la surface de la plèvre une autre espèce de granulations qui ressemblent également aux éruptions cutanées : ce sont de petits grains blancs, opaques, aplatis, très rapprochés les uns des autres, et dont la texture très ferme a de l'analogie avec celle des membranes fibreuses. Cette espèce d'éruption, qui est aussi accompagnée d'épaississement de la plèvre, me parait être le résultat d'un travail imparfait d'organisation dans une fausse membrane granulée de l'espèce de celles que nous avons décrites ci-dessus t. ii, p. 406) (1).

Ces deux dernières espèces de productions sont assez rares sur la plèvre; elles sont au contraire très communes sur le péritoine. Bichat est le premier qui les ait observées; mais il ne me paraît pas en avoir bien

---

(1) Ce sont ces granulations formées par *des rudimens de fausses membranes*, que M. Andral veut que l'on confonde avec les granulations tuberculeuses grises (*V*. ci-dessus, p. 26). C'est au lecteur à décider s'il n'y a vraiment aucune distinction à établir entre des grains *aplatis, durs, blancs et opaques*, et des granulations *obrondes*, dures aussi, mais *grisâtres* ou *presque incolores* et *demi-transparentes*. M. L.

Je n'ai établi nulle part que les granulations développées à la surface libre des membranes séreuses, et qui ne sont autre chose que des rudimens de fausses membranes, étaient de même nature que les granulations grises que l'on trouve dans le poumon; j'ai dit seulement qu'il ne fallait pas plus regarder ces

connu la nature. Elles sont toujours accompagnées d'hydrothorax ; les tumeurs cancéreuses ne le sont pas aussi constamment, quoiqu'elles le soient le plus ordinairement. La sérosité épanchée dans tous ces cas est presque toujours rousse ou sanguinolente. Le stéthoscope fera toujours alors reconnaître l'existence de l'épanchement séreux ; mais il ne peut donner d'indication sur la lésion organique qui l'a occasioné, et on ne peut s'aider à cet égard que des symptômes généraux.

ARTICLE II.

Productions entièrement solides dans la plèvre.

La plèvre, comme toutes les membranes séreuses et même les muqueuses, peut éprouver une altération telle dans ses propriétés vitales, qu'elle vienne à sécréter une matière tuberculeuse ou cancéreuse, au lieu de la sérosité qu'elle fournit naturellement. Cette matière,

---

granulations pulmonaires comme de véritables tubercules, qu'il ne fallait considérer comme tels les rudimens de fausses membranes, semblables à des granulations, que présentent les séreuses enflammées : j'ai rapproché ces deux espèces de productions, non pour les confondre, mais pour les distinguer l'une et l'autre des tubercules. Autant vaudrait me faire dire que j'ai confondu les granulations pulmonaires avec les follicules intestinaux, parce que j'ai également dit que ces derniers aussi avaient été pris quelquefois pour des tubercules, et qu'ils différaient autant de ces corps qu'en diffèrent les fractions des lobules pulmonaires frappés d'induration grise et ayant pris la forme granuleuse.   ANDRAL.

en s'accumulant dans la cavité de la plèvre, refoule peu à peu le poumon vers la colonne vertébrale, et finit par remplir en entier le côté de la poitrine où elle s'est développée. Ce cas diffère totalement des éruptions tuberculeuses à la surface de la plèvre dont nous avons parlé ci-dessus ; car, dans ces dernières, la matière tuberculeuse n'est pas exhalée par la plèvre, mais développée dans une fausse membrane pleurétique. Les productions dont il s'agit sont très rares : on n'en trouve aucun exemple bien décrit dans les recueils des observateurs ; mais il est probable que la plupart des exemples de masses squirrheuses remplissant un côté de la poitrine, que l'on rencontre dans ces recueils, appartiennent à la catégorie des faits de ce genre. La masse de matière blanche trouvée par Boerhaave à l'ouverture du corps du marquis de Saint-Auban, et qui remplissait tout un côté de la poitrine (1), me paraît, entre autres, pouvoir être regardée comme une accumulation de la matière cérébriforme dans la plèvre. Corvisart a rencontré un cas de ce genre. Mon ami, M. Récamier, a trouvé chez un Prussien, qu'il regardait comme attaqué d'empyème, une masse tuberculeuse énorme, remplissant la cavité de la plèvre.

Haller paraît, comme nous l'avons déjà dit, avoir trouvé une quantité considérable de mélanoses ramollies dans la même cavité (2).

---

(1) *Voy.* Zimmermann, *Traité de l'Expérience.*

(2) Ce sont ces mélanoses ramollies trouvées dans la cavité de la plèvre, et les stries noires observées à sa surface et mentionnées dans l'article précédent, qui constituent la quatrième

J'ai rencontré deux fois une quantité considérable de matière tuberculeuse dans la plèvre. Dans l'un et l'autre cas, cette matière était ramollie à divers degrés de consistance. Ses parties les plus fermes remplissaient le fond de la cavité de la plèvre, et formaient sur le reste de cette membrane une couche de plus d'un pouce d'épaisseur. Une matière tuberculeuse tout-à-fait ramollie était contenue au centre de cette espèce d'enveloppe.

Voici un troisième exemple d'une semblable production, et dans lequel la matière tuberculeuse formait encore une masse très ferme. La pièce m'a été montrée dans le temps par mon ami M. Cayol, qui a lui-même recueilli l'observation.

Obs. XLVII. *Masse tuberculeuse développée dans la plèvre.*—Un petit nègre, âgé de six ans, entra le 15 décembre 1807 à l'hôpital des Enfans. On ne put sa-

---

sorte de mélanose admise par Laënnec (*V.* ci-dessus, p. 314). Toutefois il convient de remarquer que les stries noires de la plèvre et des autres séreuses semblent n'être autre chose que des fausses membranes imprégnées de matière noire, ou, en d'autres termes, des mélanoses *infiltrées* dans un tissu accidentel, et non *déposées à sa surface.* M. Andral, auquel j'emprunte cette remarque, paraît avoir trouvé assez souvent le péritoine tapissé partiellement ou en totalité par une couche solide, d'un noir foncé et de plusieurs lignes d'épaisseur, qui présentait, lorsqu'on l'avait séparée de la séreuse, tous les caractères des fausses membranes, à la couleur près, et n'était par conséquent, en dernier résultat, qu'une fausse membrane infiltrée de matière mélanique. (V. *Précis d'Anat. pathol.,* t. 1, p. 455). M. L.

voir depuis combien de temps il était malade, vu que ses parens ne parlaient pas français. Il avait au milieu de la région temporale gauche un ulcère profond, avec écoulement abondant d'un pus fétide et gonflement douloureux des parties environnantes.

Pendant son séjour à l'hôpital, il parut toujours souffrir beaucoup de la tête, et eut une diarrhée continuelle; il toussait fréquemment, sans expectorer; sa respiration ne paraissait pas du tout gênée. Il avait tous les jours la fièvre à des heures variables, mais principalement le soir. Il s'affaiblit progressivement sans présenter aucun autre symptôme remarquable.

Le 8 janvier, il eut quelques momens de délire; on l'entendait chanter et parler tout seul, ce qui ne lui était pas encore arrivé.

Le 9, il demandait à manger avec instance, et paraissait fort inquiet. Il mourut le 10 à deux heures du matin.

Ouverture du corps faite vingt-quatre heures après la mort. — L'émaciation était telle qu'on pouvait entourer d'une seule main la partie la plus épaisse de la cuisse. Il n'y avait pas la plus légère infiltration. La face conservait encore beaucoup de graisse relativement aux autres parties.

La région temporale gauche présentait le même aspect qu'avant la mort, si ce n'est que l'engorgement s'étendait jusqu'aux paupières et à la joue du même côté. L'ulcère avait à peu près la largeur de l'ongle; ses bords, minces et mous, se confondaient presque avec sa surface, qui avait un aspect putrilagineux. Il fut compris dans une incision cruciale par laquelle on mit à découvert toutes les parties engorgées.

Le muscle temporal et son aponévrose, ainsi que la moitié externe du palpébral, et tous les muscles de la région maxillaire supérieure, étaient macérés dans un pus ichoreux très fétide; ils avaient une couleur brune-verdâtre, semblable à celle des chairs en putréfaction.

Les parties subjacentes avaient la même couleur, qu'elles ne perdaient point par le lavage à grande eau ; elles présentaient, en outre, les altérations suivantes : A la réunion de la grande aile du sphénoïde avec le temporal et le pariétal, endroit où correspondait l'ulcère extérieur, il y avait un trou à bords inégaux et vermoulus, capable d'admettre un tuyau de plume, et par lequel on pénétrait facilement dans le crâne. Au devant de ce trou, une portion de la largeur d'un sou, et de toute l'épaisseur du crâne, pouvait être séparée du reste de l'os, auquel elle n'était unie que par les parties molles : cette portion était noirâtre, inégale, comme spongieuse, et pénétrée dans tous ses points par l'*ichor* fétide dont il a été parlé. La même altération, mais moins profonde, se prolongeait transversalement sur la face externe de l'aile du sphénoïde jusqu'à l'apophyse orbitaire externe du coronal inclusivement et à son articulation avec l'os malaire. Ce dernier était vacillant, et pouvait être détaché sans peine, quoiqu'il fût bien moins carié que les parties auxquelles il était intermédiaire : cependant il était réduit à la moitié de son épaisseur naturelle. L'os maxillaire supérieur ne présentait, au lieu de sa face antérieure et de sa portion palatine, qu'un séquestre de forme cuboïde, inégal, poreux, pénétré par le pus, et sur lequel on distinguait encore les alvéoles avec deux dents. Cette masse informe remplissait tout le sinus maxillaire, et lorsqu'on l'eut enlevée (ce qui se fit presque sans effort), on voyait les parois de cette cavité partout inégales, recouvertes d'un enduit pultacé très fétide, et percées postérieurement, de sorte que, sans la membrane palatine, le pus aurait pénétré sans obstacle dans la bouche. On avait cru reconnaître qu'il en coulait quelquefois par le nez, du vivant du malade. Toutes ces parties exhalaient une odeur de gangrène insupportable.

La portion de dure-mère qui correspondait au trou décrit ci-dessus était très épaisse, d'une couleur d'ardoise et d'un aspect fongueux, surtout sur sa face externe, dans une étendue égale à un écu de six livres; mais elle n'était nulle part percée. La portion du cerveau contiguë avait aussi une couleur d'ardoise, mais beaucoup plus claire. Il est à remarquer que, malgré ce changement de couleur, qui s'étendait jusqu'à une ligne d'épaisseur dans la substance médullaire, le cerveau n'était pas sensiblement ramolli dans cet endroit; la pie-mère offrait un peu d'infiltration; l'arachnoïde parut saine. Tout le reste du cerveau, examiné avec soin, n'offrait aucune lésion : il était seulement un peu mou et humide.

A l'extérieur du crâne on remarquait en outre deux tubercules. L'un d'eux, situé au-dessus de l'angle postérieur de l'occipital, un peu à gauche, avait le volume d'une grosse noisette; il était formé entièrement de matière tuberculeuse jaunâtre, à son premier degré de ramollissement, et implanté dans l'os, qui était creusé assez profondément. L'autre tubercule, absolument de même consistance que le précédent, mais de moitié plus petit, était au devant de l'apophyse mastoïde.

Le poumon droit paraissait absolument transformé en une masse tuberculeuse ; mais, en l'examinant plus attentivement, on put se convaincre que cette matière était contenue dans la cavité même de la plèvre, qu'elle remplissait : c'était une masse de consistance caséeuse, dans laquelle on ne distinguait aucun tubercule séparé. Elle avait une épaisseur d'environ deux travers de doigt sur les parties antérieure et postérieure du poumon, et un peu moins sur le côté. Une portion de cette matière, du volume d'une noix, pénétrait entre la septième et la huitième côtes, qui étaient notablement corrodées (surtout l'inférieure), perçait les muscles intercostaux, et venait adhérer à la peau. Cette portion était ramollie à consistance de pus vers le centre. Une autre portion de matière tuberculeuse servait de moyen d'adhérence entre la face inférieure du poumon et le diaphragme, de même qu'entre ce muscle et les neuvième et dixième côtes.

Lorsqu'en ratissant, on dépouillait la surface de la plèvre de cet enduit, qui était comme pâteux, on voyait que cette membrane, au lieu d'être lisse, offrait l'aspect de la surface inégale des kystes tuberculeux. On distinguait même quelques prolongemens très courts et semblables à un tissu cellulaire très fin, qui de sa surface s'enfonçaient dans la matière tuberculeuse. Au milieu de cette masse, le poumon, très comprimé et réduit au cinquième de son volume, était d'ailleurs sans aucune lésion ; il n'y avait pas la moindre trace de tubercules dans son tissu.

Le poumon gauche avait quelques adhérences cellulaires anciennes vers le sommet ; il était un peu infiltré ; la plèvre de ce côté contenait deux ou trois onces de sérosité limpide ; son tissu était partout sain. Le larynx et la trachée-artère étaient dans l'état naturel. Toute la surface du cœur adhérait au péricarde d'une manière si intime qu'on ne pouvait les séparer par la dissection sans intéresser l'un ou l'autre.

A l'ouverture de l'abdomen, il s'écoula environ une pinte de sérosité incolore et transparente. Le péritoine n'offrait aucune trace d'inflammation. Le foie paraissait un peu gros ; son tissu, formé de grosses granulations jaunes, avait une consistance pâteuse, quoiqu'il fût très difficile à déchirer ; sa surface était inégale, et paraissait ratatinée : il ne graissait par le scalpel.

La vésicule était médiocrement distendue par de la bile verdâtre et très liquide.

Tous les autres viscères, examinés avec soin, n'offrirent rien de remarquable. Le mésentère était sain, de même que les organes urinaires et reproducteurs.

Le stéthoscope semble d'abord ne devoir donner d'autres signes de l'existence d'une semblable tumeur que l'absence absolue de la respiration ; et, par conséquent, il ne paraîtrait pas que l'emploi de cet instrument pût faire distinguer le cas dans il s'agit d'un épanchement pleurétique, d'un hydrothorax, ou même d'une péripneumonie arrivée au degré d'hépatisation : cependant je pense qu'il ne serait pas impossible de reconnaître, ou au moins de soupçonner la nature d'une tumeur semblable, et de la distinguer des cas dont il s'agit, à l'aide d'une exploration bien faite et suffisamment répétée. En effet, on pourrait la distinguer de l'épanchement pleurétique et de l'hydrothorax, en ce que l'absence de la respiration, au lieu d'arriver subitement comme dans ces derniers cas, doit commencer par une simple diminution du bruit respiratoire, qui devient peu à peu plus prononcée, et qui ne se change en une absence totale que d'une manière progressive et probablement fort lente : l'absence de l'égophonie confirmerait encore le diagnostic. On distinguerait le même cas de la péripneumonie, en ce que la diminution d'intensité de la respiration ne serait point accompagnée du râle crépitant, qui est le symptôme pathognomonique de la péripneumonie au premier degré ; et, en outre, en ce que, malgré le volume de la masse tuberculeuse, la respiration s'entendrait encore, au moins pendant long-temps, vers la racine du poumon. Mais si l'on ne voit la maladie que dans une période avancée, on doit avouer qu'il serait impossible de la distinguer d'un épanchement liquide (1).

---

(1) Je ne sais si c'est en dehors ou en dedans de la plèvre qu'était développée une énorme masse cancéreuse que j'ai trouvée, à l'hôpital Cochin, dans la poitrine d'un homme âgé de cinquante ans environ, dont voici l'observation.

Cet individu entra à l'hôpital dans un état de dépérissement déjà fort avancé. Les parois thoraciques du côté droit étaient comme déformées par des tumeurs bosselées, inégales, dures en certains points, fluctuantes dans d'autres, sans changement de couleur à la peau. Tout ce côté de la poitrine rendait un son

ARTICLE III.

*Productions accidentelles développées entre la face
adhérente de la plèvre et les parties voisines.*

On trouve quelquefois des productions accidentelles
de différens genres développées entre la plèvre costale
et les parois thoraciques.

---

mat, et l'on n'y entendait point la respiration. Le malade ne
put nous donner que des renseignemens très vagues sur les
accidens que, pendant sa vie, il avait éprouvés du côté de la
poitrine : il nous dit seulement que , depuis très longtemps, il
avait la respiration courte, et qu'il ressentait des douleurs habituelles dans le côté droit de la poitrine. Il présentait d'ailleurs
tous les signes d'une phlegmasie chronique des voies digestives;
il succomba peu de temps après son entrée.

A l'ouverture du corps , je trouvai tout le côté droit de la
poitrine rempli par d'énormes masses encéphaloïdes qui avaient
aplati et refoulé le poumon vers la colonne vertébrale, ainsi
que cela a lieu dans les épanchemens pleurétiques. Mais ce
n'était pas tout : le tissu cancéreux, en s'étendant vers les côtes,
les avait en grande partie détruites; et c'était lui qui, sorti
de la cavité où il avait primitivement pris naissance, s'était
propagé à l'extérieur, et formait les tumeurs sous-cutanées
reconnues pendant la vie : encore un peu de temps , et elles
se seraient ramollies, et de vastes ulcères cancéreux, partis
de la plèvre, auraient couvert la poitrine. De l'autre côté du
thorax , tout s'était conservé à l'état normal.

N'ayant pas écrit cette observation à l'époque où je la recueillie, j'ai oublié quelle lésion existait sur les voies digestives
ou ailleurs.   ANDRAL.

J'y ai rencontré, mais rarement, des encéphaloïdes ou des tubercules d'un petit ou d'un médiocre volume, et l'on peut voir un exemple de ces derniers dans l'article précédent (page 684) : il est plus commun d'y trouver des incrustations cartilagineuses plus ou moins irrégulièrement aplaties, et qui passent souvent en tout ou en partie à l'état d'ossification imparfaite ou pétrée. Ces productions sont communément regardées comme des épaississemens de la plèvre ; mais je me suis bien des fois assuré par une dissection attentive, que, quelque intimement unies qu'elles soient à cette membrane, elles sont simplement juxta-posées à sa surface adhérente, et qu'il en est de même des incrustations analogues qui passent communément pour être des épaississemens de diverses autres membranes (1), telles que celles de la rate, de la tunique albuginée, de la membrane interne des artères, etc. J'ai vu des incrustations cartilagineuses de la plèvre qui avaient la grandeur de la main et une épaisseur de plus d'un demi-pouce au centre, et qui ne paraissaient avoir donné lieu à aucun accident notable.

Haller a trouvé un kyste très volumineux, plein d'une sérosité verdâtre, et qui remplissait presque tout le côté gauche de la poitrine, de manière que le poumon, aplati contre le médiastin, avait à peine le volume de la main. Il reconnut évidemment que ce kyste était développé entre les muscles intercostaux et la plèvre (2). M. Du-

---

(1) V. *Dictionn. des Sciences médicales*, art. CARTILAGES ACCIDENTELS.

(2) *Opuscul. patholog.*, obs. XIV.

puytren a trouvé, à l'ouverture d'un jeune homme qui mourut de suffocation après avoir éprouvé pendant quelques temps une dyspnée qui s'accroissait progressivement, deux kystes énormes qui remplissaient presque entièrement chacune des cavités de la poitrine. Les poumons, rejetés en avant et fortement aplatis, ne contenaient presque pas d'air. « Les deux kystes avaient « onze pouces dans leur diamètre longitudinal; leurs « parois étaient tapissées par un grand nombre de cou- « ches albumineuses, et présentaient dans quelques « points des grains très déliés qui étaient des accidens « de nutrition; dans d'autres, de petites vésicules ou « kystes (1). » D'après ces expressions il ne serait pas impossible que les kystes dont il s'agit n'eussent contenu des acéphalocystes; car, lorsque ces vers sont très volumineux, on peut diviser leurs parois en plusieurs lames, et on trouve souvent, comme nous l'avons dit, soit à la face interne, soit à la face externe de ces parois, des acéphalocystes plus petites qui y adhèrent. Quoi qu'il en soit, il est presque certain que, dans des cas de cette espèce, on obtiendrait, par la comparaison attentive de la marche de la maladie et des signes donnés par la percussion et l'auscultation, une connaissance assez claire de la nature de la maladie pour être conduit à tenter l'opération de l'empyème, qui probablement serait assez souvent suivie de succès, surtout en faisant ensuite des injections propres à procurer l'inflammation et l'adhérence du kyste. Je sais que cette

______

(1) *Essai sur l'Anatomie pathol.*, par J. Cruveilhier, doct. méd. *Paris*, 1816, in-8°, t. 1, p. 265.

dernière pratique ne serait peut-être pas toujours sans danger ; mais, dans une maladie mortelle de sa nature, lorsqu'il se présente un moyen probable de guérison, on doit dire avec Celse : *Meliùs est anceps experiri auxilium quàm nullum.*

ARTICLE IV.

Des Hernies diaphragmatiques.

On a vu, à la suite de plaies pénétrantes de l'abdomen qui avaient intéressé le diaphragme, les viscères abdominaux faire hernie dans la cavité de la plèvre gauche (1). La même chose est quelquefois arrivée par l'effet d'une rupture spontanée de ce muscle, occasionée par une chute, par des efforts violens (2), ou par une énorme distension de l'estomac (3). Une ouverture existant au diaphragme par suite d'un vice de conformation peut encore donner lieu au même accident (4); et il paraît même que l'on a quelquefois vu l'estomac et les

---

(1) Ambroise Paré, liv. ix, chap. xxx. — Leblanc, *Traité d'opérations*, t. ii, p. 416. — Fabrice de Hilden, cent. ii, obs. xxxii. — Fanton, *Obs. med. et anat.*, p. 167.

(2) *Journal de Chirurgie* de Desault, t. iii, p. 9. — *Traité des Hernies*, de A.-G. Richter, traduit par J.-C. Rougemont, 2ᵉ édit. *Cologne*, an vii, § 528, t. ii, p. 347.

(3) Haller, *Disput. chirurg.*, t. iii, p. 218.

(4) *Histoire de l'Académie royale des Sciences*, 1729. — *Obs. anat.* ii. — *Histoire de l'Académie royale des Sciences*, 1772, 2ᵉ partie, p. 81. — Richter et Rougemont, *op. cit.* § 529.

intestins passer dans la poitrine par les ouvertures qui donnent passage à l'œsophage, à l'aorte et même au nerf grand sympathique (1). On a trouvé quelquefois l'estomac et la plus grande partie de la masse intestinale dans la cavité gauche de la poitrine.

Un semblable cas serait fort aisé à reconnaître à l'aide du stéthoscope. Outre l'absence de la respiration, produite par l'interposition des intestins, les borborygmes entendus et sentis dans un point supérieur à la région de l'estomac feraient reconnaître avec la dernière évidence la nature de la lésion. Si l'on acquérait une semblable connaissance peu de temps après sa formation, serait-il trop hardi de faire aux parois abdominales une incision suffisante pour introduire deux doigts, retirer les intestins dans la cavité abdominale, et les y maintenir par la position verticale longtemps continuée et la diète presque absolue ?

Il est une autre espèce de hernie aussi rare que la précédente, et que l'on reconnaîtrait avec une égale facilité à l'aide du stéthoscope : je veux parler de celle du poumon à travers les muscles intercostaux. Grateloup, médecin à Dax, a publié une belle observation de ce genre. L'accident avait été produit par de violens efforts de toux (2). Boerhaave a vu une semblable hernie déterminée par les efforts de l'accouchement (3), et Sabatier en a observé une qui avait paru après la cica-

---

(1) Richter et Rougemont, *op. cit.*, § 530.
(2) *Journal de Médecine*, t. LIII, p. 416.
(3) Dehaen, *Prælect. in Boerhaavii Instit. pathol.*, t. 1, p. 167, in-4°.

trisation d'un coup de bayonnette entre les cinquième et sixième côtes sternales (*Médecine opératoire*, t. II).

La Bibliothèque de chirurgie allemande de Richter en contient un quatrième exemple (tom. III, p. 138). Deux autres ont été récemment observés à Paris.

Dans un cas de cette nature, l'application du stéthoscope sur la tumeur ferait certainement entendre la pénétration et la sortie de l'air, de manière à ne laisser aucun doute sur la nature de la maladie.

RÉSUMÉ DES SIGNES STÉTHOSCOPIQUES EXPOSÉS DANS LE DEUXIÈME VOLUME.

1. Les signes de la *phthisie pulmonaire* varient suivant que les tubercules du poumon sont ou ne sont pas ramollis.

2. Les tubercules non ramollis ne sont indiqués par les signes stéthoscopiques qu'autant que, par leur accumulation, ils ont rendu imperméable à l'air une portion assez notable du poumon : des tubercules miliaires disséminés dans toute l'étendue de cet organe ne sont appréciables que par les symptômes généraux.

3. L'accumulation des tubercules dans une partie circonscrite du poumon est indiquée par le son plus ou moins mat qu'on obtient de la percussion, par une diminution proportionnelle du bruit respiratoire, et par une bronchophonie ou résonnance de voix diffuse et plus ou moins marquée.

4. Ces signes ont une grande valeur quand ils ont lieu sous l'une des clavicules, ou dans l'espace compris entre cet os et le sein; parce que c'est au sommet des poumons que s'accumulent ordinairement les tubercules, et parce qu'on peut, dans l'espace indiqué, apprécier plus facilement qu'ailleurs les nuances de sonoréité de la poitrine et celles de la bronchophonie morbide. Lorsqu'on les observe dans les côtés ou dans le dos, ils ne mé-

ritent de confiance qu'autant qu'ils sont constans, très prononcés, et qu'ils ont lieu d'un côté seulement.

5. Lorsque les tubercules commencent à se ramollir, il se joint de temps en temps aux signes précédens un gargouillement profond, que l'oreille perçoit pendant la toux, et qui semble résulter du soulèvement d'un liquide épais; on entend, par intervalles, quelques éclats de voix qui tiennent plus de la pectoriloquie que de la bronchophonie. C'est alors aussi qu'on obtient quelquefois de la percussion le *bruit de pot fêlé*, indice de la formation d'une excavation pulmonaire très superficielle; mais ce signe est rare, et peut être facilement simulé.

6. Lorsque les tubercules sont tout-à-fait ramollis, et que leur évacuation dans les bronches a donné lieu à la formation d'une excavation plus ou moins vaste, le son fourni par la percussion devient ordinairement plus clair là où précédemment il était complétement mat; à un bruit respiratoire nul ou très faible succèdent la respiration caverneuse et le râle caverneux, et la bronchophonie est remplacée par une pectoriloquie plus ou moins manifeste.

7. La pectoriloquie peut être parfaite, imparfaite ou douteuse, continue ou intermittente, ou même assez longtemps suspendue; la résonnance de voix qui la constitue peut être aiguë ou grave, claire ou obscure, confuse ou bien articulée; elle varie suivant le timbre de la voix du malade; elle varie surtout suivant que l'excavation à laquelle elle se rattache est superficielle ou profonde, petite, moyenne ou très vaste, unie ou anfractueuse, simple ou multiloculaire, ronde ou aplatie, vide ou demi-pleine, etc.; mais dans tous les cas, ce phénomène n'est un signe vraiment pathognomonique qu'autant qu'il est joint au râle et à la respiration caverneuse, ou du moins à l'un de ces deux phénomènes.

8. Une pectoriloquie parfaite, avec respiration caverneuse et sans râle caverneux constant, dénote une excavation pulmonaire complétement vide, et est ordinairement le signe d'une cicatrice fistuleuse du poumon. Les cicatrices pleines de cet

organe ne sauraient être indiquées que par la diminution du bruit respiratoire, diminution difficilement appréciable, en raison du peu d'espace occupé d'ordinaire par ces cicatrices.

9. Lorsqu'il existe dans le poumon une excavation très vaste, il n'y a pas ordinairement de pectoriloquie ; mais alors la voix, la toux et la respiration sont accompagnées de la résonnance amphorique, et l'on entend quelquefois un tintement métallique très prononcé. Ce tintement se distingue assez facilement de celui qui a lieu lorsqu'une excavation pulmonaire s'est ouverte dans la plèvre, en ce qu'alors on entend par la succussion un bruit de fluctuation, qui n'a presque jamais lieu dans une simple caverne du poumon.

10. Les *kystes* et les *vers vésiculaires* développés dans les poumons ne donnent de signes de leur existence qu'autant qu'ils sont très volumineux, et qu'ils compriment le poumon de manière à le rendre, en partie, imperméable à l'air. Les derniers paraissent, en outre, pouvoir donner lieu, lorsqu'ils sont entiers et vivans, à un léger gargouillement que l'on distingue des râles bronchiques ou vésiculaires, à son défaut d'isochronisme avec le bruit respiratoire : ils déterminent, lorsqu'ils viennent à s'évacuer dans les bronches, des excavations susceptibles de donner la pectoriloquie et les autres signes des cavernes pulmonaires.

11. Les signes stéthoscopiques des *mélanoses* et des *encéphaloïdes du poumon* sont les mêmes que ceux des tubercules non ramollis. Il est très rare de trouver dans le poumon des excavations dues au ramollissement de ces productions accidentelles.

12. Dans les *névralgies du poumon* et les *dyspnées nerveuses*, il y a absence de tout signe stéthoscopique. Dans l'*asthme avec respiration puérile*, il n'y a d'autre phénomène que celui d'où l'on a tiré le nom de la maladie. Dans l'*asthme spasmodique*, les phénomènes stéthoscopiques se réduisent à une grande variabilité du bruit respiratoire, qui est en général très faible, surtout pendant les accès, et au léger râle subsibilant ou cré-

pitant sec que l'on observe dans le catarrhe sec et l'emphysème vésiculaire.

13. Les signes de la *pleurésie* varient suivant qu'il y a épanchement dans la plèvre, ou simple exsudation plastique à la surface de cette membrane.

14. Dans ce dernier cas, il y a, comme dans la simple *pleurodynie*, absence de phénomènes stéthoscopiques, à moins qu'on ne veuille tenir compte d'un peu moins de mobilité du côté affecté. Toutefois, il se pourrait que le bruit de frottement ascendant et descendant (*V*. t. 1, p. 145) fût le signe pathognomonique de cette variété de la pleurésie.

15. Une matité plus ou moins complète du son fourni par la percussion, une grande diminution ou l'absence complète du bruit respiratoire, et l'égophonie, sont les signes principaux de la pleurésie avec épanchement. Il faut y ajouter la dilatation du côté affecté, pendant la durée de l'épanchement, et son rétrécissement après la résorption de cet épanchement et la conversion des fausses membranes en lames séreuses ou en tissu fibro-cartilagineux accidentel.

16. Le son mat se montre dans la pleurésie aussitôt qu'il y a épanchement un peu notable. On l'observe d'abord à la partie inférieure du côté affecté; il s'élève à mesure que l'épanchement devient plus abondant; il change de place suivant la position du malade, et précise ainsi assez bien le niveau du liquide épanché, pourvu que la quantité de ce liquide ne soit pas assez considérable pour remplir toute la plèvre, et que cette membrane soit libre d'adhérences antérieures.

17. L'absence ou la diminution du bruit respiratoire dans la pleurésie sont également en rapport direct avec la quantité du liquide épanché dans la plèvre. Quand l'épanchement est médiocre, le bruit respiratoire n'est qu'affaibli et profond; mais quand l'épanchement est très abondant, il y a absence complète du bruit respiratoire, et souvent si étendue qu'on l'observe dans tout le côté malade, excepté le long de la colonne vertébrale, espace qui correspond au lieu vers lequel le poumon est refoulé.

18. Cette persistance du bruit respiratoire vers la racine du poumon, et son absence subite dans les autres points, suffisent déjà pour distinguer la pleurésie de la pneumonie, dans laquelle la diminution ou l'absence du bruit respiratoire est toujours précédée du râle crépitant, et n'est jamais si complète qu'on ne retrouve çà et là quelques traces de respiration.

19. L'absence ou la diminution du bruit respiratoire dans le côté malade se joint d'ordinaire à une exagération de ce même bruit dans le côté sain; toutefois ce n'est guère que dans les pleurésies chroniques ou vers le milieu des pleurésies aiguës, c'est-à-dire quand le poumon est déjà comprimé depuis quelque temps, que s'observe cette respiration puérile du côté sain.

20. L'égophonie apparaît dans la pleurésie dès que l'épanchement commence à devenir notable; elle persiste tant que cet épanchement est médiocre, disparaît s'il devient très abondant, reparaît quand il diminue, pour cesser enfin avec lui. Elle se montre d'abord autour de l'angle inférieur de l'omoplate, est susceptible de changer de place dans les diverses positions du malade, et paraît suivre constamment le niveau supérieur du liquide épanché; elle peut enfin exister dans toute l'étendue du côté affecté, lorsque l'épanchement est peu abondant et répandu uniformément, par suite d'anciennes adhérences de la plèvre, sur toute la surface du poumon (V. t. 1, p. 93 et suiv.).

21. La dilatation du côté affecté, dans la pleurésie, ne s'observe qu'autant que l'épanchement est très abondant, et dure depuis un certain temps. Aussi est-ce dans les pleurésies chroniques principalement qu'on observe cette dilatation, surtout lorsqu'elle est telle que les espaces intercostaux soient agrandis et déjetés en dehors des côtes, et le diaphragme fortement abaissé. Toutefois, il n'est pas rare de l'observer dans les pleurésies aiguës, et presque dès le début, surtout chez les sujets très maigres. Elle disparaît à mesure que l'épanchement diminue, et est ordinairement remplacée par un rétrécissement plus ou moins notable du côté affecté.

22. Le rétrécissement de la poitrine à la suite de la pleurésie, dénote la résorption complète du liquide épanché, et la conversion des fausses membranes en un tissu fibro-cellulaire ou fibro-cartilagineux accidentel. Il est toujours joint à une moindre résonnance du côté affecté et à une diminution très marquée du bruit respiratoire, phénomènes qui persistent ordinairement fort longtemps, et souvent même toute la vie.

23. Les signes stéthoscopiques de la *pleurésie chronique* ne diffèrent en rien de ceux de la pleurésie aiguë, si ce n'est que l'égophonie est ici plus rare, ce qui paraît tenir à la nature même de la maladie, c'est-à-dire à ce que l'épanchement reste plus longtemps abondant.

24. Les *pleurésies partielles* ou *circonscrites* déterminent une diminution presque toujours appréciable du son de la poitrine et du bruit respiratoire, dans l'espace auquel elles correspondent. Quelquefois, elles donnent lieu à une égophonie que son siége insolite rend d'autant plus remarquable. Mais, en général, leurs signes stéthoscopiques sont très obscurs, surtout quand l'épanchement est renfermé entre le diaphragme et la base du poumon.

25. Dans la *pleuro-pneumonie*, on observe réunis les signes de la pleurésie simple et ceux de la pneumonie, à savoir le son mat, l'absence ou la diminution subite du bruit respiratoire et l'égophonie, d'une part; et de l'autre, le râle crépitant, la respiration bronchique et la bronchophonie. Le mélange de cette bronchophonie morbide avec l'égophonie donne lieu au bredouillement que l'on a comparé à la voix de Polichinelle.

26. La distinction de ces deux ordres de signes est en général assez facile, lorsqu'on a soin d'examiner le malade dans des positions variées, et principalement lorsqu'on le fait coucher sur le ventre. On voit alors l'égophonie se porter dans le côté, tandis que le râle crépitant et la respiration bronchique reparaissent dans le dos, là où d'abord il y avait absence complète de tout bruit respiratoire.

27. On peut regarder encore comme un signe de la pleuro-

pneumonie, et surtout de celle où la pneumonie prédomine sur la pleurésie, et dans laquelle par conséquent il y a peu ou point d'épanchement, le bruit de frottement ascendant ou descendant dont il a déjà été question précédemment.

28. L'*hydropisie des plèvres* donne lieu absolument aux mêmes phénomènes stéthoscopiques que la pleurésie simple: le son mat, l'absence du bruit respiratoire et l'égophonie. Ce n'est qu'à l'aide des symptômes généraux et de la marche de la maladie qu'on peut distinguer ces deux affections.

29. Les *épanchemens de sang dans la plèvre* ne diffèrent en rien non plus par leurs caractères stéthoscopiques, des autres épanchemens pleurétiques liquides. Seulement l'égophonie doit disparaître dès que le sang épanché vient à se coaguler.

30. Les signes du *pneumo-thorax* varient suivant que cette lésion est simple, qu'elle est jointe à un épanchement liquide, qu'il y a en même temps communication fistuleuse entre la plèvre et les bronches.

31. Le pneumo-thorax simple se reconnaît à une résonnance parfaite, et en quelque sorte tympanique, de l'un des côtés de la poitrine, jointe à une absence complète du bruit respiratoire, partout ailleurs qu'à la racine des bronches dans ce même côté. Il se joint quelquefois à ces deux signes une dilatation manifeste du côté malade, mais ceci n'est pas constant.

32. Lorsqu'au pneumo-thorax se joint un épanchement liquide, les signes précédens existent, et de plus, la partie la plus déclive du côté affecté donne un son mat dont le lieu varie, comme le point déclive lui-même, suivant la position du malade. La succussion fait entendre, en outre, le bruit de fluctuation.

33. Enfin, lorsqu'au double épanchement liquide et aériforme il se joint une communication fistuleuse entre la plèvre et les bronches, tous les signes précédens existent, et de plus on entend le tintement métallique ou la résonnance amphorique, et le plus souvent les deux phénomènes alternativement.

34. Le pneumo-thorax simple ne saurait être confondu avec

aucune autre affection. L'emphysème du poumon est bien aussi,
lui, caractérisé par une grande sonoréité de la poitrine, jointe
à un bruit respiratoire très faible ou presque nul ; mais alors on
entend çà et là, dans les grandes inspirations , soit un reste de
bruit respiratoire, soit le râle subsibilant (comparé au cliquetis
de petites soupapes), soit le râle crépitant sec à grosses bulles.
Dans le pneumo-thorax , au contraire, l'absence de respiration
est complète, avec quelque force que se dilate la poitrine.

35. Le pneumo-thorax avec épanchement liquide et communication fistuleuse de la plèvre et des bronches ne saurait
être confondu qu'avec une très vaste excavation tuberculeuse :
cette dernière lésion peut bien aussi donner lieu au tintement
métallique et à la résonnance amphorique; mais dans ce cas, il
n'y a pas de fluctuation thoracique; les autres phénomènes
stéthoscopiques sont bornés à une portion du côté malade, et
l'on entend presque toujours un reste de pectoriloquie et de
gargouillement caverneux qui n'a pas lieu dans le pneumo-
thorax.

36. Le tintement métallique s'observe aussi quelquefois dans
l'hydro-pneumo-thorax sans communication de la plèvre et
des bronches ; mais ce cas est très rare, et paraît n'avoir lieu
que lorsque, le malade venant à se relever brusquement dans
son lit, une goutte de liquide restée à la paroi supérieure de la
poitrine se détache et tombe au fond.

37. Les *productions accidentelles de la plèvre* se soupçon-
nent plutôt qu'elles ne se reconnaissent, à l'absence du son de
la poitrine et à celle du bruit respiratoire. Lorsqu'elles sont
accompagnées d'épanchement liquide, il peut en outre y avoir
égophonie.

FIN DU TOME DEUXIÈME.

TABLE DES MATIÈRES

CONTENUES DANS CE VOLUME.

DEUXIÈME PARTIE. (Suite).

SECTION TROISIÈME. Des productions accidentelles développées dans le poumon. 1

   CHAP. Ier. Des tubercules du poumon ou de la phthisie pulmonaire. 11

      ART. Ier. *Histoire anatomique des tubercules.* 14

      Altérations diverses qui accompagnent la phthisie pulmonaire.. 58

      ART. II. *Les tubercules sont-ils un produit de l'inflammation ?* 68

      La pneumonie aiguë est-elle la cause du développement des tubercules ?. 69

      Les tubercules sont-ils une terminaison de la pneumonie chronique ?. 72

      Les tubercules sont-ils une terminaison du catarrhe ? 75

      Les tubercules peuvent-ils être une terminaison de la pleurésie ?. 84

      ART. III. *Examen de cette question : La guérison de la phthisie est-elle possible ?* . . . . , . . 95

      Cicatrisation des excavations tuberculeuses. . 96

      Cicatrices fistuleuses des poumons.. 100

      OBS. XIX. — Ulcères du poumon guéris par leur transformation en fistules demi-cartilagineuses.. 103

      OBS. XX. — Ulcère du poumon transformé en fistule demi-cartilagineuse, et tubercules crus et miliaires chez un sujet mort d'une affection cérébrale. 107

      OBS. XXI. — Ulcère transformé en fistule demi-cartilagineuse chez un sujet qui en présentait un second non guéri, et qui avait en outre des tubercules crus. 111

      OBS. XXII. — Phthisie pulmonaire guérie par la transformation de l'excavation ulcéreuse en fistule. 115

      OBS. XXIII. — Fistule demi-cartilagineuse du poumon en partie cicatrisée chez un sujet qui avait d'ailleurs des tubercules à divers degrés, et une autre fistule pulmonaire non cicatrisée. 119

Cicatrices complètes du poumon. 123

Obs. xxiv.—Cicatrice celluleuse ancienne dans le poumon chez un homme mort d'une pleurésie chronique et d'une péritonite aiguë. . . 129

Obs. xxv. — Cicatrice fibro-cartilagineuse ancienne dans un poumon chez un homme mort de péripneumonie. 135

Obs. xxvi. — Phthisie pulmonaire suspendue dans sa marche, et en apparence guérie. . . 146

Obs. xxvii. — Phthisie pulmonaire tuberculeuse guérie. 150

Obs. xxviii. — Phthisie pulmonaire guérie. . 154

Art. IV. *Causes occasionelles de la phthisie pulmonaire.* 157

Art. V. *Signes physiques des tubercules.* . . . . . . : . 193

Signes d'accumulation des tubercules crus ou miliaires, 194. — Signes du ramollissement des tubercules, 196. — Signes de l'évacuation complète de la matière tuberculeuse ramollie, 200. — Pectoriloquie et ses variétés, 201. — Respiration amphorique, et tintement métallique, 209.

Obs. xxx. — Tintement métallique dans une vaste excavation tuberculeuse à demi-convertie en fistule. 211

Obs. xxxi. — Tintement métallique dans une excavation tuberculeuse. 220

Art. VI. *Symptômes et marche de la phthisie.* 224

I. Phthisie régulière manifeste, 225.—Vomiques du poumon, 242.— II. Phthisie irrégulière manifeste, 249.— III. Phthisie latente, 251. IV. Phthisies aiguës, 255. — V. Phthisies chroniques, 257.

Lois de la mortalité dans la phthisie pulmonaire. 259

Art. VII. *Traitement de la phthisie pulmonaire.* 260

Traitement palliatif des symptômes de la phthisie. 287

Chap. II. Des kystes développés dans les poumons. 282

Chap. III. Des vers vésiculaires développés dans les poumons. 286

Traitement. 298

Chap. IV. Des concrétions cartilagineuses, osseuses, pétrées et crétacées du poumon. 299

Chap. V. Des mélanoses du poumon. 312

Distinction des mélanoses et de la matière noire du poumon. 319

Obs. xxxxii. — Mélanoses développées dans un grand nombre d'organes.   330

Obs. xxxiii. — Cicatrices imparfaites dans les poumons, mêlées de productions cartilagineuses et crétacées, avec accumulation de matière noire pulmonaire.   333

Chap. VI. Des encéphaloïdes du poumon. . . .   344

Encéphaloïdes développées dans le médiastin antérieur.   346

Chap. VII. Affections des vaisseaux du poumon.   361

Section quatrième. Affections nerveuses du poumon.   365

Chap. Ier. Des névralgies pulmonaires.   365

Chap. II. Des dyspnées nerveuses.   369

Art. Ier. De l'asthme avec respiration puérile, ...   370

Art. II. De l'asthme spasmodique.   372

Traitement.   393

Section cinquième. Affections de la plèvre. . .   401

Chap. Ier. De la pleurésie.   401

Art. Ier. De la pleurésie aiguë, franche ou légitime. . .   403

Etat de la plèvre dans la pleurésie, 404. — Fausses membranes, 405. — Epanchement séreux, 407. — Pleurésies sèches, 410. — Organisation des fausses membranes, 413. — Refoulement du poumon, 419.

Art. II. Pleurésie hémorragique aiguë.   420

Fausses membranes fibro-cartilagineuses. . .   424

Art. III. Gangrène de la plèvre et des fausses membranes pleurétiques. — Perforations de la plèvre.   430

Art. IV. Signes, Symptômes et Causes de la pleurésie aiguë.   434

A. Signes physiques de la pleurésie aiguë. . . .   434

Pleurésies doubles.   448

B. Symptômes locaux de la pleurésie aiguë. . . .   449

C. Symptômes généraux.   451

Art. V. De la pleurésie chronique.   455

Art. VI. Du rétrécissement de la poitrine à la suite de certaines pleurésies.   462

Obs. xxxiv. — Rétrécissement de la poitrine chez un phthisique.   472

Obs. xxxv. — Rétrécissement de la poitrine à la suite d'une pleurésie chronique chez un sujet atteint de diathèse tuberculeuse, et mort d'une pleurésie aiguë. 475

Obs. xxxvi. — Pleurésie hémorragique. — Rétrécissement commençant de la poitrine. . 482

Obs. xxxvii. Pleurésie hémorragique du côté gauche avec ascite, et maladie organique du foie. 491

Art. VII. *Des pleurésies circonscrites ou partielles.* 502

Art. VIII. *Des pleurésies latentes.* 508

Art. IX. *Traitement de la pleurésie.* 510

De l'empyème et de l'opération de l'empyème. 519

Art. X. *De la pleuro-pneumonie.* 526

Pneumonie compliquée d'une pleurésie légère, 527. — Pleurésie avec pneumonie légère, 529. — Pleuro-pneumonie proprement dite. 532

Chap. II. De l'hydropisie des plèvres ou hydrothorax. 536

Art. Ier. *De l'hydropisie idiopathique des plèvres.* 536

Caractères anatomiques. 537

Signes et symptômes. . . . . *Ibid.*

Art. II. *De l'hydropisie symptomatique des plèvres.* . . 542

Traitement de l'hydro-thorax. 544

Chap. III. Des épanchemens de sang dans la cavité de la plèvre.. 545

Chap. IV. Des épanchemens aériformes dans la cavité de la plèvre.. 549

Art. Ier. *Caractères anatomiques et variétés du pneumothorax.* . . . . *Ibid.*

Obs. xxxviii. — Pneumo-thorax simple chez un homme attaqué de phthisie pulmonaire latente. 558

Art. II. *Symptômes et signes du pneumo-thorax.* 566

Obs. xxxix. — Pleurésie suivie de pneumothorax. 572

Art. III. *Du pneumo-thorax avec épanchement liquide, et de son exploration.* 582

Obs. xl. — Pleurésie et pneumo-thorax avec communication fistuleuse de la plèvre et des bronches. 594

Obs. xli. — Pleurésie et pneumo-thorax aigus chez un phthisique. 608

Obs. xlii. — Pleurésie chronique et pneumothorax par suite de la rupture dans la plèvre d'une excavation tuberculeuse du poumon. 615

Obs. XLIII. — Pneumo-thorax avec épanchement pleurétique. 622

Obs. XLIV. — Pleurésie chronique et pneumo-thorax avec gangrène partielle de la plèvre. . 626

Art. IV. *Du tintement métallique dans les épanchemens thoraciques.* 647

Difficulté de reconnaître le pneumo-thorax. 649

Obs. XLV. — Pneumo-thorax et pleurésie sub-aiguë chez un phthisique. 655

Résumé des signes du pneumo-thorax. 665

Traitement du pneumo-thorax. 666

Obs. XLVI. — Pleurésie terminée par rétrécissement de la poitrine, et fistule pulmonaire s'ouvrant à l'extérieur chez un sujet qui a survécu. 669

Art. V. *Du pneumo-thorax double.* 673

Chap. V. Des productions accidentelles de la plèvre 674

Art. Ier. *Des productions accidentelles de la plèvre qui sont ordinairement accompagnées d'un épanchement liquide.* 675

Art. II. *Productions entièrement solides dans la plèvre.* 678

Masses cancéreuses et tuberculeuses. 678

Obs. XLVII. — Masse tuberculeuse développée dans la plèvre. 680

Art. III. *Productions accidentelles développées entre la face adhérente de la plèvre et les parties voisines.* 687

Kystes sous-pleuraux.. 688

Art. IV. — *Des hernies diaphragmatiques.* . . . . , . . 690

Hernies du poumon. 690

Résumé des signes stéthoscopiques exposés dans ce volume. 692

FIN DE LA TABLE DU DEUXIÈME VOLUME.

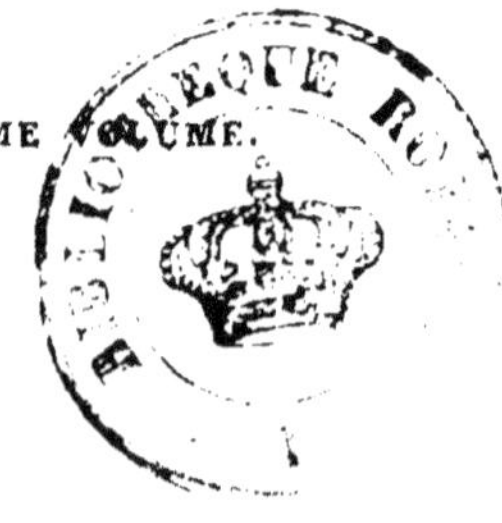

IMPRIMERIE D'HIPPOLYTE TILLIARD, RUE SAINT-HYACINTHE SAINT-MICHEL, 3».